Kristin Kirkpatrick
Dr. Ibrahim Hanouneh

DER LEBER CODE

Entdecken Sie Ihren Stoffwechseltyp
und stärken Sie Ihre Leber
für ein langes und gesundes Leben

riva

Bibliografische Information der Deutschen Nationalbibliothek
Die Deutsche Nationalbibliothek verzeichnet diese Publikation in der Deutschen Nationalbibliografie. Detaillierte bibliografische Daten sind im Internet über https://dnb.de abrufbar.

Für Fragen und Anregungen
info@m-vg.de

Wichtige Hinweise
Dieses Buch ist für Lernzwecke gedacht. Es stellt keinen Ersatz für eine individuelle medizinische Beratung dar und sollte auch nicht als solcher benutzt werden. Wenn Sie medizinischen Rat einholen wollen, konsultieren Sie bitte einen qualifizierten Arzt. Der Verlag und die Autoren haften für keine nachteiligen Auswirkungen, die in einem direkten oder indirekten Zusammenhang mit den Informationen stehen, die in diesem Buch enthalten sind.

Ausschließlich zum Zweck der besseren Lesbarkeit wurde auf eine genderspezifische Schreibweise sowie eine Mehrfachbezeichnung verzichtet. Alle personenbezogenen Bezeichnungen sind somit geschlechtsneutral zu verstehen.

1. Auflage 2025

Türkenstraße 89
80799 München
Tel.: 089 651285-0

Übersetzung: Mario Zerbst
Redaktion: Dr. Susanne Meinreinken
Umschlaggestaltung: Sonja Stiefel
Umschlagabbildung: AdobeStock/kardeliya_rosy
Illustrationen im Innenteil: Tomoko Shibusawa (sofern nicht anders angegeben)
Satz: inpunkt[w]o, Wilnsdorf, www.inpunktwo.de
Druck: GGP Media GmbH, Pößneck
Printed in Germany

ISBN Print 978-3-7423-2707-9
ISBN E-Book (EPUB, Mobi) 978-3-7453-2467-9

Für meine ersten Freunde, die immer die allerbesten bleiben werden,
Dima und Mo.
Ibrahim

Für meinen wunderbaren Ehemann Andy – eigentlich gebührt die Ehre allein dir!
Kristin

INHALT

TEIL DREI

EINFÜHRUNG

IHRE LEBER ODER IHR LEBEN!

Spider-Man besitzt viele eindrucksvolle Talente und Fähigkeiten: Er kann Wände hochklettern, Spinnennetze aus seinen Händen schießen und Gefahren intuitiv erspüren. Aber seine vielleicht wichtigste Superkraft ist die Fähigkeit, sich selbst reparieren zu können; denn nur so kann er auch weiterhin den Frieden wahren.

Ihre Leber hat große Ähnlichkeit mit Spider-Man: Sie besitzt viele Fähigkeiten und erfüllt über 300 lebenswichtige Aufgaben in Ihrem Körper. Zum Beispiel verstoffwechselt sie Ihre Nahrung und gewinnt Energie daraus. Sie filtert Giftstoffe aus dem Blut heraus und arbeitet eng mit allen anderen wichtigen Organen (beispielsweise Herz, Gehirn und Nieren) zusammen. Doch eines unterscheidet die Leber grundlegend von diesen anderen Organen – nämlich die Tatsache, dass sie sich selbst regenerieren kann. Wenn jemand einem geliebten Menschen, der eine Transplantation braucht, einen Teil seiner Leber spendet, wachsen die Leber des Spenders und des Empfängers innerhalb weniger Wochen wieder auf ihre ursprüngliche Größe an. Das ist wirklich eine unglaubliche Leistung – fast wie aus einem Comicbuch.

Und das ist auch gut so, denn genau wie ein Superheld ist auch Ihre Leber immer wieder Gefahren aus ganz verschiedenen Richtungen ausgesetzt. (Über diese Gefahren und andere Risikofaktoren für die Entstehung einer Fettleber werden Sie in den nächsten Kapiteln noch mehr erfahren. Zu den Risikofaktoren für Ihre Leber gehören unter anderem: Lebensmittel, die es leider an jeder Ecke zu kaufen gibt und die dem Körper viele Kalorien, aber nur wenige wertvolle Inhaltsstoffe liefern; zu kurzer oder schlechter Schlaf; zu wenig Bewegung; Umweltgifte; Typ-2-Diabetes und andere Stoffwechselprobleme oder -erkrankungen.)

Es gibt jedoch einen sehr wichtigen Unterschied zwischen Ihrer Leber und Spider-Man: Er braucht zwar vielleicht ein bisschen länger, um sich nach mehreren gefährlichen Herausforderungen zu regenerieren; aber früher oder später erholt er sich doch immer wieder. Ihre Leber dagegen kann irgendwann einen Kipppunkt erreichen, an dem ihre Regenerationsfähigkeit verloren geht – und dann bleibt nur noch ein einziger Ausweg: die Lebertransplantation.

Diese Tatsache hat uns dazu inspiriert, im Jahr 2017 unser erstes Buch *Neustart für die Leber: Die einzigartige Kur, die den gesamten Stoffwechsel gesund macht* zu schreiben. Damit wollten wir unsere Leser auf die zunehmende Epidemie der nicht-alkoholischen Fettlebererkrankung (NAFLD) aufmerksam machen und ihnen Ernährungs- und Lebensstilstrategien empfehlen, mit denen wir Tausenden von Patienten geholfen haben, das Fortschreiten dieser heimtückischen, symptomlosen Krankheit aufzuhalten oder sie womöglich sogar zu heilen. Bei der NAFLD wird gesundes Lebergewebe durch Fettzellen ersetzt – und zwar nicht, weil man zu viel Alkohol trinkt, sondern weil man sich falsch ernährt. Man bezeichnet diese Fettleber als symptomlose oder »stumme« Erkrankung, weil die meisten Menschen, die darunter leiden, nichts davon wissen. Denn wie Sie noch erfahren werden, sind die Symptome dieser Krankheit normalerweise sehr allgemein und unspezifisch; stärkere Beschwerden stellen sich erst ein, wenn sie schon sehr weit fortgeschritten ist. Die meisten Menschen erfahren erst dann von dieser Erkrankung, wenn der Arzt ihnen nach einer Blutabnahme im Rahmen einer routinemäßigen Vorsorgeuntersuchung mitteilt, dass ihre Leberwerte zu hoch sind.

Aber es ist ungeheuer wichtig, Ihre Leber gesund zu erhalten. Denn auch wenn Sie bei dem, was Sie für Ihre Gesundheit tun, vielleicht nicht in erster Linie an Ihre Leber denken, ist dieses Organ doch das Scharnier, das darüber entscheidet, in welche Richtung es für Ihre Gesundheit weitergeht. Dieses Organ spielt für viele Aspekte Ihrer Gesundheit eine wichtige Rolle, zum Beispiel für Ihr geistiges und psychisches Wohlbefinden und für die Gesundheit Ihres Herzens und Stoffwechsels (wozu auch Ihre Blutzuckerwerte gehören). Auch an chronischen Entzündungsprozessen im Körper ist die Leber beteiligt. Also sollten wir unbedingt dafür sorgen, dass dieses für Ihre Gesundheit so wichtige Organ weiterhin gesund bleibt!

Denn zum Glück gibt es auch eine gute Nachricht: Dank der regenerativen Eigenschaften der Leber lässt eine Fettlebererkrankung sich (sofern sie nicht schon das Endstadium erreicht hat) problemlos behandeln und sogar heilen – das erleben wir in unserer ärztlichen Praxis tagtäglich. Wir beide sind nämlich nicht nur ein Autorenteam, sondern auch im Gesundheitsbereich tätig: Ibrahim hat sich als Arzt auf Lebererkrankungen spezialisiert und längere Zeit an der Cleveland Clinic und der Mayo Clinic gearbeitet. Jetzt behandelt er in dem medizinischen Versorgungszentrum MNGI Digestive Health in Minneapolis Patienten und leitet die dortige Forschungsabteilung. Kristin ist als staatlich geprüfte Ernährungsberaterin in der Abteilung für Wellness und Präventivmedizin der Cleveland Clinic tätig. Unserer Meinung nach ist diese Kombination aus medizinischem und ernährungswissenschaftlichem Fachwissen (zusätzlich zu unserer Erfahrung in der Behandlung von Patienten an einigen der besten medizinischen Zentren der USA, wo wir Menschen zu nachhaltigen Lebensstiländerungen anleiten) genau das Richtige, um eine Krankheit in den Griff zu bekommen, für die es keine pharmakologischen oder chirurgischen Behandlungsmöglichkeiten gibt. Gemeinsam bieten wir – Kristin und Ibrahim – unseren Lesern eine ganzheitliche Behandlungsstrategie an, die in der modernen Medizin leider nur allzu oft fehlt.

Warum Sie jetzt dringender denn je einen Neustart für Ihre Leber brauchen

Wir müssen den Menschen ans Herz legen, wie wichtig die Gesundheit ihrer Leber ist. Denn die Häufigkeit von Fettlebererkrankungen hat in den Jahren seit dem Erscheinen unseres ersten Buchs erheblich zugenommen: Mittlerweile liegt bei einem von vier Menschen weltweit eine bereits vom Arzt diagnostizierte Fettleber vor; Millionen anderer Menschen leiden an einer Lebererkrankung, ohne etwas davon zu ahnen. Und was ganz besonders besorgniserregend ist: Auch bei vielen Kindern und Jugendlichen ist die Leber bereits erkrankt; und je länger solche Krankheiten bestehen, umso wahrscheinlicher ist es, dass sie über das Stadium hinaus fortschreiten, in dem sie noch heilbar wären. Das sind keine guten Nachrichten.

In den letzten Jahren hat es aber auch positive Entwicklungen gegeben: Mit der zunehmenden Häufigkeit von Fettlebererkrankungen hat sich nämlich auch unser Wissen über deren Behandlung verbessert.

Neue Erkenntnisse zum Thema Lebergesundheit: die vier Stoffwechseltypen

Wie Sie in diesem Buch erfahren werden, hat sich unser Wissensstand über die Ursachen der nicht-alkoholischen Fettlebererkrankung in den letzten Jahren von Grund auf verändert. Denn schließlich ist medizinisches Wissen – genau wie unser Gesundheitszustand – nicht »in Stein gehauen«. Früher war man der Meinung, dass Fettleibigkeit die Hauptursache für eine Fettlebererkrankung ist; deshalb gab man einfach allen betroffenen Patienten den Rat, abzunehmen. (Manche Ärzte, die die neuesten Forschungsergebnisse nicht verfolgt und in ihr therapeutisches Vorgehen integriert haben, sind auch heute noch dieser Meinung.) Inzwischen wissen wir jedoch, dass es nicht auf die Zahl auf der Waage ankommt, sondern auf ganz andere Werte, in denen sich Ihre allgemeine Stoffwechselgesundheit widerspiegelt – zum Beispiel auf Ihren Blutzuckerspiegel, Ihren Blutdruck und Ihren Taillenumfang.

Der neue Ansatz zur Behandlung der Fettlebererkrankung ist viel individueller. Inzwischen weiß man zum Beispiel einerseits, dass Sie übergewichtig sein und trotzdem einen gesunden Stoffwechsel haben können; andererseits gibt es aber auch normalgewichtige Menschen, die in Gefahr sind, eine Stoffwechselerkrankung zu entwickeln.

In diesem Buch werden wir Ihnen vier verschiedene Stoffwechseltypen vorstellen: Typ »Vorbeugung« (schlank und gesund), Typ »Fine-Tuning« (nicht schlank, aber gesund), Typ »Rekalibrierung« (schlank, aber trotzdem krank) und Typ »Regeneration« (krank und nicht schlank). Und wir werden Ihnen auch helfen herauszufinden, in welchen dieser vier Quadranten Sie fallen und wie Sie Ihre Ernährungs- und Lebensstilstrategie auf Ihr individuelles Stoffwechselprofil abstimmen können.

Es gibt aber nicht nur vier verschiedene Stoffwechseltypen, sondern auch vier verschiedene Lebererkrankungsstadien, auf die wir unsere Lebensstilempfehlungen in diesem Buch abgestimmt haben. Unter anderem werden Sie erfahren, wie Sie der Entstehung einer Fettleber von vornherein vorbeugen können – sowohl bei sich selbst als auch bei Ihren Kindern. Unser Buch ist so aufgebaut, dass Sie darin problemlos den Ernährungsplan finden können, der zu Ihrem Stoffwechselprofil, dem Stadium Ihrer Lebererkrankung, Ihrem persönlichen Lebensstil und Ihren Zielen passt. Und für den Fall, dass Sie Kinder haben, finden Sie in unserem Buch auch einen Familien-Ernährungsplan, mit dessen Hilfe Ihre ganze Familie sich gesünder ernähren kann, ohne sich dabei aufs Abnehmen konzentrieren zu müssen. (Denn das kann aus verschiedenen Gründen problematisch sein, die wir in Kapitel 10 noch näher erläutern werden.)

Alle unsere Essenspläne basieren auf der Mittelmeerdiät – denn die gehört nachweislich zu den gesündesten Ernährungsformen, die es gibt. Bei unseren Ernährungsplänen geht es in erster Linie darum, Ihren Gesamtkonsum an Kohlenhydraten einzuschränken und die Kohlenhydrate, die Sie zu sich nehmen, gleichzeitig aufzuwerten: Das heißt, Sie sollen zu nährstoffdichteren kohlenhydrathaltigen Lebensmitteln greifen. Keiner unserer Ernährungspläne ist sehr kohlenhydratarm (also »low-carb« oder ketogen), weil wir diese Pläne bewusst so gestaltet haben, dass man sich ein Leben lang daran halten kann.

Außerdem geben wir Ihnen auch noch andere Tipps für eine leberfreundliche Lebensweise mit auf den Weg: Zum Beispiel können Sie Ihrer Leber etwas Gutes tun, indem Sie sich mehr bewegen und den negativen Auswirkungen von Stress entgegenwirken. Sie werden bald merken, wie gut es sich anfühlt, wenn Sie Ihrer Leber alles geben, was sie braucht, um optimal zu funktionieren!

Dauerhafte Veränderungen

Wir wissen, wie verlockend es ist, sich nun gleich mit Feuereifer in dieses Vorhaben hineinzustürzen und Ihre Ernährung und Ihren Lebensstil von Grund auf zu ändern. Vor allem, wenn Sie erst vor Kurzem erfahren haben, dass Sie an einer Fettlebererkrankung leiden, möchten Sie natürlich am liebsten sofort loslegen. Doch eine Fettleber entwickelt sich langsam und allmählich; daher müssen alle Änderungen, die Sie an Ihrem Leben vornehmen, um diese

Krankheit zu bekämpfen, von Dauer sein. In diesem Buch finden Sie Checklisten und Selbsttests, mit deren Hilfe Sie Ihre Lebensstiländerungen sorgfältig planen und die Fortschritte, die Sie dabei machen, Schritt für Schritt verfolgen können. Wir empfehlen Ihnen, sich ein Notizbuch oder Tagebuch zuzulegen, in dem es ausschließlich um Ihre Bemühungen um eine gesunde Leber geht. Anhand dieser Notizen können Sie immer wieder in die Vergangenheit zurückschauen und feststellen, wie viele positive Änderungen Sie an Ihrer Lebensweise inzwischen schon vorgenommen haben. Das wird Sie garantiert zum Weitermachen motivieren!

Ihr Körper besitzt Superkräfte – aber er braucht Ihre Hilfe

Denken Sie daran: Eine Umstellung Ihrer Ernährung und Ihres Lebensstils ist nicht nur der beste, sondern der einzige Weg, diese Krankheit zu besiegen. Ihre Leber ist darauf angewiesen, dass Sie sich gut um sie kümmern – denn nur dann kann sie sich auch weiterhin gut um Sie kümmern.

Wissen Sie noch, welche Ermahnung Spider-Mans Alter Ego Peter Parker von seinem Onkel mit auf den Weg bekam? »Mit großer Macht kommt große Verantwortung.« Und auch Sie tragen eine große Verantwortung: Sie müssen etwas für Ihre Leber tun, damit sie Ihnen auch weiterhin dabei helfen kann, die gesundheitlichen Gefahren unserer heutigen Welt zu bewältigen – damit sie ihre Kraft, sich selbst zu regenerieren und Sie gesund zu erhalten, niemals verliert.

TEIL EINS

DIE NEUE WISSENSCHAFT: LIEBEN SIE IHRE LEBER!

KAPITEL 1

GESUNDE LEBER – GESUNDER MENSCH

Stellen Sie sich vor, Sie überfliegen gerade eine große Metropole. Von oben sehen Sie die Hauptverkehrsstraße, über die die meisten Autos in die Stadt hinein-, durch die Stadt hindurch- und wieder aus der Stadt herausfahren. Und Sie sehen auch die kleeblattartig angelegten Autobahnkreuze, über die der Verkehr auf kleinere Straßen geleitet wird, die wiederum zu verschiedenen Stadtteilen führen. Wenn Sie sich am Boden befänden, würden Sie vielleicht denken, dass die Straßen, die Sie jeden Tag benutzen, für den Verkehrsfluss durch diese Stadt am allerwichtigsten sind; aber aus 9000 Metern Höhe erkennen Sie, dass dieses Straßennetz ein zusammenhängendes Ganzes ist, das das Leben in Ihrer Stadt im Fluss hält – mit anderen Worten: Alle Straßen sind wichtig.

Mit Ihrer Gesundheit ist es ganz ähnlich wie mit solch einer riesigen Großstadt. Ihr Gefäßsystem hat große Ähnlichkeit mit diesen Straßen, und Ihre Gesundheit hängt davon ab, dass jede Straße ohne Staus oder sonstige Hindernisse zu den großen Handelszentren – Herz, Nieren, Magen-Darm-Trakt, Knochen und Leber – führt. Denn wenn dieser Fluss an irgendeiner Stelle blockiert ist, gerät die Gesundheit des ganzen Systems in Gefahr.

In dieser Analogie entspricht die Leber einem öffentlichen Versorgungsunternehmen, das die Straßen von Müll oder (im Fall Ihres Körpers) von Giftstoffen befreit. Aber dieses Versorgungsunternehmen erfüllt auch noch andere wichtige Aufgaben: Zum Beispiel betreibt es die Busse, die die Menschen dorthin bringen, wo sie hinmüssen (das heißt, es sorgt dafür, dass die Makronährstoffe aus Ihrer Nahrung in Ihre Zellen gelangen), und bringt alles in

Umlauf, was die Stadt für die Sicherheit ihrer Bewohner braucht: Beispielsweise streut es vor einem Schneegestöber die Straßen (oder verteilt lebenswichtige Substanzen wie Vitamine und Mineralstoffe in Ihrem ganzen Körper). Mit anderen Worten: Die Leber stellt die Infrastruktur bereit, von der jeder Mensch erwartet, dass sie schlicht und einfach funktioniert, über die sich aber niemand Gedanken macht, solange nichts schief geht.

Vielleicht denken Sie jetzt: »Mit meiner Leber ist doch alles in Ordnung.« Aber da irren Sie sich wahrscheinlich.

Denn die Leber ist ein Organ, das im Stillen leidet: Man merkt es ihr kaum an, wenn es ihr nicht gut geht. Tatsächlich erfahren die meisten Menschen erst dann, dass sie ein Leberproblem haben, wenn sie einen Arzt aufsuchen, der die Vermutung äußert, dass hinter ihren Beschwerden eine angeschlagene Leber stecken könnte – oder der vielleicht ein paar Blutuntersuchungen durchführt und beim Anblick der Befunde sorgenvoll die Augenbrauen hochzieht.

Höchstwahrscheinlich ist Ihre Leber nicht ganz in Ordnung, wenn Sie Anlass dafür haben, sich wegen folgender Erkrankungen Sorgen zu machen:

- Chronische Entzündungsprozesse: Dieses sehr weit verbreitete Problem liegt bei fast allen chronischen Krankheiten (beispielsweise Typ-2-Diabetes, Insulinresistenz, Fettstoffwechselstörungen und Herz-Kreislauf-Erkrankungen) vor. Es kann sich verschlimmern, wenn überschüssige Fettzellen in der Leber zerstört werden und eine Immunreaktion auslösen. Diese Reaktion kann zunächst zu Entzündungen in der Leber selbst führen, die sich dann aber über den Blutkreislauf auch auf andere Bereiche des Körpers ausbreiten können.
- Ihre Herzgesundheit: Da Herz-Kreislauf-Erkrankungen wie Herzinfarkt und Schlaganfall bei Männern und Frauen die häufigste Todesursache sind, ist es durchaus angebracht, sich darüber Sorgen zu machen!
- Ihre Stoffwechselgesundheit (vielleicht, weil der Arzt Ihnen gesagt hat, dass Sie Prädiabetiker sind, oder weil bei Ihnen – wie bei jedem dritten Amerikaner – bereits ein Typ-2-Diabetes festgestellt worden ist)
- Die Gesundheit Ihrer Verdauung, weil Sie an einer chronisch-entzündlichen Darmerkrankung oder Zöliakie leiden (oder weil Ihnen vielleicht einfach nur aufgefallen ist, dass Sie immer mehr zunehmen)

- Ihre Knochengesundheit, weil Sie zu den 12,6 Prozent (bei Frauen: fast 20 Prozent) aller über 50-jährigen Amerikaner gehören, bei denen eine Osteoporose diagnostiziert wurde – oder zumindest zu den 43,1 Prozent aller Amerikaner über 50 Jahren, die eine zu geringe Knochendichte haben[1]
- Die Gesundheit Ihrer Fortpflanzungsorgane (vor allem, wenn bei Ihnen ein polyzystisches Ovarialsyndrom vorliegt)
- Die Gesundheit Ihres Gehirns, wenn Sie unter leichter Vergesslichkeit oder »Gehirnnebel« (Bewusstseinstrübung, die durch verschiedene kognitive Funktionsstörungen charakterisiert ist) leiden oder Ihnen vielleicht sogar bereits besorgniserregende Veränderungen Ihrer kognitiven Fähigkeiten aufgefallen sind
- Ihre psychische Gesundheit: Eine Fettleber geht nämlich überzufällig häufig mit Depressionen und Angstzuständen einher (vor allem bei Frauen).[2]

Und nun wollen wir einen Blick auf den wichtigsten gesundheitlichen Zusammenhang werfen, nämlich denjenigen zwischen Ihrer Leber und Ihrem Herzen.

Leber und Herz: Eine Liebesgeschichte, die tragisch enden kann

Obwohl eine Fettlebererkrankung ein schwerer Schlag für Ihre Gesundheit ist und früher oder später sogar tödlich enden kann, werden die meisten Menschen wahrscheinlich nicht daran sterben.

Ibrahim erklärt seinen Patienten oft, dass die Leber wie ein Auto ist: Sie kann durch den täglichen Verschleiß Beulen und Dellen davontragen. Sie kann sogar in kleinere Unfälle verwickelt werden und Sie trotzdem immer noch an Ihr Ziel bringen. Sie sieht dann vielleicht nicht mehr ganz so schön aus, bleibt aber trotz manch widriger Umstände nach wie vor funktionstüchtig. Doch wenn Sie mit Ihrem Auto immer wieder Unfälle haben, wird es Sie eines Tages nicht mehr zur Arbeit bringen können. Und so wie die meisten Autos, die man auf der Straße sieht, nicht bis zur Unkenntlichkeit verbeult sind, erkrankt auch nur ein kleiner Prozentsatz aller Fettleberpatienten an einer Zirrhose oder einem Leberkrebs.

Die häufigste Todesursache bei Fettleberpatienten sind Herz-Kreislauf-Erkrankungen – meist erliegen sie einem Herzinfarkt oder Schlaganfall oder den Folgen einer Herzinsuffizienz. Das ist nicht einfach nur ein interessanter Zufall, sondern vielmehr darauf zurückzuführen, dass der angegriffene Zustand Ihrer Leber sich eben leider auch negativ auf Ihr Herz-Kreislauf-System auswirkt. Und dieses Risiko sollte man nicht auf die leichte Schulter nehmen, denn Herz-Kreislauf-Erkrankungen sind weltweit die häufigste Todesursache.

Leber und Herz sind wie zwei Partner in einer Liebesbeziehung, von denen jeder seine eigenen Aufgaben hat, die aber eng zusammenarbeiten, damit alles so läuft, wie es sollte. Zum Beispiel bildet die Leber Cholesterin; und eine allmählich entstehende Fettleber produziert mehr von einer bestimmten Cholesterinart, dem sogenannten VLDL (*Very-Low-Density-Lipoprotein*). Und sobald dieses VLDL im Blut zirkuliert, kann es leicht in kleine, dichte *Low-Density-Lipoprotein*-Partikel (LDL) umgewandelt werden – die schädlichste Cholesterinform, die es gibt. Dieses LDL beginnt dann, sich in den Arterien abzulagern und den Blutfluss zum Herzen zu beeinträchtigen. Außerdem entstehen, wenn sich Fett in der Leber ansammelt, auch mehr Entzündungsprozesse in diesem Organ. Dadurch schreitet die Fettlebererkrankung voran; und wenn das geschieht, können entzündungsfördernde biochemische Substanzen ins Blut gelangen und die Funktion Ihres Gefäßsystems zusätzlich beeinträchtigen. Es ist, als würde die Leber plötzlich anfangen, Müll auszuspucken, der die Straßen verstopft, die Blut und Nährstoffe zum Herzen hin- und vom Herzen wegtransportieren.

Wir wollen Ihnen dieses Problem aber nicht in den schwärzesten Farben ausmalen. Denken Sie daran, dass Ihre Leber sich regenerieren kann. Sofern Sie nicht schon das Spätstadium einer Lebererkrankung erreicht haben, kann dieses robuste Organ sich immer noch erholen. Und auch etwas anderes sollten Sie nicht vergessen: Wenn Sie sich besser um Ihre Leber kümmern, wirkt sich das auf Ihren ganzen Organismus positiv aus – auf Herz, Nieren, Gehirn, Knochen und Stoffwechsel. Wenn Sie zu dem Drittel aller Menschen gehören, die entweder an einem Prädiabetes oder Diabetes leiden, können Sie mithilfe der leberfreundlichen Strategien, die wir in diesem Buch beschreiben, also gleichzeitig auch etwas gegen Ihren aus dem Gleichgewicht geratenen Stoffwechsel tun.[3]

WELCHE AUFGABEN ERFÜLLT IHR SUPERHELDENORGAN?

- Giftstoffe aus dem Blut herausfiltern
- Diese Giftstoffe so umwandeln, dass sie ausgeschieden werden können
- Gallenflüssigkeit bilden, die Giftstoffe aus dem Körper heraustransportiert
- Cholesterin produzieren
- Fett, Kohlenhydrate und Eiweiß verstoffwechseln und speichern
- Glukose verarbeiten, speichern und freisetzen
- Vitamine und Mineralstoffe verstoffwechseln und speichern, zum Beispiel Vitamin A (wichtig für die Gesundheit der Augen), Vitamin K (wichtig für die Blutgerinnung), Vitamin D (wichtig für die Knochengesundheit und das Immunsystem), Kalzium und Phosphat (wichtig für die Knochengesundheit)
- Eiweiße herstellen und speichern, die die Blutgerinnung fördern

Eine Krise, die viele Menschen betrifft

Eine Fettleber verursacht kaum Symptome. Beschwerden bereitet diese Erkrankung erst dann, wenn sie schon sehr weit fortgeschritten ist – wenn man nicht gezielt nach einer Fettlebererkrankung sucht, wird man sie also wahrscheinlich nicht finden. Und leider breitet sich diese Krankheit mittlerweile wie ein Lauffeuer aus. Vor dreieinhalb Jahrzehnten (zwischen 1988 und 1994) lag die Häufigkeit der NAFLD noch bei 5,5 Prozent. Schon ein paar Jahre später (zwischen 1999 und 2004) stieg sie auf 9,8 Prozent. Zwischen 2005 und 2008 erhöhte sie sich erneut, und zwar auf 11 Prozent.[4] Und inzwischen haben neuere wissenschaftliche Untersuchungen ergeben, dass die derzeitige Häufigkeit der Fettleber schon bei rund 40 Prozent liegt.[5] In manchen Untersuchungen wurden sogar noch höhere Zahlen festgestellt (sogar bei asymptomatischen Patienten), nämlich bis zu 46 Prozent.[6]

Die Anzahl der Amerikaner mit nicht-alkoholbedingten Lebererkrankungen im Spätstadium – also jenseits des Kipppunktes, ab dem eine Heilung nicht mehr möglich ist – hat sich in den zehn Jahren zwischen 1999 und 2009 mehr als verdoppelt.[7] Und die Anzahl der Patienten, die aufgrund einer nicht-alkoholbedingten Lebererkrankung auf der Warteliste für eine Lebertransplantation stehen, steigt seit dem Jahr 2002 stetig an – wie eine Achterbahn, die langsam, aber sicher bis zu ihrem höchsten Punkt vorrückt.[8]

Bei diesem Tempo wird, wenn unsere heutigen Kindergartenkinder aufs Gymnasium gehen, weltweit jeder zweite Mensch an einer NAFLD leiden. Stellen Sie sich das einmal vor – 50 Prozent aller Menschen auf der Welt werden dann eine nicht-alkoholische Fettlebererkrankung haben!

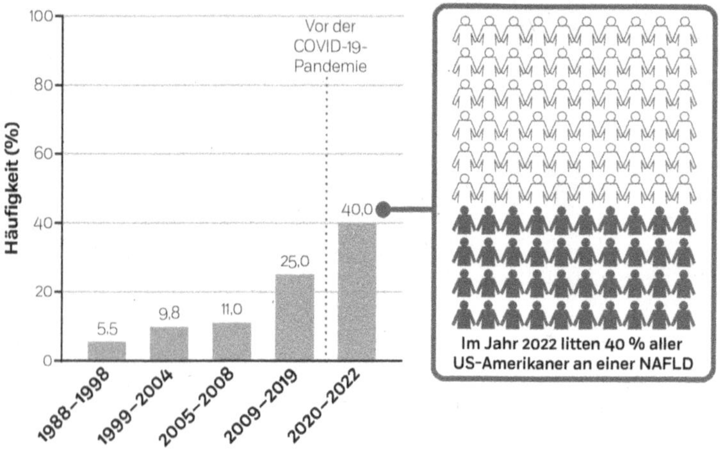

Häufigkeit der NAFLD in den USA[9]

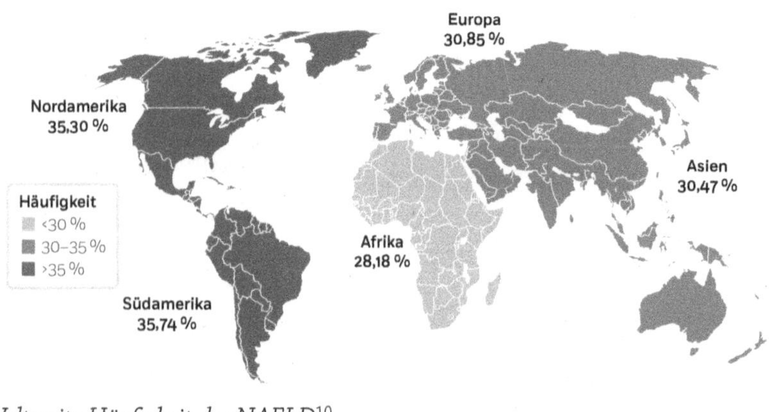

Weltweite Häufigkeit der NAFLD[10]

Die erste und zweite Welle: Fettleibigkeit und Typ-2-Diabetes

Aber es ist nicht nur wichtig, die Anzahl der Menschen zu ermitteln, die an einer nicht-alkoholischen Fettlebererkrankung leiden; man muss sich auch darüber klar werden, warum diese Krankheit so weit verbreitet ist.

Seit den 1970er Jahren hat die Fettleibigkeit weltweit erheblich zugenommen. Fettleibigkeit wird in der wissenschaftlichen Literatur immer wieder als Ursache für eine nicht-alkoholische Fettlebererkrankung angegeben. Und als die Fettleibigkeitsraten immer mehr anstiegen, ist die Häufigkeit der NAFLD diesem Muster gefolgt, so wie ein Hund, der seinem Herrchen oder Frauchen brav an der Leine hinterhertrottet.

Doch nur weil Fettleibigkeit und nicht-alkoholische Fettlebererkrankung miteinander korrelieren, muss das noch nicht unbedingt heißen, dass eine NAFLD durch Fettleibigkeit verursacht wird. Die wahren Ursachen dieser Lebererkrankung sind sehr viel differenzierter (und mit diesem Thema werden wir uns in Kapitel 2 befassen).

Eine weitere Krankheit, die eng mit der NAFLD korreliert, ist Diabetes. Dass in naher Zukunft bei einem von zwei Menschen eine NAFLD festgestellt werden wird, ist zwar erschreckend, aber durchaus plausibel, wenn man bedenkt, dass die Fettleber bei Prädiabetikern und Typ-2-Diabetikern besonders häufig vorkommt. Während in der Allgemeinbevölkerung nur zwei von fünf Erwachsenen eine Fettleber haben, sind es bei Typ-2-Diabetikern drei von vier. Das ist ein Unterschied von 40 versus 75 Prozent. Und die meisten dieser Menschen haben keine Ahnung davon, dass ihre Leber in Gefahr ist.

Laut Angaben der US-amerikanischen Gesundheitsbehörde *Centers for Disease Control and Prevention* (CDC) leidet einer von zehn Amerikanern an Diabetes und einer von drei Amerikanern an einem Prädiabetes.[11] Andere Quellen – beispielsweise die *International Diabetes Foundation* (IDF) – gehen sogar noch von viel höheren Zahlen aus: Laut Angaben der IDF ist einer von sieben Amerikanern Diabetiker.[12] Da sowohl Diabetes als auch Prädiabetes das Risiko, eine Fettleber zu entwickeln, deutlich erhöhen und beide Stoffwechselerkrankungen sich in einem derartigen Aufwärtstrend befinden, ist es nur logisch, dass die Häufigkeit der Fettleber ebenso drastisch zunimmt.

Typ-2-Diabetes und Fettlebererkrankung hängen so eng miteinander zusammen, dass die *American Diabetic Association* ihre Behandlungsstandards im Jahr 2019 aktualisiert hat: Sie empfiehlt jetzt, dass jeder Patient mit Typ-2-Diabetes auf das Vorliegen einer Fettleber hin untersucht werden sollte. Somit verdichtet sich die Gewissheit, dass Ihre Leber in Gefahr ist, wenn Sie an einem Prädiabetes oder Diabetes leiden, immer mehr.

Die dritte Welle: COVID-19

Doch so schlimm diese Trends auch sein mögen – durch COVID-19 haben sie sich sogar noch verschlimmert. Ein Grund dafür besteht darin, dass die Häufigkeit von drei Lebensgewohnheiten, die der Leber schaden, während des Lockdowns drastisch zugenommen hat: Stress, übermäßiges Essen und Alkoholkonsum. Die meisten Menschen bewegten sich während dieser Zeit sehr viel weniger, aßen viel mehr verarbeitete Lebensmittel und tranken auch mehr Alkohol. Und selbst wenn wir diese belastende Lebensphase inzwischen hinter uns gelassen haben, können ihre negativen Auswirkungen auf unsere Leber trotzdem immer noch spürbar sein – vor allem, wenn bestimmte Bewältigungsmechanismen, die wir in dieser Zeit entwickelten, sich inzwischen zu dauerhaften Gewohnheiten verfestigt haben. Denn während Sie einfach nur versuchten, die Pandemie irgendwie zu überstehen, haben Sie Ihre Leber vielleicht so überstrapaziert, dass Sie inzwischen unter dem Frühstadium einer Fettlebererkrankung leiden. Oder wenn Sie (vielleicht, ohne es zu wissen) vorher bereits eine Fettleber hatten, könnte diese Erkrankung inzwischen – ebenso unbemerkt – weiter fortgeschritten sein.

Außerdem greift das COVID-19-Virus (SARS-CoV-2) die Leber auch direkt an. Es kommt gar nicht so selten vor, dass Blutuntersuchungen bei COVID-19-Patienten erhöhte Leberwerte ergeben. Das Virus dockt nämlich an bestimmten Rezeptoren auf den Leberzellen an, die dadurch geschädigt werden, sodass Leberenzyme aus diesen Zellen austreten, wodurch die Leberwerte ansteigen. Nachdem das Virus abgeklungen ist, regeneriert sich das Lebergewebe normalerweise wieder, sodass es nicht zu einer chronischen oder fortschreitenden Leberschädigung kommt – es sei denn, Sie gehören zu den rund 20 Prozent der Menschen, bei denen die COVID-Symptome nach der Erstinfektion noch viele Wochen oder sogar Monate angehalten haben (ein Phänomen, das als Long-COVID bezeichnet wird). Eine von der CDC durchgeführte Umfrage aus dem Jahr 2022 hat ergeben, dass 40 Prozent aller erwachsenen Amerikaner mit SARS-CoV-2 infiziert waren. Davon litten rund 20 Prozent anschließend unter Long-COVID – das sind allein in den USA mehr als 20,5 Millionen Menschen![13] Da dieses Virus immer mehr Menschen infiziert (und leider oft auch mehrmals zuschlägt), wird die Anzahl der Menschen mit Long-COVID weiter ansteigen. Das ist nicht nur wegen der Auswirkungen der Symptome auf die Lebensqualität der betroffenen Personen besorgniserregend, sondern auch, weil man festgestellt hat, dass eine NAFLD bei Long-COVID-Patienten besonders häufig vorkommt.

Obwohl die schlimmsten Tage der Pandemie inzwischen hinter uns liegen, ist COVID-19 immer noch ein fester Bestandteil unseres Lebens, und die ständige Gefahr wiederholter Infektionen (die das Long-COVID-Risiko erhöhen) liefert uns nun noch einen weiteren Grund, unserer Lebergesundheit absolute Priorität einzuräumen.

Ein typisches Beispiel für die anhaltenden negativen Auswirkungen von COVID-19 ist eine Patientin von Kristin, die sich an unsere Lebergesundheitspläne hielt und dabei wirklich große Fortschritte machte: Sie ersetzte stark verarbeitete Lebensmittel durch eine gesündere Kost, nahm insgesamt weniger Kohlenhydrate zu sich, und ihre Stoffwechselwerte hatten sich dadurch auch tatsächlich bereits verbessert (ihr Taillenumfang hatte abgenommen, und ihre Blutzucker- und Triglyzeridwerte waren gesunken). Die NAFLD hatte sich bei dieser Patientin sogar schon teilweise zurückgebildet, und sie war auf dem besten Weg zu einer vollständigen Heilung; doch dann schlug COVID-19 zu. Während der Pandemie arbeitete diese Frau nicht mehr im Büro, sondern nur noch von zu Hause aus. Und da sie ihre Wohnung kaum noch verließ, verfiel sie durch den ständigen Stress und die Angst vor der Pandemie in emotionales Essen. Diese Frau hat Kinder, die jetzt nicht mehr zur Schule gingen, sondern ständig zu Hause waren. Um diese Kinder tagsüber satt zu bekommen, legte sie sich einen Vorrat aus Snacks an, die jede Menge Zucker und raffinierte Kohlenhydrate enthielten, und begann sich auch selbst von diesen ungesunden Produkten zu ernähren.

Damit war die Katastrophe, der in jener schwierigen Zeit so viele Menschen zum Opfer fielen, vorprogrammiert: Mit ihrem ungünstigen Essverhalten machte diese Patientin all ihre bisherigen Fortschritte zunichte – sie steuerte auf das »schlimme« Stadium der Fettlebererkrankung zu, und ihr Stoffwechselprofil (vor allem ihr Blutzucker und ihr Taillenumfang) verschlechterte sich.

Daraufhin setzte Kristin die Frau auf einen Essensplan mit moderatem Kohlenhydratkonsum, der sich leicht umsetzen ließ – und inzwischen macht die Patientin wieder Fortschritte. Ihre Geschichte ist ein gutes Beispiel dafür, dass selbst die beste Gesundheitsstrategie nichts nützt, wenn dabei das Umfeld der Betroffenen und die Lebensereignisse nicht berücksichtigt werden. Gerade wenn neue Stressfaktoren auftreten, müssen Sie aus mehreren verschiedenen Optionen auswählen können, um Ihren Ernährungsplan genau auf Ihren Körper und Ihr jetziges Leben abstimmen zu können.

Das größte Problem: unsere Kinder

Da wir gerade von Schulkindern sprachen: Das Erschreckendste an der zunehmenden Häufigkeit der Fettlebererkrankung ist die Tatsache, dass sie inzwischen sogar schon bei Kindern vorkommt. Bei den meisten Patienten mit NAFLD wird eine Fettleber erst dann diagnostiziert, wenn sie über 40 oder 50 Jahre alt sind;14 doch inzwischen tritt dieses Phänomen immer öfter auch schon bei Kindern und jungen Erwachsenen auf. Das ist vor allem deshalb besorgniserregend, weil diese Lebererkrankung sehr langsam voranschreitet. Zwischen NAFLD und NASH (der nicht-alkoholischen *Steatohepatitis*, bei der sich die Leber entzündet) liegen normalerweise ein bis drei Jahre; und zwischen NASH und der Entstehung einer Fibrose (bei der die Leber zu vernarben beginnt) verstreichen weitere drei bis fünf Jahre. Die Zirrhose (das Stadium, in dem bereits ein ziemlich großer Teil des gesunden Lebergewebes durch Narbengewebe ersetzt worden ist) entwickelt sich in der Regel erst nach 20 bis 25 Jahren; und danach kommt der Leberkrebs. Je länger Sie also an einer Fettleber leiden, umso höher ist die Wahrscheinlichkeit, eine Zirrhose oder Leberkrebs zu entwickeln – zwei Krankheitsstadien, für die es nur noch eine einzige Behandlungsmöglichkeit gibt: die Lebertransplantation.

Ibrahim sieht in seiner Praxis immer mehr Patienten, die erst Mitte oder Ende 20 sind, aber bereits ein Lebererkrankungsstadium erreicht haben, das man normalerweise erst bei Patienten im Alter von 50 oder 60 Jahren findet. Das ist die natürliche Folge davon, dass heutzutage sogar schon Kinder Stoffwechselerkrankungen entwickeln; solche Menschen leiden unter Umständen bereits vor ihrem 30. Geburtstag seit 20 Jahren an einer Lebererkrankung.

Hinzu kommt, dass COVID-19 auch der Gesundheit unserer Kinder nicht gutgetan hat. Da sie sich fast nur noch in geschlossenen Räumen aufhielten und ihren Schulunterricht virtuell absolvierten, entwickelten sie in zunehmendem Maß eine sitzende Lebensweise. Sie saßen immer öfter vor Bildschirmen, und bei vielen litt der Stoffwechsel unter dieser Veränderung ihres Lebensstils. Eltern, die ihre Arbeit im Homeoffice erledigten und sich gleichzeitig auch noch um ihre Kinder zu kümmern versuchten (oder die zur Arbeit gehen und ihre Kinder zu Hause sich selbst überlassen mussten), standen in dieser Zeit oft vor schwierigen Situationen und Entscheidungen. Nur allzu oft (wenn auch verständlicherweise) mussten Eltern dann auf Fertigprodukte und -gerichte zurückgreifen, um sich und ihrer Familie die tägliche Verpflegung zu erleichtern – doch genau das sind die Lebensmittel, die zur Entstehung von Lebererkrankungen beitragen.

Whitney Houston hatte völlig Recht, als sie uns in ihrem Song »Greatest Love of All« daran erinnerte, dass unsere Kinder unsere Zukunft sind. Wenn sich der heutige Trend zu Stoffwechselstörungen bei Kindern fortsetzt, werden wir in nicht allzu ferner Zukunft einen deutlichen Anstieg der Häufigkeit von Leberzirrhose und Leberkrebs erleben; dieses Problem wird noch zu den ohnehin bereits besorgniserregenden Trends in unserer heutigen erwachsenen Bevölkerung hinzukommen. Und wie Sie in diesem Buch noch erfahren werden, zieht eine geschädigte Leber leider auch andere Krankheiten nach sich. Wissenschaftliche Untersuchungen zeigen, dass Kinder und junge Erwachsene mit einer durch Biopsie bestätigten Lebererkrankung im Frühstadium eine deutlich höhere Gesamtsterblichkeitsrate (auch durch Krebs und Herz-Kreislauf-Erkrankungen) aufweisen.[15]

Das ist eine bittere Wahrheit; aber man weiß, dass erwachsene Menschen sich oft eher dazu motivieren lassen, etwas an ihren Ernährungs- und Lebensgewohnheiten zu ändern, wenn ihnen klar wird, welche Auswirkungen diese Gewohnheiten auf ihre Familienmitglieder haben. Genau deshalb haben wir einen familienfreundlichen Plan entwickelt, der allen Mitgliedern Ihres Haushalts hilft, ein bisschen mehr für ihre Leber zu tun.

Es ist noch nicht zu spät!

Die Situation könnte nicht erschreckender sein: Unsere Leber (und damit auch die Gesundheit unseres ganzen Körpers) ist in Gefahr, und jeder Mensch – auch wenn er schlank ist und einen gesunden Stoffwechsel hat – sollte ein bisschen besser auf die Gesundheit dieses Organs achten. Wenn Sie sehr gesund sind, sich hauptsächlich von unverarbeiteten, naturbelassenen Produkten ernähren und nicht allzu viele Lebensmittel zu sich nehmen, die Ihren Blutzucker in die Höhe treiben, haben Sie wahrscheinlich noch keine Fettleber. Wenn Sie jedoch an Insulinresistenz, Prädiabetes oder Typ-2-Diabetes leiden (oder wenn bei Ihnen eine Kombination aus anderen Stoffwechselstörungen vorliegt, wie beispielsweise Bluthochdruck, zu hoher Cholesterinspiegel oder zu hohe Triglyzeridwerte), ist die Wahrscheinlichkeit hoch, dass auch Sie bereits an einer Fettleber erkrankt sind. Oder vielleicht haben Sie eines oder mehrere Kinder zu versorgen, die sich auf typisch westliche Weise von Fast Food und verarbeiteten Lebensmitteln ernähren und kaum Obst und Gemüse essen? Und Sie finden es eigentlich auch gar nicht so schlimm, dass Ihre Kinder hauptsächlich von diesen kalorienreichen, nährstoffarmen Produkten leben, weil sie schließlich jung und widerstandsfähig sind und ihr Stoffwechsel noch in Ordnung ist? Dann ist es jetzt höchste Zeit, diese Entscheidung ernsthaft zu überdenken.

Denn noch ist nicht alles verloren. Wenn Sie sich bewusst machen, wie häufig die Fettlebererkrankung vorkommt und welche Risiken dadurch entstehen, sind Sie den meisten Menschen bereits meilenweit voraus.

Die meisten Patienten, die Kristin berät, kommen nicht zu ihr, weil sie wissen möchten, was sie tun müssen, um ihr Leberproblem in den Griff zu bekommen. Sie wollen vielmehr Kristins Meinung als Ernährungsberaterin dazu hören, was sie gegen ihr hartnäckiges Übergewicht und ihre ständige Müdigkeit und Abgeschlagenheit tun können. Sie wünschen sich also vor allem Tipps zur Umstellung ihrer Ernährung.

Kristin untersucht dann aber stets auch ihre Leber, denn dieses Organ spielt bei Stoffwechselproblemen oft eine wichtige Rolle. Und tatsächlich: In neun von zehn Fällen stellt sie fest, dass bei ihren Patienten bereits eine mehr oder weniger starke Fettlebererkrankung vorliegt.

Niemand hört gerne, dass er ein Problem mit der Leber hat; doch wir haben bei unserer Arbeit eine wichtige Entdeckung gemacht: Patienten, die erfahren, dass ihre Leber in Gefahr ist, lassen sich durch diese Erkenntnis oft dazu motivieren, mehr für ihre Gesundheit zu tun, und setzen dieses Vorhaben dann auch sehr schnell in die Praxis um. Vielleicht liegt der Grund für diese Akzeptanz und diese Bereitschaft, etwas zu verändern, in dem Wissen, dass ihre Leber tatsächlich irgendwann einen Kipppunkt erreichen wird, an dem es kein Zurück mehr gibt, und dass ihnen dann nur noch eine Lebertransplantation helfen kann. Oder vielleicht fürchten sie auch das Stigma der Lebererkrankung, bei der die meisten Menschen nach wie vor unwillkürlich an übermäßigen Alkohol- oder Medikamentenkonsum denken. Manche Patienten fassen eine solche Diagnose auch als allgemeines Warnsignal auf, mehr für ihre Gesundheit zu tun. Doch egal wo der Grund für dieses Umdenken liegt – wir freuen uns darüber! Denn wir wissen, dass der Gesundheitszustand dieser Menschen sich dadurch in jeder Hinsicht verbessern kann – sie tun dann nämlich nicht nur mehr für ihre Leber, sondern auch für alle anderen Organe und Systeme ihres Körpers, denn im menschlichen Organismus steht alles miteinander in Verbindung. Und je früher Sie solche Veränderungen in Angriff nehmen, umso besser kann sich Ihre Leber erholen und Ihre Fettlebererkrankung zurückbilden.

Lebererkrankungen: »The Good, the Bad, and the Ugly«

Ein gewisses Maß an Fett in der Leber ist gesund – Fett macht ungefähr fünf Prozent einer normalen Leber aus. Probleme treten normalerweise erst dann auf, wenn Sie zu viele nährstoffarme Kalorien zu sich nehmen, die hauptsächlich aus zugesetztem Zucker oder einfachen Kohlenhydraten bestehen: Denken Sie nur einmal an die typisch westliche Ernährung mit viel Brot, Nudeln, Keksen, Pommes frites, Eiscreme, aromatisierten Joghurts und gesüßten Getränken (einschließlich gesüßter Kaffeegetränke, Limonaden und Energydrinks), wenig Gemüse und kaum Ballaststoffen.

Ihre Leber muss diesen gesamten Zucker verarbeiten. Dabei verbraucht sie jedes Mal eine Menge Adenosintriphosphat (ATP) – das wichtigste Energiemolekül, das Ihre Zellen für den Zucker- und Fettstoffwechsel nutzen. Wenn

Sie zu viele Kohlenhydrate zu sich nehmen, geht Ihr ATP-Vorrat zur Neige, und es bleibt weniger davon für die Fettverwertung übrig. Das bedeutet, dass in Ihrem Körper mehr Fett vorhanden bleibt. Und da die Leber dieses Fett nicht aufspalten kann, um es als Brennstoff zu nutzen, lagert sie es ein. Das ist ungefähr so, wie wenn Ihr Haus vor lauter Gerümpel schon förmlich überquillt, Sie aber weiterhin alles Mögliche in Ihren Keller stopfen.

Sobald der Fettanteil in Ihrer Leber mehr als fünf bis zehn Prozent beträgt – und Sie nicht viel Alkohol trinken oder viele Medikamente einnehmen –, erreichen Sie die Schwelle zur nicht-alkoholischen Fettlebererkrankung (NAFLD). Die meisten Menschen wissen, wie gefährlich übermäßiger Alkohol- und Medikamentenkonsum für die Leber ist; doch dass eine falsche Ernährung und Giftstoffe diesem Organ ebenso gefährlich werden können, ist ihnen längst nicht so bewusst. Zucker ist für Ihre Leber genauso schädlich wie Alkohol. Oder wie Ibrahim gerne sagt: Zucker ist »das Gleiche wie Alkohol, nur ohne den Rausch«.

Wenn zu dem Fett in Ihrer Leber auch noch eine Entzündung hinzukommt, spricht man von einer nicht-alkoholischen *Steatohepatitis* (NASH). NAFLD und die Frühstadien der NASH sind das, was Ibrahim als »gutes« (*good*) Stadium der Lebererkrankung bezeichnet. Denn jetzt lässt sich dieses Problem noch rückgängig machen (wie das geht, werden wir Ihnen in diesem Buch zeigen); und wenn Ihnen das gelingt, können Sie damit gleichzeitig auch der Entstehung von Herz-Kreislauf-Erkrankungen vorbeugen.

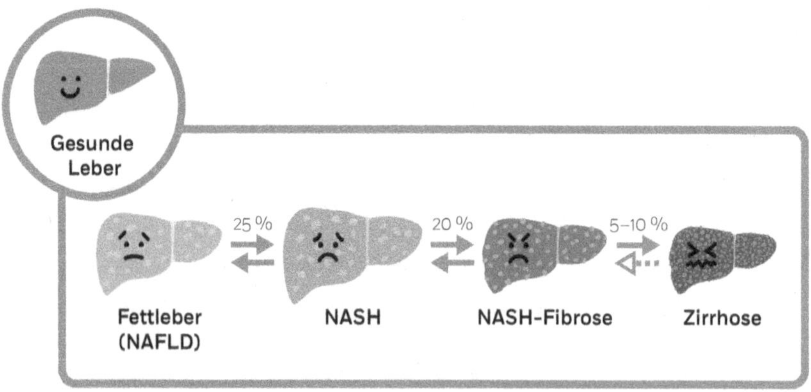

Die verschiedenen Stadien der Fettlebererkrankung

Um unseren Vergleich mit dem zugemüllten Haus weiterzuführen: Wenn Ihre Leber immer stärker verfettet und sich immer mehr entzündet, können Sie Ihren Keller irgendwann gar nicht mehr nutzen, weil man sich dort nicht mehr richtig bewegen kann; und dadurch, dass er so vollgestopft ist, steigt auch die Brandgefahr. Sie haben zwar immer noch eine gute Chance, den Keller zu entrümpeln; aber diese Chance nimmt immer mehr ab, je voller es dort unten wird.

Wenn das Fett und die Entzündung des NASH-Stadiums schließlich dazu führen, dass Ihre ganze Leber vernarbt, erreichen Sie das »schlimme« (*bad*) Stadium der Lebererkrankung: die NASH-Fibrose. In diesem Stadium müssen Sie so schnell wie möglich eingreifen und genau auf Ihre Ernährung und Ihren Lebensstil achten, um das Fortschreiten dieser Krankheit zu verlangsamen und die bereits eingetretenen Schäden nach Möglichkeit wieder rückgängig zu machen. Denn als Nächstes kommen die wirklich »hässlichen« (*ugly*) Stadien dieser Erkrankung: Zirrhose (bei der ein so großer Teil des Lebergewebes durch Narbengewebe ersetzt wurde, dass das Organ nicht mehr richtig funktioniert) und Leberkrebs (bei dem Krebszellen in der Leber entstehen und womöglich auch auf andere Teile des Körpers übergreifen). In diesem »hässlichen« Stadium ist unter Umständen eine Lebertransplantation erforderlich.

Auch wenn nur ein paar Prozent aller NAFLD-Patienten das »schlimme« oder »hässliche« Stadium ihrer Lebererkrankung erreichen, macht dieser kleine Prozentsatz angesichts der großen Patientenzahl insgesamt doch immer noch viele Menschen aus. Wenn man davon ausgeht, dass die Gesamtbevölkerung der USA ungefähr 329,5 Millionen Menschen beträgt, sind das immerhin 6,59 Millionen Amerikaner mit Leberfibrose und 1,3 bis 2,6 Millionen Amerikaner mit Leberzirrhose. Und das ist einfach zu viel.

DIE VERSCHIEDENEN STADIEN DER FETTLEBERERKRANKUNG

Das »Gute«

NAFLD: Großenteils asymptomatisch, obwohl manche NAFLD-Patienten unter Müdigkeit, allgemeinem Unwohlsein oder leichten Schmerzen im rechten Oberbauch leiden. Eine körperliche Untersuchung zeigt vielleicht, dass ihre Leber sich vergrößert hat, obwohl das bei weniger als einem Drittel aller NAFLD-Patienten der Fall ist. Eine NAFLD wird durch erhöhte Leberenzymwerte bei einem Bluttest oder durch eine Ultraschalluntersuchung, eine Computertomographie (CT) oder Magnetresonanztomografie (MRT) entdeckt beziehungsweise bestätigt, wenn diese Untersuchungen einen zu großen Anteil an Fett in der Leber zeigen.

NASH: Die einzige Möglichkeit, eindeutig zwischen NAFLD und NASH zu unterscheiden (oder mit anderen Worten: festzustellen, ob zusätzlich zu dem überschüssigen Fett auch noch ein Entzündungsprozess in der Leber vorliegt), ist eine Leberbiopsie. Obwohl es einen durch wissenschaftliche Untersuchungen gestützten Algorithmus gibt, mit dem sich anhand der Ergebnisse einiger einfacher Bluttests und Ihres Alters feststellen lässt, wie weit Ihre Lebererkrankung fortgeschritten ist (auf dieses Thema werden wir auf Seite 68 noch näher eingehen), halten wir eine Biopsie immer noch für die beste Methode, eine NASH zu diagnostizieren. Von allen Patienten, die an einer NAFLD leiden, werden 25 Prozent später eine NASH entwickeln.

Das »Schlimme«

NASH-Fibrose: Bei diesem Stadium der Lebererkrankung liegen bereits Entzündungen und Narben in der Leber vor. Von allen Patienten, die an einer NASH leiden, werden 20 Prozent später eine NASH-Fibrose entwickeln.

Das »Hässliche«

Zirrhose: In diesem Stadium ist bereits ein zu großer Teil des Lebergewebes durch Narbengewebe ersetzt worden. Von allen Patienten mit NASH-Fibrose entwickeln fünf bis zehn Prozent später einmal eine Leberzirrhose. Normalerweise dauert es 20 bis 25 Jahre, bis die Fettleber zu einer Zirrhose fortschreitet.

Leberkrebs: Von den Patienten mit Leberzirrhose, die infolge einer Fettleber entstanden ist, erkranken jedes Jahr ein bis zwei Prozent an Leberkrebs. Auch wenn dieses Risiko gering ist, sollte bei Menschen mit Zirrhose alle sechs Monate eine Ultraschalluntersuchung der Leber erfolgen, um eine frühzeitige Krebserkennung zu ermöglichen, da Leberkrebs im Frühstadium sehr viel besser behandelbar ist.

Wie gut geht es Ihrer Leber?

In Kapitel 2 werden wir Ihnen genauere diagnostische Instrumente zur Ermittlung Ihres Stoffwechselprofils vorstellen; doch anhand der nun folgenden Methode können Sie objektiv einschätzen, welche Risikofaktoren für eine Fettleber bei Ihnen möglicherweise vorliegen. Denn normalerweise fühlen wir uns erst dann dazu motiviert, unser Verhalten zu ändern, wenn uns klar wird, dass wir tatsächlich ein Gesundheitsproblem haben, und wenn wir wissen, wie unsere täglichen Lebensgewohnheiten zu diesem Problem beitragen.

Bewerten Sie Ihr Risiko!

Es ist gar nicht so einfach, sich ein eindeutiges Bild davon zu machen, wie Ihre täglichen Entscheidungen sich auf Ihre Gesundheit auswirken könnten. Denn wir alle halten unsere Fähigkeit, gesunde Entscheidungen zu treffen, für besser, als sie tatsächlich ist, und neigen dazu, unsere ungesunden Entscheidungen zu bagatellisieren. Wenn neue Patienten zu uns kommen, erklären sie uns oft, dass sie sich »ziemlich gut ernähren«. Aber wenn wir dann genauer nachfragen, stellt sich heraus, dass ihre Lebensgewohnheiten doch fast immer sehr verbesserungsbedürftig sind – vielleicht trinken sie jeden Tag Limonade, rauchen oder essen kaum Gemüse. Den nun folgenden Selbsttest haben wir entwickelt, um Ihnen Ihre eigenen Lebensgewohnheiten bewusst zu machen. Er verrät Ihnen einerseits, welche Gewohnheiten Sie vielleicht ein bisschen revidieren sollten. Andererseits dürfen Sie sich für die gesunden Lebensstilentscheidungen, die Sie bereits treffen, aber auch ruhig lobend auf die Schulter klopfen. Wir hoffen, dass diese objektive Betrachtung Ihrer jetzigen Gewohnheiten Sie in Zukunft zu einem etwas gesünderen Lebensstil motivieren wird.

Nehmen Sie sich vor, bei diesem Test mutig und ganz ehrlich zu sich selbst zu sein, und kreuzen Sie in jeder Spalte die Aussagen an, die auf Sie zutreffen.

Dieser Test ist kein Diagnoseinstrument – um wirklich herauszufinden, in welche Stoffwechselprofil-Kategorie Sie am ehesten hineinpassen, benötigen Sie ein paar konkrete Messwerte und Untersuchungsergebnisse, die wir Ihnen in Kapitel 3 noch näher erklären werden. Je mehr Kreuze Sie bei diesem Selbsttest in Spalte A setzen, umso höher ist Ihr Risiko, an irgendeiner Form einer nicht-alkoholischen Fettlebererkrankung (oder an anderen chronischen Krankheiten wie Typ-2-Diabetes oder Herz-Kreislauf-Problemen) zu leiden, und umso eher treffen die Stoffwechselprofile Typ »Rekalibrierung« oder Typ »Regeneration« auf Sie zu. Die Spalten B, C und D dagegen bilden ein Kontinuum, wobei Spalte D ein Indikator für die gesündeste Leber ist: Je mehr Kreuze Sie in dieser Spalte haben, umso besser ist es für Ihre Leber, und mit umso höherer Wahrscheinlichkeit sind Sie ein Stoffwechseltyp »Vorbeugung« oder »Fine-Tuning«.

Wir werden diesen Selbsttest am Ende des Buchs noch einmal wiederholen, damit Sie Ihre Fortschritte in visueller Form beurteilen können: Wenn Sie dann weniger Kreuze in den Spalten A und B und mehr Kreuze in den Spalten C und D sehen, haben Sie eine Menge geschafft! Aber denken Sie daran, dass es nicht unbedingt das ultimative Ziel ist, jede Frage mit einer Aussage aus Spalte D zu beantworten. Denn wie Sie im Lauf dieses Buchs feststellen werden, sind unsere Pläne langfristig angelegt, und wir wissen, dass kleine Veränderungen sich summieren und leichter machbar sind als eine plötzliche große Umstellung Ihrer Lebensweise. Jede Antwort beziehungsweise jedes Kreuz, die sich bis zum Ende dieses Buchs von links nach rechts verschiebt, ist ein großer Gewinn! Denken Sie einmal darüber nach: Wenn Sie einen reißenden Fluss mit einem einzigen drei Meter weiten Sprung zu überqueren versuchen, geht das zwar schneller; aber der sicherere Weg besteht darin, sich Schritt für Schritt über die im Wasser liegenden Felsblöcke vorwärts zu tasten.

Risikobewertung: Wie gesund ist Ihre Leber?				
	Spalte A	**Spalte B**	**Spalte C**	**Spalte D**
Ernährung				
Ich esse rotes Fleisch (Rind- oder Schweinefleisch) oder verarbeitetes rotes Fleisch (Würstchen, Hot Dogs, Peperoni usw.)	Fast jeden Tag	Ein paarmal pro Woche	Ungefähr einmal pro Woche	Selten
Ich nehme mehr als 25g zugesetzten Zucker pro Tag zu mir (diese Menge ist in ½ Dose Limonade, 1–2 Kugeln Eiscreme, 2 Keksen oder einem Stück Kuchen enthalten)	Fast jeden Tag	Ein paarmal pro Woche	Ungefähr einmal pro Woche	Selten
Ich nehme mehr als 50g ballaststoffarme Kohlenhydrate pro Tag (aus verschiedenen Lebensmitteln wie Brot aus Weißmehl, Wraps/Tortillas, Nudeln, weißem Reis, Crackern, Brezeln, normalen Frühstücksflocken) zu mir	Fast jeden Tag	Ein paarmal pro Woche	Ungefähr einmal pro Woche	Selten
Ich esse Fast Food	Fast jeden Tag	Ein paarmal pro Woche	Ungefähr einmal pro Woche	Selten
Ich esse mindestens 3 Portionen Obst und Gemüse in verschiedenen Farben	Selten	Ungefähr einmal pro Woche	Ein paarmal pro Woche	Jeden Tag
Ich esse insgesamt mindestens 7 Portionen Obst und/oder Gemüse pro Tag (eine Portion entspricht einer großen Handvoll Obst und buntem Gemüse oder zwei Handvoll frischem, rohem grünem Salat)	Selten	Ungefähr einmal pro Woche	Ein paarmal pro Woche	Jeden Tag
Ich nehme pro Tag mindestens 20g Ballaststoffe (z. B. aus Bohnen, Haferflocken, Gemüse, Nüssen, Kernen, Beeren, Avocados, Quinoa) zu mir	Selten	Ungefähr einmal pro Woche	Ein paarmal pro Woche	Jeden Tag

	Spalte A	Spalte B	Spalte C	Spalte D
Bewegung				
Ich verbringe im Durchschnitt täglich so viele Stunden im Sitzen:	Mindestens 10	8–10	5–8	Weniger als 5
Ich treibe mindestens 30 Minuten lang leichten Sport (z. B. einen gemütlichen Spaziergang, leichtes Yoga oder irgendeine andere körperliche Aktivität, die mich nicht außer Atem kommen lässt)	Selten	Ungefähr einmal pro Woche	Ein paarmal pro Woche	An den meisten Tagen
Ich strenge mich beim Training so sehr an, dass ich meine Atemzüge spüre	Selten	Ungefähr einmal pro Woche	Ein paarmal pro Woche	An den meisten Tagen
Normalerweise verbringe ich so viel Zeit pro Tag entweder im Stehen oder in Bewegung (d. h. nicht im Sitzen):	Höchstens eine Stunde	1–2 Stunden	3–4 Stunden	Mindestens 4 Stunden
Alkohol				
Ich trinke Alkohol	An mindestens 5 Tagen pro Woche	An 3–4 Tagen pro Woche	An 1–2 Tagen pro Woche	Weniger als einmal pro Woche
Wenn ich Alkohol trinke, konsumiere ich davon so viele Portionen (eine Portion entspricht einem alkoholischen Getränk = 150 ml Wein oder 30 ml hochprozentigem Alkohol für Frauen oder zwei alkoholischen Getränken für Männer):	Mindestens 4	3–4	2–3	1
Rauchen oder Vapen				
Ich habe folgende Rauch- oder Dampfgewohnheiten:	Ich rauche zurzeit mehrmals täglich Zigaretten oder dampfe	Ich rauche zurzeit 1- bis 2-mal pro Tag Zigaretten oder dampfe	Früher habe ich Zigaretten geraucht oder gedampft, habe aber vor weniger als 5 Jahren damit aufgehört	Früher habe ich geraucht oder gedampft, aber vor mehr als 5 Jahren aufgehört; oder ich habe noch nie geraucht oder gedampft

Kaffee				
Ich trinke ungesüßten Kaffee	Selten oder nie	1- bis 2-mal pro Woche	Mindestens 2 Tassen pro Tag	1–2 Tassen pro Tag
Schlaf				
Ich schlafe in den meisten Nächten:	Weniger als 5 Stunden	5–6 Stunden	6–7 Stunden	Mindestens 7 Stunden
Bei mir wurde eine Schlafapnoe diagnostiziert	Bei mir wurde eine Schlafapnoe festgestellt, und ich lasse sie unbehandelt	Ich weiß nicht, ob ich an einer Schlafapnoe leide, aber man hat mir gesagt, dass ich laut schnarche und zwischendurch Atemaussetzer habe	Ich leide an einer Schlafapnoe und behandle sie	Ich leide nicht an einer Schlafapnoe
Stressbewältigung				
Ich tue etwas zum Stressabbau (z. B. Meditieren, Dehnübungen, Gartenarbeit, Tagebuchführen, Gespräche mit einem Berater oder Therapeuten, Yoga)	Selten	Ungefähr einmal pro Woche	Ein paarmal pro Woche	An den meisten Tagen
Taillenumfang				
Der Umfang meiner Taille beträgt (Anleitungen zur Messung siehe Seite 61):	102 cm (bei Männern) oder 88 cm (bei Frauen) oder mehr			Höchstens 99 cm (bei Männern) oder höchstens 86 cm (bei Frauen)
Typ-2-Diabetes				
	Bei mir wurde ein Typ-2-Diabetes festgestellt	Mein Arzt sagt, dass ich an Prädiabetes leide	Ich habe bisher noch mit keinem Arzt über meine Blutzuckerwerte gesprochen	Ich habe meine Blutzuckerwerte untersuchen lassen, und sie liegen im gesunden Bereich

Auf den nächsten Seiten erfahren Sie, wie Ihre Ess- und Trinkgewohnheiten, Ihre körperliche Aktivität, Ihr Stressniveau und Ihr Schlaf sich auf die Gesundheit Ihrer Leber auswirken. Dabei werden wir auch auf das Thema eingehen, das schon seit Langem als Hauptrisikofaktor für eine Fettlebererkrankung gilt (Übergewicht). Außerdem erfahren Sie, warum der Zustand Ihrer Leber nicht von der Zahl auf Ihrer Waage, sondern von Ihrem Stoffwechselprofil abhängt. Als Nächstes werden wir dann gemeinsam eine maßgeschneiderte Strategie entwickeln, mit deren Hilfe Sie einer Fettleber vorbeugen, sie heilen oder zumindest behandeln können. Und das wird wirklich spannend!

KAPITEL 2

WAS GEWICHT UND FETTLEBER MITEINANDER ZU TUN HABEN (ODER AUCH NICHT)

Schon seit vielen Jahren gilt Fettleibigkeit (Adipositas) als Hauptrisikofaktor für die Entstehung einer Fettlebererkrankung. Und tatsächlich lässt sich diese Erkrankung durch eine Gewichtsabnahme oft bessern oder sogar heilen (oder man kann dadurch zumindest ihr Fortschreiten verlangsamen).

Doch in den letzten Jahren haben wir gelernt, dass es zu kurz gedacht ist, einfach nur die Fettleibigkeit für dieses Problem verantwortlich zu machen. Denn die Klassifikation Ihres Gewichts oder gar Ihr Body-Mass-Index (BMI, bei dem neben dem Gewicht auch die Körpergröße eine Rolle spielt) haben nichts damit zu tun, ob Sie an einer Fettlebererkrankung leiden oder nicht. (Da viele Ärzte sich immer noch am BMI orientieren und Sie vielleicht auch Ihren eigenen BMI-Wert kennen, werden wir ihn in diesem Buch hin und wieder erwähnen; er ist für uns jedoch kein Kriterium für Ihre Stoffwechselgesundheit.)

Denn schließlich entsteht nicht bei allen Menschen, die der medizinischen Definition von Übergewicht oder gar starker Fettleibigkeit entsprechen, eine Fettlebererkrankung. Und auch wenn Sie der medizinischen Einteilung zufolge normalgewichtig sind, schützt Sie das noch lange nicht vor dieser Erkrankung.

Es gibt einen Faktor, der für den Zustand Ihrer Leber viel wichtiger ist als die Anzahl der Pfunde, die Sie auf die Waage bringen: nämlich die Gesundheit Ihres Stoffwechsels. Diese Stoffwechselgesundheit umfasst verschiedene Faktoren: Ihre Blutzucker- und Insulinwerte, Ihre Blutfettwerte (beide Cholesterinarten plus Triglyzeride), Ihren Taillenumfang und die Frage, ob Sie an einem Typ-2-Diabetes leiden oder nicht. Für eine Fettlebererkrankung gibt es zwar eine ganze Reihe von Risikofaktoren, auf die wir in diesem Kapitel noch näher eingehen werden, doch am allerwichtigsten ist die Gesundheit Ihres Stoffwechsels. Und zum Glück lässt sich dieser Faktor auch am leichtesten beeinflussen (im Gegensatz zu Ihrem Alter oder zu dem, was Ihre Mutter gegessen hat, als sie mit Ihnen schwanger war, um nur zwei Beispiele für Einflussfaktoren zu nennen, die wir **nicht** beeinflussen können).

WAS EIN NAME ALLES VERÄNDERN KANN ...

Die Stoffwechselgesundheit spielt für die Gesundheit der Leber eine so wichtige Rolle, dass es sogar Bestrebungen gibt, die nicht-alkoholische Fettlebererkrankung (NAFLD) und die nicht-alkoholische Steatohepatitis (NASH) in »metabolisch-assoziierte Fettlebererkrankung (MAFLD)« und »metabolisch-assoziierte *Steatohepatitis* (MASH)« umzubenennen. Durch diese Namensänderung würde sich die Definition der Erkrankung ändern: Der Name würde dann nämlich ihre **Ursache** (einen gestörten Stoffwechsel) benennen und nicht das, wodurch diese Krankheit **nicht** verursacht wird (Alkohol). Das würde Patienten, Gesundheitsdienstleistern und Wissenschaftlern helfen, sich auf die wahre Ursache dieser Erkrankung zu konzentrieren; und dadurch könnten wir bei unserem Kampf gegen die Fettlebererkrankung wiederum größere Erfolge erzielen.

Die Mediziner sind übrigens nicht die Einzigen, die das Thema Fettleibigkeit gerade neu überdenken. In unserer ganzen Gesellschaft gibt es zurzeit eine Gegenbewegung zur Diätindustrie – eine Bewegung, die Körper in allen Formen und Größen als normal und gesund betrachtet. Aus all diesen Gründen haben wir unsere Vorgehensweise bei der Behandlung der Fettlebererkrankung stärker differenziert. Statt uns nur auf die Gewichtsabnahme zu konzentrieren, haben wir unser Ziel auf die Verbesserung der Stoffwechselgesundheit verlagert – und falls Ihr Stoffwechsel bereits ziemlich gesund ist, möchten wir Ihnen zeigen, was Sie tun können, damit das auch so bleibt.

Die Stoffwechselgesundheit lässt sich in vier Hauptkategorien unterteilen. Wenn Sie wissen, in welche Kategorie Sie fallen – oder zwischen welchen zwei Kategorien Sie liegen –, können Sie Ihre Bemühungen um eine leberfreundlichere Lebensweise auf Ihren individuellen Stoffwechseltyp abstimmen.

Am Ende dieses Kapitels werden wir Ihnen die vier Stoffwechselprofile vorstellen und Ihnen helfen, herauszufinden, welches Profil am ehesten auf Sie zutrifft. Doch nun wollen wir zunächst einmal auf die Frage eingehen, was sich an der ärztlichen Sichtweise der Fettleibigkeit verändert hat.

Unser Verständnis von Fettleibigkeit entwickelt sich weiter

Schon seit Jahrzehnten glauben Ärzte, Ernährungswissenschaftler, Diätassistenten, Forscher und die allgemeine Öffentlichkeit, dass Gewichtszunahme eine direkte Folge von übermäßigem Essen ist – eine Vorstellung, die in der wissenschaftlichen Fachliteratur als Energiebilanzmodell (EBM) bezeichnet wird.

Und in vielerlei Hinsicht ist dieses EBM auch tatsächlich sinnvoll. Schließlich hat die Anzahl der weltweit verfügbaren Kalorien in den letzten Jahrzehnten ebenso stark zugenommen wie die Häufigkeit von Fettleibigkeit; hier besteht also ganz offensichtlich eine Parallele.[16]

Und wenn Fett einfach nur die Folge davon ist, dass man mehr Kalorien zu sich nimmt, als man verbrennt, dann liegt es auf der Hand, dass mehr verfügbare Kalorien – vor allem in verarbeiteter, lagerfähiger, bequem konsumierbarer und (offen gesagt) süchtig machender Form – zu einem Anstieg der weltweiten Fettleibigkeitsrate führen (und das ist auch tatsächlich der Fall).

Doch inzwischen haben Wissenschaftler erkannt, dass eine Gewichtszunahme nicht einfach nur dadurch zu erklären ist, wie viele Kalorien man zu sich nimmt. Dieses neue Verständnis der Faktoren, die wirklich zu einer Gewichtszunahme und zu steigenden Fettleibigkeitsraten führen, bezeichnet man als Kohlenhydrat-Insulin-Modell (KIM). Und diesem Modell zufolge ist nicht die bloße Anzahl der aufgenommenen Kalorien an einer Gewichtszunahme schuld; es kommt vielmehr auf die Art der Kalorien an.

Es besteht ein enger Zusammenhang zwischen Zuckerkonsum und Fettleber

Der Begriff »Fettleber« ist ein bisschen irreführend – denn er verleitet viele Menschen zu der Annahme, dass der Verzehr von Fett zu dieser Erkrankung beiträgt, obwohl in Wirklichkeit ein übermäßiger Kohlenhydratkonsum dahintersteckt, wobei vor allem einfache Kohlenhydrate wie Zucker und raffiniertes, ballaststoffarmes Getreide der Leber schaden – sie sind der wichtigste Ernährungsfaktor, der zur Entstehung einer Fettleber beiträgt.

Das ist eine sehr schlechte Nachricht, denn in den USA nehmen die Menschen pro Tag doppelt so viel Zucker zu sich wie in jedem anderen Land der Welt.[17] Nach Angaben des Marktforschungsunternehmens »Euromonitor« konsumiert der Durchschnittsamerikaner täglich 30 Teelöffel Zucker.

Wie wir heute wissen, verursacht eine Ernährung mit einem hohem Anteil an zugesetztem Zucker und raffinierten, ballaststoffarmen Kohlenhydraten, beispielsweise Weißmehl (das die Leber in Glukose umwandelt, was also letztendlich dem Verzehr von Zucker gleichkommt), einen Blutzuckeranstieg, der wiederum eine problematische Kettenreaktion in Gang setzt.

Zunächst einmal schüttet die Bauchspeicheldrüse daraufhin vermehrt Insulin aus (das Hormon, mit dessen Hilfe der Zucker aus dem Blut in die Zellen hineintransportiert wird), und die Ausschüttung von Glukagon (einem Hormon, das die Freisetzung von gespeicherter Glukose veranlasst, wenn der Blutzuckerspiegel zu niedrig ist) wird gehemmt. Das Insulin gibt Ihrer Leber die »Anweisung«, die zusätzlichen Kalorien aus der Glukose in Form von Fett zu speichern; und aufgrund der gleichzeitigen Abnahme des Glukagonspiegels im Blut erhält Ihre Leber nur selten ein Signal zur Freisetzung des gespeicherten Fetts.

Wie Sie in der Abbildung auf Seite 41 sehen können, schüttet der Körper durch eine Ernährung mit einem hohen Anteil an raffiniertem Zucker und stark verarbeiteten Kohlenhydraten mit der Zeit möglicherweise so viel Insulin aus, dass die Insulinrezeptoren gegenüber dem Insulinsignal desensibilisiert werden, was zu einer sogenannten Insulinresistenz führt. Dann produziert die Bauchspeicheldrüse immer mehr Insulin, um den Blutzuckerspiegel zu senken. Und wenn der Insulinspiegel hoch ist, interpretiert Ihr Gehirn das als Hinweis darauf, dass nicht genügend Energie im Blut zirkuliert. Es sendet also ein chemisches Signal aus, das Ihrem Körper zwei Anweisungen gibt: mehr zu essen und gleichzeitig Energie zu sparen, indem er seinen Stoffwechsel verlangsamt.

Doch diese vierfache Katastrophe ist lediglich der Anfang einer verhängnisvollen Kaskade.

Wenn Ihr Magen sich leert, sendet Ihr Darm hormonelle Signale an das Gehirn, wo daraufhin ein Netzwerk von Neuronen aktiv wird und einen Zustand hervorruft, den viele Menschen als »hungrig und grantig« bezeichnen – ein unangenehmes Hungergefühl, das mit schlechter Laune und dem Drang einhergeht, möglichst schnell etwas zu essen. Und wenn Sie eine Diät machen, bei der Sie abzunehmen versuchen, indem Sie Ihre Kalorienaufnahme einschränken, bleibt dieses neurologische Netzwerk sogar über längere Zeit aktiv.[18] Sie haben dann also nicht nur Hunger, sondern befinden sich außerdem in den Fängen eines Hormon-Hurrikans, der Ihnen das Gefühl gibt, sich sofort etwas zum Essen beschaffen zu müssen – und damit steigt die Wahrscheinlichkeit, dass Sie zu einem bequem konsumierbaren, verarbeiteten Lebensmittel greifen, das Ihren Blutzuckerspiegel erhöht.

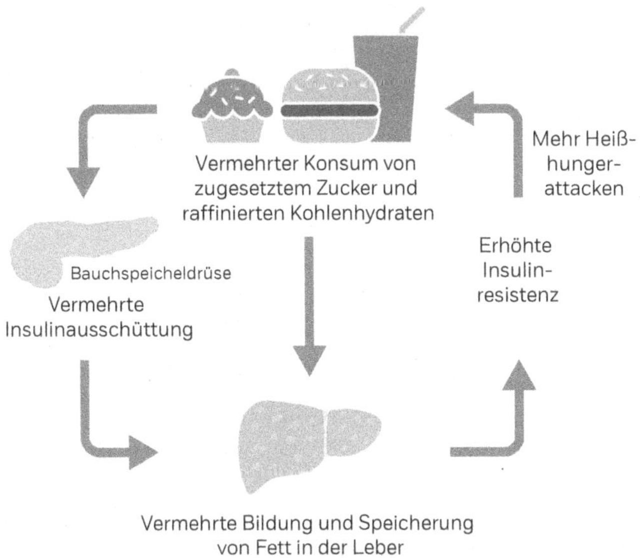

Wie übermäßiger Kohlenhydratkonsum Ihren Stoffwechsel durcheinanderbringt

INSULINRESISTENZ UND IHRE LEBER

Insulin ist ein Hormon zur Regulation der Blutzuckermenge, die in Ihrem Blutkreislauf zirkuliert. Wenn Sie Kohlenhydrate essen, schüttet die Bauchspeicheldrüse Insulin aus, um Ihren Blutzuckerspiegel zu senken. Wenn Sie jedoch zu oft und zu viele Kohlenhydrate essen, zirkuliert so viel Insulin in Ihrem Blut, dass die für das Insulin zuständigen Rezeptoren überlastet werden und seine Signale nicht mehr empfangen und verarbeiten können. Infolgedessen befindet sich eine ganze Menge Insulin in Ihrem Blutkreislauf, das nicht abgebaut oder verwendet wird.

Da Insulin gleichzeitig auch ein Fettspeicherhormon ist, gibt es Ihrem Körper bei hohem Insulinspiegel die Anweisung, möglichst jede Kalorie zu horten und in Form von Fett zu speichern. Außerdem regt ein zu hoher Insulinspiegel die Leber dazu an, mehr Glukose zu bilden (ein Vorgang, den man als Glukoneogenese bezeichnet).

Wenn die Insulinrezeptoren in Ihren Muskeln aufgrund der Überlastung durch den ständigen Insulinansturm »ausgebrannt« sind, empfangen sie die Botschaft des Insulins, Glukose aus dem Blut aufzunehmen, nicht mehr. Sie haben dann also einen sehr hohen Blutzuckerspiegel, der die Bauchspeicheldrüse wiederum dazu anregt, mehr Insulin zu produzieren – was den Insulinspiegel in Ihrem Blut noch weiter in die Höhe treibt.

Die Insulinresistenz ist ein verhängnisvoller Teufelskreis, aus dem es nur einen einzigen Ausweg gibt: Sie müssen Ihren Konsum an Kohlenhydraten reduzieren, Ihrer Leber eine Verschnaufpause gönnen und ihr nicht mehr das Signal geben, mehr Glukose zu produzieren und mehr Fett zu speichern. Das hat gleichzeitig den Vorteil, dass Ihre Insulinrezeptoren wieder empfindlicher für die Signale des Insulins werden.

Die Insulinresistenz ist ein Schritt auf dem Weg zum Typ-2-Diabetes; doch genau wie die Frühstadien einer Fettlebererkrankung ist auch sie reversibel. Das heißt, man kann sie noch rückgängig machen – und unser Plan zur Regeneration Ihrer Leber kann Ihnen dabei helfen.

Abgesehen davon, dass das zur Entstehung einer Insulinresistenz beiträgt und Heißhungerattacken auslöst, erschöpft die Verarbeitung dieses vielen Zuckers die Leber gleichzeitig auch und ist eine direkte Ursache für vermehrte Fetteinlagerungen in diesem lebenswichtigen Organ.

Warum belastet eine kohlenhydratreiche, ballaststoffarme Ernährung die Leber so sehr? Ganz einfach: Die Aufspaltung von Zucker ist ein energieintensiver Prozess; und der Mangel an Ballaststoffen in stark verarbeiteten Kohlenhydraten verschlimmert dieses Problem noch. Denn ohne Ballaststoffe gelangt die Glukose schneller in Ihren Blutkreislauf, als wenn Ballaststoffe vorhanden wären, die den Verdauungsprozess verlangsamen. Für die Verstoffwechselung jedes Zuckermoleküls, das Sie zu sich nehmen, verbraucht Ihre Leber zwei Moleküle Adenosintriphosphat (ATP). Und wie Sie sich vielleicht noch erinnern, ist ATP die Energieform, die von Ihren Mitochondrien (Organellen in den Zellen) erzeugt wird und als Treibstoff für einen Großteil der Prozesse dient, die in Ihrem Körper ablaufen. Je mehr Zucker und je weniger Ballaststoffe Sie zu sich nehmen, umso kleiner ist der ATP-Speicher in Ihrer Leber und umso weniger Energie steht ihr folglich für die Erfüllung ihre Aufgaben zur Verfügung. Statt Zucker zu verstoffwechseln, wird Ihre Leber ihn also als Fett speichern – so wie Sie vielleicht manchmal in Versuchung geraten, Ihre Küche aufzuräumen, indem Sie das ganze schmutzige Geschirr einfach in den Backofen stellen, weil Sie nicht die Zeit und Energie investieren möchten, jedes Stück einzeln abzuwaschen und wegzuräumen.

Eine Insulinresistenz macht es der Leber noch schwerer, das verbrauchte ATP wieder aufzufüllen. Infolgedessen lagert sie noch mehr von dem Zucker, den Sie konsumieren, als Fett ein. Der Teufelskreis aus Fettspeicherung, vermehrten Heißhungerattacken und verlangsamtem Stoffwechsel beschleunigt sich. Mit anderen Worten: Die oben beschriebene Ernährung führt zu einer echten Katastrophe.

Und das größte Problem ist, dass die Lebensmittel, die Ihren Blutzucker erhöhen und diesen Teufelskreis in Gang setzen, allgegenwärtig sind. Es ist fast unmöglich, ihnen aus dem Weg zu gehen, und genauso schwierig, ihnen zu widerstehen.

Es gibt immer mehr Lebensmittel, von denen man nicht die Finger lassen kann

Mittlerweile beziehen wir einen Großteil unserer täglichen Kalorien aus ultra-verarbeiteten Lebensmitteln – egal ob es sich dabei um Chips, Tiefkühlgerichte, Kekse, Frühstücksflocken oder Hot Dogs handelt –, und wir werden immer abhängiger von diesen Produkten. Eine wissenschaftliche Untersuchung aus dem Jahr 2021 hat ergeben, dass amerikanische Erwachsene im Zeitraum von 2017 bis 2018 57 Prozent ihrer täglichen Kalorien aus ultra-verarbeiteten Lebensmitteln bezogen haben; in den Jahren 2001 bis 2002 waren es lediglich 51,5 Prozent.[19] Bei Kindern ist die Situation sogar noch schlimmer: Im Jahr 2018 machten ultra-verarbeitete Lebensmittel 67 Prozent des täglichen Kalorienkonsums amerikanischer Kinder aus (gegenüber 61,4 Prozent im Jahr 1999).[20]

Dabei werden diese Lebensmittel eigentlich aus nichts hergestellt, was man im eigentlichen Sinne des Wortes als »Essen« bezeichnen würde: Sie bestehen aus Substanzen wie Stärke, Fett und Füllstoffen, die zuvor aus Lebensmitteln extrahiert wurden. Natürlich liefern sie Kalorien, aber keine echten Nährstoffe. Außerdem wurden sie mithilfe von chemischen Aromastoffen, Salz und Zucker künstlich verändert und sprechen Ihre Geschmacksknospen so stark an, dass Sie beim besten Willen nicht mehr die Finger davon lassen können. Ultra-verarbeiteten Lebensmitteln werden Vitamine, Mineral- und Ballaststoffe entzogen, die einem ein Sättigungsgefühl vermitteln; daher fällt es uns schwer, nicht gleich eine ganze Tüte davon zu essen. Wenn Sie versuchen würden, so viel Brokkoli zu essen, wie in eine Tüte Kartoffelchips passt, würden Sie diese Portion niemals aufessen können, weil Sie nach ungefähr einem Drittel bereits satt wären. Es gibt sogar einen schicken neuen Begriff für diese ultra-verarbeiteten Lebensmittel: Man bezeichnet sie als »hyperschmackhaft«.

Hyperschmackhafte Lebensmittel sind so lecker und lassen sich so schnell und bequem konsumieren, dass sie die gesünderen Lebensmittel von unseren Tellern verdrängen. Laut Angaben der CDC nimmt nur jeder zehnte amerikanische Erwachsene die empfohlenen Portionen Obst und Gemüse pro Tag zu sich.[21]

Wissenschaftliche Untersuchungen zeigen, dass hyperschmackhafte Lebensmittel eine Katastrophe für unsere Leber sind. Und dadurch, dass sie sehr stark raffiniert sind (und ihnen somit die meisten Ballaststoffe, die den Verdauungsprozess verlangsamen, entzogen wurden), lassen sie den Blutzuckerspiegel blitzschnell in die Höhe schießen, was – wie Sie ja inzwischen wissen – wiederum dazu führt, dass die Leber mehr Fett speichert. Lebensmittel, die den Blutzuckerspiegel so schnell in die Höhe treiben, haben einen hohen glykämischen Index (*glyk-* ist eine Vorsilbe, die in der medizinischen Fachsprache für »Zucker« oder »Glukose« steht). Wissenschaftliche Untersuchungen – sowohl an Tieren als auch an Menschen – haben gezeigt, dass Lebensmittel mit hohem glykämischem Index die Ansammlung von Fett in den Leberzellen fördern, was zu einer Fettlebererkrankung führt.[22] Und hyperschmackhafte Lebensmittel leisten gleichzeitig auch einen wichtigen negativen Beitrag zu den anderen metabolischen Ursachen der Fettlebererkrankung, nämlich zur Entstehung von Insulinresistenz und Typ-2-Diabetes.[23]

EIN HILFREICHES INSTRUMENT FÜR DIE AUSWAHL GESUNDER KOHLENHYDRATE: DIE GLYKÄMISCHE LAST

Sie haben wahrscheinlich schon vom glykämischen Index gehört, der angibt, wie schnell und wie stark ein bestimmtes Lebensmittel Ihren Blutzucker in die Höhe steigen lässt. Der glykämische Index reicht von 0 bis 100, wobei 100 für den Blutzuckeranstieg steht, den 100 Gramm reiner Zucker (Glukose) verursacht. Lebensmittel mit höherem glykämischem Index sind normalerweise stärker verarbeitet oder raffiniert – das heißt, sie enthalten weniger Ballaststoffe, die die Verdauung verlangsamen und somit auch den Blutzuckerspiegel langsamer ansteigen lassen.

Der glykämische Index hat sich als sehr hilfreich erwiesen, wenn es darum geht, herauszufinden, welche Lebensmittel am ehesten einen schnellen Anstieg und anschließenden Absturz des Blutzuckerspiegels verursachen. Das Problem ist allerdings, dass der glykämische Index nicht berücksichtigt, wie viel Sie von einem bestimmten Lebensmittel essen. Er misst also nicht die Auswirkungen einer echten Portion dieses

Lebensmittels auf den Blutzucker, so wie man sie im realen Leben zu sich nehmen würde.

Die glykämische Last ist ein weiteres Maß für die Auswirkung eines Lebensmittels auf den Blutzucker; und bei diesem Messinstrument wird auch die Portionsgröße berücksichtigt. Um die glykämische Last eines Lebensmittels zu bestimmen, multipliziert man seinen glykämischen Index mit der Anzahl der Kohlenhydrate in einer Portion des betreffenden Lebensmittels und dividiert diese Zahl dann durch 100. Dadurch entsteht eine viel niedrigere Zahlenskala, die uns einen genaueren Eindruck davon vermittelt, wie stark und wie schnell ein Lebensmittel Ihren Blutzuckerspiegel ansteigen lässt.

Wassermelone hat zum Beispiel einen hohen glykämischen Index (80), weil sie nicht viele Ballaststoffe enthält, die die Aufnahme des von Natur aus darin enthaltenen Zuckers verlangsamen. Wenn Sie sich jedoch anschauen, wie viele Kohlenhydrate in einer Portion Wassermelone enthalten sind, ist dieser Anteil so gering, dass er keine großen Auswirkungen auf Ihren Blutzucker hat – deshalb liegt die glykämische Last dieser Frucht nur bei 5.

Die glykämische Last ist das Maß, das wir bei der Entwicklung der Essenspläne in diesem Buch verwendet haben. Aber damit wollen wir nicht sagen, dass Sie nie wieder ein Lebensmittel mit hoher glykämischer Last essen dürfen – uns geht es nur darum, dass Sie solche Produkte für seltene Anlässe reservieren und keines davon zu Ihrem täglichen Grundnahrungsmittel machen sollten. Wir haben die Lebensmittel, die in den Essensplänen ab Kapitel 6 eine wichtige Rolle spielen, aus verschiedenen Gründen ausgewählt – weil sie leicht zu beschaffen sind, weil sie gut schmecken, weil sie eine niedrige glykämische Last und eine hohe Nährstoffdichte haben. Es gibt keine spezifische Definition des amerikanischen Landwirtschaftsministeriums für den Begriff »nährstoffdicht«; in Deutschland versteht man unter Nährstoffdichte das Verhältnis zwischen Energiegehalt und Nährstoffgehalt eines Lebensmittels. Wir verstehen unter nährstoffdichten Lebensmittel solche mit folgenden Eigenschaften:

- hoher Vitamin- und Mineralstoffgehalt im Verhältnis zum Kaloriengehalt und Volumen des Lebensmittels
- gute Quelle für lösliche oder unlösliche Ballaststoffe
- entweder ein vollwertiges Lebensmittel oder aus vollwertigen Zutaten hergestellt, deren Namen Sie kennen (beziehungsweise die Sie aussprechen können)
- eine Quelle für gesunde Fette und/oder Eiweiße

Wenn Sie nach diesem extrem schmackhaften Zeug süchtig geworden sind und Ihr Gewicht und/oder Ihre Stoffwechselgesundheit darunter gelitten haben, dann machen Sie sich bitte klar, dass das keineswegs auf Ihr persönliches Versagen zurückzuführen ist. Die Lebensmittelindustrie weiß genau, wie sie Ihre Geschmacksknospen ködern und Sie dazu bringen kann, das zu essen, was sie Ihnen verkaufen will.

Hinzu kommt, dass wir in einem Umfeld leben, in dem hyperschmackhafte Lebensmittel allgegenwärtig und geradezu lächerlich leicht zu beschaffen sind. Heutzutage muss man nicht einmal mehr mit jemandem reden, um Essen zum Mitnehmen zu bestellen – Sie können es über eine App ordern und rund um die Uhr zu sich nach Hause bringen lassen. Wenn wir online bestellen, können wir zudem nicht mehr selbst darauf achten, im Supermarkt das jeweils frischeste Fleisch, Gemüse oder Obst auszusuchen.

Wir müssen uns also damit abfinden, dass wir in einer Welt leben, in der alles darauf ausgerichtet ist, unseren Stoffwechsel durcheinanderzubringen. Und sobald unser Stoffwechsel durcheinandergerät, ist unser Körper nun einmal so programmiert, dass es uns schwerfällt, den physiologischen Teufelskreis aus »Essen – Fett speichern – Hunger bekommen – grantig werden – noch mehr hyperschmackhafte Lebensmittel essen« zu durchbrechen.

Ein gestörter Stoffwechsel ist keineswegs auf persönliches Versagen zurückzuführen – dahinter steckt vielmehr ein Versagen unseres Lebensmittelversorgungssystems. Daher ist es besser, sich nicht auf das Abnehmen zu konzentrieren (das vielen Menschen extrem schwierig, wenn nicht sogar unmöglich erscheint), sondern auf ein Ziel, das Sie tatsächlich erreichen können: nämlich einen gesünderen Stoffwechsel.

VERGESSEN SIE DAS ABNEHMEN – ACHTEN SIE LIEBER DARAUF, MEHR FÜR IHRE GESUNDHEIT ZU TUN!

Kristin weiß aus eigener Erfahrung, wie unerreichbar einem das Ziel einer Gewichtsabnahme vorkommen kann. Denn Gewichtsprobleme haben, wie sie erzählt, schon in ihrer Kindheit eine wichtige Rolle gespielt:

»Bevor ich anfing, Menschen zu helfen, die Probleme mit ihrer Ernährung haben, gehörte ich selbst zu diesen Menschen. Schon seit meinem 14. Lebensjahr war ich übergewichtig. Nein, nicht nur übergewichtig, sondern fettleibig! In meiner Jugend schwankte ich ständig zwischen Diäten und übermäßigem Essen hin und her. Ich wollte unbedingt abnehmen, weil ich mir einen flachen Bauch wünschte, so wie meine Freundinnen ihn hatten. An jedem Neujahrstag nahm ich mir fest vor, meine Ernährung umzustellen; doch spätestens im März war ich schon wieder in meine alten Essgewohnheiten zurückgefallen. Erst als der Kinderarzt bei einer meiner jährlichen Kontrolluntersuchungen feststellte, dass ich drauf und dran war, an Diabetes zu erkranken, schickten meine Eltern mich zu einer Ernährungsberaterin.

Diese riet mir, insgesamt weniger zu essen und mehr Obst und Gemüse zu mir zu nehmen – als ob ich das nicht auch vorher schon gewusst hätte. Außerdem hatte ich damals einen richtigen Widerwillen gegen dieses ›Grünzeug‹. Die Ernährungsberaterin drückte mir ein Blatt Papier mit einem 1200-Kalorien-Diätplan in die Hand, der nicht das Geringste mit meiner Person, meinen gesundheitlichen Problemen oder dem Umfeld zu tun hatte, in dem ich lebte (in meiner polnisch-dominikanischen Familie ernährten wir uns hauptsächlich von weißem Reis und Piroggen).

In den nächsten zehn Jahren machte ich die Erfahrung, dass Diäten, das Zählen von Kalorien und das sorgfältige Abmessen meiner Essensportionen mich noch unglücklicher machten als mein Übergewicht: Trotz gelegentlicher Abnehmerfolge fühlte ich mich dabei hundeelend. Doch wenn ich mich stattdessen darauf konzentrierte, nährstoffdichtere Varianten der Lebensmittel zu mir zu nehmen, die ich mochte, statt immer nur ›gesunde Sachen‹ zu essen, machte mir das nicht nur Spaß, sondern ich wurde dadurch auch tatsächlich gesünder. Außerdem lernte ich, dass ich auf die Lebensmittel, die ich liebte (zum Beispiel auf diese

Piroggen und – ja, sogar auf Speck!), nicht völlig zu verzichten brauchte, solange ich sie nur hin und wieder aß. Dadurch empfand ich meine Bemühungen nicht mehr als bloße Entbehrung; sie waren für mich eigentlich keine Diät, sondern eher eine Umstellung meiner Essgewohnheiten, die mir dazu verhalf, mich möglichst wohl zu fühlen. Das ist genau die gleiche Philosophie, auf die ich mich auch bei der Beratung meiner Patienten stütze – nämlich ihrer Gesundheit oberste Priorität einzuräumen und abzuwarten, ob sich das Problem mit dem Gewicht dadurch nicht vielleicht von selbst löst.«

Fettgewebe hat wichtige Auswirkungen auf Ihre Gesundheit

Wir haben inzwischen auch mehr über Fett – oder genauer gesagt: über Fettgewebe – gelernt. Früher hielten wir Fett für etwas Inaktives – einen bloßen Speicher für überschüssige Kalorien. Doch je nachdem, wo sich dieses Fettgewebe befindet, kann es auch bestimmte Prozesse beeinflussen, die in unserem Körper ablaufen. Fett, das im Bauch (in der Nähe der Leber) gespeichert ist, kann entzündungsfördernde Moleküle – sogenannte Zytokine – freisetzen, die (solange sie nur in kleinen Mengen vorhanden sind) eine wichtige Aufgabe als hilfreiche Botenstoffe unseres Immunsystems erfüllen. Wenn sie jedoch in großen Mengen vorhanden sind (ein Phänomen, das man als »Zytokinsturm« bezeichnet), triggert die Entzündung, die sie hervorrufen, wiederum eine noch stärkere Entzündungsreaktion, die für den Körper noch viel schädlicher sein kann. Selbst in kleineren Mengen können die vom Fettgewebe ausgeschütteten Zytokine zu einer systemischen Entzündung beitragen, die ein Kofaktor fast aller chronischer Erkrankungen ist.

Und es gibt auch noch einen weiteren Faktor, der Bauchfett gefährlicher macht als das um die Hüften und Oberschenkel herum gespeicherte Fett: Die Pfortader, die rund 80 Prozent unseres Blutes in die Leber transportiert, verläuft durch das Bauchfettgewebe, sodass Triglyzeride aus diesem Fettspeicher direkt in die Leber gelangen.

Wenn Sie also im Bauchbereich zunehmen, können Sie in einen gefährlichen Teufelskreis hineingeraten, der dazu führt, dass sich noch mehr Fett in Ihrer Leber ansammelt.

Es gibt auch »gesundes« Fettgewebe!

Es gibt aber auch eine Art von Fett (oder Fettgewebe) im Körper, das sich positiv auf Ihre Gesundheit auswirkt, nämlich das sogenannte braune Fett. Im Gegensatz zu weißem Fett, das überschüssige Energie in Form von Triglyzeriden speichert (die Herz und Gefäßen schaden), hilft braunes Fett bei der Freisetzung gespeicherter Kalorien, indem es Wärme erzeugt. Menschen, die größere Mengen an braunem Fett haben, wiegen weniger.

Leider nimmt die Menge an braunem Fett in unserem Körper mit zunehmendem Alter naturgemäß ab. Das könnte eine Erklärung dafür sein, warum Sie, wenn Sie älter werden, eher zum Zunehmen neigen und sogar Ihr Risiko steigt, eine Fettleber zu entwickeln. Es scheint jedoch möglich zu sein, die Produktion von braunem Fett auch bei älteren Menschen anzuregen: Zu diesem Zweck sollten Sie bestimmte Nährstoffe zu sich nehmen, von denen die meisten ein fester Bestandteil der Mittelmeerdiät (und somit auch in allen Essensplänen in diesem Buch enthalten) sind. Zu diesen Nährstoffen, die die Bildung von braunem Fett anregen, gehören:

- das Antioxidans Resveratrol, das in den Schalen von Weintrauben, aber auch in Beeren, Kakao und Rotwein enthalten ist
- Curcumin (der Wirkstoff des Gewürzes Kurkuma)
- und Omega-3-Fettsäuren, die in fettem Fisch, beispielsweise Lachs, aber auch in Walnüssen und Leinsamen enthalten sind.

Je höher der Anteil an braunem Fett in Ihrem Körper ist, umso effizienter kann er Fett zum Zweck der Energiegewinnung verbrennen.

Warum Adipositaschirurgie kein Allheilmittel ist

Wenn Bauchfett eine Hauptursache für die Fettlebererkrankung ist und der Abbau von Bauchfett eine wirksame Methode zur Behandlung, ja sogar Heilung dieser Erkrankung darstellt – wäre die Adipositaschirurgie denn dann nicht ein vernünftiger Ansatz, um abzunehmen und Ihr überschüssiges Leberfett loszuwerden? Es gibt tatsächlich einige Belege für die Wirksamkeit dieser magenverkleinernden Operationen, die man in der medizinischen Fachsprache als Adipositaschirurgie (oder bariatrische Chirurgie) bezeichnet. Eine Studie der Cleveland Clinic aus dem Jahr 2021 untersuchte Patienten, die unter Fettleibigkeit und NASH litten – mit dem Ergebnis, dass das Risiko für weitere Komplikationen bei den Patienten, die sich einer solchen Operation unterzogen, deutlich abnahm: Sie hatten ein um 88 Prozent niedrigeres Risiko, eine Leberzirrhose zu entwickeln, und ein um 70 Prozent geringeres Risiko für schwere Herz-Kreislauf-Ereignisse wie beispielsweise Herzinfarkt oder Schlaganfall.[24]

Es stimmt also tatsächlich, dass die Adipositaschirurgie positive Auswirkungen haben kann; nur leider löst sie nicht das eigentliche Problem. Denn dieses Problem ist nicht das Gewicht oder gar der Taillenumfang, sondern unsere Sucht nach kohlenhydratreichen, nährstoffarmen Lebensmitteln mit hohem glykämischem Index (mitsamt der negativen Auswirkungen, die solche Lebensmittel auf unseren Stoffwechsel haben). Außerdem führen solche Operationen normalerweise zu einem sehr raschen Gewichtsverlust, durch den sich die Fettleber sogar noch verschlimmern kann; denn wenn der Körper Fettgewebe zu Fettsäuren abbaut, wird die Leber förmlich von diesen Säuren überflutet. Wenn Sie eine Fettleber haben (was wahrscheinlich der Fall ist, wenn Sie zusätzlich zu Ihrem starken Übergewicht auch bereits an einer Stoffwechselstörung leiden), dann ist Ihre Leber sowieso schon überlastet. Und aus diesen Fettsäuren können entzündungsfördernde Moleküle entstehen, die man als »reaktive Sauerstoffspezies« bezeichnet und die Ihre Leber womöglich noch weiter schädigen. Denn da eine rasche Gewichtsabnahme normalerweise auf eine Mangelernährung zurückzuführen ist (Sie essen sehr viel weniger, sodass Ihr Körper nicht alle Nährstoffe erhält, die er braucht), stehen Ihnen weniger Antioxidanzien zur Verfügung, die Sie vor den entzündungsfördernden Auswirkungen des Abbaus von Fettspeichern schützen können.

Und nicht nur das: Eine Operation ist auch gar nicht notwendig. Wie wir gleich noch näher erläutern werden, reicht es völlig aus, wenn Sie zehn Prozent Ihres Körpergewichts verlieren – denn damit lassen sich selbst die »hässlichen« Stadien (Seite 30) einer Fettlebererkrankung bereits deutlich bessern.

Außerdem zeigen wissenschaftliche Untersuchungen, dass manche Menschen, die sich einem solchen sogenannten bariatrischen Eingriff unterziehen, anschließend ein höheres Risiko haben, alkoholabhängig zu werden. Eine große Untersuchung von mehr als 40 000 Patienten, die sich einer Adipositasoperation unterzogen hatten, ergab einen Zusammenhang zwischen solchen Operationen und bestimmten Substanzmissbrauchsstörungen (einschließlich Alkoholmissbrauch).[25] In einer anderen Studie beobachteten Forscher mehr als 2000 Patienten, bei denen in zehn verschiedenen Krankenhäusern der USA ein adipositaschirurgischer Eingriff vorgenommen worden war, noch einige Zeit danach – mit erschreckendem Ergebnis: Fast 21 Prozent der untersuchten Patienten entwickelten eine Alkoholkrankheit.[26]

Es kann also durchaus passieren, dass manche Patienten, die sich einer solchen Operation unterziehen, ihre Esssucht, ohne es zu wissen, gegen eine Alkoholsucht eintauschen. Neurowissenschaftler haben festgestellt, dass es einen Zusammenhang zwischen Alkoholismus und einem genetisch bedingten Mangel an Dopaminrezeptoren im Gehirn gibt. Ihrer Meinung nach könnte dieser Mangel dazu führen, dass man sich dem Alkohol zuwendet, sobald man nicht mehr in der Lage ist, seiner Esssucht zu frönen.[27] All das bedeutet, dass wir lieber die vielen verschiedenen Faktoren berücksichtigen sollten, die bei der Fettlebererkrankung eine Rolle spielen, statt die Fettleibigkeit selbst zu bekämpfen.

Die meisten Menschen denken: »Ich lasse mich operieren, dann bin ich wieder schlank!« – und dabei ist ihnen gar nicht bewusst, dass man auch wieder zunehmen kann, und zwar sehr schnell. Im Rahmen unserer Tätigkeit haben wir erlebt, dass viele Patienten, die sich einem adipositaschirurgischen Eingriff unterzogen, das Gewicht, das sie dadurch verloren, anschließend rasch wieder auf den Hüften hatten. Und Kristin hat auch in ihrem Bekanntenkreis beobachtet, dass etliche Menschen, die sich für eine Magenverkleinerung entschieden, innerhalb von zwei Jahren wieder genauso viel wogen wie vorher.

Außerdem ist so eine Operation auch nicht ganz ohne Risiken. In der oben erwähnten wissenschaftlichen Untersuchung der Cleveland Clinic starben vier Probanden innerhalb eines Jahres an Komplikationen ihres adipositaschirurgischen Eingriffs.

Und viele Menschen haben auch schlicht und einfach keine Möglichkeit, sich einer solchen Operation zu unterziehen. Vielleicht wiegen sie nicht genug – Kristin hatte schon Patienten, die Scherze darüber machten, dass sie erst noch ein bisschen zunehmen müssten, um für eine Adipositaschirurgie in Frage zu kommen. Bei den meisten Programmen dieser Art muss man sich beispielsweise in den USA vor der Operation außerdem einer psychologischen Beurteilung unterziehen; und die Krankenversicherungen haben ihre eigenen Kriterien für die Entscheidung, ob sie die Kosten dafür übernehmen oder nicht. Dazu muss man oft einen sehr komplizierten Prozess durchlaufen. Auch in Deutschland werden die Kosten für eine solche Operation nur unter bestimmten Voraussetzungen übernommen. Und wenn Sie nicht in der Lage sind, den Eingriff aus eigener Tasche zu bezahlen, müssen Sie vielleicht schon allein aus finanziellen Gründen darauf verzichten – immerhin liegen die Kosten für eine Gewichtsreduktionsoperation beispielsweise in den USA im Durchschnitt zwischen 17 000 und 26 000 Dollar![28] Und selbst wenn Sie glauben, dass eine solche Operation der zuverlässigste Weg zur Verbesserung Ihres Gesundheitszustands ist, gibt es doch einen viel realistischeren, sichereren, erschwinglicheren und wirksameren Plan, der Sie ans Ziel bringen kann – und zwar jetzt gleich. In diesem Buch erfahren Sie, wie Sie Ihre Ernährung sowohl auf das Stadium Ihrer Fettlebererkrankung als auch auf Ihr persönliches Stoffwechselprofil abstimmen können. Sie brauchen sich also gar keiner chirurgischen Behandlungsmethode zu unterziehen, die das Verdauungssystem drastisch verändert und Ihre individuellen Probleme und Bedürfnisse in keiner Weise berücksichtigt. Dank der Strategien in diesem Buch werden Sie Ihre Ernährung und Ihren Lebensstil genau darauf abstimmen können, was Ihr Körper braucht, um wieder gesund zu werden.

Doch wenn Sie aufgrund Ihres Übergewichts in die Kategorie »fettleibig« oder »stark fettleibig« fallen und wegen irgendeines Symptoms oder medizinischen Problems zu Ihrem Arzt gehen, ist es leider gar nicht so selten, dass er Ihnen einen adipositaschirurgischen Eingriff als »Allheilmittel« vorschlagen wird. Denn auch wenn unser medizinisches Verständnis von Fettleibigkeit sich inzwischen allmählich verändert, machen viele Ärzte Übergewicht immer noch zum Sündenbock für alle möglichen Probleme und Beschwerden ihrer Patienten. Genau das ist auch Jon passiert.

Jons Geschichte: Die Gefahren des Fettleibigkeits-»Tunnelblicks«

Jon war schon als Kind übergewichtig gewesen; und im Alter von 40 Jahren wog er bereits 175 Kilo. An einem Sonntagnachmittag im Januar 2020 spürte Jon einen stechenden Schmerz in der Mitte seines Bauchs, der sich dann nach rechts zu verlagern schien. Da er eine Blinddarmentzündung vermutete, begab er sich in die Notaufnahme. Dort wurde ein CT seines Bauchraums durchgeführt; dann gaben die Ärzte Entwarnung, verabreichten ihm ein paar Flüssigkeiten und schickten ihn wieder nach Hause. Obwohl Jon bei seinem Besuch in der Notaufnahme keine Diagnose erhalten hatte, erschreckte ihn dieser Vorfall so sehr, dass er seine Ernährung umstellte – er fing an, weniger Kohlenhydrate und mehr Gemüse und Salat zu essen. Daraufhin begann er auch tatsächlich abzunehmen; doch dann brach die COVID-19-Pandemie über uns herein, und seine gesunden neuen Lebensgewohnheiten gerieten rasch wieder in Vergessenheit.

Während des Lockdowns nahm Jon weitere zwölfeinhalb Kilogramm zu. In jenem Sommer fiel ihm eine Schwellung in seiner Magengegend auf, die sich hart anfühlte. Jon ist zwar kein Arzt, arbeitet aber im Gesundheitswesen und hatte daher genügend medizinische Vorkenntnisse, um zu erkennen, dass er sich wahrscheinlich einen Leistenbruch (Hernie) zugezogen hatte.

Also suchte er seinen Hausarzt auf, der ihm jedoch erklärte, das sei keine Hernie – Jon müsse einfach nur abnehmen. Er fragte Jon, ob er schon mal an einen adipositaschirurgischen Eingriff gedacht habe. Da Jon wusste, dass eine solche Operation ihm zwar bei der Gewichtsreduktion, aber nicht bei einer Änderung der Lebensgewohnheiten helfen würde, die zu seiner Gewichtszunahme geführt hatten, lehnte er ab. Er bat den Arzt jedoch um eine Überweisung zu einem Chirurgen, weil er das feste Gefühl hatte, dass mit ihm irgendetwas nicht stimmte. Ob nun eine Hernie dahintersteckte oder nicht – er wollte endlich herausfinden, was mit ihm los war.

Da die Pandemie die medizinische Versorgung gehörig durcheinandergebracht hatte, dauerte es Monate, bis Jon einen Termin bei einem Chirurgen bekam. In der Zwischenzeit überstand er die Pandemie, so gut es ging, aus eigener Kraft – wie so viele Menschen aß und trank er während dieser schwierigen Zeit alles, was sich möglichst bequem konsumieren ließ und gut schmeckte, darunter auch eine Menge Fast Food und Limonade.

Als er endlich einen Termin bei einem Chirurgen bekam, war es März 2021. Bei diesem Termin fragte der Chirurg Jon, ob er gekommen sei, um seine Hernien (Plural!) behandeln zu lassen. Der Arzt sah sich die CT-Aufnahme aus der Notaufnahme an, auf der zwei Hernien zu erkennen waren, obwohl die Ärzte im Krankenhaus und der Hausarzt das Gegenteil behauptet hatten. »Das war ein sehr frustrierendes Erlebnis für mich, denn es bedeutete, dass mein Hausarzt nur meine Fettleibigkeit und nicht meinen tatsächlichen Gesundheitszustand gesehen hatte«, sagt Jon. Der Chirurg setzte ihm ein Zielgewicht von 150 Kilo: Erst dann würde es überhaupt möglich sein, eine Hernienoperation bei ihm durchzuführen.

Dieses Gewichtsziel motivierte Jon wieder dazu, mehr für seine Gesundheit zu tun, und er begann mit einem neuen Ernährungsprogramm. Dabei verzichtete er auf alle raffinierten Kohlenhydrate, trank keine Limonade mehr und nahm nur noch eine Mahlzeit pro Tag (das Mittagessen) zu sich. Wenn er abends Hunger bekam, aß er einen Apfel und ein paar Mandeln oder etwas Mozarella. Nach einem Monat fing er sogar an, täglich etwa 1,5 Kilometer zu gehen – eine Strecke, die er im Lauf der Zeit immer mehr verlängerte. Im Juli 2021 hatte er sein Zielgewicht erreicht und unterzog sich noch im selben Sommer einer Hernienoperation.

Um den Zeitpunkt dieser Operation herum wurde Jon per E-Mail darüber informiert, dass ein neuer ärztlicher Befund für ihn vorlag. Eigentlich war dieser Befund gar nichts Neues, sondern es handelte sich um dieselbe CT-Aufnahme, die bei seinem ersten Besuch in der Notaufnahme im Januar 2020 angefertigt worden war. (Die Praxis seines Hausarztes hatte mit einer anderen Praxis fusioniert, und daraufhin hatten die beiden Ärzte ihre Patientenakten zusammengelegt.) Der Befund zeigte, dass Jons Leber aufgrund einer Fettlebererkrankung vergrößert war – eine Tatsache, die bei den zahlreichen Arztbesuchen, die Jon in den fast eineinhalb Jahren seitdem absolviert hatte, kein einziges Mal erwähnt worden war. Jon weiß, dass man eine Fettleber nicht auf die leichte Schulter nehmen sollte. Die Tatsache, dass er sich bereits im ersten Stadium einer solchen Erkrankung befand, ohne etwas davon zu wissen, spornte ihn dazu an, sich weiterhin um einen gesünderen Lebensstil zu bemühen; denn jetzt hatte er ein noch wichtigeres Ziel vor Augen, als einfach nur abzunehmen. Zu dem Zeitpunkt, an dem ich dieses Buch schreibe, hat Jon 68,5 Kilogramm abgenommen, und seine Laborwerte sind alle normal. Ein Folge-CT hat gezeigt, dass seine Leber wieder normal groß ist und gesund aussieht. Und er hat sein gesünderes Ess- und Bewegungsverhalten inzwischen in sein Alltagsleben integriert und weiß, dass er abends durchaus hin und wieder Pizza, Brot oder irgendetwas anderes essen kann, ohne rückfällig zu werden.

Welche größten Vorteile hat ihm diese Umstellung seines Lebensstils gebracht? Nun, erstens kann er seine Garderobe jetzt in ganz üblichen Kleidungsgeschäften kaufen (und muss nicht mehr in ein Geschäft für »etwas korpulentere Herren« gehen). Zweitens ist ihm inzwischen klar geworden, dass er viele Lebensmittel gern isst, von denen er früher immer geglaubt hatte, sie nicht zu mögen – beispielsweise Avocados, Tomaten und Pilze. Vor allem aber ist seine Stimmung jetzt sehr viel besser. »Meine Persönlichkeit hat sich verändert – mir ist klar geworden, dass ich früher zu viel gegessen habe, um mich selbst zu betäuben. Jetzt weiß ich all das Schöne an meinem Leben zu schätzen, das ich vorher gar nicht wahrgenommen hatte – die Menschen, die mir am Herzen liegen, und meine berufliche Karriere. Inzwischen traue ich mich sogar, mehr unter Leute zu gehen, und versuche gerade eine Frau kennenzulernen (was ich früher nie für möglich gehalten hätte).«

Es kommt nicht auf die Menge an

Das Adipositas-Narrativ, mit dem manche Ärzte ihre Patienten zu einer bariatrischen Operation zu drängen versuchen, ist aber auch noch aus einem anderen Grund problematisch: Dadurch kann nämlich der Eindruck entstehen, dass Übergewicht **in jedem Fall** ein Problem darstellt und dass man sich, um gesund zu sein, unbedingt in einen dieser superschlanken Menschen verwandeln muss, die auf den Covern von Zeitschriften zu sehen sind.

Diese Denkweise kann sich gleich aus zwei verschiedenen Gründen negativ auf Sie auswirken:

1. Sie kann Ihnen das Gefühl vermitteln, dass Ihr Ziel extrem schwierig zu erreichen ist, sodass Sie sich dadurch wie gelähmt fühlen. Denn wenn Sie glauben, mindestens 25 oder 30 Kilogramm abnehmen zu müssen, bekommen Sie womöglich das Gefühl, gar nicht zu wissen, wo Sie damit anfangen sollen.
2. Sie ist falsch. Sie können eine Fettlebererkrankung durch eine Umstellung Ihrer Ernährung und Ihres Lebensstils deutlich bessern und in manchen Fällen sogar heilen, und dadurch verbessert sich auf jeden Fall auch Ihr Gesundheitszustand – egal ob Sie dabei abnehmen oder nicht.

Wissenschaftlichen Untersuchungen zufolge kann man eine NAFLD sogar schon durch eine Gewichtsabnahme um lediglich fünf Prozent seines Körpergewichts rückgängig machen: Das heißt, wenn Sie 125 Kilogramm wiegen, brauchen Sie dafür nur 6,25 Kilogramm abzunehmen. Wenn Sie an einer NASH erkrankt sind, reicht es bereits aus, sieben Prozent Ihres Körpergewichts zu verlieren, um den Entzündungsprozess deutlich einzudämmen. Und wenn Sie an einer Fibrose oder Zirrhose (also einer Vernarbung der Leber) leiden, ist schon eine Gewichtsabnahme um zehn Prozent eine große Hilfe.[29]

Sie brauchen also nicht viel abzunehmen, und das muss auch nicht unbedingt schnell geschehen. Wie bereits erwähnt, kann sich Ihre Fettlebererkrankung durch eine zu schnelle Gewichtsabnahme sogar noch verschlimmern. Das liegt daran, dass schnelles Abnehmen oft mit einer Mangelernährung einhergeht – und Ihre Leber braucht viele Nährstoffe, um gut zu funktionieren. Außerdem ist eine schnelle Gewichtsabnahme einfach nicht nachhaltig. Was Ihre Leber wirklich braucht, ist eine dauerhafte Umstellung Ihrer Ess- und Lebensgewohnheiten: Weg von Lebensmitteln, die den Blutzuckerspiegel schnell in die Höhe treiben, hin zu einer Kost, mit der man eine länger anhaltende Sättigung und einen dauerhafteren Anstieg seines Energieniveaus erreichen kann. (Das soll aber nicht heißen, dass Sie sich nun für den Rest Ihres Lebens jeden Tag hundertprozentig gesund ernähren müssen – wir versprechen Ihnen, dass Sie Ihre Lieblingsgerichte auch weiterhin ab und zu genießen dürfen!)

Es ist viel gesünder für die Leber (und aus der Perspektive einer Lebensstiländerung auch sehr viel nachhaltiger), wenn Sie versuchen, den Prozentsatz an Körpergewicht abzunehmen, den Ihr Lebererkrankungsstadium erfordert, und sich dafür mindestens drei Monate Zeit lassen.

Wenn Kristin ihren Patienten diese relativ niedrig gesteckten Ziele für eine langsame Gewichtsabnahme erläutert, trauen sie ihren Ohren nicht. Denn sie wurden – wie so viele Menschen – auf die Vorstellung konditioniert, dass der einzige Weg zu wahrer Gesundheit darin besteht, superschlank zu sein, und dass nur eine drastische Gewichtsabnahme wirklich gut für sie ist.

Es ist höchste Zeit, das Gewicht nicht mehr als Barometer für unseren Gesundheitszustand zu betrachten und stattdessen lieber auf die Gesundheit unseres Stoffwechsels zu achten. Und nun wollen wir uns die vier Stoffwechselprofile einmal ein bisschen genauer anschauen, damit Sie feststellen können, zu welcher Kategorie Sie gehören und welche Prioritäten Sie setzen müssen, um etwas für Ihre Stoffwechselgesundheit im Allgemeinen und Ihre Lebergesundheit im Besonderen zu tun.

KAPITEL 3

DIE VIER STOFFWECHSEL-TYPEN

Inzwischen wissen wir, dass Fettleibigkeit durch einen aus dem Gleichgewicht geratenen Stoffwechsel entsteht; und das bedeutet gleichzeitig auch, dass wir versuchen können, dieses Ungleichgewicht zu beheben. Dadurch werden sich alle Krankheiten bessern, die etwas mit dem Stoffwechsel zu tun haben – inklusive Fettleber, Typ-2-Diabetes und Herz-Kreislauf-Erkrankungen. Als zusätzlichen Bonus werden Sie dadurch bei Bedarf auch Übergewicht abbauen – doch die Gewichtsabnahme ist nicht das primäre Ziel.

Um etwas gegen Ihre Stoffwechselprobleme tun zu können, müssen Sie zunächst einmal wissen, worin diese Probleme überhaupt bestehen. Wie wir bereits in der Einführung zu diesem Buch erwähnt haben, gibt es vier verschiedene Stoffwechselprofile:

- Typ »Vorbeugung« (schlank und gesund)
- Typ »Fine-Tuning« (nicht schlank, aber gesund)
- Typ »Rekalibrierung« (schlank, aber trotzdem krank)
- Typ »Regeneration« (krank und nicht schlank)

Wenn Sie wissen, welchem dieser vier Profile Sie am ehesten entsprechen, können Sie auch herausfinden, welche Ernährungs- und Lebensstilstrategie am besten zu Ihren Bedürfnissen passt.

Doch bevor Sie versuchen, Ihr Profil zu bestimmen, sollten Sie daran denken, dass Stoffwechselprofile nicht in Stein gemeißelt sind. Ihr Typ kann sich zum Beispiel von »krank und nicht schlank« zu »nicht schlank, aber gesund«

oder gar zu »schlank und gesund« entwickeln – was ein erheblicher Fortschritt wäre. Natürlich kann man sich auch in die entgegengesetzte Richtung bewegen (also von »schlank und gesund« zu einem der anderen Profile) – doch wenn Sie sich an die Pläne in diesem Buch halten, ist eine solche Entwicklung eher unwahrscheinlich.

Um feststellen zu können, in welche Kategorie Sie gehören, müssen Sie zunächst ein paar Indikatoren für Ihre Stoffwechselgesundheit kennenlernen. Einige davon – zum Beispiel den Taillenumfang – können Sie selbst ermitteln; für andere benötigen Sie eine Blutuntersuchung (um Ihren Cholesterinspiegel zu bestimmen) oder Zugang zu einem Blutdruckmessgerät (wenn Sie ein solches Gerät zu Hause haben, können Sie Ihren Blutdruck selbst messen; ansonsten bitten Sie Ihren Hausarzt oder Apotheker darum). Solche Untersuchungen gehören jedoch alle zum routinemäßigen ärztlichen Check-up, also liegen Ihnen (oder Ihrem Arzt) diese Informationen vielleicht bereits vor. Wenn nicht, dann lassen Sie sich einen Termin beim Arzt geben, um sie zu ermitteln.

Indikatoren für Ihre Stoffwechselgesundheit

Um herauszufinden, welchem Stoffwechselprofil Sie am ehesten entsprechen, müssen Sie zunächst einmal wissen, welche der unten beschriebenen Stoffwechsel-Risikofaktoren bei Ihnen vorliegen und welche nicht.

Taillenumfang: Wissenschaftliche Untersuchungen haben immer wieder gezeigt, dass der Taillenumfang ein besserer Indikator für den allgemeinen Gesundheitszustand ist als das Gewicht oder der BMI; und es besteht ein sehr enger Zusammenhang zwischen Bauchfett (das man in der wissenschaftlichen Fachliteratur als zentrale Adipositas bezeichnet) und Fettlebererkrankungen.

Das liegt daran, dass das Fett, das sich im Bauchraum ansammelt, stärker entzündungsfördernd wirkt – und somit schädlicher ist – als Fett, das sich rund um Hüften, Po und Oberschenkel anlagert. Und Fett, das sich in der Bauchhöhle zwischen Ihren Bauchorganen ansammelt (das sogenannte viszerale Fett), ist wiederum gefährlicher als Fettgewebe, das direkt unter der Hautoberfläche liegt (sogenanntes subkutanes Fett). Viszerales Fett ist unter anderem deshalb so problematisch, weil es näher an den Bauchorganen liegt und weil die Blutgefäße, die dieses Fettgewebe versorgen und Abfallstoffe daraus abtransportieren, direkt in die Bauchorgane hineinführen. Aufgrund des durch das Fettgewebe entstehenden Platzmangels gibt es in Ihrem Körper außerdem weniger Platz für gesundes Gewebe, was die Organfunktion beeinträchtigen kann. Und eigentlich sollten alle Organe in der Bauchhöhle optimal funktionieren!

Viszerales Fett ist physiologisch aktiver als das Fett im unteren Körperbereich – und es bewirkt nichts Gutes. Wissenschaftliche Untersuchungen haben nämlich gezeigt, dass viszerales Fett ein hochwirksames Entzündungsmolekül namens Interleukin-6 (Il-6) produziert, das in den Blutkreislauf gelangt und zur Entstehung systemischer Entzündungsprozesse beiträgt. Je mehr viszerales Fett Sie haben, umso mehr chronische systemische Entzündungen werden bei Ihnen auftreten, umso stärker wird Ihr Insulinspiegel aus dem Gleichgewicht geraten und umso wahrscheinlicher ist es, dass Ihre Leber mit der Zeit immer mehr Fett speichert.

DIE BESTE METHODE ZUR MESSUNG IHRES TAILLENUMFANGS

Um Ihren Taillenumfang zu bestimmen, verwenden Sie ein flexibles Maßband. (Falls Sie keines haben, können Sie es für ein paar Euro online bestellen – suchen Sie nach »Körpermaßband«.)

Legen Sie zunächst Ihre Hände auf die Hüften und ertasten Sie mit den Fingern die oberen Kanten Ihrer Hüftknochen, die man in der medizinischen Fachsprache als Beckenkämme bezeichnet. Dann legen Sie das Maßband so um Ihren Körper, dass es die Haut knapp oberhalb der Oberkante Ihrer Beckenkämme berührt. Achten Sie darauf, dass das Band rundherum waagerecht verläuft, also vorne nicht zu hoch und hinten nicht zu tief sitzt. Ziehen Sie das Maßband so, dass es eng anliegt, aber keine Einkerbung in der Haut hinterlässt, und messen Sie den Umfang Ihrer Taille am Ende einer normalen Ausatemphase.

Die regelmäßige Messung Ihres Taillenumfangs ist eine gute Möglichkeit, Ihre Fortschritte auf dem Weg zu einem gesünderen Stoffwechsel zu verfolgen, ohne sich auf die Waage stellen zu müssen.

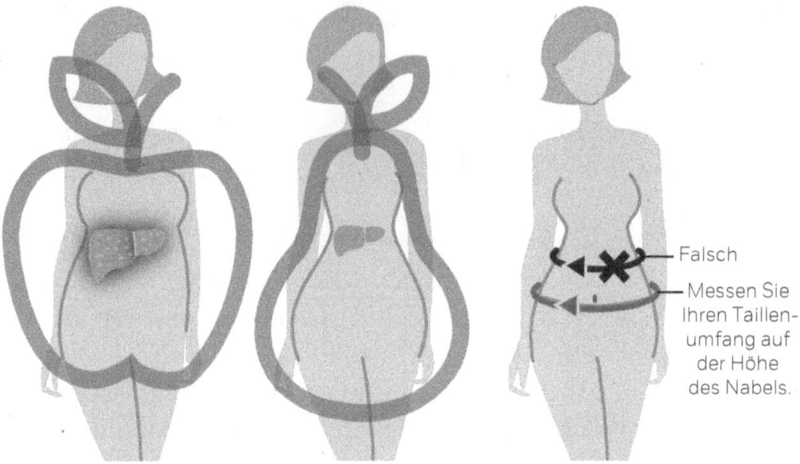

Körpertypen und Messung des Taillenumfangs

Typ-2-Diabetes oder Prädiabetes: Wie bereits in Kapitel 1 erwähnt, ist Typ-2-Diabetes ein häufiger Begleiter der Fettleber. Wenn bei Ihnen Typ-2-Diabetes diagnostiziert wurde, liegt Ihr Risiko für eine Fettlebererkrankung (egal in welchem Stadium) bei 75 Prozent. Wenn Sie von Ihrem Arzt erfahren haben, dass Sie Prädiabetiker sind, liegt Ihr Risiko irgendwo zwischen den 40 Prozent der Allgemeinbevölkerung und den 75 Prozent der Typ-2-Diabetiker.

Zu hoher Blutdruck: Bluthochdruck definiert sich als ein Wert von mindestens 130 mm/Hg systolisch (erste Zahl oder oberer Wert) und 85 mm/Hg diastolisch (zweite Zahl oder unterer Wert). Er gehört zum metabolischen Syndrom – einer Konstellation aus Risikofaktoren für Typ-2-Diabetes, Herzinfarkt, Schlaganfall und Fettleber.

Ungünstige Blutfettwerte: Da es verschiedene Arten von Cholesterin gibt, deren Spektrum von »gut« über »nicht schlecht« bis hin zu »schädlich« reicht, genügt ein Blick auf Ihren Gesamtcholesterinwert nicht, um festzustellen, ob Sie ungünstige Blutfettwerte haben. Ihr HDL-Cholesterin (das »gute« Cholesterin, das Sie vor Herz-Kreislauf-Erkrankungen schützt) sollte bei Männern mindestens 40 mg/dl und bei Frauen mindestens 50 mg/dl betragen; die

Triglyzeride (eine andere Form von Fett, die als Baustein von Cholesterin gilt) sollten unter 150 mg/dl liegen.

Stoffwechseltyp »Vorbeugung«: Schlank und gesund

Auch wenn wir vielleicht immer noch an unserem Schlankheitsideal festhalten, sollten wir uns vor Augen halten, dass nur ungefähr jeder zehnte Amerikaner dem Profil »schlank und gesund« entspricht.[30] Selbst wenn Sie zu dieser Personengruppe gehören sollten, ist es wichtig, dass Sie Maßnahmen ergreifen, um Ihren Stoffwechsel gesund zu erhalten – in Kapitel 7 finden Sie einen Präventionsplan, der Ihnen dabei hilft.

Prozentsatz der Bevölkerung: 12 Prozent

Taillenumfang:
- Männer: höchstens 102 Zentimeter
- Frauen: höchstens 88 Zentimeter

Höchstens zwei der folgenden Risikofaktoren:
- Typ-2-Diabetes oder Prädiabetes
- Bluthochdruck (≥ 130/85 mmHg)
- Niedriges HDL-Cholesterin (unter 40 mg/dl bei Männern und unter 50 mg/dl bei Frauen)
- Hohe Triglyzeridwerte (mindestens 150 mg/dl)

Schwerpunkt: Vorbeugung einer Stoffwechselstörung

Stoffwechseltyp »Fine-Tuning«: Nicht schlank, aber gesund

Zu dieser Kategorie gehören oft Menschen vom »Birnentyp«, bei denen das meiste Übergewicht an Hüften, Po und Oberschenkeln sitzt. Darin finden sich aber auch Personen mit viel Muskelmasse, die sie zwar schwerer, aber nicht unbedingt weniger gesund macht. Wenn Sie diesem Profil entsprechen, achten Sie vielleicht auf eine nährstoffdichte Kost, greifen aber auch hin und wieder zu verarbeiteten Lebensmitteln und treiben möglicherweise eine Sportart, die dem Muskelaufbau dient.

Prozentsatz der Bevölkerung: 32 Prozent[31]

Taillenumfang:

- Männer: 102 Zentimeter oder mehr
- Frauen: 88 Zentimeter oder mehr

Plus höchstens **einer** der folgenden Risikofaktoren:

- Typ-2-Diabetes
- Bluthochdruck (≥ 130/85 mmHg)
- Niedriges HDL-Cholesterin (unter 40 mg/dl bei Männern und unter 50 mg/dl bei Frauen)
- Hohe Triglyzeridwerte (mindestens 150 mg/dl)

Schwerpunkt: Kohlenhydratkonsum einschränken und Nährstoffdichte auf nachhaltige Weise erhöhen

Stoffwechseltyp »Rekalibrierung«: Schlank, aber trotzdem krank

Die meisten von Kristins Patienten, die nicht übergewichtig sind, aber einen gestörten Stoffwechsel haben, sind süchtig nach Zucker – aber sie nehmen einfach nicht genügend Kalorien zu sich, um zuzunehmen, und/oder sind körperlich so aktiv, dass sie trotzdem schlank bleiben.

Prozentsatz der Bevölkerung: 18 Prozent[32]

Taillenumfang:

- Männer: höchstens 102 Zentimeter
- Frauen: höchstens 88 Zentimeter

Mindestens drei der folgenden Risikofaktoren:

- Typ-2-Diabetes
- Bluthochdruck (≥ 130/85 mmHg)
- Niedriges HDL-Cholesterin (unter 40 mg/dl bei Männern und unter 50 mg/dl bei Frauen)
- Hohe Triglyzeridwerte (mindestens 150 mg/dl)

Schwerpunkt: Einschränkung des Zuckerkonsums und Erhöhung des Verzehrs nährstoffdichter Lebensmittel

Stoffwechseltyp »Regeneration«: Krank und nicht schlank

Die meisten unserer Patienten fallen in diese Kategorie und leiden bereits an einer NAFLD oder sogar an einer fortgeschrittener NASH oder NASH-Fibrose.

Prozentsatz der Bevölkerung: 38 Prozent

Taillenumfang:

- Männer: 102 Zentimeter oder mehr
- Frauen: 88 Zentimeter oder mehr

Mindestens zwei der folgenden Risikofaktoren:

- Typ-2-Diabetes
- Bluthochdruck (≥ 130/85 mmHg)
- Niedriges HDL-Cholesterin (unter 40 mg/dl bei Männern und unter 50 mg/dl bei Frauen)
- Hohe Triglyzeridwerte (mindestens 150 mg/dl)

Schwerpunkt: Einschränkung des Kohlenhydratkonsums zur Stabilisation der Stoffwechselgesundheit, mehr körperliche Aktivität und Abnahme des Taillenumfangs

Häufigkeit der vier Stoffwechselprofile

Ein Blick auf die Häufigkeit der vier Stoffwechselprofile zeigt uns ein faszinierendes Bild davon, welche Menschen gesund sind und wie sich unsere Einstellung zum Körpergewicht verändert. Dies ist ein weiterer Beweis dafür, dass man nicht einfach sagen kann, Übergewicht oder Fettleibigkeit sei automatisch ungesund.

Prozentuale Häufigkeit der Stoffwechselprofile

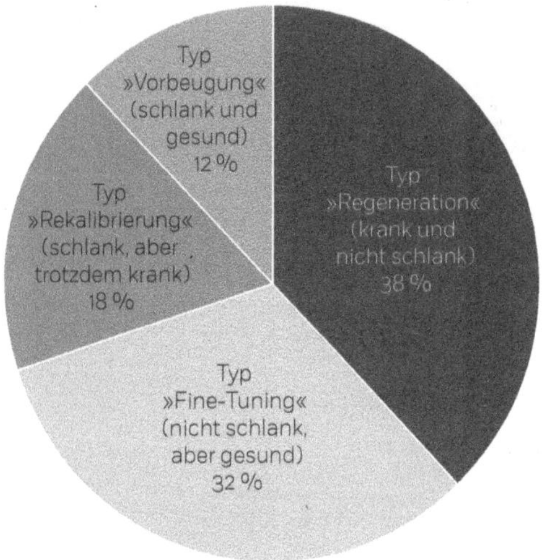

Prozentuale Verteilung der Stoffwechselprofile[33]

So bestimmen Sie Ihr Stoffwechselprofil

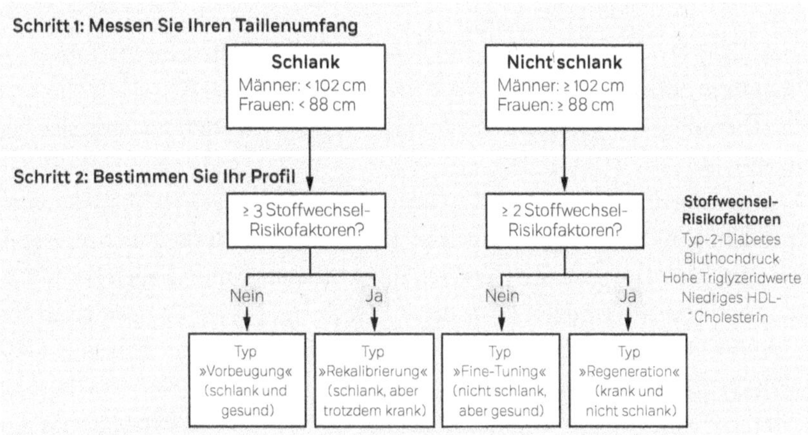

So bestimmen Sie Ihr Stoffwechselprofil

Ein Flussdiagramm zur Bestimmung Ihres Stoffwechselprofils

Die Abbildung oben zeigt ein einfaches Schema, anhand dessen Sie Ihr Stoffwechselprofil ermitteln können. Falls Sie Ihren Blutdruck, Ihre Triglyzerid- und HDL-Werte nicht kennen sollten: Diese Werte werden im Rahmen Ihrer regelmäßigen ärztlichen Routineuntersuchung ermittelt. Falls diese Untersuchung bei Ihnen bereits länger als sechs Monate zurückliegt, sollten Sie jetzt einen Termin bei Ihrem Arzt vereinbaren, damit Sie die aktuellen Ergebnisse nutzen können, um den für Sie richtigen Ernährungs- und Lebensstilplan auszuwählen.

Zur Erinnerung hier noch einmal die Definitionen der Marker für Ihre Stoffwechselgesundheit:

- Bluthochdruck: ≥ 130/85 mmHg
- Hohe Triglyzeridwerte: ≥ 150 mg/dl
- Niedriges HDL-Cholesterin: unter 40 mg/dl bei Männern und unter 50 mg/dl bei Frauen

Noch ein weiterer wichtiger Faktor für Ihre Stoffwechselgesundheit

Zusätzlich zur Kenntnis Ihres Stoffwechselprofils sollten Sie bei unserem Programm auch berücksichtigen, ob Sie bereits an einer nicht-alkoholischen Fettlebererkrankung leiden und – falls ja – in welchem Stadium diese sich befindet.

Eine Leberbiopsie ist zwar die einzige Möglichkeit, das Ausmaß der Narbenbildung in der Leber zu beurteilen; doch Wissenschaftler haben eine Formel entwickelt, mit der sich der Grad Ihrer Lebererkrankung auch auf nichtinvasive Weise bestimmen lässt: den FIB-4-Score. Diesen Score können Sie mithilfe eines Online-Rechners ermitteln, der Sie nach Ihrem Alter und einigen allgemeinen Blutwerten fragt, zum Beispiel nach den Werten von zwei Leberenzymen – Alanin-Aminotransferase (ALT) und Aspartat-Transaminase (AST) – und der Anzahl Ihrer Blutplättchen (Thrombozytenzahl). Sie finden einen solchen Rechner zum Beispiel hier: www.ladr.de/fuer-aerztinnen/fachinformationen/rechner-formeln/fib4score

FIB-4-Werte

Das verrät der FIB-4-Score Ihnen über das Stadium Ihrer Fettlebererkrankung (Seite 29–31):

- »Das Gute« oder NAFLD: unter 1,3
- »Das Schlimme« oder NASH-Fibrose: 1,3–2,67
- »Das Hässliche« oder Zirrhose: über 2,67

Der nächste Schritt: Tun Sie etwas für die Gesundheit Ihrer Leber!

Nun, da Sie einen guten Gesamteindruck von Ihrem Stoffwechselprofil und dem Gesundheitszustand Ihrer Leber gewonnen haben, ist es fast so weit: Gleich werden Sie die Ernährungs- und Lebensstilpläne kennen lernen, die Ihnen bei der Regeneration Ihrer Leber helfen können. Doch zunächst einmal wollen wir Ihnen in Teil 2 dieses Buchs die Hilfsmittel und Strategien vorstellen, die jeder kennen muss, um sich besser um seine Leber kümmern zu können. Bei einigen dieser Werkzeuge handelt es sich um einfache Umstellungen und schnelle Lösungen, die Ihnen den Start in ein leberfreundlicheres Leben erleichtern, bei anderen um Verhaltensstrategien und neue Denkweisen, die Sie dazu motivieren werden, die notwendigen Lebensstiländerungen vorzunehmen und auch langfristig beizubehalten.

Wir wissen, dass Sie es wahrscheinlich kaum erwarten können, den richtigen Plan für sich und Ihre Leber zu finden, und versprechen Ihnen, dass es bald so weit ist! Doch ebenso wie wir Sie nicht ohne vollen Tank, Straßenkarte, Lebensmittel und Wasser auf eine Autoreise quer durchs ganze Land schicken würden, wollen wir Sie auch nicht mit einem neuen Ernährungsplan allein lassen, sondern möchten Ihnen erst einmal die Voraussetzungen in die Hand geben, die Sie brauchen, um Ihr Ziel – eine sehr viel glücklichere Leber – zu erreichen.

TEIL ZWEI

AUF DEM WEG ZUR REGENERATION

KAPITEL 4

SENKEN SIE IHRE RISIKEN

Wenn wir neue Leute kennenlernen und ihnen erzählen, was wir beruflich machen, sagen oder denken viele so etwas Ähnliches wie: »Oh, das klingt interessant; aber es betrifft mich nicht, denn ich habe keine Probleme mit der Leber.«

Doch aufgrund der ohnehin schon sehr großen und immer mehr zunehmenden Häufigkeit der nicht-alkoholischen Fettlebererkrankung sind Menschen, die so denken, schlicht und einfach auf dem Holzweg.

Egal ob bei Ihnen bereits irgendeine Form der NAFLD diagnostiziert worden ist – es gibt auf jeden Fall Strategien und Verhaltensweisen, mit denen Sie Ihre Leber gesund und glücklich machen können. In diesem Kapitel möchten wir Ihnen diese wichtigen Spielregeln vorstellen, die für alle Menschen gelten – unabhängig von ihrem Stoffwechselprofil oder dem Stadium ihrer Fettlebererkrankung. Doch zunächst wollen wir Ihnen helfen, sich ein klareres Bild von Ihren persönlichen Fettleber-Risikofaktoren zu machen.

Risikofaktoren für eine Fettleber, auf die Sie keinen Einfluss haben

Wie bereits erwähnt, gibt es ein paar weltweite, systembedingte Gründe dafür, dass die nicht-alkoholische Fettlebererkrankung so weit verbreitet ist. Aber es gibt auch Risikofaktoren, die nur auf manche Menschen zutreffen. Einige davon kann man nicht beeinflussen, andere aber schon. Wir wollen uns nun zunächst einmal die Risikofaktoren anschauen, auf die Sie keinen Einfluss haben, die Sie aber trotzdem in den Griff bekommen können, wenn Sie die Empfehlungen in diesem Buch befolgen.

Ihr Alter

Eine Fettleber kommt nicht von heute auf morgen, sondern entsteht ganz langsam und allmählich – so wie ein Baum. Je älter Sie sind, umso mehr Zeit hatte der Baum zum Wachsen. Das bedeutet aber nicht unbedingt, dass Sie sich keine Sorgen um Ihre Leber machen müssen, wenn Sie erst 20 bis 40 Jahre alt sind: Ibrahim behandelt viele Menschen aus dieser Altersgruppe, die schon an einer NASH-Fibrose und sogar an einer Leberzirrhose leiden. Genau deshalb ist die zunehmende Häufigkeit der NAFLD bei Kindern so besorgniserregend: Je länger man bereits an einer Fettleber leidet, umso mehr Zeit zum Fortschreiten hatte die Krankheit bereits.

Ihr Hormonhaushalt

Es gibt aber auch noch einen anderen Grund, warum das Alter ein wichtiger Fettleber-Risikofaktor ist: Mit zunehmendem Alter produziert unser Körper immer weniger Geschlechtshormone. Der medizinische Fachbegriff für dieses Phänomen lautet *Hypogonadismus*. Bei Frauen denkt man dabei sofort an die Perimenopause (die Übergangsphase bis zum Ausbleiben der Periode) oder die Menopause (die vorliegt, wenn Sie seit mindestens einem Jahr keine Periode mehr hatten). Aber auch bei Männern geht die Produktion der Geschlechtshormone zurück (vielleicht haben Sie schon einmal den Begriff »Manopause« gehört – ein lustiger Name für ein tatsächlich existierendes Phänomen). Sowohl bei Männern als auch bei Frauen nimmt die Testosteronproduktion im Lauf der Zeit ab; doch für Frauen ist *Hypogonadismus* ein noch größerer Risikofaktor, da Östrogen bei der Senkung des Insulinspiegels mitwirkt. Je näher Sie der Menopause kommen, umso weniger Östrogen steht Ihnen für die Insulinregulation zur Verfügung. Daher ist Ihr Blutzuckerspiegel dann wahrscheinlich höher, und Ihre Leber speichert eher Glukose als Fett. Aber es gibt auch eine gute Nachricht: Alle Ernährungspläne, die wir Ihnen in diesem Buch vorstellen, tragen dazu bei, die negativen Auswirkungen altersbedingter hormoneller Veränderungen auf Ihren Stoffwechsel zu verringern.

Zeitdauer Ihrer Stoffwechselstörung

Da die Fettlebererkrankung im Lauf der Zeit immer weiter fortschreitet, ist Ihre Leber schon umso länger auf dem Weg vom »Guten« zum »Hässlichen« (Seite 29–31), je länger die Marker für Ihre Stoffwechselgesundheit bereits dabei sind, sich zu verschlechtern. Wenn Sie die meiste Zeit Ihres Lebens einen gesunden Stoffwechsel hatten und erst in der Lebensmitte um die Taille herum zugenommen haben, hatte Ihre Leber nicht so viel Zeit, Fett anzusammeln, wie wenn Sie schon in jungen Jahren einen zu großen Taillenumfang gehabt hätten.

Ernährung Ihrer Mutter während der Schwangerschaft

Und nun kommt etwas, worauf Sie wirklich keinen Einfluss haben - nämlich die Ernährung und die Lebergesundheit Ihrer Mutter zu der Zeit, als sie mit Ihnen schwanger war. Frauen mit Fettleber haben nämlich ein hohes Risiko, ein Kind zu bekommen, das ebenfalls an einer Fettleber leidet. Und was noch schlimmer ist: Wenn man das Neugeborene dann auf einen Ernährungsplan zur Bekämpfung der Fettleber setzt, bildet sich das Fett in seiner Leber nicht so schnell zurück. Der Theorie von Wissenschaftlern zufolge führt der sogenannte Zytokinsturm, der während der Schwangerschaft bei werdenden Müttern auftritt, die an einer NAFLD leiden, dazu, dass die Leber des Kindes sich nicht mehr so gut regenerieren kann. Es gibt übrigens auch einen Zusammenhang zwischen Schwangerschaftsdiabetes und Fettleber bei Mutter und Kind.

Sie können die Zeit zwar nicht zurückdrehen und haben somit auch keinen Einfluss darauf, was Ihre Mutter gegessen hat, als sie mit Ihnen schwanger war. Aber wenn Sie eine Frau sind und sich eines oder mehrere Kinder wünschen, dann haben Sie zumindest ziemlich großen Einfluss auf Ihre eigene Lebergesundheit – und damit auch auf die Lebergesundheit Ihrer Kinder. Wenn Sie sich an den Plan in diesem Buch halten, der für Ihre individuelle Leber- und Stoffwechselsituation am sinnvollsten ist, können Sie beides im positiven Sinn beeinflussen.

Vererbung

Auch die Genetik spielt eine Rolle dabei, wer ein höheres Risiko für eine Fettleber hat.

Manche Begleiterkrankungen einer Fettleber treten familiär gehäuft auf, zum Beispiel die Dyslipidämie, eine Fettstoffwechselstörung mit ungünstigen Cholesterin- und Triglyzeridwerten, die das Risiko für die Entstehung von Herz-Kreislauf-Erkrankungen und einer Fettleber erhöhen. Man hat festgestellt, dass Menschen, deren Geschwister oder Eltern an einer Fettlebererkrankung leiden, selbst ein höheres Fettleberrisiko haben.[34]

Es gibt auch bestimmte Gene, die mit einem höheren Fettlebererkrankungsrisiko einhergehen: Menschen mit einer Variante im Gen für das *Patatin-like phospholipase domain-containing protein 3* (PNPLA3) entwickeln nachweislich mit doppelt so hoher Wahrscheinlichkeit eine Fettleber wie Menschen ohne diese Genvariante. Doch genetische Variationen sind nicht unbedingt immer etwas Schlechtes – man nimmt nämlich an, dass eine andere Variante dieses Gens sich wiederum positiv auf Ihre Gesundheit auswirkt.[35]

Es gibt noch weitere Variationen bei bestimmten Genen, die für die Neigung zu Fettlebererkrankungen eine Rolle spielen. Dazu gehören Varianten der Gene HSD17B13,[36] TM6SF2 (das den Fettstoffwechsel in der Leber reguliert), E165K (eine Genvariante, die die Sekretion von Lipoprotein sehr geringer Dichte [VLDL] beeinträchtigt und die Speicherung von Leberfett triggert),[37] und GKRP (ein Gen, das die Glukoseaufnahme durch die Leber steigert)[38] – und das ist noch lange nicht alles. Doch nun, da man diese Genvarianten entdeckt hat, eröffnen sich neue Möglichkeiten zur Früherkennung des Fettleberrisikos und vielleicht auch zur Entwicklung neuer Behandlungsmethoden. Tests zur Identifikation von Genen, die das Risiko für eine Fettlebererkrankung erhöhen, sind zwar selbst für Mediziner noch nicht in großem Umfang verfügbar. Trotzdem könnten sie sich zu einer wichtigen Methode entwickeln, um feststellen zu können, wer eine Veranlagung zur Entwicklung einer Fettlebererkrankung hat und wer nicht. Auf diese Weise könnte man Patientengruppen identifizieren, die ganz besonders auf einen gesunden Stoffwechsel achten müssen.[39]

ABER SIE SOLLTEN IHRE GENE AUCH NICHT ÜBERBEWERTEN!

Es ist leicht, sich einzureden: »Ich habe eben einfach eine genetische Veranlagung für eine Fettleber«, vor allem, wenn ein Familienmitglied von Ihnen darunter leidet oder wenn Sie sich einem Gentest unterzogen haben, der ein erhöhtes Risiko für diese Erkrankung zeigt.

Doch unser Verständnis der Genetik hat sich inzwischen weiterentwickelt, und wir wissen: Nicht das Vorhandensein einer bestimmten Genvariante ist für Ihre spätere Gesundheit ausschlaggebend, sondern die Frage, ob dieses Gen ein- oder ausgeschaltet ist. Und darüber entscheidet die Epigenetik. »Epi« bedeutet »oben«, und mit »Epigenetik« sind Faktoren gemeint, die Ihrem Genmaterial übergeordnet sind und Einfluss darauf haben, ob bestimmte Gene exprimiert (eingeschaltet) oder nicht exprimiert (ausgeschaltet) werden. Und diese epigenetischen Faktoren können sowohl positiv als auch negativ beeinflusst werden, nämlich durch Ihre Ernährung, Ihre sportliche Aktivität, Ihren Schlaf, Ihren Stress und Ihre Umwelt. Wenn Sie also Genvarianten haben, die Ihr Risiko für eine Fettleber erhöhen, bedeutet das noch lange nicht, dass diese Varianten von ausschlaggebender Bedeutung sind.[40]

Außerdem können genetische Varianten sich – wie bereits erwähnt – auch zu Ihren Gunsten auswirken und Ihre Bemühungen um eine Umstellung Ihrer Ernährung und Ihres Lebensstils noch wirkungsvoller machen.[41] Dank der Epigenetik haben Sie also viele Möglichkeiten, Ihre Gesundheit positiv zu beeinflussen und Ihr Risiko für alle möglichen Krankheiten (einschließlich einer Fettlebererkrankung) zu senken. Lassen Sie sich durch dieses Wissen dazu ermutigen, alles für Ihre Stoffwechselgesundheit zu tun, was wir in diesem Buch beschreiben, und seien Sie sich dabei der Tatsache bewusst, dass diese Lebensstiländerungen sich bis zur Ebene Ihrer DNA positiv für Sie auswirken können!

Welche Risikofaktoren können Sie beeinflussen?

Und nun wollen wir über die Risikofaktoren sprechen, gegen die man etwas tun kann – Lebensstiländerungen, mit denen Sie sofort beginnen können, noch bevor Sie darüber nachdenken, welcher Ernährungsplan aufgrund Ihres Stoffwechselprofils und des Stadiums Ihrer Fettlebererkrankung am besten für Sie geeignet ist.

Ihr Alkoholkonsum

Obwohl es in diesem Buch um die nicht-alkoholische Fettleber geht und nicht um die Lebererkrankung, die als direkte Folge von langfristigem übermäßigem Alkoholkonsum entsteht, belastet Alkohol die Leber. Denn dieses Organ ist für die Verstoffwechselung des Ethanols in alkoholischen Getränken zuständig. Außerdem enthalten alkoholische Getränke Zucker, Kohlenhydrate und Kalorien – drei Dinge, die eine überlastete Leber wahrscheinlich in Form von Fett speichern wird. Je häufiger und je mehr Sie trinken, umso mehr Leberfett haben Sie also wahrscheinlich.

Ibrahim erklärt seinen Patienten den Alkoholkonsum folgendermaßen: Dabei geht es nicht um den Konsum einer schlechten Sache, sondern um den **übermäßigen** Konsum einer **guten** Sache. Und es kann wirklich sehr leicht passieren, dass man Alkohol im Übermaß konsumiert. Die derzeitigen Ernährungsrichtlinien der amerikanischen Gesundheitsbehörde *National Institutes of Health* (NIH) erlauben zwei alkoholische Getränke pro Tag für Männer und eines für Frauen; aber es gibt unter Medizinern und Wissenschaftlern viele Diskussionen darüber, ob nicht vielleicht sogar diese geringen Mengen schon zu viel sein könnten. Und selbst wenn Sie sich an diese Richtlinien halten, vertun Sie sich dabei wahrscheinlich ein bisschen. Kristin lässt ihre Patienten zunächst so viel Wein, wie sie normalerweise trinken, in ihr gewohntes Glas einschenken und gießt diesen Wein dann in einen Messbecher. Dabei stellen viele Leute fest, dass das, was sie für 150 Milliliter (die vom NIH definierte Portionsgröße für Wein) gehalten hatten, in Wirklichkeit mindestens 200 Milliliter sind.

Und wenn Sie an einer nicht-alkoholischen Fettlebererkrankung – vor allem im fortgeschrittenen Stadium (der »schlimmen« oder der »hässlichen« Phase, Seite 30/31) – leiden oder in eine der krankhaften Stoffwechselprofil-

Kategorien fallen, sollten Sie ohnehin nicht jeden Tag Alkohol trinken. Wenn Sie zu dem geringen Prozentsatz der Menschen mit gesundem Stoffwechsel gehören, ist gegen mäßigen Alkoholkonsum nach Ansicht der meisten Experten nichts einzuwenden. Aber denken Sie daran, dass »mäßiger Alkoholkonsum« nicht mehr als zwei alkoholische Getränke (Portionen) pro Tag für Männer beziehungsweise ein alkoholisches Getränk für Frauen bedeutet! Kristin sagt: »Liebe Mütter, die sich jeden Abend ein paar Gläschen Wein zum Abendessen (oder sobald die Kinder im Bett sind) gönnen – ja, Sie sind gemeint! Viele Mütter unter meinen Patientinnen geben zu, dass sie abends bis zu drei Gläser Wein trinken. Wenn Sie diese Menge allmählich auf zwei, ein oder gar kein Glas pro Abend reduzieren (vielleicht nur ein Glas am Wochenende oder jeden zweiten Abend trinken), kann sich nicht nur Ihre Leber besser regenerieren, sondern Sie können auf diese Weise auch Kohlenhydrate, Zucker und Kalorien einsparen und überflüssige Pfunde abbauen.« Diese schrittweise Reduktion des Alkoholkonsums ist für Frauen besonders wichtig, denn wissenschaftliche Untersuchungen zeigen, dass Frauen schon bei geringerem Alkoholkonsum ein höheres Risiko für alkoholbedingte Lebererkrankungen haben als Männer. Zudem steigt dieses Risiko bei Frauen, die mehr als ein alkoholisches Getränk pro Tag konsumieren, erheblich an.[42]

SIND ALKOHOLISCHE LOW-CARB-GETRÄNKE DIE BESSERE WAHL?

Es gibt so viele verschiedene Arten von Alkohol, die insbesondere kohlenhydratbewusste Verbraucher ansprechen sollen, dass das durchaus zu einer verwirrenden »Qual der Wahl« führen kann!

»Kohlenhydratarm« bedeutet nämlich nicht unbedingt immer, dass ein Getränk auch wenig Alkohol enthält. Tatsächlich enthalten viele Weine und Biere, die als zucker- oder kohlenhydratarm vermarktet werden, genauso viel Alkohol wie ihre Pendants mit höherem Zuckergehalt. Fazit: Wenn Sie auf der Suche nach einer »gesünderen« Form von Alkohol sind, sollten Sie nach Produkten Ausschau halten, die sowohl weniger Zucker als auch weniger Alkohol enthalten. Außerdem empfehlen wir Ihnen, Alkohol insgesamt seltener und in kleineren Portionen zu trinken (vor allem, wenn Sie bereits an einer Lebererkrankung im fortgeschrittenen Stadium leiden) oder am besten ganz auf alkoholische Getränke zu verzichten.

Generell sollten Sie nach Möglichkeit Rotwein bevorzugen, denn er ist ein traditioneller Bestandteil der Mittelmeerdiät, die (wie bereits erwähnt) sehr gesund ist und sich vor allem positiv auf die Gesundheit der Leber auswirkt; dies konnte bereits durch viele wissenschaftliche Untersuchungen bestätigt werden. Vor allem der Gehalt an Antioxidanzien im Rotwein macht ihn zu einem akzeptablen Bestandteil unseres Ernährungsplans. Dieser hohe Antioxidanziengehalt ist darauf zurückzuführen, dass Rotwein die Schalen der Weintrauben enthält, in denen sich die dunkelroten Polyphenole befinden. (Bei der Herstellung von Weißwein werden die Traubenschalen – und somit auch die meisten Antioxidanzien – entfernt.) Außerdem sorgt ein gemeinsames Essen bei einem Glas Wein für eine fröhliche, gesellige Atmosphäre, die ebenfalls gesundheitsfördernd wirkt.

Dennoch ist es wichtig, Ihren Rotweinkonsum in Grenzen zu halten – nicht nur wegen des Kohlenhydrat-, sondern auch wegen des Alkoholgehalts. Denn auch wenn Rotwein etliche gesundheitliche Vorteile bietet, ist Alkohol doch ein Nervengift. Wenn Sie ihn trinken, räumt Ihr Körper dem Abbau und der Ausscheidung des Alkohols Vorrang vor der Verstoffwechselung von Glukose und Fett ein. Wissenschaftliche Untersuchungen haben sogar gezeigt, dass es in den vier Stunden nach Alkoholkonsum zu einem kurzfristig sehr hohen Insulinanstieg kommt.[43]

Hier noch ein paar weitere Grundregeln, die Sie in Bezug auf Ihren Alkoholkonsum beachten sollten:

- **Berücksichtigen Sie das Stadium Ihrer Lebererkrankung:** Wenn Sie an einer NAFLD oder NASH leiden, ist gegen ein bisschen Alkohol nichts einzuwenden, solange Sie sich an die empfohlenen Mengenangaben halten. Doch wenn Sie bereits eine Leberfibrose oder -zirrhose haben, ist es für Ihre Leber besser, möglichst wenig Alkohol zu trinken.
- **Achten Sie auf den Kohlenhydrat-/Zuckergehalt:** Verschiedene Arten von alkoholischen Getränken enthalten unterschiedliche Mengen an Zucker. Obwohl alle Weine aus Weintrauben hergestellt werden und

diese Trauben reich an natürlichem Zucker sind, haben nicht alle Weine den gleichen Zuckergehalt. Je länger ein Wein vergoren wird, umso mehr von dem natürlichen Zucker wird durch den Gärungsprozess abgebaut und umso trockener ist der Wein. Zu den eher trockenen Rotweinsorten gehören Cabernet Sauvignon, Malbec, Merlot, Pinot noir, Sangiovese, Syrah und Tempranillo. Zu den süßeren Rotweinen zählen Portwein, Zinfandel, Sherry und Marsala. Ein typisches Bier enthält 12 bis 14 Gramm Kohlenhydrate, während die meisten light oder alkoholfreien Biere 3 bis 6 Gramm Kohlenhydrate (immer pro 360-Milliliter-Portion gerechnet) enthalten.

- **Achten Sie auf die richtige Portionsgröße:** Denken Sie daran, dass eine Portion Rotwein nicht einfach »ein Glas« ist, sondern 150 Milliliter. Also sorgen Sie dafür, dass Ihr »Glas« Wein auch tatsächlich nur 150 Milliliter enthält. (Gießen Sie den Wein zuerst in einen Messbecher und dann in ein Glas, damit Sie ein Gefühl dafür bekommen, wie groß eine Portion ist.) Eine Portion Bier entspricht 360 Millilitern – also keiner »Halben«, denn das sind 500 Milliliter.
- **Bevorzugen Sie Getränke mit niedrigerem Alkoholgehalt:** Je niedriger der Alkoholgehalt Ihres Weins oder sonstigen alkoholischen Getränks ist, umso besser. Warum? Ganz einfach: Mehr Alkohol bedeutet mehr Kalorien. Außerdem bedeutet es, dass die Kohlenhydrate in dem Getränk (und auch die Kohlenhydrate, Eiweiße und Fette in der Mahlzeit, zu der Sie den Alkohol trinken) weniger gut verstoffwechselt werden, da Ihr Körper sich zuallererst auf die Entgiftung des Alkohols konzentriert. Auf den meisten Etiketten wird der Alkoholgehalt eines Getränks als Zahl mit anschließendem Prozentzeichen angegeben. Ein durchschnittlicher Wein hat einen Alkoholgehalt von 11 bis 13 Prozent; er kann aber auch nur 5 Prozent oder bis zu 20 Prozent Alkohol enthalten. Bier enthält in der Regel 4 bis 5 Prozent Alkohol; Starkbier mehr.

Falls Sie hochprozentige Spirituosen bevorzugen: Gin, Rum, Tequila, Wodka und Whiskey sind allesamt kohlenhydratfrei. Natürlich hat Schnaps einen höheren Alkoholgehalt als Wein; daher beträgt die empfohlene Tagesdosis an solchem Alkohol lediglich 30 Milliliter für Frauen und 60 Milliliter für Männer. Verwenden Sie ein Schnapsglas, um sicherzugehen, dass Sie die richtige Portionsgröße wählen; und achten Sie auch bei Mixgetränken auf den Alkoholgehalt! Wenn Sie hochprozentigen Alkohol nicht pur oder auf Eis mögen, dann wählen Sie zum Mixen ein kohlenhydratarmes Getränk, wie stilles oder kohlensäurehaltiges Wasser oder zuckerfreies Tonic, und geben Sie Ihrem Mixgetränk mit einem Spritzer Zitrone, Limette oder Bitter das gewünschte Aroma.

Ihre Darmgesundheit

Viele Patienten, die an einer Fettlebererkrankung leiden, haben auch Probleme mit dem Darm. Zum Beispiel liegt bei ihnen vielleicht eine erhöhte Durchlässigkeit des Darms (auch als »*Leaky Gut*« bezeichnet) vor, bei der die Darmschleimhaut beschädigt und porös wird, sodass Nahrungspartikel und Bakterien aus dem Verdauungstrakt in den Blutkreislauf gelangen können. Oder sie leiden an einer bakteriellen Überbesiedelung des Dünndarms (auch als SIBO = *Small Intestinal Bacterial Overgrowth* bezeichnet).

Bei Fettleberpatienten ist auch das Darmmikrobiom (die Gesamtheit der in unserem Darm lebenden Mikroorganismen) stark verändert. Wissenschaftlichen Untersuchungen zufolge nimmt bei NAFLD-Patienten die Anzahl »guter« Darmbakterien ab, und die Menge an »schlechten« Bakterien nimmt zu.[44] Mit anderen Worten: Es gibt Unterschiede im Darmmikrobiom von Menschen mit NAFLD und gesunden Personen.

Durch dieses Übermaß an unfreundlichen Bakterien kann die Bildung von Fett in der Leber zunehmen, weil Fruktose dann in Acetat umgewandelt wird, das die Fettbildung fördert.[45] Dadurch kann außerdem Ethanol entstehen (auch als Alkohol bezeichnet, was also quasi bedeutet, dass Ihre »schlechten« Darmbakterien in die Bar gehen und einen über den Durst trinken, auch wenn Sie selbst völlig alkoholabstinent leben)[46] und ebenfalls zur Entstehung eines undichten Darms beitragen (der dann wiederum die Leber belasten kann, weil sie die schädlichen Substanzen, die dadurch in den Blutkreislauf gelangen, wieder herausfiltern muss). All diese Erkenntnisse deuten darauf hin, dass es in Zukunft wahrscheinlich möglich sein wird, einen wichtigen Beitrag zur Bekämpfung der Fettlebererkrankung zu leisten, indem man die Gesundheit seines Darmmikrobioms verbessert.

Doch auch Stress, Traumata und Ihr Umfeld können sich negativ auf Ihr Darmmikrobiom auswirken. (Wenn Sie unter Magen-Darm-Problemen wie Blähungen, Verstopfung oder Durchfall leiden oder wenn bei Ihnen ein Reizdarmsyndrom festgestellt wurde, wissen Sie sicherlich, dass diese Beschwerden sich bei Stress oft verschlimmern.) Die Wissenschaft entdeckt immer mehr Faktoren, die sich auf das Darmmikrobiom auswirken, und auch immer mehr gesundheitliche Aspekte, die durch dieses Mikrobiom beeinflusst werden. Wir können diese Zusammenhänge also nicht einfach ignorieren, sondern müssen uns gut um unseren Darm kümmern.

Zum Glück können Sie vieles tun, um den Anteil Ihrer »guten« Darmbakterien zu erhöhen, zum Beispiel:

- fermentierte Lebensmittel wie Sauerkraut, Kefir, Joghurt, Miso und Tempeh zu sich nehmen,
- ballaststoffreiche Lebensmittel wie Vollkornprodukte, Hülsenfrüchte oder Obst und Gemüse mit niedriger glykämischer Last essen
- und weniger raffinierten Zucker und raffiniertes Getreide zu sich nehmen, die unfreundlichen Darmbakterien Nahrung bieten.

Alle Pläne zur Regeneration Ihrer Leber, die Sie in diesem Buch finden, beinhalten gleichzeitig auch Strategien, die sich positiv auf Ihre Darmgesundheit auswirken.

Im Übrigen versuchen Forscher bereits, bei Patienten mit fortgeschrittenen Stadien der Fettlebererkrankung bestimmte Darmmikrobiom-Signaturen zu identifizieren, damit man solche Krankheitsstadien in Zukunft vielleicht frühzeitiger erkennen und behandeln kann.[47]

Es gibt auch ein paar noch ganz neue Therapien zur Verbesserung der Darmgesundheit, die sich vielleicht ein bisschen abwegig anhören, aber durchaus wirksame Methoden zur Neuansiedlung gesunder Darmbakterien darstellen könnten. Dazu gehört zum Beispiel die Stuhltransplantation, bei der man einem Patienten die (aufbereiteten) Fäkalien einer anderen Person in den Darm implantiert. Ein im Jahr 2006 in der Fachzeitschrift *Nature* veröffentlichter bahnbrechender wissenschaftlicher Artikel hat gezeigt, dass nach einer Stuhltransplantation von fettleibigen auf normalgewichtige Mäuse die Fettmasse der zuvor schlanken Versuchstiere zunahm.[48] Zurzeit ist die Stuhltransplantation noch eine experimentelle Therapie, die für die Behandlung des metabolischen Syndroms und der Fettlebererkrankung erst erprobt wird. Doch obwohl diese Behandlungsmethode noch nicht ausgereift ist, gibt es erste Hinweise darauf, dass die Transplantation des Stuhls eines gesunden Spenders an einen Patienten mit NAFLD die Entzündungsprozesse in der Leber[49] und die Durchlässigkeit der Darmschleimhaut verbessern könnte.[50]

Während wir noch auf weitere Beweise für die Sicherheit und Wirksamkeit der Stuhltransplantation als Behandlungsmethode für eine NAFLD warten, sollten Sie vielleicht schon mal über die Einnahme von Probiotika (darmfreundlichen Bakterien) nachdenken. Ibrahim ist der Ansicht, dass solche Produkte auf gar keinen Fall schaden, sondern sogar nützen können. (Siehe Seite 111 »Nahrungsergänzungsmittel zur Verbesserung Ihrer Gesundheit (und der Ihrer Leber)« mit Empfehlungen zur Auswahl und Einnahme probiotischer Nahrungsergänzungsmittel.) Eine im Jahr 2019 durchgeführte Metaanalyse mehrerer randomisierter klinischer Studien an Menschen hat gezeigt, dass die Einnahme von Probiotika folgende Vorteile bringt:

- verbesserte Leberwerte
- niedrigere Triglyzeridwerte
- Abnahme von Entzündungsprozessen in der Leber
- Abnahme des Leberfetts und des Körpergewichts[51]

Ihre täglichen Obst- und Gemüseportionen

Frisches Obst und Gemüse sind normalerweise reich an Ballast- und Nährstoffen, aber ziemlich kalorienarm. Wenn Sie regelmäßig Obst und Gemüse essen (mindestens drei Portionen pro Tag), bleibt auf Ihrem Teller und in Ihrem Bauch weniger Platz für stärker verarbeitete, nährstoffarme Lebensmittel. Außerdem neigen Menschen, die viel frisches Obst und Gemüse zu sich nehmen, auch zu anderen gesunden Lebensgewohnheiten: Zum Beispiel rauchen sie nicht, trinken weniger und treiben mehr Sport. Doch eines möchten wir an dieser Stelle von vornherein klarstellen: Sie sollten zwar mehr Gemüse essen, dabei aber hauptsächlich grünes Gemüse wie Blattkohl, Spinat und Grünkohl, Blumenkohl oder Brokkoli bevorzugen und weniger Gemüse mit hoher glykämischer Last (beispielsweise Kartoffeln und Mais) essen. Bei der Zusammenstellung Ihrer Mahlzeiten empfehlen wir, frisches Obst und

Gemüse zur Hauptattraktion zu machen; mageres Eiweiß, gesunde Fette und Vollkornprodukte sollten lediglich eine Beilage sein.

Schlafapnoe

Diese Schlafstörung, bei der die Atmung nachts immer wieder bis zu 30 Sekunden lang aussetzt, geht mit Entzündungsprozessen, Insulinresistenz, erhöhtem LDL (der schädlichen Form des Cholesterins) und Fettlebererkrankungen einher. Außerdem haben wissenschaftliche Untersuchungen gezeigt, dass Patienten mit Schlafapnoe höhere Werte der Leberenzyme ALT (Alanin-Aminotransferase) und AST (Aspartat-Transaminase) und ein um 500 Prozent höheres Risiko haben, eine Lebererkrankung zu entwickeln, als Menschen, die nicht an Schlafapnoe leiden.[52] Wenn bei Ihnen bisher noch keine Schlafapnoe diagnostiziert worden ist, Sie (oder Ihr Partner, der nachts Ihre unregelmäßige, immer wieder von Atempausen durchsetzte Atmung hört) aber den Verdacht haben, dass Sie womöglich doch an dieser Erkrankung leiden, sollten Sie mit Ihrem Arzt darüber sprechen. Ihre Leber (und Ihr Partner) werden Ihnen dankbar dafür sein!

Der Hormonstoffwechsel

Im menschlichen Körper sind alle Vorgänge eng miteinander vernetzt. Störungen im Zusammenspiel Ihrer Hormone – chemische Botenstoffe des endokrinen Systems, die unter anderem die Funktion Ihrer Organe beeinflussen – können sich auch auf die Gesundheit Ihrer Leber auswirken. Zum Beispiel leidet jede zehnte Frau in den USA an einem polyzystischen Ovarialsyndrom (PCOS). Bei dieser Erkrankung ist der Spiegel an bestimmten Geschlechtshormonen (sogenannten Androgenen) erhöht; das kann zur Entstehung von Zysten in den Eierstöcken, zum Ausbleiben der Periode und zu Unfruchtbarkeit führen. Bei Frauen mit PCOS ist die Wahrscheinlichkeit, an Typ-2-Diabetes zu erkranken, ungefähr um das Vierfache erhöht. Auch die Fettlebererkrankung tritt oft zusammen mit einem PCOS auf. Hinzu kommt, dass eine solche Erkrankung bei PCOS besonders schnell fortschreitet.

Die Hypothyreose ist eine häufige Funktionsstörung (in den USA erkranken Berichten zufolge alljährlich über drei Millionen Menschen daran), bei der die Schilddrüse nicht genügend Schilddrüsenhormone produziert. Da diese Drüse unseren Stoffwechsel reguliert, kann eine Hypothyreose sich so anfühlen, als ob Ihr »Tank« leer wäre: Müdigkeit, Gewichtszunahme und Kälteempfindlichkeit sind typische Symptome dieser Erkrankung. Aber Schilddrüsenhormone sind auch für eine gesunde Leberfunktion sehr wichtig. In unserem Körper gibt es zwei Bereiche mit Schilddrüsenrezeptoren – die Schilddrüse selbst und die Leber. Und das ist auch sehr sinnvoll, denn Schilddrüsenhormone sind am Stoffwechsel beteiligt, und die Leber hat ebenfalls die Aufgabe, Fette und andere Nährstoffe zu verstoffwechseln. Wenn Sie zu wenig Schilddrüsenhormone haben, fällt es Ihrer Leber möglicherweise schwer, Fett abzubauen. Vielleicht bleibt ihr dann nichts anderes übrig, als das Fett zu speichern, weil sie es nicht verarbeiten kann.

Ibrahim hat festgestellt, dass eine Schilddrüsenunterfunktion bei seinen Fettleberpatienten häufig vorkommt. Wenn er Vorträge vor Medizinstudenten hält, weist er daher stets darauf hin, dass man Patienten mit Fettleber auf eine Hypothyreose untersuchen sollte.

Aber zum Glück sind sowohl PCOS als auch Hypothyreose behandelbar: Bei PCOS wird der Arzt Ihnen vielleicht vorschlagen, die Antibabypille einzunehmen, um Ihren Hormonhaushalt zu regulieren; und wenn Sie an einer Hypothyreose leiden, kann er Ihnen Schilddrüsenhormone als Medikament verschreiben. Zurzeit sind Mediziner dabei, Arzneimittelsubstanzen zu erforschen und zu entwickeln, die die Schilddrüsenrezeptoren in der Leber selektiv stimulieren, was wiederum den Stoffwechsel und Fettabbau anregen könnte. Außerdem können sämtliche Ernährungsprogramme, die wir Ihnen in diesem Buch vorstellen, dazu beitragen, einen aus dem Gleichgewicht geratenen Hormonhaushalt zu normalisieren (vor allem dadurch, dass sie Ihren Insulinspiegel senken).

VIER GESUNDE LEBENSGEWOHNHEITEN, MIT DENEN MAN SÄMTLICHE GESUNDHEITSRISIKEN SENKEN KANN

In einer Studie aus dem Jahr 2012 untersuchten Wissenschaftler der Medical University of South Carolina die Gesundheitsdaten von fast 12 000 erwachsenen Männern und Frauen aller Alters- und Gewichtsklassen, um die Auswirkungen von vier gesunden Lebensgewohnheiten auf die Sterblichkeit zu ermitteln:[53]

- Verzehr von mindestens fünf Portionen Obst und Gemüse pro Tag
- Einschränkung des Alkoholkonsums auf höchstens zwei alkoholische Getränke pro Tag (für Männer) und ein alkoholisches Getränk pro Tag (für Frauen)
- Regelmäßige sportliche Aktivität (mehr als zwölfmal pro Monat)
- Verzicht aufs Rauchen

Das Ergebnis dieser Analyse wird vielleicht kaum jemanden überraschen: Jede dieser vier gesunden Lebensgewohnheiten schützte vor einem frühen Tod, und dieses Risiko ließ sich mit jeder zusätzlichen Gewohnheit weiter verringern – diejenigen Probanden, die sich an alle vier Gewohnheiten hielten, hatten also ein geringeres Risiko für einen frühen Tod als diejenigen, die nur drei einhielten, und so weiter.

Überraschend war dagegen, dass diese Abnahme des Sterberisikos nicht nur bei fettleibigen oder übergewichtigen, sondern bei Menschen aller Gewichtsklassen – Normalgewicht, Übergewicht und Fettleibigkeit – zu beobachten war. Das spricht für die Richtigkeit unseres Arguments, dass ein Ernährungs- und Lebensstilprogramm zur Vorbeugung der Fettlebererkrankung Ihnen selbst dann eine ganze Menge bringen kann, wenn Sie »Normalgewicht« haben und alle Ihre Stoffwechselmarker unauffällig sind.

Ein weiteres interessantes Ergebnis dieser Studie war, dass es dabei nicht auf die Dauer, sondern nur auf die Häufigkeit der körperlichen Aktivität ankam. Das bedeutet, dass Sie nicht danach streben sollten, weniger und länger zu trainieren (also beispielsweise 45 Minuten »am Stück« zu joggen), sondern dass auch kürzere und häufigere Bewegungsphasen (zum Beispiel, in Ihrem Alltagsleben öfter zu Fuß zu gehen oder ein paarmal pro Woche nur ungefähr zehn Minuten lang zu trainieren) von großem Nutzen sind. Sie müssen also nicht unbedingt viel Zeit für körperliche Aktivität investieren! Vielleicht kann Ihnen diese Erkenntnis dabei helfen, sich Bewegung zu einer regelmäßigen Gewohnheit zu machen.

Unfreundliche Gefährten: Häufige Begleiterscheinungen einer Fettleber

Die Fettlebererkrankung wird auch als »stumme« Krankheit bezeichnet, weil sie sich kaum durch Symptome verrät. Manche Fettleberpatienten leiden unter juckender oder empfindlicher Haut, haben einen dunkleren Urin und blasseren Stuhl, neigen zu blauen Flecken, unerklärlichem Gewichtsverlust, leichten Schmerzen im rechten Oberbauch, Übelkeit und/oder Flüssigkeitseinlagerungen in Beinen, Knöcheln und Füßen. In den meisten Fällen treten diese Symptome jedoch erst dann auf, wenn die Lebererkrankung schon sehr weit fortgeschritten ist – und dann kann sie sich auch in Form von anhaltender Müdigkeit, Muskelschwäche, »Gehirnnebel« (Bewusstseinstrübung, die durch verschiedene kognitive Funktionsstörungen charakterisiert ist) und Gedächtnisverlust äußern. Wenn es doch nur für jedes Stadium der Fettlebererkrankung ein so eindeutiges Symptom wie Gelbsucht gäbe, bei der das Weiße der Augen, ja sogar die Haut einen gelben Farbton annimmt! (Gelbsucht entsteht durch einen Überschuss an Bilirubin, einem rötlich-orangefarbenen Pigment, das beim Abbau roter Blutkörperchen freigesetzt wird. Normalerweise baut Ihre Leber Bilirubin ab, damit es über die Galle ausgeschieden werden kann. Doch wenn die Leber nicht gut funktioniert, sammelt sich das Bilirubin in Ihrem Blut an). Gelbsucht kann bei Hepatitis, Leberzirrhose und Leberkrebs auftreten; in den ersten drei Stadien einer Fettlebererkrankung ist sie aber normalerweise noch nicht zu beobachten.

Eine Fettlebererkrankung äußert sich in der Regel nicht durch unangenehme Beschwerden; aber es gibt doch ein paar typische Begleiterscheinungen. Diese sind zwar nicht unbedingt dazu geeignet, Sie auf das Vorliegen einer Fettleber hinzuweisen oder Aufschluss über das Stadium dieser Erkrankung zu geben; aber Sie können zumindest davon ausgehen, dass folgende Aspekte Ihrer Gesundheit sich verbessern werden, wenn sich Ihre Leber erholt:

- **Schlechter Schlaf:** Obwohl Schlafstörungen eigentlich eher zu einer Fettlebererkrankung beitragen, als durch sie verursacht zu werden, neigen Patienten mit NAFLD doch zu einem gestörten Schlaf. Eine japanische Studie hat gezeigt, dass Fettlebererkrankungen am häufigsten bei Menschen auftreten, die entweder höchstens sechs oder mehr als acht Stunden pro

Nacht schlafen. (Am seltensten trat diese Erkrankung in der Gruppe von Menschen auf, die sechs bis sieben Stunden pro Nacht schliefen.)[54] Wenn Sie Ihre Leberprobleme in den Griff bekommen, werden Sie also vielleicht auch Ihre Schlafstörung los.

- **Höheres Krebsrisiko:** Noch viel besorgniserregender ist die Tatsache, dass eine Fettleber mit einem höheren Krebsrisiko einhergeht – und das gilt nicht nur für Leberkrebs, sondern für alle Krebsarten. Eine im *Journal of Hepatology* veröffentlichte Studie hat ergeben, dass Männer mit Fettleber ein höheres Darmkrebsrisiko haben als Männer mit gesunder Leber und dass Frauen mit einer Fettlebererkrankung eher an Brustkrebs erkranken. Diese Risiken stiegen mit zunehmendem Schweregrad der Fettlebererkrankung an.[55]

  Und mit diesem höheren Krebsrisiko ist nicht nur bei Erwachsenen, sondern tragischerweise auch bei Kindern zu rechnen, die an einer Fettleber leiden: In einer wichtigen schwedischen Studie wurden Kinder und junge Erwachsene, bei denen eine durch Biopsie bestätigte NAFLD und NASH vorlag, mit gleichaltrigen Probanden ohne Fettlebererkrankung verglichen. Das Ergebnis: Im Verlauf einer Zeitspanne von 15 Jahren hatten die Jugendlichen mit NAFLD und NASH ein deutlich höheres Risiko, an Krebs jeglicher Art zu sterben, als ihre gesunden Altersgenossen – genauer gesagt: ein Risiko von 7,7 Prozent im Vergleich zu einem Risiko von 1,1 Prozent bei den lebergesunden Probanden. Außerdem hatten sie auch eine höhere Sterblichkeitsrate aufgrund von leberbedingten Krankheiten und Herz-Kreislauf-Erkrankungen.[56]
- **Schlechtere Lebensqualität:** Manche Fettleberpatienten leiden unter Appetitlosigkeit, Übelkeit und sogar Erbrechen (vor allem in späteren Krankheitsstadien). Manchmal klagen sie auch über leichte Schmerzen oder Druckempfindlichkeit im rechten Oberbauch; und auch solche leichteren Beschwerden können die Lebensqualität beeinträchtigen.
- **Fatigue:** Dieses unspezifische, aber leider allgegenwärtige Problem lässt sich nur schwer auf eine bestimmte Ursache zurückführen. Bei unserem heutigen Leben, in dem man fast ständig aktiv und erreichbar sein muss, ist es völlig verständlich, dass wir die meiste Zeit unter leichter bis mittelschwerer Müdigkeit und Erschöpfung leiden. In der medizinischen Fachliteratur wurde Fatigue jedoch schon des Öfteren mit einer Fett-

lebererkrankung in Zusammenhang gebracht, und auch in unseren beiden Praxen machen wir immer wieder die Erfahrung, dass das Energieniveau unserer Patienten ansteigt, sobald sich ihre Fettlebererkrankung bessert.

In gewisser Hinsicht ist es einerseits ein Segen, dass eine Fettleber nicht viele unangenehme Symptome verursacht – denn wer will schon mit ständigen Beschwerden leben? Andererseits findet man aber vielleicht auch nur schwer die Motivation, etwas an seinen Lebensgewohnheiten zu ändern, wenn man sich trotz seiner Erkrankung eigentlich ganz wohl fühlt. Deshalb betonen wir in diesem Buch immer wieder, wie gut sich einerseits die Leber regenerieren kann – und wie wahrscheinlich es andererseits ist, dass eine Fettlebererkrankung fortschreitet (und dann früher oder später auch mit anderen gesundheitlichen Risiken einhergeht), wenn man nichts dagegen tut. Denn wir hoffen, dass dieses Wissen Sie dann vielleicht doch dazu inspirieren wird, etwas an Ihrem Lebensstil zu verändern.

Bewegen Sie sich mehr – und wenn auch nur zehn Minuten am Tag!

Viele Menschen denken, dass Sport in erster Linie dazu dient, Kalorien zu verbrennen, also abzunehmen. Wissenschaftliche Untersuchungen deuten jedoch darauf hin, dass Sport gar keinen so großen Beitrag zur Gewichtsabnahme leistet – am positivsten wirkt sich eine Ernährungsumstellung auf unser Körpergewicht aus. Moderate sportliche Betätigung, so wie wir sie in diesem Buch empfehlen, verbessert jedoch unter anderem die Insulinempfindlichkeit und verhindert, dass Sie zunehmen (oder **wieder** zunehmen); und beides trägt dazu bei, das Risiko für eine Fettleber zu senken oder eine bereits bestehende NAFLD zu heilen. Außerdem hebt körperliche Aktivität die Stimmung, und dabei werden auch schmerzlindernde biochemische Substanzen ausgeschüttet (was es Ihnen erleichtert, all die anderen Lebensstiländerungen durchzuziehen, die Ihre Gesundheit wieder in eine Aufwärtsspirale bringen können).

Da Bewegung so gut gegen eine Fettlebererkrankung hilft, ist es eigentlich kein Wunder, dass die meisten NAFLD-Patienten (50 bis 60 Prozent) sich eigenen Angaben zufolge kaum bewegen. Wenn das auch auf Sie zutrifft, sollten Sie gleich heute damit beginnen, etwas an diesem Zustand zu ändern. Denn wie Sie gleich sehen werden, brauchen Sie sich gar nicht so viel zu bewegen, um Ihrer Leber etwas Gutes zu tun.

Wenn Sie sich grundsätzlich zu wenig bewegen (oder wenn Sie zwar regelmäßig trainieren, aber trotzdem die meiste Zeit des Tages sitzend verbringen), ist das ein wichtiger Risikofaktor für die Entstehung eines metabolischen Syndroms und einer Fettleber. Denn Bewegungsmangel führt oft zu einer Insulinresistenz und zu vermehrten systemischen Entzündungsprozessen; außerdem steigt dadurch das Risiko für Krebs und Herz-Kreislauf-Erkrankungen. Eine Untersuchung der *Centers for Disease Control* (CDC) aus dem Jahr 2018 führt sogar mehr als acht Prozent aller jährlichen Todesfälle in den USA auf ein »unzureichendes Maß an körperlicher Aktivität« zurück.[57] Das bedeutet aber nicht, dass Sie unbedingt ein Fitnessstudio-Freak, Marathonläufer oder CrossFit-Fan sein müssen, um in den Genuss der Vorteile körperlicher Aktivität zu kommen. In Wirklichkeit kostet das alles viel weniger Zeit und Mühe, als Sie denken.

Eine Studie untersuchte Daten, die von 2003 bis 2006 im Rahmen einer Befragung (des *National Health and Nutrition Examination Survey*) erhoben worden waren. Die Daten, die die Forscher für diese Studie auswählten, stammten von 5000 Amerikanern im Alter von 40 bis 85 Jahren, die mindestens sieben Tage lang einen Aktivitätstracker getragen hatten. Die Forscher teilten diese Personen – je nachdem, wie viele Minuten körperlicher Aktivität ihre Tracker täglich aufzeichneten – in verschiedene Gruppen ein, analysierten dann später (im Jahr 2015) für jede einzelne Gruppe die Sterberaten und errechneten daraus das Sterberisiko. Und dann spielten sie verschiedene Szenarien durch, zum Beispiel: Wenn jeder dieser Probanden sich zehn Minuten mehr bewegt hätte, wie viele Menschen weniger wären dann im Vergleich zu der im Rahmen der Studie ermittelten Sterblichkeitsrate gestorben? Dabei fanden sie heraus, dass nur zehn zusätzliche Minuten Bewegung pro Tag 110 000 unnötige Todesfälle pro Jahr verhindern würden.[58]

In Bezug auf die Lebergesundheit ergab eine Metaanalyse aus dem Jahr 2017, dass schon eine Steigerung der körperlichen Aktivität um mindestens

60 Minuten pro Woche (das sind nur 8,5 Minuten pro Tag) dazu beiträgt, das Leberfett und die Leberenzymwerte ALT und AST zu senken, die manchmal zur Beurteilung des Vorliegens einer Fettlebererkrankung herangezogen werden.[59]

Und das erscheint auch durchaus plausibel, wenn man sich einmal die sogenannten blauen Zonen anschaut – Orte auf der Welt, in denen die Menschen länger und besser leben, zum Beispiel Okinawa (Japan), Sardinien (Italien), Nicoya (Costa Rica), Ikaria (Griechenland) und Loma Linda (Kalifornien): Meistens bemühen sich diese Menschen nicht bewusst um körperliche Aktivität. Sie arbeiten im Garten, im Haus oder in der Gemeinde, setzen sich aber nicht das Ziel, eine bestimmte Anzahl von Schritten zu gehen.

Und wie lautet das Fazit von alldem? Etwas zu tun ist viel besser, als gar nichts zu tun.

Es scheint wirklich keine Rolle zu spielen, welche Art von körperlicher Aktivität Sie betreiben oder wie intensiv diese ist. Das wichtigste Kriterium für Ihre physische Aktivität ist, dass Sie sie tatsächlich praktizieren können – vielleicht, weil sie so bequem ist, dass es keine Ausrede dafür gibt, darauf zu verzichten, oder weil sie Ihnen Spaß macht (oder beides).

Abgesehen davon gibt es viele interessante wissenschaftliche Untersuchungen darüber, was verschiedene Formen körperlicher Aktivität Ihrer Leber bringen.

- Aerobes Training: Das, was Sie vielleicht als »Ausdauersport« bezeichnen (einschließlich Laufen, Gehen, Radfahren, Tanzen, Schwimmen, verschiedene Ballspiele oder Trainieren an Ausdauergeräten im Fitnessstudio), regt die Fettverbrennung an. Die Intensität des Trainings scheint dabei keinen großen Unterschied zu machen.[60]
- Widerstandstraining (auch als Krafttraining bezeichnet) baut Muskelfasern auf und aktiviert Enzyme, die beim Fettstoffwechsel in der Leber eine wichtige Rolle spielen. Ebenso wie aerobes Training trägt auch Widerstandstraining zum Abbau von Leberfett bei. Wissenschaftliche Untersuchungen deuten jedoch darauf hin, dass aerobes Training (oder zumindest eine Kombination aus aerobem und Widerstandstraining) für Fettleberpatienten einen größeren Nutzen bringt. Mit anderen Worten: Widerstandstraining allein ist beim Abbau von Leberfett nicht so wirksam.

Die CDC empfiehlt entweder 150 Minuten moderate oder 75 Minuten intensive körperliche Aktivität pro Woche oder eine entsprechende Kombination aus beidem; und genau das raten auch wir unseren Patienten (und Ihnen). Auch wenn sich das nach ziemlich viel anhört – wenn Sie diese Zeitangabe durch sieben (die Anzahl der Wochentage) teilen, sind das nur ein kleines bisschen mehr als 20 Minuten moderater körperlicher Aktivität (dazu gehören alle täglichen Bewegungen, die wir in der Box »NEAT: Auch ganz normale Alltagsaktivitäten zählen als Bewegung!« aufgelistet haben) oder etwas mehr als zehn Minuten intensiver körperlicher Aktivität pro Tag. Die 20 Minuten moderater körperlicher Aktivität können aus ein paar Minuten hier und da am Morgen, Nachmittag und Abend bestehen. Und um es noch einmal zu betonen: Wenn Sie keine 20 Minuten schaffen, sind auch 10 Minuten bereits sehr hilfreich!

WAS FÜR VORTEILE BRINGT BEWEGUNG?

- Fördert die Verdauung
- Regt den Stoffwechsel (kurzzeitig) an
- Gibt Ihrem Körper das Signal, Glukose aus dem Blutkreislauf herauszuschleusen und ins Gewebe aufzunehmen, wo sie als Brennstoff verwendet werden kann
- Macht das Gewebe insulinempfindlicher
- Beugt Steifigkeit von Muskeln und Gelenken vor
- Stärkt Muskeln, Knochen und Gelenke
- Führt zur Ausschüttung von Endorphinen, die das Schmerzempfinden verringern
- Hebt die Stimmung
- Fördert einen erholsameren Schlaf
- Erhöht den HDL-Cholesterinspiegel (die gute Art von Cholesterin)

NEAT: AUCH GANZ NORMALE ALLTAGSAKTIVITÄTEN ZÄHLEN ALS BEWEGUNG!

Sie müssen nicht unbedingt Sportkleidung anziehen oder ins Schwitzen geraten, damit Ihre körperliche Aktivität Ihrer Gesundheit zugute kommt. Alle Bewegungen in Ihrem Tagesverlauf können sich summieren. Das verdanken wir der sogenannten NEAT (*non-exercise activity thermogenesis*) – oder auf Deutsch: der Energie, die wir im täglichen Leben ständig verbrauchen, wenn wir nicht gerade schlafen, essen oder Sport treiben. Wir machen uns dabei zwar keine allzu großen Gedanken über die Verbrennung von Kalorien, weil es uns nicht um eine Gewichtsabnahme geht; aber auch kleine Aktivitäten wie Geschirrspülen oder der Gang in die Küche, um eine Tasse Kaffee zu kochen, können sich im Lauf des Tages zu einer ganz erheblichen Menge an verbrauchter Energie summieren. Immerhin können Sie an einem Tag 500 bis 600 Kalorien verbrauchen, wenn Sie Ihr Haus putzen und in Ordnung halten (im Vergleich zu den 27 Kalorien, die Sie verbrennen, wenn Sie drei Stunden lang fernsehen). Wenn Sie sich also mehr bewegen, muss Ihre Leber entsprechend weniger überschüssige Kalorien einlagern.

Außerdem verbessert die NEAT nachweislich Ihre Stoffwechselmarker (einschließlich der Insulinempfindlichkeit und des Blutdrucks) und erhöht das *High-Density-Lipoprotein* (kurz: HDL; die gute Art von Cholesterin). Und sie senkt auch Ihr Risiko, an einer Herz-Kreislauf-Erkrankung zu sterben, und Ihr allgemeines Sterberisiko – auch wenn Sie nicht regelmäßig Sport treiben (obwohl Sie das natürlich trotzdem tun sollten!).[61]

Wenn Sie glauben, keine Zeit oder keine Energie für Sport zu haben, dann widmen Sie sich möglichst vielen der unten aufgeführten Aktivitäten – oder tun Sie einfach irgendetwas, was Sie aus dem Sessel herausholt und in Bewegung bringt. Das Gleiche gilt übrigens auch für Ihre Kinder: Wenn sie sich nicht aktiv sportlich betätigen wollen, dann verdonnern Sie sie wenigstens dazu, die Treppe zu fegen!

- Stehen
- Aufstehen, um durchs Zimmer zu gehen
- Die Treppe in Ihrem Haus hinauf- und hinuntersteigen

- Die Post oder die Zeitung aus dem Briefkasten oder von der Haustür holen
- Wäsche falten
- Geschirr spülen
- Fegen und Staub saugen
- Staub wischen
- Kochen
- Duschen
- Sich strecken
- Einkaufswagen zu seinem Stand zurückbringen
- Durch die Gänge des Supermarkts gehen
- Unkraut jäten oder den Garten gießen
- Mit Ihrem Haustier spazieren gehen (Menschen mit Hunden entwickeln seltener eine Fettleber)
- Besorgungen zu Fuß erledigen

Wenn Sie aufgrund einer Behinderung oder eines körperlichen Leidens nicht in der Lage sind, sich zu bewegen, können Sie die Sache ganz langsam angehen und sich auf körperliche Aktivitäten beschränken, die fast gar nicht anstrengend sind: zum Beispiel Stuhl-Yoga, Spazierengehen, Liegeradfahren oder Schwimmen. Und wenn Sie es an manchen Tagen vielleicht nur schaffen, Ihr Auto nicht direkt neben dem Supermarkt, sondern ein Stückchen weiter weg zu parken und den Rest des Weges zu Fuß zurückzulegen, ist auch das völlig in Ordnung. Sie sollten einfach immer daran denken, dass Bewegungsmangel ein ziemlich sicheres Rezept für immer mehr Steifheit und Schmerzen ist und dass Bewegung die Ausschüttung körpereigener schmerzlindernder und stimmungsaufhellender Substanzen anregen kann. Es lohnt sich also, einen Physiotherapeuten oder Fitnesstrainer zu konsultieren und gemeinsam mit ihm ein Programm zu entwickeln, das Sie in Bewegung bringt, ohne Ihre Schmerzen in Körperregionen zu verschlimmern, mit denen Sie Probleme haben, damit Sie und Ihre Leber von den vielen Vorteilen körperlicher Aktivität profitieren können. Je mehr Sie sich bewegen, umso mehr Ausdauer bauen Sie auf, umso positiver wirkt sich das auch auf Ihre geistige und seelische Gesundheit aus und umso wohler fühlen Sie sich – und all das wird Sie mit der Zeit natürlich dazu motivieren, sich noch mehr zu bewegen.

Und wenn Sie aufgrund einer Behinderung oder Bewegungseinschränkung nicht zu mehr körperlicher Aktivität in der Lage sind, dann denken Sie daran, dass eine Ernährungsumstellung auch ohne Sport einen enormen positiven Einfluss auf Ihre Lebergesundheit hat und dass Sie sich mit einem unserer Ernährungspläne zur Regeneration Ihrer Leber sehr viel Gutes tun können.

Schaffen Sie in Ihrem Leben Raum für besseren Schlaf

Wenn man gut geschlafen hat, erscheint einem das ganze Leben schöner: Man hat mehr Energie, einen klareren Kopf, und auch die Stimmung hebt sich. Und das sind nur die Dinge, die Ihnen auf den ersten Blick auffallen! Im Inneren Ihres Körpers löst die Qualität Ihres Nachtschlafs eine ganze Reihe hormoneller Reaktionen aus, von denen viele sich unmittelbar auf Ihren Stoffwechsel, Ihren Appetit, Ihre Fettspeicherung und somit auch die Gesundheit Ihrer Leber auswirken.

Zu wenig Schlaf führt zwar nicht unbedingt zu einer Fettleber, wohl aber zu einer Insulinresistenz, die letztendlich Veränderungen des Insulinspiegels im Blut nach sich zieht. Dadurch entstehen die besten Voraussetzungen für Heißhunger auf typisches »Wohlfühlessen« mit schnell verwertbaren (ballaststoffarmen) Kohlenhydraten und für die Ansammlung von Bauchfett; und das ist ein sicherer Weg zur Fettleber.

Schlafmangel verändert die Funktion Ihrer Verdauungsenzyme – wenn man nicht genug schläft, werden diese Enzyme niemals sozusagen abgeschaltet, und deshalb erhalten Sie auch nie das Signal, dass Sie satt sind. Außerdem bringt Schlafmangel Ihre Spiegel der Hormone Ghrelin (ein Appetitanreger) und Leptin (ein Appetitzügler) durcheinander, was dazu führen kann, dass Sie sich einbilden, Hunger zu haben (obwohl Ihr Körper eigentlich gar keine Nahrung braucht), und infolgedessen zu viel essen. Und worauf hat man in solchen Situationen ganz besonderen Appetit? Kohlenhydrate. Denken Sie nur einmal an Ihre Studienzeit zurück, in der Sie manchmal die ganze Nacht aufgeblieben sind: Am nächsten Tag hatten Sie ununterbrochen Hunger – aber nicht auf Brokkoli, sondern auf Pizza.

Wenn Sie nicht gut schlafen, sind Sie wahrscheinlich gestresst. Und wenn Sie dann zu sehr auf die entspannende Wirkung von Alkohol bauen, wirkt sich das ebenfalls negativ auf Ihren Schlaf aus. Denn da Alkohol dämpfend und beruhigend wirkt, werden Sie, sobald Ihr Körper den Alkohol abgebaut hat (danke, liebe Leber!), relativ angeregt sein und wieder aufwachen. Außerdem beeinträchtigt Alkohol die Qualität Ihres Schlafs; und Sie wollen schließlich nicht nur genügend Schlaf bekommen, sondern auch gut schlafen.

Wissenschaftliche Untersuchungen zeigen übrigens: Wenn Sie unter der Woche zu wenig schlafen und versuchen, die versäumten Schlafstunden dann am Wochenende nachzuholen, lässt sich die durch unzureichenden Schlaf ausgelöste Regulationsstörung Ihres Stoffwechsels dadurch wahrscheinlich nicht verhindern.[62]

Doch glücklicherweise kann mehr Schlaf sich auch sehr schnell wieder positiv auf Ihren Appetit und Ihren Stoffwechsel auswirken. Eine randomisierte klinische Studie mit Erwachsenen, die normalerweise weniger als sechseinhalb Stunden pro Nacht schliefen, kam zu einem interessanten Ergebnis: Wenn diese Probanden ihre Schlafdauer zwei Wochen lang um eine gute Stunde pro Nacht erhöhten, aßen sie tagsüber weniger, ohne sich dessen bewusst zu sein und ohne dass man sie dazu aufgefordert hatte. Das deutet darauf hin, dass es nicht viel zusätzlichen Schlaf (und auch nicht sehr viele Tage mit ein bisschen mehr Schlaf) braucht, um die durch zu wenig Schlaf ausgelöste negative hormonelle Kaskade zu unterbrechen, die den Appetit und Heißhunger auf ballaststoffarme Kohlenhydrate steigern kann.[63] Wenn Heißhungerattacken ein Problem für Sie sind, sollten Sie also versuchen, abends früher ins Bett zu gehen!

Versuchen Sie mindestens sieben Stunden pro Nacht zu schlafen, denn weniger Schlaf geht mit einer Störung der Hormone Ghrelin und Leptin einher.[64] Laut einer Umfrage der *National Sleep Foundation* bekommen allerdings etwas mehr als 35 Prozent aller erwachsenen Amerikaner weniger als sieben Stunden Schlaf. Und wenn Sie ein alleinerziehender Elternteil sind, zum Beispiel im Militär oder Justizvollzug tätig sind, in einer Fabrik oder in einem anderen Job im Schichtdienst arbeiten, ist die Wahrscheinlichkeit, weniger als sieben Stunden pro Nacht zu schlafen, sogar noch größer.[65]

Zwar kommen einem die Anforderungen von Arbeit, Kindererziehung, Familie und gesellschaftlichem Engagement tatsächlich manchmal so erdrückend vor, dass man glaubt, keine Zeit zum Schlafen zu haben; aber in Wirklichkeit haben Sie keine Zeit, **nicht** zu schlafen. Denn selbst wenn Sie sich einreden, mit sechs Stunden Schlaf auszukommen, wirkt sich das wahrscheinlich doch negativ auf Ihren Stoffwechsel aus. Wenn Sie wissen, dass Sie eigentlich mehr Schlaf bräuchten, aber nicht gut schlafen können, dann lesen Sie sich die schlafbezogenen Tipps in der Checkliste für eine Veränderung Ihrer Lebensgewohnheiten am Ende dieses Kapitels durch. Und wenn bei Ihnen eine Schlafapnoe diagnostiziert worden ist (oder wenn ein Partner oder irgendjemand anders, mit dem Sie zusammenleben, Sie darauf hingewiesen hat, dass Ihr Schnarchen so klingt, als würden Sie nach Luft schnappen), dann sprechen Sie Ihren Arzt darauf an, denn Schlafapnoe ist nachweislich ein Risikofaktor für eine Fettleber. Selbst wenn Sie glauben, nur ein bisschen zu schnarchen, sollten Sie mit Ihrem Arzt darüber sprechen und ihn bitten, bei Ihnen eine Schlafuntersuchung durchführen zu lassen, um das Vorliegen einer Schlafapnoe auszuschließen. Denn auch wenn nicht jeder Schnarcher unter den für eine Schlafapnoe typischen nächtlichen Sauerstoffentsättigungen (mit niedrigem Sauerstoffgehalt in Blut und Gewebe) leidet, sollten Sie sich trotzdem vergewissern, dass Sie keine Schlafapnoe haben, oder diese Krankheit bei Bedarf behandeln lassen.

Finden Sie Wege, um Stress abzubauen

Dass Stress nicht gesund für Sie ist, wissen Sie ja inzwischen. Letztendlich hat Stress nämlich eine entzündungsfördernde Wirkung.

Die beiden Hauptakteure der Stressreaktion sind die Hypothalamus-Hypophysen-Nebennieren-Achse (HPA-Achse) und das sympathische Nervensystem (Sympathikus). Die HPA-Achse ist dafür zuständig, während eines Stressereignisses das sympathische Nervensystem – den Zweig des autonomen Nervensystems, der die »Kampf oder Flucht«-Reaktionen Ihres Körpers steuert – zu aktivieren und Sie danach wieder in die Homöostase (einen Zustand physiologischen Gleichgewichts) zurückzubringen.

Der Hypothalamus – eine Drüse in Ihrem Gehirn – ist ständig auf der Suche nach Stressfaktoren. Sobald sie einen solchen Stressor wahrnimmt (vielleicht handelt es sich dabei um etwas Reales, wie beispielsweise ein anderer Verkehrsteilnehmer, der beinahe in Ihr Auto hineingefahren wäre, vielleicht aber auch um etwas Immaterielles, zum Beispiel einen Termin, den Sie einhalten müssen), sendet der Hypothalamus eine hormonelle Botschaft an die Hypophyse, den Hauptregulator Ihres Hormonsystems – eine zweite Drüse, die sich neben dem Hypothalamus in Ihrem Gehirn befindet. Daraufhin schüttet die Hypophyse Hormone aus, die Ihren Nebennieren das Signal geben, entzündungsfördernde Zytokine und Hormone namens Glukokortikoide zu produzieren, von denen Cortisol das bekannteste ist. Das sind ziemlich viele Schritte, die alle sehr schnell aufeinanderfolgen. Wenn das ständig passiert, fällt es der HPA-Achse möglicherweise schwer, Sie anschließend immer wieder in die Homöostase zurückzubringen – und dann kann Ihr Körper in einen permanenten Entzündungszustand hineingeraten.

Stress wird mit mehreren Kofaktoren einer Fettleber in Verbindung gebracht – zum Beispiel mit Herz-Kreislauf-Erkrankungen und dem metabolischen Syndrom. Und wenn Sie gestresst sind, kann es natürlich auch sehr leicht passieren, dass Sie sich zu wenig Schlaf gönnen, ein oder zwei Gläschen Alkohol mehr trinken als sonst, rauchen oder sich zu emotionalem Essen verleiten lassen.

Eine Studie aus dem Jahr 2020 hat erstmals einen Zusammenhang zwischen gefühltem Stress und der NAFLD selbst entdeckt: Koreanische Forscher untersuchten die Lebern von über 171 000 erwachsenen Probanden per Ultraschall und stellten fest, dass 27,8 Prozent der Studienteilnehmer an einer NAFLD litten. Außerdem forderten sie die Teilnehmer auf, einen Fragebogen zur Bewertung ihres gefühlten Stressniveaus auszufüllen. Je höhere Werte die Probanden in diesem Fragebogen erreichten, umso höher war auch die Rate der NAFLD. Dieser Anstieg war bei Männern sogar noch ausgeprägter als bei Frauen; und bei Personen, die bereits unter Stoffwechselproblemen litten, stieg das Stressniveau stärker an als bei stoffwechselgesunden.[66]

Es gibt zwar noch keine Studien zur Untersuchung der Wirksamkeit von Stressabbau-Praktiken wie Meditation und Achtsamkeitstraining bei Fettlebererkrankungen; doch wissenschaftliche Untersuchungen zeigen, dass diese Entspannungstechniken – selbst wenn sie am Arbeitsplatz durchgeführt werden – die Cortisolproduktion eindämmen und das sympathische Nervensystem beruhigen, sodass das autonome Nervensystem wieder ins Gleichgewicht kommen kann.[67]

ENTSPANNUNGS-APPS

Obwohl unser Smartphone uns oft viel Stress verursacht, kann es uns auch Erleichterung verschaffen, indem es uns mithilfe von Apps einen einfachen Zugang zu geführten Meditationen und anderen Entspannungsübungen bietet. Hier ein paar solcher Apps, die wir unseren Patienten und Kunden empfehlen:

- Headspace
- Calm
- Insight Timer
- Healthy Minds Program (kostenlos)

Geführte Visualisationen können ebenfalls eine wunderbar entspannende Wirkung haben: Dabei hören Sie einfach zu, wie ein Sprecher mit Ihnen ein entspannendes Skript durchgeht. Schauen Sie im Internet nach Visualisationsübungen und probieren Sie diese aus.

Sie sollten also ganz gezielt versuchen, Stress zu vermeiden beziehungsweise abzubauen, denn das ist ein wichtiger Bestandteil unseres Programms zum Schutz Ihrer Leber. Das können Sie auf verschiedene Weise tun, zum Beispiel

- indem Sie Aufgaben, für die Sie keine Zeit haben, ablehnen oder an andere Personen delegieren,
- indem Sie sich Zeit für eine gezielte Stressbewältigungsstrategie (beispielsweise Meditationen, Atemübungen, Yoga oder Tai Chi) nehmen und/oder
- indem Sie sich bemühen, die schönen Seiten Ihres Lebens zu genießen, weil man sich dann automatisch weniger auf seine Sorgen konzentriert.

Doch auch andere Elemente unseres Programms zur Regeneration Ihrer Leber können Ihnen bei der Stressbekämpfung helfen. Mehr Bewegung ist zum Beispiel eine gute Methode, um Ängste abzubauen und den Kopf frei zu bekommen. Auch unsere Herangehensweise an den Vorgang des Essens selbst (wir empfehlen achtsames Essen, auf das wir in Kapitel 5 dieses Buches eingehen, und intuitives Essen, über das Sie in Kapitel 6 noch mehr erfahren werden) kann Ihnen dabei helfen, die schädliche Gewohnheit des Stressessens abzulegen. Und vielleicht bietet Ihnen schon allein das Wissen, dass Stress Ihrer Leber das Leben noch schwerer macht, einen zusätzlichen Anreiz, nach Möglichkeiten zum Stressabbau zu suchen.

Entgiften Sie Ihr Leben – halten Sie schädliche chemische Substanzen von Ihrem Körper fern!

Bisher haben wir die Leber mit Spider-Man (aufgrund ihrer Fähigkeit, sich selbst zu regenerieren) und einem öffentlichen Versorgungsunternehmen (weil sie alle Systeme und Abläufe in Ihrem Körper funktionsfähig hält) verglichen. Jetzt haben wir noch eine weitere Analogie für Sie: Ihre Leber hat nämlich auch Ähnlichkeit mit einem Luftsicherheitsassistenten – das sind jene Mitarbeiter am Flughafen, die dafür sorgen, dass keine gefährlichen Gegenstände oder Substanzen durch die Sicherheitskontrolle ins Flugzeug gelangen und andere Reisenden oder das Flughafen- und Luftfahrtpersonal in Schwierigkeiten bringen können. Nur mit dem einen Unterschied, dass Ihre Leber nicht nach Sprengstoffen oder Waffen sucht, sondern nach Giftstoffen aller Art, zum Beispiel

- chemische Substanzen, die in Lebensmitteln oder in Plastikflaschen abgefülltem Wasser enthalten sind,
- Pestizide auf Lebensmitteln oder aus Ihrem Garten und
- Schwermetalle wie Blei (aus alten Wasserleitungen oder Farben) und Quecksilber (aus alten Amalgamplomben).

Ihre Leber ist dafür zuständig, diese schädlichen Substanzen aus dem Blut herauszufiltern und sie dann entweder über den Urin, Schweiß oder Stuhl auszuscheiden oder sie in Ihren Fettzellen einzulagern, wo sie Ihren Organen nicht schaden können (die meisten Giftstoffe sind fettlöslich, das heißt, sie werden in den Fettzellen gespeichert). Normalerweise leistet Ihre Leber bei der Entfernung von Giftstoffen aus dem Blutkreislauf gute Arbeit. Aber Giftstoffe kommen aus so vielen Richtungen auf uns zu, dass die Leber dadurch manchmal überlastet wird – vor allem, wenn sie zusätzlich auch noch eine Menge Zucker verarbeiten muss oder so krank ist, dass bereits Fett- oder gar Narbengewebe an die Stelle von gesundem Lebergewebe getreten ist. Je besser es Ihnen gelingt, Gifte gar nicht erst aufzunehmen, umso mehr erleichtern Sie der Leber ihre Arbeit.

Giftstoffe sind so schädlich für die Leber, dass es sogar eine Fettlebererkrankungsform gibt, die durch übermäßige Belastung mit Giftstoffen verursacht wird und die man in der wissenschaftlichen Fachsprache als TAFLD (*toxicant-associated fatty liver disease*) bezeichnet. Menschen, die bei ihrer beruflichen Tätigkeit Chemikalien ausgesetzt sind – vor allem Arbeiter in PVC-Fabriken –, leiden am häufigsten an einer TAFLD oder TASH (*toxicant-associated steatohepatitis*).

Doch selbst wenn Sie nur an einer ganz normalen NAFLD leiden, ist Ihre Leber in ihrer Funktionsfähigkeit dadurch schon bis zu einem gewissen Grad beeinträchtigt, sodass sie nicht mehr alle Giftstoffe, die tagtäglich in Ihren Körper hineingelangen, wieder herausfiltern kann (was wiederum ein zusätzliches Risiko für die Leber darstellt). Deshalb ist es so wichtig, dass Sie alles tun, um Ihre Giftstoffbelastung zu reduzieren. Das bedeutet nicht, dass Sie in einer hermetisch abgeriegelten Welt leben müssen und nur mit Bio-Produkten in Berührung kommen dürfen – auch kleine Veränderungen können schon eine Menge bewirken! Also blättern Sie einmal ein paar Seiten weiter und schauen Sie sich in der Checkliste für eine Veränderung Ihrer Lebensgewohnheiten am Ende dieses Kapitels die Liste der kleinen Maßnahmen zur Verringerung Ihrer Giftstoffbelastung an, um zu sehen, welche dieser Ratschläge Sie jetzt gleich umsetzen können. Vielleicht können Sie Ihr Obst und Gemüse waschen, um den Pestizidgehalt zu reduzieren, weniger Chemikalien für die Reinigung Ihres Hauses oder die Pflege Ihres Rasens verwenden oder Ihre Plastik-Lebensmittelbehälter durch Gefäße aus Edelstahl oder Glas ersetzen? Mit jeder Maßnahme, die Sie ergreifen, verschaffen Sie Ihrer hart arbeitenden Luftsicherheitsassistentin eine kleine Verschnaufpause.

Der beste Leberschutz: Essen Sie weniger Kohlenhydrate mit hohem glykämischem Index!

Wenn Sie nicht gerade in einer Chemiefabrik arbeiten, ist das gefährlichste Gift für Ihre Leber tatsächlich der Zucker. Die vielen Giftstoffe, die unsere Welt mittlerweile belasten, können einem schon ein bisschen Angst einjagen. Doch viel wichtiger ist es, sich klarzumachen, dass Sie Ihre Leber mit jeder Mahlzeit schädigen können.

Wie wir bereits erwähnt haben, ist der Begriff »Fettleber« zwar zutreffend, aber auch ein bisschen irreführend. Viele Leute glauben deshalb nämlich, dass eine Fettleber von zu viel Fett herrührt; doch in Wirklichkeit entsteht sie durch den Verzehr von zu vielen ballast- und nährstoffarmen Kohlenhydraten.

Wie wir bereits in Kapitel 2 beschrieben haben, wendet sich die medizinische Forschung mittlerweile immer mehr von dem Modell der Gewichtszunahme nach dem Motto »Kalorien rein, Kalorien raus« ab und orientiert sich eher am Kohlenhydrat-Insulin-Modell (KIM). Nach diesem Modell gibt es vor allem zwei wichtige Variablen zur Verbesserung der Stoffwechselgesundheit und zur Vorbeugung oder Heilung von Fettleibigkeit und Fettlebererkrankungen: nämlich, das Hungergefühl einzudämmen und den Insulinspiegel zu kontrollieren. Und beide Ziele können Sie erreichen, indem Sie weniger Kohlenhydrate zu sich nehmen.

Wenn Sie Ihre Kohlenhydratzufuhr einschränken, begrenzen Sie dadurch die in Ihrem Blut zirkulierende Menge an Insulin und modulieren gleichzeitig auch die Wirkung dieses Insulins – ebenso wie die Wirkung der beiden anderen Stoffwechselhormone Glukagon und Leptin. Und das trägt naturgemäß auch dazu bei, Ihren Appetit zu zügeln. Außerdem sättigen Eiweiß und Fett stärker als Kohlenhydrate, sodass Sie weniger Gefahr laufen, sich zu überessen, weil Ihr Körper Ihnen dann keine Hungersignale mehr sendet. Denn wenn Sie sich ausgehungert fühlen, signalisiert Ihr Gehirn Ihnen, alles zu essen, was Sie in die Finger bekommen – das ist ein Überlebensmechanismus, der uns vor dem Tod durch Verhungern schützen soll. Wenn Sie Ihren Kohlenhydratverzehr einschränken, lässt Ihr Hungergefühl nach – und das Beste daran ist, dass Sie das tun können, ohne gleichzeitig Ihren Kalorienkonsum reduzieren zu müssen. Das ist ein großer Vorteil, denn wenn wir aus der Ernährungsindustrie der letzten 50 Jahre etwas gelernt haben, dann ist es die Erkenntnis, dass eine Fokussierung auf die Kalorienreduktion nicht dazu beiträgt, die Gesundheit unseres Stoffwechsels (und unserer Leber) nachhaltig zu verbessern.

Dank der Popularität der ketogenen Diät gibt es mittlerweile viele Studien, die zeigen, dass kohlenhydratarme Ernährungsmethoden den Appetit zügeln und die schnellen Konzentrationsveränderungen der Hormone Insulin, Glukagon und Leptin eindämmen. Eine Senkung des Kohlenhydratkonsums auf unter 50 Gramm pro Tag (offiziell als »Low Carb« bezeichnet) hat sich als nachhaltiger Ansatz zur Gewichtsabnahme und als wirksame Ernährungsform bei Typ-2-Diabetes erwiesen. Und eine kohlenhydratarme Ernährung ist auch die Grundlage des Essensplans, den wir für die »schlimme« und die »hässliche« Phase (Seite 30/31) der Fettlebererkrankung (NASH, Fibrose, Zirrhose und Leberkrebs) empfehlen. Zum Vergleich: Die amerikanischen Ernährungsrichtlinien empfehlen einen Verzehr von 225 bis 325 Gramm Kohlenhydraten pro Tag!

Durch eine Reduktion Ihrer Kohlenhydratzufuhr kann Ihre Leber sehr schnell gesünder werden. Doch für die meisten Menschen ist eine kohlenhydratarme Ernährung auf die Dauer nicht leicht durchzuhalten; daher möchten wir Ihnen nicht das Gefühl vermitteln, sich für immer an diese Ernährungsform halten zu müssen. Wenn Sie sich im »schlimmen« oder »hässlichen« Stadium der NAFLD (Seite 30/31) befinden, dürfen Sie – nachdem Sie sieben bis zehn Prozent Ihres Körpergewichts abgenommen haben – die Zügel ruhig ein bisschen lockerer lassen: Dann können Sie entweder zu dem Ernährungsplan mit moderatem Kohlenhydratkonsum übergehen, den wir entwickelt haben, um das erste Stadium der Fettlebererkrankung (NAFLD) rückgängig zu machen, oder zu unserem präventiven Ernährungsplan – einer Mittelmeerdiät mit weniger Vollkornprodukten.

Eine moderatere Einschränkung des Kohlenhydratkonsums ist nicht nur leichter durchführbar als eine strenge Low-Carb-Diät – sie könnte auch Ihr Leben verlängern. Eine im Jahr 2018 in *The Lancet Public Health* erschienene Studie von Dr. Sara B. Seidelmann untersuchte eine Ernährung mit moderatem Kohlenhydratanteil (50 bis 55 Prozent der gesamten täglichen Kalorienzufuhr). Die Studie ergab, dass diese relativ einfache Ernährungsstrategie die Gesamtmortalität stärker zu senken scheint als eine **kohlenhydratarme** Ernährung (definiert als Kohlenhydratanteil von höchstens 40 Prozent der

Kalorienzufuhr) oder eine **kohlenhydratreiche** Ernährung (Kohlenhydratanteil von über 70 Prozent der täglichen Kalorienzufuhr).[68]

Um das gleich von vornherein klarzustellen: Keiner unserer Ernährungspläne entspricht der Definition einer Keto-Diät. Bei »Keto« handelt es sich um eine sehr kohlenhydratarme, fettreiche Diät, die darauf abzielt, Ihren Stoffwechsel von der Verbrennung von Zucker als Hauptenergiequelle auf die Verwendung von Fett zur Energiegewinnung umzustellen (einen Zustand, den man als Ketose bezeichnet). Vielleicht haben Sie die Keto-Diät bereits ausprobiert und festgestellt, dass sie Ihnen eine Menge bringt, oder Sie tun das gerade; und dagegen ist auch gar nichts einzuwenden. Aber wir glauben eben einfach an die Vorteile eines moderateren Ansatzes und wollen den Menschen nicht das Gefühl geben, sie müssten ihre Ernährung komplett umstellen, um gesünder zu werden. Außerdem raten wir davon ab, die Keto-Diät langfristig beizubehalten, und zwar aus folgendem Grund: Eine im Jahr 2021 erschienene Metaanalyse von über 100 von Experten begutachteten Studien hat ergeben, dass Menschen, die sich langfristig ketogen ernähren, ein deutlich höheres Risiko für Herz-Kreislauf-Erkrankungen, Alzheimer, Typ-2-Diabetes und Krebs haben.[69] Und das ist auch kein Wunder, denn viele Anhänger der ketogenen Ernährung nehmen extrem viel rotes Fleisch, Wurstwaren und Milchprodukte zu sich und meiden nährstoffdichte Lebensmittel wie Obst, Kürbis, Wurzelgemüse und Hülsenfrüchte. Unsere Ernährungspläne enthalten zwar weniger Kohlenhydrate, als Sie es wahrscheinlich gewohnt sind; doch unser Schwerpunkt liegt auf einer hohen Nährstoffdichte und nicht unbedingt auf einem hohen Fettanteil. Daher empfehlen wir Ihnen, viel buntes Obst und Gemüse und auch ein paar sorgfältig ausgewählte Vollkornprodukte, Bohnen und Hülsenfrüchte zu essen – auch dann, wenn Sie mit unserem Low-Carb-Ernährungsplan beginnen. (Und das sind Nahrungsmittel, die aufgrund ihres hohen Kohlenhydratgehalts in einer ketogenen Diät eigentlich nichts zu suchen haben.)

Der Hype um die ketogene Diät hat jedoch auch ein paar gute Seiten: Erstens wurden die Vorteile einer moderat kohlenhydratarmen und streng kohlenhydratarmen Ernährung für die Gesundheit der Leber dadurch eingehend erforscht, und zweitens werden seitdem auch viel mehr kohlenhydratarme Lebensmittel angeboten. Mittlerweile gibt es sogar in der Tiefkühlabteilung von Supermärkten alle möglichen kohlenhydratärmeren und ballaststoffreicheren Lebensmittel (zum Beispiel getreidefreie Brötchen, die hauptsächlich aus Brokkoli oder Blumenkohl hergestellt werden).

Das Ziel unserer Ernährungspläne zur Regeneration Ihrer Leber besteht nicht darin, Sie in eine Ketose zu versetzen. (Falls Sie daran Interesse haben sollten: Dieser Zustand bringt durchaus auch große Vorteile – wir empfehlen ihn nur nicht als langfristige Strategie.) Das Hauptziel all unserer Ernährungspläne ist es, Ihre Insulin- und Blutzuckerwerte in einen akzeptablen Bereich zu bringen. Das können Sie erreichen, indem Sie Ihren Konsum von Lebensmitteln einschränken, die den Blutzucker stark ansteigen lassen. Mit anderen Worten: Sie sollten sich von Lebensmitteln mit einer niedrigeren glykämischen Last ernähren.

Essen Sie mehr Ballaststoffe, um Ihre Gesamtkohlenhydratzufuhr zu senken

Ballaststoffe sind eine Form von Kohlenhydraten – aber keine, die der Körper abbauen kann. Wenn Sie also ein Lebensmittel mit Kohlenhydraten essen, können Sie die Anzahl der Gramm Ballaststoffe, die es enthält, vom Gesamtkohlenhydratgehalt abziehen. Dadurch erhalten Sie die Summe der sogenannten Netto-Kohlenhydrate – also die Gesamtzahl der Kohlenhydrate, die Ihr Körper verarbeiten muss.

Außerdem verlangsamen Ballaststoffe die Verdauung Ihres Lebensmittels. Wenn Sie also etwas essen, das reich an Kohlenhydraten ist, aber auch viele Ballaststoffe enthält (zum Beispiel einen Apfel mit Schale), steigt Ihr Blutzuckerspiegel nicht so stark an, wie wenn Sie eine ballaststoffarme Version des gleichen Lebensmittels verzehren, also beispielsweise Apfelsaft (bei dem den Äpfeln sämtliche Ballaststoffe entzogen worden sind).

Einige Firmen geben auf ihren Lebensmittelverpackungen inzwischen schon »Netto-Kohlenhydrate« an, obwohl auf manchen Etiketten stattdessen die Begriffe »aktive Kohlenhydrate« oder »verdauliche Kohlenhydrate« zu lesen sind.

Wenn Sie auf dem Etikett eines Produkts lesen, dass es 20 Gramm Gesamtkohlenhydrate (davon 10 Gramm Ballaststoffe) enthält, dann beträgt der Netto-Kohlenhydratgehalt – also die Menge an verdaulichen Kohlenhydraten – 10 Gramm.

Sie brauchen sich nur an folgende Formel zu halten:

Gesamtkohlenhydrate – Gramm Ballaststoffe = Netto-Kohlenhydrate.

Die Netto-Kohlenhydrate sind ein weiterer Grund, warum wir empfehlen, viel buntes Obst und Gemüse und außerdem Vollkornprodukte, Bohnen und Hülsenfrüchte zu essen: All diese Lebensmittel haben einen hohen Ballaststoffgehalt und helfen Ihnen somit auf natürliche Weise, Ihren Blutzuckerspiegel zu senken.

Kohlenhydrate versus Fett – wer ist der wahre Übeltäter?

Das Problem bei gesättigten Fetten ist nicht das Fett selbst, sondern die Lebensmittel, in denen es »verpackt« ist, also beispielsweise verarbeitetes oder rotes Fleisch. Verarbeitete Fleischwaren wie Hot Dogs, Speck und Würstchen sind problematisch, weil sie oft mit Nitraten konserviert werden, die sich beim Erhitzen in Nitrosamine verwandeln (und Nitrosamine erhöhen das Darmkrebsrisiko). Rotes Fleisch wiederum wird mit Herz-Kreislauf-Erkrankungen in Verbindung gebracht, und die sind bei Fettleberpatienten die häufigste Todesursache.

Untersuchungen der Cleveland Clinic deuten auf einen unmittelbaren Grund dafür hin, warum der Verzehr von rotem Fleisch das Risiko für Herz-Kreislauf-Erkrankungen erhöhen kann: Wenn Darmbakterien die in rotem Fleisch enthaltenen Nährstoffe verdauen, entsteht nämlich ein Abbauprodukt namens TMAO (Trimethylamin-N-Oxid). Und hohe TMAO-Werte werden mit Arteriosklerose und anderen Herz-Kreislauf-Erkrankungen in Zusammenhang gebracht – zum Beispiel mit Blutgerinnseln, die sich aus den Gefäßen lösen und einen Schlaganfall oder Herzinfarkt verursachen können. Wissenschaftler der Cleveland Clinic haben festgestellt, dass Menschen, die viel rotes Fleisch essen, deutlich höhere TMAO-Werte aufweisen als Menschen, deren Haupteiweißquelle aus weißem Fleisch oder vegetarischen Lebensmitteln besteht.[70]

Eine Verbesserung der Zusammensetzung Ihrer Darmflora könnte möglicherweise dazu beitragen, dass Ihr Körper weniger TMAO produziert, und dadurch würden dann vermutlich auch weniger Schäden an Ihrem Gefäßsystem entstehen. Glücklicherweise sind die Ernährungspläne in unserem Buch auch darauf ausgelegt, die Darmgesundheit zu verbessern und die Ansiedelung nützlicher Bakterien im Darm zu fördern. Denn die von uns empfohlene Zusammenstellung von Lebensmitteln ist ballaststoffreich (bietet also den gesunden Bakterien Nahrung) und hat eine niedrige glykämische Last (was bedeutet, dass sie den ungesunden Darmbakterien ihre bevorzugte Nahrungsquelle – Zucker – vorenthält).

Kristins Patienten sagen oft: »Ich habe zwar auch eine etwas verfettete Leber, aber eigentlich bin ich hier, weil ich keinen Herzinfarkt bekommen möchte«, oder sie machen sich Sorgen um die Gesundheit ihres Gehirns. Doch egal worin das Hauptanliegen ihrer Patienten besteht – Kristin erinnert sie immer daran, dass die Leber für unser Gefäßsystem eine wichtige Rolle spielt. Wissen Sie noch, dass wir den Körper in Kapitel 1 mit einem Straßennetz verglichen haben? Wenn Sie sich gut um Ihre Leber kümmern, wirkt sich das letztendlich auf alle Organe und Organsysteme in Ihrem Körper positiv aus.

UNSERE ERNÄHRUNGSPLÄNE ZUR REGENERATION IHRER LEBER

Diese Pläne zeichnen sich durch folgende Eigenschaften aus:

- Vorwiegend pflanzlich
- Nährstoffreich
- Niedriger bis mittelhoher Kohlenhydratgehalt
- Niedrige bis moderate glykämische Last
- Gesund für den Darm
- Schmackhaft
- Unkompliziert (mit Zutaten, die leicht zu beschaffen sind)
- Nachhaltig (umweltfreundlich)

Wenn Sie »Zwei-für-eins-Angebote« in Schuhgeschäften oder Lebensmittelläden lieben, dann werden Sie auch an den Ernährungsplänen in diesem Buch Freude haben, denn jeder dieser Pläne kann dazu beitragen, Ihre Fettleber zu heilen, wirkt sich aber gleichzeitig auch positiv auf Herz, Gehirn, Nieren und Gefäße aus und beugt der Entstehung eines Typ-2-Diabetes vor. Und das ist dann nicht mehr »Zwei für eins« – das ist fast schon wie ein »Kaufe-eins-und-du-bekommst-den-ganzen-Laden geschenkt«-Deal!

Jeder der vier Ernährungspläne zur Regeneration Ihrer Leber wirkt sich positiv auf folgende Aspekte Ihrer Gesundheit aus:

- Fettleber
- Typ-2-Diabetes
- Herz-Kreislauf-Erkrankungen
- Darmgesundheit
- Gehirn/kognitive Gesundheit

Wie sich die Ernährungspläne zur Regeneration Ihrer Leber von anderen beliebten Diäten unterscheiden

Ernährungsform	Ähnlichkeiten	Unterschiede
Keto	Gemeinsame Hauptziele sind die Einschränkung des Kohlenhydratkonsums und die Senkung des Blutzucker- und Insulinspiegels.	Unsere Ernährungspläne zur Regeneration der Leber enthalten mehr ballaststoffreiche, nährstoffdichte Kohlenhydrate (beispielsweise buntes Obst und Gemüse, aber auch Hülsenfrüchte). Außerdem beinhalten sie weniger rotes Fleisch, verarbeitetes Fleisch und Vollfettmilchprodukte, als dies bei einer Keto-Ernährungsstrategie üblich ist.
Mittelmeerdiät	Beide Ernährungsformen legen großes Gewicht auf nährstoffdichte Lebensmittel, gesunde Fette (vor allem extra natives Olivenöl) und einen begrenzten Verzehr von rotem Fleisch, Milchprodukten und Süßigkeiten.	Unsere Ernährungspläne enthalten weniger Getreide als die Mittelmeerdiät. Wir plädieren auch nicht dafür, jeden Tag ein Glas Rotwein zu trinken – dagegen ist zwar grundsätzlich nichts einzuwenden, aber je weniger Alkohol Sie trinken, umso wohler wird Ihre Leber sich fühlen.

Ernährungsform	Ähnlichkeiten	Unterschiede
Paleo	Bei beiden Ernährungsformen wird empfohlen, hauptsächlich nährstoffdichte, vollwertige Lebensmittel zu sich zu nehmen.	Die Ernährungspläne zur Regeneration Ihrer Leber erlauben einige Vollkornprodukte, Milchprodukte und Hülsenfrüchte – all diese Lebensmittel sind bei einer Paleo-Diät ausgeschlossen. Außerdem empfehlen unsere Ernährungspläne, viel weniger rotes Fleisch zu essen als bei der Paleo-Diät.
DASH-Diät	Diese populäre Ernährungsform basiert ebenfalls auf der Mittelmeerdiät, verfolgt aber das Ziel, den Blutdruck zu senken.	Die Ernährungspläne zur Regeneration Ihrer Leber setzen weniger stark auf Getreide (die DASH-Diät empfiehlt 6–8 Portionen Getreideprodukte pro Tag) und enthalten insgesamt auch weniger Kohlenhydrate als die DASH-Diät.
MIND-Diät	Diese Kombination aus Mittelmeerdiät und DASH-Diät soll sich positiv auf die kognitive Gesundheit auswirken. Ebenso wie unsere Ernährungspläne zur Regeneration Ihrer Leber zielt auch die MIND-Diät darauf ab, ein bestimmtes Organ (in diesem Fall das Gehirn) zu unterstützen, indem sie den Gemüsekonsum erhöht und den Kohlenhydratkonsum einschränkt.	Die MIND-Diät legt viel mehr Wert auf den Verzehr von grünem Blattgemüse als wir – wir möchten einfach nur, dass Sie mehr Gemüse in allen Farben essen. Außerdem empfiehlt die MIND-Diät ein Glas Rotwein pro Tag. Wir dagegen raten unseren Lesern und Patienten, möglichst wenig Alkohol zu trinken: nicht mehr als ein alkoholisches Getränk pro Tag für Frauen und zwei für Männer; idealerweise sollten Sie jedoch nur selten oder am besten gar keinen Alkohol trinken.
Nordische Diät	Ähnlich wie die Mittelmeerdiät, aber mit einem Schwerpunkt auf Lebensmitteln aus nordischen Ländern (beispielsweise Schweden und Dänemark).	Die Ernährungspläne zur Regeneration Ihrer Leber legen größeres Gewicht auf extra natives Olivenöl und enthalten weniger Getreideprodukte als die nordische Diät. (Das gilt insbesondere für unsere Essenspläne mit moderatem oder niedrigem Kohlenhydratkonsum.)

Langlebigkeitsdiät	Diese Diät wurde von dem Fastenexperten Valter Longo entwickelt und ähnelt der Mittelmeerdiät, wobei der Schwerpunkt allerdings darauf liegt, sich so zu ernähren wie Ihre Vorfahren (u. a. mit einem hohen Anteil an pflanzlichen Lebensmitteln). Dazu gehört außerdem, mehrmals pro Jahr eine Art Fastenkur durchzuführen (d. h. fünf Tage lang nur eine geringe Anzahl an Kalorien pro Tag zu sich zu nehmen, um die Vorteile des Fastens zu nutzen, ohne ganz aufs Essen verzichten zu müssen).	Die Ernährungspläne zur Regeneration Ihrer Leber enthalten etwas mehr Eiweiß als die Langlebigkeitsdiät. Tägliches intermittierendes Fasten ist die einzige Fastenform, die in unseren Ernährungsplänen enthalten ist.
Vegetarisch	Bei beiden Ernährungsformen liegt das Schwergewicht auf pflanzlichen Lebensmitteln.	Viele Vegetarier ersetzen die Kalorien aus tierischen Produkten durch kohlenhydrathaltige Lebensmittel wie Brot, Nudeln und Pizza. Bei den Ernährungsplänen zur Regeneration Ihrer Leber werden diese Kohlenhydrate so aufgewertet, dass sie mehr Ballaststoffe und eine höhere Nährstoffdichte aufweisen; außerdem wird die Gesamtkohlenhydratzufuhr reduziert.

Nahrungsergänzungsmittel zur Verbesserung Ihrer Gesundheit (und der Ihrer Leber)

Vitamin D

Es gibt nachweislich einen Zusammenhang zwischen einem niedrigen Vitamin-D-Spiegel und Fettlebererkrankungen. Obwohl ein Vitamin-D-Mangel keine NAFLD verursacht, kann er das Fortschreiten dieser Erkrankung doch beschleunigen.

Aber zum Glück sind Vitamin-D-Präparate preiswert, leicht zu beschaffen und einfach einzunehmen. (Normalerweise handelt es sich dabei um kleine Kapseln oder Tabletten, obwohl Vitamin D auch in flüssiger Form erhältlich ist.) Außerdem bringt eine Erhöhung des Vitamin-D-Spiegels viele Vorteile: Zum Beispiel sinkt bei Männern und Frauen über 50 Jahren das Osteoporoserisiko, wenn ihr Vitamin-D-Spiegel mindestens 50 Nanomol pro Liter (nmol/l) beträgt. Auch das Risiko für die Entstehung einer Depression nimmt ab.[71]

Es gibt keine allgemeingültige Dosierungsempfehlung. Wie viel Vitamin D Sie benötigen, hängt von Ihrem derzeitigen Spiegel dieses Vitamins ab, der nur durch eine Blutuntersuchung bestimmt werden kann. Außerdem kommt es auch darauf an, wie stark Sie gerade täglich der Sonne ausgesetzt sind: Im Winter braucht man normalerweise mehr Vitamin D (es sei denn, Sie leben an einem sehr warmen, sonnigen Ort wie dem Südwesten der USA oder Florida). Und auch Ihre Hautfarbe spielt eine Rolle: Menschen mit dunklerer Haut benötigen mehr Sonneneinstrahlung, um Vitamin D zu bilden, als hellhäutige. Daher kann die Dosierung von Vitamin-D-Präparaten sehr unterschiedlich sein; am besten ist es, die erforderliche Dosis gemeinsam mit Ihrem Arzt festzulegen. Normalerweise liegt sie zwischen 1000 und 5000 Internationalen Einheiten (IE) pro Tag.

Omega-3-Fettsäuren

Omega-3-Fettsäuren – vor allem Docosahexaensäure (DHA) und Eicosapentaensäure (EPA) –, die in fettem Fisch wie Lachs und in winzig kleinen Krebstieren namens Krill enthalten sind, senken nachweislich die Triglyzeridwerte. Und hohe Triglyzeridwerte sind, wie Sie sicherlich noch wissen, ein Risikofaktor für eine Fettleber. Studien haben zwar keinen signifikanten Nutzen für die Einnahme von Omega-3-Präparaten bei Fettleberpatienten gezeigt, aber es gibt doch einen gewissen Trend zu einem Nutzen. Mit anderen Worten: Man hat festgestellt, dass Omega-3-Fettsäuren bei NAFLD-Patienten die Leberfett- und Triglyzeridwerte senken. Zur Verbesserung von Markern für eine schwerere NAFLD (beispielsweise Entzündung und Fibrose) liegen bisher allerdings noch keine eindeutigen Forschungsergebnisse vor.[72] Mit der Einnahme von Omega-3-Fettsäuren reduzieren Sie also auf jeden Fall einen wichtigen Risikofaktor und leisten womöglich auch einen Beitrag zur Behandlung einer bereits bestehenden Fettleber.

Es gibt übrigens auch eine pflanzliche Omega-3-Fettsäure: die sogenannte Alpha-Linolensäure (ALA), die in Algen, Leinsamen und Walnüssen enthalten ist. Allerdings muss der Körper diese pflanzliche Fettsäure in die aktiveren Formen DHA und EPA umwandeln, und dieser Umwandlungsprozess ist nicht sonderlich effizient. Man müsste also schon sehr viel ALA zu sich nehmen, um die gleichen DHA- und EPA-Mengen zu erhalten wie aus einer viel geringeren Menge an Fisch oder Fischöl.

Übrigens sollten Sie grundsätzlich nur Nahrungsergänzungsmittel kaufen, die von einer unabhängigen Institution daraufhin überprüft worden sind, dass sie auch tatsächlich das enthalten, was auf dem Etikett steht, und nicht mit Schwermetallen, Pestiziden oder sonstigen Schadstoffen verunreinigt sind (die alle von Ihrer Leber herausgefiltert werden müssen und das Entgiftungsorgan möglicherweise schädigen können). In Deutschland gelten Nahrungsergänzungsmittel als Lebensmittel und unterliegen somit keiner Prüfpflicht. Informationen zur Frage, worauf beim Kauf von Nahrungsergänzungsmitteln zu achten ist, findet man bei der Verbraucherzentrale. Für Nahrungsergänzungsmittel gelten neben den spezifischen Vorschriften der Nahrungsergänzungsmittelverordnung (NemV) die allgemeinen Vorschriften für Lebensmittel (LFGB, LMIV). Für die Überprüfung der Lebensmittelsicherheit sind entsprechende Behörden der Bundesländer sowie übergeordnet die Bundeszentrale für Verbraucherschutz und Lebensmittelsicherheit zuständig.

Probiotika

Ihr Mikrobiom durch die Einnahme von Nahrungsergänzungsmitteln mit guten Darmbakterien anzureichern, ist fast so etwas wie der Abschluss einer umfassenden Gesundheitsversicherung. Denn normalerweise gehört eine möglichst vielfältige Besiedelung mit verschiedenen »freundlichen« Bakterienstämmen zu den wichtigsten Eigenschaften eines gesunden Mikrobioms.

Beim Einkauf von Probiotika sollten Sie auf Folgendes achten:

- **Normalerweise bekommt man dabei genau den Gegenwert für sein Geld.** Das heißt, teurere Marken haben in der Regel auch hochwertigere Produkte. Und bei Probiotika sollte man in punkto Qualität besonders vorsichtig sein, zumal es sich dabei um lebende Bakterien handelt.
- **Recherchieren Sie, welche Marken es gibt.** Gehen Sie nicht einfach nur zu dem Regal mit den Nahrungsergänzungsmitteln in Ihrem Drogerie- oder Supermarkt oder in der Apotheke, um dann mehr oder weniger wahllos nach irgendeinem Produkt zu greifen, sondern schauen Sie sich die angebotenen Marken genau an, lesen Sie die Etiketten und besuchen

Sie vielleicht sogar die entsprechenden Websites. Hochwertige Marken bieten normalerweise auch einen hochwertigen Service. Einige bieten sogar einen kostenlosen telefonischen Beratungsdienst an, der Ihnen bei der Wahl des richtigen Produkts helfen kann, oder schicken Ihnen nähere Informationen zu ihren Produkten.

- **Gehen Sie gut mit Ihren Nahrungsergänzungsmitteln um**. Da die Bakterien in Ihrem Probiotikum lebendig sind, können sie auch absterben. Diesem Problem können Sie vorbeugen (oder diesen Prozess zumindest hinauszögern), indem Sie die Produkte vor Licht, Hitze und Feuchtigkeit schützen. Am besten bewahren Sie sie im Kühlschrank auf.
- **Halten Sie sich an die Dosierungsanleitungen**. Lesen Sie das Etikett sorgfältig und befolgen Sie die Anweisungen. Sie können auch mit einer niedrigeren Dosis beginnen und diese dann allmählich bis zur auf dem Etikett angegebenen Dosis steigern. Aber nehmen Sie nicht mehr ein – denn mehr ist nicht immer besser.
- **Rechnen Sie anfangs mit unangenehmen Symptomen**. Wenn Sie lange Zeit viel Zucker gegessen oder mehrfache Antibiotikatherapien hinter sich haben (zwei Faktoren, mit denen man gute Darmbakterien ausrotten und die Vermehrung schlechter Bakterien fördern kann), ist Ihr Mikrobiom womöglich in einem schlechten Zustand. Dann werden Sie nach Beginn der Einnahme von Probiotika wahrscheinlich unter einem Blähbauch, Darmwinden und anderen leichten Verdauungsproblemen leiden. Das ist zwar unangenehm, aber ein gutes Zeichen dafür, dass das Probiotikum wirkt. Es kann zwei bis vier Wochen dauern, bis Ihr Körper sich daran gewöhnt hat.
- **Wechseln Sie die Produkte immer wieder**. Jedes Probiotikum enthält einen anderen Bakterienstämme-Mix. Und da eine möglichst vielfältige Mischung aus gesunden Darmbakterien für eine gesunde Verdauung von entscheidender Bedeutung ist, sollten Sie Ihr Präparat alle drei bis sechs Monate wechseln.
- **Verlassen Sie sich nicht allzu sehr auf Ihre guten Darmbakterien**. Trotz der vielen Vorteile, die Probiotika für Ihren Stoffwechsel und die Gesundheit Ihrer Leber bieten, können Nahrungsergänzungsmittel keine falsche Ernährung wettmachen. Sie müssen sich also trotzdem immer noch gesund ernähren.

Es kommt nicht nur darauf an, was Sie essen, sondern auch darauf, wann Sie essen!

Intermittierendes Fasten – eine Form des zeitlich begrenzten Essens – ist ein neuerer Ernährungstrend, dessen Wirksamkeit durch zahlreiche Studien belegt worden ist.

Intermittierendes Fasten bedeutet, dass Sie Ihre Nahrungsaufnahme auf eine kurze Zeitspanne (das sogenannte Essensfenster) beschränken. Der Vorteil dieser Fastenform besteht darin, dass sie Ihrem Körper – und Ihrer Leber – eine Verschnaufpause von der Verdauungsarbeit gönnt und Ihr Blutzuckerspiegel zwischendurch wieder sinken kann. Dadurch nimmt gleichzeitig auch der Insulinspiegel ab, und die Insulinempfindlichkeit verbessert sich. Außerdem hat man festgestellt, dass das intermittierende Fasten bestimmte Signalwege hochreguliert (aktiviert), die oxidativen Stress reduzieren und geschädigte Moleküle reparieren oder aus dem Körper entfernen, wodurch wiederum Entzündungsprozesse abklingen können. Und nicht zuletzt fördert intermittierendes Fasten auch den Abbau von Bauchfett und verbessert die kognitive Funktion. Diese Fastenmethode bringt so große gesundheitliche Vorteile, dass eine im Jahr 2019 im *New England Journal of Medicine* erschienene Studie sogar empfichlt, Ärzte und Ernährungsberater sollten ihren Patienten intermittierendes Fasten künftig per Rezept verschreiben![73] Es ist eine sehr wirksame und zudem völlig kostenlose Medizin.

Das Beste am intermittierenden Fasten ist vielleicht die Tatsache, dass es sich dabei um ein Intervallfasten handelt. Sie brauchen sich also nicht auf eine langfristige Kalorienrestriktion einzustellen und müssen auch nicht ständig eine ketogene Diät einhalten – zwei andere Ernährungsformen, die nachweislich ähnliche Vorteile haben, aber sehr viel schwieriger durchzuhalten sind und auch gewisse Risiken und Probleme mit sich bringen.

Wenn Sie Angst vor einer Ernährungsumstellung haben, sollten Sie sich vor Augen halten, dass Sie zunächst gar nichts daran zu ändern brauchen, **was** Sie essen (dazu kommen wir später noch!) – Sie müssen nur Ihren **Essenszeitpunkt** verändern. Schon allein damit können Sie etwas für Ihre Leber tun und Ihren Insulinspiegel, Ihre Entzündungswerte, Ihr Bauchfett und Ihr Gehirn positiv beeinflussen. Wenn Sie mindestens zwölf Stunden lang (zum Beispiel von 20 Uhr abends bis 8 Uhr morgens) nichts essen, gönnen Sie Ihrer Leber damit eine kleine Verschnaufpause von ihrer Stoffwechselarbeit und geben Ihrem Insulinspiegel eine Chance, abzusinken. Denn so erstaunlich das Leistungsvermögen Ihrer Leber auch sein mag – dieses Organ ist nicht dafür geschaffen, den ganzen Tag Lebensmittel abzubauen und zu verarbeiten. Das Fasten verschafft ihm eine wohlverdiente Erholungspause.

Sobald Sie sich daran gewöhnt haben, dass zwischen der letzten Mahlzeit eines Tages und der ersten Mahlzeit des nächsten Tages mehr Zeit vergeht, können Sie das Zeitfenster, in dem Sie nichts essen, sogar noch verlängern, indem Sie das Frühstück ein Stück weit nach hinten verschieben und das Abendessen ein bisschen vorverlegen. In einer im *Journal of Nutritional Science* erschienenen Studie aus dem Jahr 2018 verschob eine Gruppe der Teilnehmer ihr Frühstück um eineinhalb Stunden nach hinten und aß gleichzeitig eineinhalb Stunden früher zu Abend, wodurch ihr Essensfenster sich um insgesamt drei Stunden verkürzte. Die andere Gruppe behielt ihre normalen Essgewohnheiten bei. Nach zehn Wochen stellten die Forscher fest, dass die Intervallfasten-Gruppe weniger Kalorien zu sich nahm, Fett verlor und einen deutlich niedrigeren Nüchternblutzucker hatte als die Kontrollgruppe.[74]

Aber Sie können Ihre Insulinempfindlichkeit auch bereits mit einem moderaten zwölfstündigen Fasten pro Tag verbessern. Das bedeutet schlicht und einfach, dass Sie nach 20 Uhr abends und vor 8 Uhr morgens nichts mehr essen. Auf diese Weise verschlafen Sie den größten Teil Ihrer Fastenzeit. Wenn Sie es bisher gewohnt waren, spätabends und/oder gleich morgens nach dem Aufstehen etwas zu essen, ist diese kleine Umstellung Ihrer Essenszeiten schon ein guter Anfang. Und wenn es Ihnen zu schwierig erscheint, das jeden Tag zu praktizieren, dann nehmen Sie es sich doch einfach für die fünf Wochentage vor und seien Sie am Wochenende ein bisschen großzügiger.

Wie bei allen Veränderungen, die wir in diesem Buch empfehlen, ist die beste Entscheidung für Sie diejenige, die Sie auch tatsächlich umsetzen werden. Wenn Ihnen ein Zwölf-Stunden-Zeitfenster ohne Essen zu lang vorkommt, ist es keine Schande, mit einem 14-Stunden-Essensfenster zu beginnen (also beispielsweise um 20 Uhr Ihr Abendessen zu beenden und am nächsten Morgen um 6 Uhr zu frühstücken) und die Fastenphase ungefähr jede Woche um eine Stunde pro Tag zu verlängern. Wir beide haben das intermittierende Fasten zu einem festen Bestandteil unseres Lebens gemacht: Kristin frühstückt erst um 11 Uhr morgens und isst an den meisten Tagen spätestens um 19 Uhr zu Abend, und Ibrahim hält ein zwölfstündiges Essensfenster zwischen 19:30 Uhr und 7:30 Uhr ein.

INTERMITTIERENDES FASTEN FÜR SCHICHTARBEITER

Wissenschaftlichen Untersuchungen zufolge haben Schichtarbeiter ein erhöhtes Risiko dafür, Bauchfett, Typ-2-Diabetes und Herz-Kreislauf-Erkrankungen (mit anderen Worten: sämtliche Begleiterscheinungen einer Fettleberkrankheit) zu entwickeln, weil ihre Essenszeiten nicht unserem typischen Schlaf-Wach-Rhythmus entsprechen.

Die Ergebnisse verschiedener Studien beweisen, dass intermittierendes Fasten an mindestens zwei von fünf Tagen pro Woche die Essensmengen reduziert, die Gewichtsabnahme fördert und die negativen Stoffwechselmarker verbessert, die durch Schichtarbeit im Körper entstehen.

Wie sieht intermittierendes Fasten während der Schichtarbeit aus?

Beispiel 1:

- 17:00 Uhr: Aufwachen und Beginn des Essensfensters
- 19:00 Uhr: Abendessen
- 1:00 Uhr nachts: Ende des Essensfensters
- 1:00 Uhr nachts bis 17:00 Uhr: Fasten

Beispiel 2:

- 0:00 Uhr bis 2:00 Uhr morgens: Beginn des Essensfensters
- 8:00 Uhr bis 10:00 Uhr: Ende des Essensfensters
- 8:00 Uhr bis 17:00 Uhr: Schlafen und Fasten
- 17:00 Uhr bis 24:00 Uhr: Lassen Sie das Frühstück weg und fasten Sie weiter.
- 0:00 Uhr bis 1:00 Uhr morgens: Beginn des Essensfensters

Checkliste für eine Veränderung Ihrer Lebensgewohnheiten

Während Sie sich allmählich darauf vorbereiten, mit einem neuen Ernährungsprogramm zu beginnen, das zu Ihrem Leben, Ihrer Leber und Ihrem Stoffwechselprofil passt (zu diesem Thema kommen wir ab Kapitel 6), gibt es ein paar kleine Veränderungen, die Sie jetzt schon vornehmen können und die Ihrem Stoffwechsel und Ihrer Leber bereits einen ersten Nutzen bringen werden. Denn wenn es Ihnen nicht einmal gelingt, kleine Veränderungen an Ihrer Lebensweise vorzunehmen, werden Ihnen größere Lebensstilumstellungen erst recht schwerfallen. Doch wenn Sie jetzt schon ein paar erste kleine Erfolge verbuchen können, gibt Ihnen das den nötigen Schwung, um in ein paar Wochen mit einem ganz neuen Ernährungsprogramm zu beginnen.

Kleinigkeiten sind wirklich wichtig. Denn wenn Sie ein oder zwei der unten aufgeführten Empfehlungen beherzigen und merken, dass Ihnen das etwas bringt, werden Sie mehr Energie und Motivation haben, diese Liste der kleinen Lebensstiländerungen weiter abzuarbeiten und/oder sich später an einen der vier Ernährungspläne zu halten, die wir in Teil 3 dieses Buchs beschreiben. Sie dürfen gerne erst einmal für ein paar Wochen (oder auch ein bisschen länger) bei den kleineren Lebensstiländerungen aus dieser Liste bleiben, bevor Sie in einen der Ernährungspläne zur Regeneration Ihrer Leber einsteigen. Trotz dieser kurzen zeitlichen Verzögerung können Sie immer noch wichtige Fortschritte in Richtung Ihrer Ziele machen. Wenn Sie bisher zum Beispiel jeden Abend Alkohol getrunken haben, würde es sich sehr positiv auf Ihre Leber und Ihren allgemeinen Gesundheitszustand auswirken, Ihren Alkoholkonsum auf jeden zweiten Abend zu beschränken. Oder Sie könnten die Limonade, die Sie regelmäßig trinken, durch stilles Wasser oder Mineralwasser mit Kohlensäure ersetzen. Oder Sie können einen Termin beim Arzt vereinbaren, um herauszufinden, ob Sie tatsächlich an Schlafapnoe leiden (vor allem, wenn Sie schnarchen). Es ist also schon sehr hilfreich und wichtig, mit einer kleinen Veränderung anzufangen – auch wenn Sie zurzeit beim besten Willen nicht mehr schaffen.

Vielleicht sollten Sie diese Liste der kleinen Lebensstiländerungen nicht nur als Inspiration für einfache Maßnahmen nutzen, die Sie tagtäglich zum Schutz Ihrer Leber ergreifen können, sondern auch als Checkliste, um genau zu verfolgen, was Sie regelmäßig für Ihre Gesundheit tun. Sobald Sie sich eine dieser Maßnahmen zur Gewohnheit gemacht haben, können Sie sie abhaken und haben Ihre Fortschritte auf diese Weise auch visuell vor Augen.

Natürlich müssen Sie nicht gleich alles auf einmal in Angriff nehmen. Tun Sie das bitte nicht! Es genügt völlig, wenn Sie diese Veränderungen der Reihe nach in Ihr Leben einbauen. Immer wenn Sie sich bereit fühlen, eine neue Lebensstiländerung hinzuzufügen, können Sie sich die im Folgenden beschriebene Liste anschauen und etwas auswählen, das für Ihre Leber und Ihren allgemeinen Gesundheitszustand von besonders großem Nutzen ist. Und wenn Sie dann zu dem Abschnitt über die Ernährungspläne in diesem Buch kommen, werden Sie bereits sehr viel mehr Energie und Mut haben, sodass es Sie keine Überwindung mehr kostet, noch einen Schritt weiterzugehen.

Die Punkte, die wir mit einem Sternchen (*) versehen haben, sind für Ihre Leber am allerwichtigsten. Wenn Sie diese Ratschläge nicht ohnehin schon befolgen, dann wählen Sie einen davon aus und beginnen Sie jetzt damit. Egal welche Wahl Sie treffen – notieren Sie sich Ihre Antworten auf die im Folgenden genannten beiden Denkanstöße in Ihrem »Neustart für Ihre Leber«-Notizbuch, einem Tagebuch oder Planer oder der Notizfunktion Ihres Smartphones (oder was auch immer Sie als Erinnerungshilfe für die Arbeit an Ihren Zielen und Aufgaben verwenden).

Denkanstöße zum Ergänzen:

»Ich nehme mir fest vor, in Zukunft folgende kleine Veränderungen an meinem Lebensstil vorzunehmen: …«

»Sobald mir das zur festen Gewohnheit geworden ist, werde ich noch einen nächsten kleinen Schritt gehen, nämlich: …«

Bewegung

☐ **Stehen Sie zwischendurch öfter mal auf:** Versuchen Sie während der meisten wachen Stunden Ihres Tages jede Stunde für mindestens fünf Minuten aufzustehen. Das wird Ihnen sogar noch mehr bringen, wenn Sie dabei nicht nur stehen, sondern sich bewegen, auf der Stelle treten oder Dehnübungen machen. Stellen Sie einen Timer ein, damit Sie daran denken, während des Sitzens regelmäßig aufzustehen (diese Funktion bieten übrigens auch die Apple Watches an; oder wenn Sie zu Hause sind, können Sie Alexa bitten, Sie einmal pro Stunde ans Aufstehen zu erinnern). Wenn Sie auf einen Rollstuhl angewiesen sind oder Ihnen das Stehen schwerfällt, können Sie Stuhl-Yoga oder eine Dehnübung (siehe unten) machen.

☐ **Strecken Sie sich:** Planen Sie – vielleicht gleich nach dem Aufwachen oder kurz vor dem Schlafengehen – Zeit für eine Ganzkörperdehnung in Ihren Tag ein. Kristin beginnt den Tag zum Beispiel am liebsten mit einer Kobra-Dehnung auf dem Fußboden und trinkt dann eine Tasse Kaffee.

☐ **Machen Sie nach den Mahlzeiten einen kurzen Spaziergang:** Nach dem Essen eine Runde um den Häuserblock oder das Bürogebäude zu drehen oder vielleicht sogar die Auffahrt hinunter und wieder zurück zu gehen, kann Ihre Verdauung anregen und die Glukose aus Ihrem Blut ins Gewebe transportieren, sodass Ihr Körper weniger Insulin produzieren muss.

☐ **Bewegen Sie sich jeden Tag ein bisschen mehr:*** Wenn Sie normalerweise den ganzen Tag sitzen, sollten Sie von nun an darauf achten, sich jeden Tag zu bewegen. Diese körperliche Aktivität muss nicht unbedingt »am Stück« erfolgen; Sie können auch einfach nur zwischendurch ein paar kleine Bewegungsphasen einbauen. Steigern Sie diese Bewegungsphasen allmählich bis auf eine Zeitdauer von 20 Minuten. Wenn Sie sich tagsüber bereits viel bewegen, versuchen Sie dreimal pro Woche kurze Phasen einer anstrengenderen körperlichen Aktivität einzubauen. Eine australische Studie hat ergeben, dass ein zehnminütiges Training mit drei 20-sekündigen Phasen maximaler Anstrengung – über einen Zeitraum von zwölf Wochen dreimal wöchentlich praktiziert – die Insulinempfindlichkeit stärker verbessert als ein 45-minütiges Ausdauertraining mit mittlerer Intensität![75]

Lebensmittel

☐ **Räumen Sie Ihren Kühlschrank um:** Denken Sie einmal darüber nach, wie oft Sie »mit den Augen essen«, und räumen Sie Ihren Kühlschrank und Ihre Vorratskammer dementsprechend um: Bewahren Sie nährstoffdichte Lebensmittel in Sichtweite und auf Augenhöhe auf, damit sie Ihnen sofort ins Auge springen, wenn Sie den Kühlschrank öffnen, um sich einen kleinen Snack zu gönnen. Eine weitere kluge Strategie besteht darin, gesunde Lebensmittel in Glasbehältern und Lebensmittel, die Sie seltener essen sollten, in undurchsichtigen Gefäßen aufzubewahren.

☐ **Bereiten Sie Ihr Obst und Gemüse mundgerecht zu:** Statt frisches Obst und Gemüse gleich nach dem Einkauf in den Kühlschrank zu legen, können Sie es waschen und zerkleinern und dann in Frischhaltedosen aufbewahren. Sie können sich den Verzehr von frischem Obst und Gemüse sogar noch einfacher machen, indem Sie es nach dem Kleinschneiden in Einzelportionen verpacken.

☐ **Schätzen Sie Ihr Hungergefühl richtig ein:** Wenn Sie in die Küche gehen, um sich einen kleinen Imbiss zu holen, sollten Sie sich zuerst einmal fragen, ob Sie auch wirklich hungrig sind. Denn vielleicht verspüren Sie in Wirklichkeit gar kein Hungergefühl, sondern etwas ganz anderes: Womöglich sind Sie einfach nur gelangweilt, frustriert oder müde und nutzen das Essen als Bewältigungsstrategie. Versuchen Sie herauszufinden, welche Emotion dahintersteckt. Wenn Sie sich angewöhnen, so genau in sich hineinzuhören, brauchen Sie in Zukunft keine Portionskontrolle und auch keine Willenskraft mehr – und das ist auch gut so, denn man hat festgestellt, dass diese beiden Strategien für eine Ernährungsumstellung nichts bringen.

☐ **Bringen Sie mehr Farbe auf Ihren Teller:** Achten Sie darauf, bei jeder Mahlzeit Lebensmittel in mindestens zwei verschiedenen Farben zu essen. Geben Sie zum Beispiel Karottenstäbchen in Ihren Salat, gemischte Beeren in Ihr Müsli und Tomaten oder Spinat zu Ihrem Rührei. Sieben verschiedene Farben pro Tag sind ein gutes Ziel, das Sie anstreben sollten – und diese Zielsetzung hilft Ihnen gleichzeitig auch bei der Entscheidung, zu welchem Obst und Gemüse Sie beim Einkaufen im Lebensmittelgeschäft greifen sollten.

☐ **Vergessen Sie nicht, genügend zu trinken:** Nutzen Sie Erinnerungshilfen, damit Sie im Tagesverlauf immer wieder daran denken, mehr Wasser zu trinken; denn mit mehr Flüssigkeit kann die Leber ihre Entgiftungsaufgaben besser erfüllen.

☐ **Essen Sie mehr Vollkornprodukte:** Streichen Sie raffinierte, verarbeitete, ballaststoffarme Getreideprodukte mit hoher glykämischer Last von Ihrem Speisezettel und ersetzen Sie sie durch Vollkornprodukte. Statt weißem Reis können Sie zum Beispiel braunen Reis oder Quinoa und anstelle von Brot aus Weißmehl lieber Brot aus gekeimtem Vollkorngetreide oder Vollkornbrot mit Saaten essen.

☐ **Wählen Sie gesündere Alternativen zu Kohlenhydraten:** Verwenden Sie Nudeln auf Bohnenbasis oder Zucchininudeln (Nudeln aus Gemüsestreifen lassen sich leicht selbst herstellen) anstelle von normalen Nudeln. Wählen Sie statt weißem Reis Quinoa, Blumenkohlreis (»Reis« aus geraspeltem, kurz gedünstetem Blumenkohl) oder braunen Reis, verwenden Sie anstelle von normalem, hellem Brot Essenerbrot (zum Beispiel Ezekiel-Brot) und essen Sie lieber Tortillas aus Mandel- oder Kichererbsenmehl statt aus Weißmehl. So können Sie einen Teil Ihrer Kohlenhydrate durch wertvollere Nährstoffe ersetzen.

☐ **Verzichten Sie auf zuckerhaltige Getränke:*** Wenn Sie für gewöhnlich normale Limonaden oder Diät-Limonaden, Energy-Drinks oder Fruchtsäfte trinken, ersetzen Sie diese Getränke durch stilles oder kohlensäurehaltiges Wasser. Wenn Sie normalerweise gesüßte Kaffeegetränke mit Schoko-, Karamell- oder Vanillearoma bevorzugen, versuchen Sie es stattdessen doch mal mit einem Latte aus ungesüßtem Mandel- oder Haferdrink und streuen Sie Zimt darüber, damit Ihr Getränk auch ohne Zucker süß schmeckt.

☐ **Füttern Sie Ihre gesunden Darmbakterien:** Nehmen Sie jeden Tag ein fermentiertes Lebensmittel oder Getränk (zum Beispiel Bio-Tempeh, Bio-Miso, Sauerkraut, Kefir, Kombucha, Kimchi oder Oliven) zu sich.

☐ **Trinken Sie weniger Alkohol:** Jetzt ist es an der Zeit, Ihren Alkoholkonsum herunterzufahren. Wenn Sie bisher jeden Tag Alkohol getrunken haben, dann tun Sie das von jetzt an nur noch jeden zweiten Tag oder vielleicht sogar nur noch am Wochenende und überschreiten Sie dabei niemals die Grenze von mehr als zwei Getränken (wenn Sie ein Mann sind) oder mehr als einem Getränk pro Tag (wenn Sie eine Frau sind). Wenn Sie das nicht auf einmal schaffen, sondern sich den Alkoholkonsum schrittweise abgewöhnen müssen, so ist dagegen nichts einzuwenden – aber bleiben Sie dran!

☐ **Kauen Sie Ihr Essen gründlicher:** Denken Sie daran, jeden Bissen langsam und gründlich zu kauen! Das beugt nachweislich einer Gewichtszunahme vor, fördert das Sättigungsgefühl und kurbelt sogar Ihren Stoffwechsel nach dem Essen stärker an, als wenn Sie schnell essen würden.[76] Wenn Sie Ihr Essen normalerweise achtlos hinunterschlingen, dann gewöhnen Sie sich an, die Gabel nach jedem Bissen wegzulegen, und motivieren Sie sich auf diese Weise dazu, das Essen bewusster zu genießen.

Ihre Essenszeiten

☐ **Schließen Sie Ihre Küche:*** Verzichten Sie auf nächtliches Essen und beschränken Sie Ihr Essenszeitfenster auf höchstens zwölf Stunden. (Falls Sie im Schichtdienst arbeiten, lesen Sie sich noch einmal den Abschnitt »Intermittierendes Fasten für Schichtarbeiter« weiter oben in diesem Kapitel durch.) Wenn Sie es gewohnt sind, spätabends noch zu essen, dann sagen Sie sich, dass Ihre Küche bis morgen früh geschlossen bleibt, und putzen Sie sich nach dem Abendessen die Zähne, um nicht mehr so leicht zu spätabendlichem oder nächtlichem Essen verleitet zu werden.

☐ **Essen Sie in der ersten Tageshälfte mehr als in der zweiten:** Geben Sie sich – und Ihrer Leber – mehr Zeit, Ihre Nahrung zu verstoffwechseln, indem Sie einen größeren Teil Ihrer Kalorien in der ersten Tageshälfte zu sich nehmen (sodass Ihr Körper sich während des Schlafs auf seine Entgiftung und Verjüngung konzentrieren kann, statt mit der Verdauung beschäftigt zu sein). Eine gute Faustregel lautet, wie ein König zu frühstücken, wie ein Prinz zu Mittag und wie ein Bettler zu Abend zu essen. Also gönnen

Sie sich nach der langen nächtlichen Fastenphase morgens eine größere Mahlzeit, nehmen Sie ein sparsameres Mittagessen zu sich und machen Sie das Abendessen zur kleinsten Mahlzeit Ihres Tages. (Es sollte kein vollständiges Hauptgericht sein, sondern eher aus einer Vorspeise und einem Salat bestehen.)

Stressbewältigung

☐ **Erheben Sie den Schlaf zu Ihrer obersten Priorität:*** Der Schlaf ist die Zeit, in der Ihr Geist sich erholt und Ihr Körper sich regeneriert. Gehen Sie mindestens siebeneinhalb Stunden vor dem Klingeln des Weckers ins Bett, damit Sie sieben Stunden Schlaf bekommen.

☐ **Gönnen Sie sich regelmäßig kleine Pausen:** Hören Sie mehrmals am Tag in sich hinein und fragen Sie sich, wie es Ihnen geht: Brauchen Sie ein Glas Wasser? Einen Spaziergang um den Häuserblock, um den Kopf frei zu bekommen? Ein Nickerchen? Eine Umarmung? Oder einfach nur ein paar Minuten Zeit, um aus dem Fenster zu schauen?

☐ **Vorbereitung auf den Tag:** Nehmen Sie sich nach dem Aufwachen fünf Minuten Zeit, um tief durchzuatmen. (Mit anderen Worten: Greifen Sie nicht gleich zum Smartphone, um durch Ihre Feeds zu scrollen oder Ihre E-Mails zu überprüfen.) Sie können sogar noch einen Schritt weitergehen und erst einmal in aller Ruhe darüber nachdenken, was Sie heute alles tun wollen.

☐ **Grenzen Sie sich ab:** Verschaffen Sie sich mehr Zeit für wichtige Dinge, indem Sie unnötige Bitten oder Anforderungen ablehnen.

☐ **Erleichtern Sie sich das Leben:** Delegieren Sie in dieser Woche mindestens eine Aufgabe, die Sie nicht unbedingt selbst erledigen müssen, an jemand anderen.

☐ **Entspannen Sie sich bei einer angenehmen Aktivität:** Durch Meditation, Atemübungen, Yoga, Tai Chi, ja sogar Haus- und Gartenarbeiten wie Unkrautjäten oder Fegen, aber auch durch die Pflege von Hobbys, beispielsweise Stricken oder Zeichnen, kann man sich in einen entspannten psychischen Zustand versetzen. Versuchen Sie sich jeden Tag mindestens zehn Minuten lang einer dieser achtsamen Tätigkeiten zu widmen.

Verringerung Ihrer Giftstoffbelastung

☐ **Verwenden Sie giftstofffreie Lebensmittelbehälter:** Ersetzen Sie Behälter aus Plastik durch solche aus Glas, Edelstahl oder Keramik und nutzen Sie anstelle von Plastiktüten wiederverwendbare Beutel beziehungsweise Einkaufstüten aus Silikon, gewachstem Leinen oder anderen ungiftigen Materialien.

☐ **Waschen Sie Obst und Gemüse gründlich:** »Baden« Sie Ihr Obst oder Gemüse vor dem Verzehr in Wasser mit Backpulver. (Verwenden Sie einen Teelöffel Backpulver pro Liter Wasser; bewegen Sie die Lebensmittel mindestens eine halbe Minute lang in diesem Backpulverbad hin und her und spülen Sie sie dann unter kaltem Wasser ab.[77])

☐ **Entwickeln Sie Bio-Bewusstsein:** Kaufen Sie Bio-Versionen der »*Dirty Dozen*« (= »Dreckiges Dutzend«; das sind die zwölf laut Angaben der *Environmental Working Group* am stärksten mit Schadstoffen belasteten Obst- und Gemüsesorten – eine aktuelle Liste finden Sie unter ewg.org) und/oder essen Sie mehr von den »Clean 15« (15 Obst- und Gemüsesorten mit der geringsten Schadstoffbelastung).

☐ **Lüften Sie Ihre Kleidungsstücke nach der Reinigung:** Ziehen Sie die Plastikfolie von Ihrer chemisch gereinigten Garderobe ab und lassen Sie diese draußen auslüften, bevor Sie sie in Ihr Haus oder Ihre Wohnung bringen; oder nutzen Sie eine Reinigungsfirma, die umweltfreundlichere Methoden (beispielsweise Nass- oder Kohlendioxidreinigung) verwendet.

☐ **Verwenden Sie weniger Chemikalien:** Verzichten Sie auf den Einsatz von Pestiziden und Herbiziden in Haus und Garten oder schränken Sie diesen zumindest drastisch ein und steigen Sie auf ungiftige Reinigungsmittel um.

☐ **Seien Sie auf natürliche Weise schön:** Wählen Sie parfümfreie Körperpflegeprodukte (die nur Inhaltsstoffe enthalten, die Sie aussprechen können).

Nun, da Sie wissen, welche kleinen Änderungen Ihres Lebensstils große Auswirkungen auf die Gesundheit Ihrer Leber haben, können Sie sich mit den näheren Details Ihrer Ernährungsumstellung befassen. Eines dieser Ernährungsprogramme wird genau zu Ihnen und Ihren Bedürfnissen passen. Doch um den richtigen Ernährungsplan wählen zu können, sollten Sie zunächst einmal wissen, welche Konzepte den verschiedenen Plänen zugrunde liegen. Außerdem ist es wichtig, ein paar Strategien zu kennen, die Ihnen die Umstellung Ihrer Ernährung erleichtern werden.

KAPITEL 5

SO ERNÄHREN SIE IHRE LEBER RICHTIG

Genauso wie Sie nicht zu einer Reise quer durch ein Land aufbrechen würden, ohne vorher (zumindest ungefähr) Ihre Reiseroute zu planen, das Auto vollzutanken, sich zur Unterhaltung für unterwegs ein paar Podcasts oder Hörbücher herunterzuladen und etwas Wasser und einige Snacks einzupacken, sollten Sie auch nicht mit einer neuen leberfreundlichen Ernährungs- und Lebensweise beginnen, ohne sich ein bisschen darauf vorzubereiten.

In diesem Kapitel geht es um die Schritte, die leider viel zu viele Menschen überspringen, wenn sie sich zu einer Umstellung ihrer Ernährung entschließen – und das, obwohl diese Maßnahmen für eine dauerhafte Veränderung sehr wichtig sind. Uns ist klar, dass Sie wahrscheinlich am liebsten gleich mit dem neuen Ernährungsprogramm loslegen würden (vielleicht hat der Arzt Ihnen furchtbare Angst eingejagt, indem er sagte, dass Sie unbedingt abnehmen müssen, und zwar schnell). Doch wenn Sie sich ein bisschen mehr Zeit nehmen und ein paar wichtige Maßnahmen, um die es in diesem Kapitel gehen wird, in Ihr neues Lebensstilprogramm einbauen, werden Sie damit weiter kommen und dieses Programm auch garantiert länger durchhalten.

Zunächst einmal wollen wir uns in diesem Kapitel mit zwei sehr wichtigen Strategien befassen:

1. Achten Sie darauf, stets gesunde Lebensmittel parat zu haben.
2. Drücken Sie auf die »Neustart-Taste« Ihres Appetits.

Mithilfe dieser beiden Strategien werden Sie am Ende dieses Kapitels

- die Hintergründe Ihres Hungers und Ihrer Heißhungerattacken besser verstehen,
- stets gesündere Lebensmittel parat (und weniger ungesunde Lebensmittel im Haus) haben,
- wissen, wie Sie Ihre Portionen verkleinern können, ohne darunter zu leiden, und
- ein paar Strategien zur Bewältigung der negativen Auswirkungen früherer Diätversuche kennen.

Außerdem werden wir Ihnen erklären, woran Sie erkennen können, ob Sie wirklich schon bereit sind, in Ihr neues Ernährungsprogramm einzusteigen. Sie erhalten in diesem Kapitel also eine ganze Menge neuer Informationen. Denn je nachdem, was in Ihrem Leben zurzeit passiert, ist jetzt vielleicht gerade nicht der richtige Zeitpunkt für Sie, sich auf eine völlig neue Ernährungsform einzulassen. Vielleicht ist es besser, erst einmal ein paar der in diesem Kapitel beschriebenen Fähigkeiten zu stärken und sich weiter durch die »Checkliste für eine Veränderung Ihrer Lebensgewohnheiten« durchzuarbeiten, die Sie am Ende von Kapitel 4 kennengelernt haben. Denn sonst kommen Sie womöglich in Versuchung, sich mit Feuereifer in ein Ernährungs- und Lebensstiländerungsprogramm hineinzustürzen, das Sie momentan noch gar nicht langfristig durchhalten können. Und um ganz ehrlich zu sein: Nachhaltigkeit ist bei den Ernährungsplänen und Informationen, die wir Ihnen in diesem Buch vermitteln, das Allerwichtigste. Eine Fettleber entsteht schließlich nicht von heute auf morgen und lässt sich daher auch nicht innerhalb einer Woche oder eines Monats beheben. Es ist wirklich am besten, dieses Problem schrittweise anzugehen. Daher wollen wir nun die einzelnen Schritte besprechen, mit denen Sie bei unserem Programm am ehesten Erfolg haben werden.

Achten Sie darauf, stets gesunde Lebensmittel parat zu haben

Es gibt einen sehr wichtigen Schritt, der Ihnen helfen wird, Ihren Appetit wieder zu normalisieren und sich an eine natürlich gesunde Ernährung ohne Entbehrungen zu gewöhnen: Achten Sie darauf, stets gesunde Lebensmittel parat zu haben! Denn dann brauchen Sie keine große Willenskraft, um bessere Ernährungsentscheidungen zu treffen. Und das ist gut, denn Willenskraft ist keine unbegrenzte Ressource: Sie verbraucht sich genauso schnell, wie Zeitungspapier in einem Lagerfeuer verbrennt. Es ist viel einfacher, sich gesund zu ernähren, wenn nicht zu viele ungesunde Lebensmittel in Ihrer Speisekammer und Ihrem Kühlschrank herumliegen. Um sich mit gesunden Lebensmitteln zu umgeben, müssen Sie zweierlei tun:

- Erstens Ihre Küche leberfreundlich einrichten und
- zweitens bessere Entscheidungen beim Lebensmittelkauf treffen. Lassen Sie uns mit dem ersten Schritt beginnen.

Richten Sie Ihre Küche leberfreundlich ein!

Es ist eine Binsenweisheit, dass wir zuerst mit den Augen essen. Deshalb zahlen Lebensmittelhersteller viel Geld dafür, dass ihre Produkte im Supermarkt auf Augenhöhe platziert werden – denn man greift eher nach dem, was man sieht. Deshalb sollten Sie Ihre Vorratskammer und Ihren Kühlschrank so einrichten, dass Sie ständig daran erinnert werden, sich gesund zu ernähren.

Zuallererst müssen Sie leberfeindliche Lebensmittel loswerden oder deren Menge zumindest stark reduzieren. Sie haben dabei einen Spielraum von 15 Prozent (das heißt, 15 Prozent Ihrer Lebensmittel dürfen ungesund für die Leber sein) – aber seien Sie sich darüber im Klaren, dass es sehr schwierig sein wird, dem Verzehr von Lebensmitteln zu widerstehen, die Sie bereits im Haus haben.

Folgende Produkte sollten Sie aus Ihrer Küche verbannen:

- **Alle Lebensmittel, bei denen Zucker unter den ersten drei Zutaten aufgeführt ist:** Natürlich muss auf dem Etikett nicht unbedingt »Zucker« stehen – schauen Sie sich einmal die Liste der 26 Namen für versteckten Zucker auf Seite 131 an! Halten Sie auf allen Etiketten nach Zucker Ausschau – selbst bei Produkten, von denen Sie nie gedacht hätten, dass sie Zucker enthalten könnten. Eine von Kristins Patientinnen staunte beim Ausräumen ihrer Speisekammer nicht schlecht, als sie sah, dass Zucker die an zweiter Stelle genannte Zutat der Semmelbrösel war, die ihr italienisch-amerikanischer Ehemann für die Zubereitung von Hähnchenschnitzeln immer verwendete. (Inzwischen verwendet sie zum Panieren stattdessen eine Mischung aus fein gemahlenen Kokosflocken und Mandelmehl.)
- **Produkte, die hauptsächlich aus raffinierten Getreideprodukten bestehen**: Dazu gehören alle herkömmlichen Cracker und Nudeln, weißer Reis, Weißmehl und Brot aus Weißmehl.
- **Hyperschmackhafte Lebensmittel**: Trennen Sie sich von allem, worauf Sie nur schwer verzichten können. Dazu gehören normalerweise Produkte wie Chips, industriell gefertigte Kekse, Donuts, Fast Food, Pommes frites und Tiefkühlsnacks wie Pizzabrötchen. Wenn Sie keine Chips essen können, ohne gleich die ganze Tüte leer zu futtern, dann werfen Sie sie weg oder legen Sie sie im obersten Küchenregal ganz nach hinten.

Sobald Sie ein bisschen Platz in Ihren Schränken und im Kühlschrank geschaffen haben, stellen Sie die nährstoffdichten, leberfreundlichen Lebensmittel in den Vordergrund – und zwar am besten in durchsichtigen Behältern, sodass Sie sie sehen und Ihre Geschmacksnerven damit verführen können. Das kann allerdings bedeuten, dass Sie sich von bisherigen Gewohnheiten verabschieden müssen. Wenn Sie Ihr Obst und Gemüse zum Beispiel im Obst- und Gemüsefach Ihres Kühlschranks aufbewahren, haben Sie es weder im Blick noch im Kopf, und somit ist es sehr viel wahrscheinlicher, dass es auch nicht mehr in Ihrem Magen landet. Bewahren Sie stattdessen lieber Fleisch und Käse im Gemüsefach auf und legen Sie Ihr Obst und Gemüse in die Fächer, die sich auf Augenhöhe befinden. Am besten ist es, Obst und Gemüse vorzuwaschen und klein zu schneiden, damit Sie möglichst schnell dazu greifen können, wenn Sie Hunger bekommen.

26 NAMEN FÜR VERSTECKTEN ZUCKER

- Agavennektar/Agavendicksaft
- Gerstenmalz
- Zuckerrohrmelasse
- Brauner Reissirup
- Zuckerrohrsirup
- Johannisbrotsirup (Carob-Sirup)
- Maissirup
- Demerara-Zucker
- Traubenzucker (Dextrose)
- Verdampfter Zuckerrohrsaft
- Fruktose
- Fruchtsaftkonzentrat
- Galaktose
- Glukose
- Goldener Sirup
- Maissirup mit hohem Fruktosegehalt
- Maltodextrin
- Maltose
- Ahornsirup
- Melasse
- Muscovado-Zucker
- Rapadura
- Reissirup
- Sorghum-Sirup
- Saccharose
- Rohrzucker

In der Speisekammer sollten Sie Ihre Nüsse und Kerne in Gläsern ganz vorne aufbewahren. (Falls Sie sich im Supermarkt gleich mit mehreren oder besonders großen Tüten Nüssen und Kernen eingedeckt haben, lagern Sie alles, was nicht in das Glas passt, im Gefrierfach, damit es länger frisch bleibt, denn die Öle in Nüssen und Kernen können sehr schnell ranzig werden.)

Bewahren Sie alle verarbeiteten Lebensmittel oder Süßigkeiten, die Sie noch haben (die 15 Prozent der Lebensmittel, über die wir im vorigen Abschnitt gesprochen haben) außer Sichtweite auf – in einem hohen Regalfach, hinter anderen Produkten oder in einem undurchsichtigen Behälter. Falls es in Ihrem Haushalt Kekse gibt, können Sie diese in einem Edelstahlbehälter ganz hinten im Küchenschrank aufbewahren, sodass Sie sie nicht sehen. Denn dann werden Sie auch nicht so oft an diese süßen Leckereien denken und seltener danach greifen.

Sie können sogar einen gesunden Snack auf Ihrer Küchentheke aufbewahren, damit Sie nicht erst in Schränken und Schubladen nach etwas Essbarem stöbern müssen und dabei womöglich auf die Dose mit den Keksen stoßen. Kristin hat oft eine Schüssel mit gerösteten Kichererbsen oder Cashews (die sie zusammen mit etwas Zimt und Meersalz röstet) auf ihrer Kücheninsel stehen, damit sie, ihr Mann oder ihre Kinder immer einen nährstoffdichten Imbiss in Reichweite haben. Natürlich kann es passieren, dass Sie zu viel davon essen, wenn so ein leckerer Snack ständig draußen herumsteht. Aber es ist immer noch besser, sich zu viel von einem kohlenhydratarmen und nährstoffdichten Lebensmittel zu gönnen, als sich mit irgendetwas Ungesundem vollzustopfen, das Sie vielleicht zufällig entdecken, wenn Sie gedankenlos in Ihrer Speisekammer herumstöbern.

LEBERFREUNDLICHE KÜCHENGERÄTE

Auch wenn Sie keine aufwendigen Mahlzeiten zubereiten müssen, um sich leberfreundlich zu ernähren, ist es doch hilfreich, ein paar Geräte und Werkzeuge in der Küche zu haben, die die Zubereitung von Speisen einfacher und angenehmer und Ihr Essen noch schmackhafter machen.

Damit das von vornherein klar ist: Sie müssen nicht unbedingt alles kaufen, was auf dieser Liste steht (sofern Sie es nicht schon haben). Sie können sich diese Dinge auch nach und nach anschaffen – oder sie sogar auf Ihre Wunschliste setzen, wenn Freunde und Angehörige wissen möchten, was Sie gerne geschenkt bekommen würden.

- **Kochmesser:** Mit diesem Messer, das zur Grundausstattung einer jeden Küche gehören sollte, können Sie alle Lebensmittel, mit denen Sie tagtäglich zu tun haben, schneiden, schälen oder hacken. Ein Kochmesser hilft Ihnen bei sämtlichen Küchenkreationen; also investieren Sie ruhig ein bisschen Geld in ein hochwertiges Messer (Karbonstahl) und schaffen Sie sich zusätzlich einen Messerschärfer an, um Ihr Werkzeug in möglichst gutem Zustand zu halten.
- **Stabmixer (Pürierstab):** Dieses äußerst vielseitig verwendbare Gerät hilft Ihnen beim Pürieren von Saucen, Suppen, Dips oder Smoothies.

Sie können es sogar zum Verquirlen von Eiern, Anrühren von Salatdressings oder zur Herstellung von feinem Süßkartoffelpüree verwenden.

- **Filterkaffeemaschine:** Wie Sie gleich erfahren werden, ist Kaffee ein Superfood für die Leber, dessen positive Auswirkungen durch viele Forschungsergebnisse belegt sind! Eine Filterkaffeemaschine ist die ideale Lösung für den täglichen Kaffeetrinker und viel kostengünstiger (und umweltfreundlicher) als Kapselkaffeemaschinen. Wenn Sie eine gute Kaffeemaschine haben, wird Ihnen garantiert jede Tasse dieses gesunden Muntermachers hervorragend schmecken.
- **Kaffeemühle:** Wenn Sie Ihre Bohnen für jede Portion Kaffee selbst mahlen, haben Sie die optimale Kontrolle über das Aroma Ihres Kaffees. Sobald die Kaffeebohnen gemahlen sind, verlieren sie mit der Zeit an Frische und Geschmack. Um das zu vermeiden und den bestmöglichen Kaffee zu erhalten, sollten Sie auf vorgemahlenen Kaffee oder Kaffeepads verzichten und lieber ein bisschen Geld in eine eigene Mühle investieren.
- **Schneidebretter:** Ebenso wie ein gutes Messer gehört auch ein Schneidebrett zur Grundausstattung Ihrer Küche. Wenn Sie gerade erst anfangen, Ihre Küche einzurichten, dann kaufen Sie sich ein Brett, das sich leicht reinigen lässt und Ihr Messer nicht beschädigt oder stumpf werden lässt. Im Lauf der Zeit sollten Sie sich mehrere Schneidebretter anschaffen und für jede Lebensmittelkategorie ein anderes Brett verwenden: eines für Fleisch, eines für Milchprodukte, eines für Brot und andere Getreideprodukte und eines für Obst und Gemüse. Das hilft, Verunreinigungen zwischen beispielsweise Fleischresten und Obst zu vermeiden, und sorgt für Ordnung in der Küche. Noch praktischer ist es, für jede Lebensmittelkategorie ein Brett in einer anderen Farbe zu benutzen.
- **Gusseiserne Pfanne:** Eine gusseiserne Pfanne können Sie für so gut wie alles verwenden – zum Brotbacken, Anbraten von Fleisch oder Gemüse, Aufwärmen von Resten oder auch für die Zubereitung von Rührei. Man kann sie auf dem Herd oder im Backofen gleichermaßen gut verwenden, und sie ist praktisch unverwüstlich. An dieser Pfanne werden Sie jahrelang Ihre Freude haben. Kristin verwendet übrigens auch Pfannen aus Karbonstahl, die sie sehr schätzt.

- **Küchenmaschine:** Ob Sie nun Lebensmittel mixen, hacken oder pürieren müssen – eine Küchenmaschine erledigt diese Arbeit im Handumdrehen für Sie. Solche Geräte gibt es in allen Preisklassen – eine preiswerte Küchenmaschine kostet vielleicht etwa 80 Euro, während man für manche anderen Modelle 500 Euro oder noch mehr hinblättern muss –, aber recherchieren Sie nicht allzu lange: Sie brauchen lediglich ein Gerät, das leistungsfähig genug ist, um Lebensmittel miteinander zu vermischen. Mit einer Küchenmaschine können Sie Salsa, Pesto, Gazpacho, Nussbutter und Teig (aus Mandelmehl) in Minutenschnelle herstellen.
- **Heißluftfritteuse:** Wir wissen, dass frittierte Lebensmittel – mit ihrem hohen Fettgehalt und ihrer Hyperschmackhaftigkeit – nicht gut für die Leber sind. Mit einer Heißluftfritteuse erhalten Sie ein ähnlich knuspriges Ergebnis, und zwar ohne das Öl, das man zum Frittieren normalerweise verwendet. Süßkartoffelpommes, Hähnchenschenkel, Tofuwürfel, Zucchini-Chips und vieles andere mehr werden darin wunderbar knusprig, ohne eine Gefahr für Ihre Leber darzustellen.
- **Thermapen:** Mithilfe dieses digitalen Fleischthermometers können Sie tierische Eiweißquellen (beispielsweise Hähnchenbrust, Lachs oder Putenburger) auf die perfekte Temperatur bringen und dafür sorgen, dass sie genau richtig durchgegart sind. Kristin gart kein Fleisch ohne dieses Thermometer!

Überdenken Sie Ihre Einkaufsgewohnheiten!

Was Sie tagtäglich essen, hängt davon ab, was Sie im Lebensmittelgeschäft kaufen. Wenn Sie Ihre Essgewohnheiten ändern möchten, müssen Sie also auch Ihre Einkaufsgewohnheiten überdenken.

Vergewissern Sie sich zunächst einmal, dass Sie in den letzten paar Stunden vor dem Gang zum Supermarkt eine nährstoffdichte Mahlzeit zu sich genommen haben. Denn wenn man hungrig einkaufen geht, ist das Risiko, hyperschmackhafte Lebensmittel zu kaufen, sehr viel höher.

Und dann achten Sie darauf, Ihren Einkaufswagen zu mindestens 85 Prozent mit vollwertigen Lebensmitteln zu füllen. Sie können immer noch bis zu einem Anteil von 15 Prozent Ihre bisherigen Lieblingsprodukte kaufen. Doch wenn Sie sich einen typischen Einkaufswagen vorstellen, sollte das Hauptfach mit vollwertigen Lebensmitteln gefüllt sein, und der Platz für die ultraverarbeiteten Produkte sollte sich auf den vorderen Teil beschränken, in den manche Eltern ihre kleinen Kinder setzen.

Kaufen Sie in erster Linie folgende Lebensmittel:

- **Vollwertige Produkte in verschiedenen Farben**: Überall in der Pflanzenwelt (und somit auch bei den vollwertigen Lebensmitteln) gibt es verschiedene Farben. Eine gute Faustregel besagt, dass farbintensive Lebensmittel mehr wertvolle Nährstoffe enthalten. (Mit Ausnahme stark verarbeiteter Lebensmittel – von blauen Doritos ist hier also nicht die Rede!) Diese Faustregel gilt natürlich in erster Linie für Obst und Gemüse; aber Sie sollten nicht nur in der Obst- und Gemüseabteilung, sondern auch bei den Gewürzen und zu Hause in Ihrer Vorratskammer nach bunten Lebensmitteln Ausschau halten. Gewürze wie Kurkuma, Curry, Paprika, Zimt, roter und schwarzer Pfeffer sind nicht nur nährstoffreich und intensiv gefärbt, sondern sorgen auch für mehr Geschmack auf Ihrem Teller. Greifen Sie beim Kochen lieber zu schwarzem oder braunem als zu weißem Reis. Kaufen Sie dreifarbige Quinoa, schwarze Bohnen, rote Linsen, grüne Linsen, Nudeln, die aus verschiedenfarbigen Bohnen hergestellt wurden, und verwenden Sie in der Küche statt hellem Rapsöl lieber ein in hellem Grün leuchtendes extra natives Olivenöl. Wenn Sie beim Einkaufen in erster Linie zu verschiedenfarbigen Produkten greifen, erhöhen Sie die Nährstoffdichte Ihrer Lebensmittel auf natürliche Weise.
- **Unverarbeitete Getreidekörner**: Sie haben sicherlich schon von Vollkornprodukten gehört. Wir möchten an dieser Stelle jedoch noch einen Schritt weiter gehen und empfehlen Ihnen, nach **intakten** Körnern Ausschau zu halten – was schlicht und einfach bedeutet, dass die Körner der Form, die sie hatten, als sie sich noch an der Pflanze befanden, so nah wie möglich kommen. Nehmen wir zum Beispiel Haferflocken: Dabei handelt es sich zwar streng genommen um ein Vollkornprodukt; aber zur Herstel-

lung von Haferflocken werden die Körner gedämpft und flach gewalzt, wodurch sie einen kleinen Teil ihrer Nährstoffe verlieren, also im Grunde genommen »vorverdaut« werden. Bei stahlgeschnittenem (»steel-cut«) Hafer dagegen handelt es sich um Haferschrot, der nicht gedämpft und flachgedrückt, sondern lediglich geschnitten wurde. Dieses Produkt besteht also aus intakteren Körnern als Haferflocken. Andere intakte Körner sind Popcorn-Mais, Quinoa, Wildreis und Hirse. Intakte Körner haben eine höhere Nährstoffdichte (vor allem einen höheren Ballaststoffgehalt) als herkömmliche Getreideerzeugnisse oder sogar Vollkornprodukte. Wenn Sie statt Ihrer herkömmlichen Getreideprodukte in der Küche also einfach intaktes Getreide verwenden, können Sie die Nährstoffdichte Ihrer Ernährung ebenfalls verbessern.

BUNTE LEBENSMITTEL AUF EINEN BLICK

Wie viele verschiedene Farben können Sie in einer Mahlzeit unterbringen?

Schwarz: Schwarze Bohnen, schwarze Oliven, schwarze Linsen, Kaffee, Kakao

Blau: Blaubeeren, Brombeeren

Violett: Aubergine, lila Blumenkohl, Radicchio, rote Zwiebeln, dunkle Weintrauben

Grün: Grüner Salat, Spinat, Grünkohl, Blattkohl, Brokkoli, Rosenkohl, grüne Paprika, Jalapeños, Poblanos, grüne Oliven, Kiwis, Edamame

Rot: Rote Paprika, Tomaten, Tomatensauce, rote Linsen, rote Grapefruit, Erdbeeren, Himbeeren

Orange: Karotten, Kürbis, Clementinen, Butternusskürbis, Süßkartoffeln, Orangen

Gelb: Kichererbsen, Grapefruit, Zitronen (Schale oder Saft)

- **Mageres Fleisch und fetter Fisch** (so naturbelassen wie möglich): zum Beispiel Rindfleisch vom Bison oder aus Weidehaltung; Eier von Bio- oder freilaufenden Hühnern; fetter Fisch aus Wildfang. (Weitere Informationen über tierische Eiweißquellen, die wir empfehlen, finden Sie auf Seite 150.)

- **Verzehrfertige Lebensmittel für das Abendessen**: Wir alle kennen diese Abende, an denen man hungrig nach Hause kommt, nichts Essbares vorrätig hat und zum Telefon greift, um sich eine Pizza zu bestellen. Daher sollten Sie immer ein paar Lebensmittel griffbereit haben, aus denen Sie innerhalb von höchstens zehn Minuten eine Mahlzeit zubereiten können. Viele dieser »schnellen« Lebensmittel sind tiefgekühlt. Kristin empfiehlt, stets eine Tüte tiefgekühlten Brokkoli, eine Tüte tiefgekühlte Bio-Hähnchenbrust und eine Tüte tiefgekühlte Quinoa, braunen Reis oder Blumenkohlreis im Haus zu haben. In der Tiefkühlabteilung gibt es sogar Würfel aus zerdrücktem Knoblauch und pürierten Kräutern. Das Kühlregal in der Obst- und Gemüseabteilung ist ebenfalls eine gute Quelle für verzehrfertige Lebensmittel – dort finden Sie vorgekochte Linsen und rote Bete. Wenn Sie einige dieser Lebensmittel in einer Pfanne mit etwas extra nativem Olivenöl, Salz und Pfeffer anbraten, können Sie daraus eine schmackhafte und gesunde Mahlzeit zubereiten, noch bevor der Pizzabote auftaucht – und solche Gerichte sind auch sehr viel preisgünstiger. Ihre täglichen Mahlzeiten müssen nicht unbedingt aus Rezepten stammen, und es brauchen auch keine Kreationen aus der Gourmetküche zu sein.
- **Schnelle Snacks**: Auch für den kleinen Hunger zwischendurch ist es gut, immer ein paar nährstoffdichte Snacks zur Hand zu haben. Nüsse und Kerne (unsere Favoriten sind Walnüsse, Mandeln, Macadamianüsse, Sonnenblumenkerne und Kürbiskerne) eignen sich besonders gut für diesen Zweck. Vielleicht mögen Sie auch Grünkohlchips, gerösteten Seetang und Vollkornbrezeln oder -cracker (falls Sie eine kohlenhydratärmere Variante bevorzugen, kaufen Sie Cracker aus Nussmehl).
- **Lassen Sie die Süßigkeiten weg!** Kaufen Sie am besten erst gar keine Kekse, Eiscreme oder sonstige Leckereien – und wenn doch, dann wählen Sie die kleinste Portion, die Sie finden können: zum Beispiel eine kleine statt einer großen Packung Eis oder einen einzelnen Schokokeks von der Bäckertheke anstelle einer ganzen Packung. Prüfen Sie auch die Zutatenliste und achten Sie darauf, dass Ihre Produkte möglichst wenige Zutaten enthalten und dass Sie jede Zutat auf der Liste kennen. Sie können auch Schokoladendrops kaufen (vor allem die, die mit Stevia gesüßt sind, also den Blutzuckerspiegel nicht erhöhen) und ein paar davon in ein kleines Schälchen mit Sonnenblumen- und/oder Kürbiskernen streuen – das

stillt Ihren Appetit auf Süßigkeiten, und die Kerne liefern Ihnen gleichzeitig eine große Portion Ballaststoffe und gesunde Fette. Einer von Kristins Patienten, der an Typ-2-Diabetes und Bluthochdruck litt, hatte große Probleme mit der Portionskontrolle und entwickelte eine ihrer Meinung nach brillante Lösung: Er benutzte eine Sieben-Tage-Pillenbox, um sich seine täglichen Portionen Schokodrops einzuteilen. Bei ihm hat das gut funktioniert; und wenn es darum geht, Ihre bisherigen Lieblingslebensmittel auf einen Anteil von 15 Prozent Ihrer gesamten Nahrung zu beschränken, ist das eine ganz hervorragende Lösung, die auch Ihnen weiterhelfen wird.

Zwölf leberfreundliche Lebensmittel, die Sie immer im Haus haben sollten

Am sinnvollsten ist es, gesunde Lebensmittel, die Sie regelmäßig essen, stets im Kühlschrank oder in der Speisekammer zu haben. Deshalb haben wir für Sie hier ein Dutzend der empfehlenswertesten Lebensmittel zusammengestellt, die Ihrer Leber guttun und in jedem unserer vier Ernährungspläne enthalten sind.

1. Kaffee: Streng genommen ist Kaffee zwar ein Getränk; doch wie man inzwischen festgestellt hat, ist er gleichzeitig auch ein Superfood mit über 1000 Inhaltsstoffen, von denen die Polyphenole (die das Wachstum von Krebszellen verlangsamen und das Typ-2-Diabetesrisiko senken können) und die Antioxidanzien (die entzündungshemmend wirken und vor Krebs und Herz-Kreislauf-Erkrankungen schützen) am wirksamsten sind.

Da Kaffee sich in so vielen Kulturen großer Beliebtheit erfreut, ist er wahrscheinlich die weltweit wichtigste Antioxidanzienquelle für uns Menschen. Außerdem ist er ein Appetitzügler, der Ihnen helfen kann, Hunger und »Fressattacken« zu unterdrücken – vor allem, wenn Sie gerade dabei sind, Ihren Gaumen von hyperschmackhaften Lebensmitteln auf Vollwertkost umzugewöhnen.

Viele wissenschaftliche Untersuchungen haben einen Zusammenhang zwischen Kaffeekonsum und einem niedrigeren Risiko für verschiedene Volkskrankheiten und andere häufige Gesundheitsprobleme (zum Beispiel Depressionen, Gallensteine, Herz-Kreislauf-Erkrankungen, Melanome, Prostatakrebs, Suizid und Typ-2-Diabetes) festgestellt. Eine Studie, in der mehr als 2000 Probanden über einen Zeitraum von bis zu 30 Jahren beobachtet wurden, hat gezeigt, dass die Teilnehmer, die täglich drei bis fünf Tassen normalen oder koffeinfreien Kaffee tranken, ein um 15 Prozent geringeres Risiko für einen vorzeitigen Tod hatten als diejenigen, die auf Kaffee verzichteten. Am stärksten nahm das Suizidrisiko ab – bei den Kaffeetrinkern war es um 50 Prozent niedriger als bei den Studienteilnehmern, die keinen Kaffee tranken. Und warum? Vielleicht, weil Kaffee die Produktion biochemischer Substanzen im Gehirn anregt, die eine antidepressive Wirkung haben.[78]

Und Kaffee ist vor allem auch gesund für die Leber. In einer niederländischen Studie aus dem Jahr 2017 wurde ein Zusammenhang zwischen dem regelmäßigen Konsum von Kaffee und Kräutertee und einem geringeren Risiko für eine Zunahme von Bindegewebe in der Leber, die zu einem dichteren, härteren Gewebe führt (einem typischen Anzeichen für Leberzirrhose) festgestellt.[79] Andere Studien haben ergeben, dass Kaffeetrinker ein geringeres Leberzirrhose- und Leberkrebsrisiko haben, dass Kaffeekonsum vor der Entstehung einer NAFLD zu schützen scheint und außerdem die Entzündungsprozesse eindämmt, die bei einer NASH und NASH-Fibrose auftreten können.[80] Kaffee scheint auch dazu beizutragen, dass man erst gar keine Lebererkrankung entwickelt: Wissenschaftler untersuchten den Kaffeekonsum von fast 28000 Amerikanern im Zeitraum von 1999 bis 2010 und stellten fest, dass diejenigen, die jeden Tag drei Tassen Kaffee tranken (egal ob koffeinhaltig oder koffeinfrei), ein um 25 Prozent niedrigeres Risiko für Leberwerte außerhalb des Normbereichs hatten als Menschen, die niemals Kaffee getrunken hatten.[81] Also gönnen Sie Ihrer Leber ruhig öfter mal einen Latte!

Was man beim Konsum von Kaffee beachten sollte: Natürlich sollten Sie auf Zucker verzichten und auch um die vielen vorgemischten und vorgesüßten aromatisierten Kaffeesorten einen großen Bogen machen. (Ein knapper halber Liter Mocha Frappuccino von Starbucks enthält zum Beispiel rund 50 Gramm Zucker und 15 Gramm Fett, davon 10 Gramm gesättigte Fette!) Ein paar Tropfen flüssiges Stevia oder ein anderes natürliches Süßungsmittel, das aus Pflanzen gewonnen wird und den Blutzuckerspiegel nicht erhöht, können Ihrem Kaffee ein bisschen Süße verleihen. Sie können ruhig auch etwas fettarme Kaffeesahne, Milch oder einen Schuss von Ihrem Lieblings-Pflanzendrink hineingeben. Außerdem ist es besser, Ihren Kaffee mit einem Papierfilter zuzubereiten, da dieser die Diterpene aus den Kaffeebohnen zurückhält – ölige chemische Substanzen, die das (schlechte) LDL-Cholesterin erhöhen können. Die meisten wissenschaftlichen Untersuchungen zeigen, dass man schon mit kleinen Kaffeeportionen etwas für seine Gesundheit tun kann, aber drei Tassen sind wahrscheinlich genau die richtige Menge. Wenn Sie allerdings zu den Menschen gehören, die Koffein nur langsam verstoffwechseln (was Sie mithilfe eines Nutrigenomik-Tests feststellen können, den wir am Ende von Kapitel 6 besprechen), oder wenn Sie unter Angstzuständen, Bluthochdruck und Schlafstörungen leiden, sollten Sie Ihren täglichen Koffeinkonsum auf höchstens 200 Milligramm (ungefähr eineinhalb Tassen) beschränken. Schwangeren Frauen wird ebenfalls empfohlen, ihren Kaffeekonsum einzuschränken oder sogar völlig darauf zu verzichten.

GESÜNDERE GETRÄNKE

Die meisten unserer Kollegen sind der Meinung, dass Erwachsene einen ungesunden Stoffwechsel haben, weil sie zu viel essen, und dass Kinder einen ungesunden Stoffwechsel haben, weil sie zu viel trinken – das heißt, sie konsumieren zu viele gesüßte Getränke wie Limonade, Fruchtsaft, Sportgetränke und gesüßte Eistees.

Die besten Getränke für Kinder (und auch für Erwachsene, die eine Vorliebe für süße Getränke haben) sind Wasser und pure Milch. Ihr Kind kann gerne auch Wasser mit Kohlensäure trinken, wenn es sprudelige Getränke bevorzugt – solches Wasser gibt es in vielen verschiedenen Geschmacksrichtungen ohne Zuckerzusatz. Sie können sogar ein bisschen Limonade oder Fruchtsaft in ein Glas Wasser mit Kohlensäure geben (zwei Teile Wasser auf einen Teil Saft). Ungesüßter Eistee oder heißer Tee ist ebenfalls eine gute Wahl.

Aber ersetzen Sie normale Limonade nicht durch Diätlimonade! Denn Diätlimonaden bringen das Darmmikrobiom nachweislich so durcheinander, dass die Glukosetoleranz abnimmt und die Insulinresistenz zunimmt. Außerdem tragen solche Getränke zu einer Gewichtszunahme und zur Entstehung einer Fettleber bei.[82] Sie bringen Ihre Darmbakterien nämlich tatsächlich dazu, Ethanol (Alkohol) zu produzieren, haben also die gleiche Auswirkung auf Ihre Leber wie ein alkoholisches Getränk – nur ohne den Rausch.[83] Außerdem tragen sowohl normale Limonaden als auch Diätlimonaden nachweislich zur Entstehung einer Fettlebererkrankung bei, was darauf hindeutet, dass nicht nur der Zucker in normalen Limonaden für die Leber problematisch ist, sondern die Kombination aus Fruktose (in normaler Limonade), Aspartam (in Diätlimonade) und anderen Inhaltsstoffen, beispielsweise Farbstoffen, die zu einer Insulinresistenz und zu Entzündungsprozessen in der Leber führen.[84]

Auch hier gilt: Ebenso wie kein Lebensmittel »schlecht« ist und völlig tabu sein sollte, sind auch Limonaden und Diätlimonaden nicht verboten; doch Sie sollten damit genauso umgehen wie mit einem Dessert oder einem Burger mit Pommes: Das heißt, Sie sollten sie nur gelegentlich (höchstens einmal pro Woche) konsumieren.

Wenn Sie ein älteres (mindestens zehn Jahre altes) Kind haben, können Sie ihm versuchsweise morgens eine Tasse Kaffee zu trinken geben, denn Kaffee kann wie Medizin für die Leber wirken. Fügen Sie nach Möglichkeit keinen Zucker hinzu; Sie können aber etwas Milch oder Kaffeesahne in den Kaffee hineingeben, damit er dem Kind besser schmeckt.

2. Beeren: Beeren aller Art – zum Beispiel Erdbeeren, Blaubeeren oder Himbeeren – haben einen hohen Gehalt an Nährstoffen, insbesondere an Antioxidanzien (vor allem enthalten sie viele Polyphenole, die ihnen ihre leuchtende Farbe verleihen) und Ballaststoffen. Außerdem gehören sie unter den Früchten eher zu denjenigen mit der niedrigsten glykämischen Last. Ihre positiven Auswirkungen auf Herz und Gefäße sind durch eine Vielzahl wissenschaftlicher Untersuchungen belegt. Zwar gibt es nicht so viele Untersuchungen zum Gesundheitswert von Beeren für die Leber, doch aufgrund ihres Ballaststoffgehalts wirken Früchte sich ganz allgemein positiv auf die Leber aus.

Was man beim Verzehr von Beeren beachten sollte: Beeren schmecken pur (als Portionsgröße empfiehlt sich eine großzügig bemessene Handvoll), mit ungesüßter Sahne oder Schlagsahne, auf einfachem fettarmem Joghurt (für Kinder: Vollfettjoghurt) und über Salate oder Müslis gestreut. Außerhalb der Saison können Beeren ziemlich teuer sein; doch tiefgekühlte Beeren sind eine großartige, preisgünstige Alternative und das ganze Jahr über erhältlich. Kristins Kinder essen Tiefkühl-Beeren gerne pur. Man kann sie aber auch direkt ins Müsli oder Joghurt geben – sie lösen sich darin ein bisschen auf und färben vielleicht sogar die ganze Speise blau oder rot. Das sieht hübsch aus und macht vor allem Kindern Spaß. Profi-Tipp: Kaufen Sie frische Beeren der Saison und frieren Sie sie für den späteren Gebrauch ein.

3. Kiwi: Diese Frucht ist eine hervorragende Quelle für Pyrrolochinolinchinon (PQQ), ein Antioxidans, das auch in Muttermilch, Soja, Petersilie und Sellerie vorkommt. Einer wissenschaftlichen Untersuchung zufolge schützt PQQ die Nachkommen fettleibiger Mütter vor der Entstehung einer NAFLD, selbst wenn diese auf typisch westliche Weise mit viel Fett und vielen Kohlenhydraten ernährt wurden. Außerdem enthalten Kiwis eine Menge Vitamin C, das für unser Immunsystem eine wichtige Rolle spielt.[85]

Was man beim Verzehr von Kiwis beachten sollte: Am besten ist es, die Kiwi mitsamt der leicht pelzigen Schale zu essen, wenn Sie diese vertragen (falls nicht, können Sie eine ungeschälte Kiwi in Ihrem nächsten Smoothie verarbeiten). Die Schale enthält einen Großteil der Ballaststoffe dieser Frucht, daher senkt der Verzehr der Schale den Netto-Kohlenhydratgehalt einer mittelgroßen Kiwi von zehn auf ungefähr acht Gramm. Aber achten Sie darauf, die Kiwi vor dem Verzehr zu waschen! (Auf Seite 125 finden Sie eine Anleitung, wie man den Pestizidgehalt mithilfe von Backpulver senken kann.)

Wenn die Kiwis so reif sind, dass sie bei leichtem Druck nachgeben, kann man sie in Scheiben schneiden und pur essen. Oder Sie können den oberen Teil (dort, wo die Frucht vorher mit dem Stiel verbunden war) abschneiden und das Innere mit einem Löffel herausschaben. Man kann die Scheiben aber auch auf ein Stück Back- oder Wachspapier legen und einfrieren, um sie im Sommer als kühlen Snack zu genießen.

4. Edamame: Sojabohnen (auch unter dem Namen Edamame oder Edamame-Bohnen bekannt) sind in vielen asiatischen Kulturen – auch in der blauen Zone von Okinawa (Seite 92) – ein fester Bestandteil der Ernährung. Das ist auch kein Wunder, wenn man weiß, wie viele gesundheitliche Vorteile Soja bietet. Sojabohnen sind eine hervorragende Quelle für pflanzliche Proteine, aber auch für Ballaststoffe, essenzielle Omega-3-Fettsäuren, Eisen, Zink und B-Vitamine. Die Inhaltsstoffe, die Soja seine eigentliche Power als Superfood verleihen, sind jedoch die Isoflavone: eine Gruppe von Antioxidanzien, die nachweislich eine Rolle bei der Vorbeugung von Knochenschwund und bestimmten Krebsarten spielen.

Eine chinesische Studie aus dem Jahr 2020 hat ergeben, dass regelmäßiger Sojakonsum vor der Entstehung einer NAFLD schützt und dass sich dieser Schutz bereits ab einer Portion pro Woche bemerkbar macht (und mit jeder weiteren wöchentlichen Portion ansteigt).[86] In einer Tierstudie haben Wissenschaftler eine interessante Entdeckung gemacht: Bei fettleibigen Mäusen, die mit Sojaprotein gefüttert wurden, nahmen die Triglyzeridspiegel und der Fettanteil der Leber um 20 Prozent ab – was nach Meinung der Forscher daher kommt, dass das Sojaprotein einen Stoffwechselweg aktiviert, der den Fettstoffwechsel fördert.[87] Ebenso wie Kiwis enthält übrigens auch Soja das wertvolle Antioxidans PQQ. All das macht Soja zu einer wichtigen Ergänzung Ihres Speisezettels mit vielfältigen positiven Auswirkungen auf Ihre Gesundheit.

Was man beim Verzehr von Edamame beachten sollte: Diese Bohnen eignen sich hervorragend als kleiner Snack zwischendurch – man kann sie tiefgekühlt in der Schale kaufen, in der Mikrowelle auftauen, mit etwas Salz und Pfeffer würzen und die Bohnen dann mit den Schneidezähnen schälen und verzehren. Geschälte Edamame kann man statt Kichererbsen für die Zubereitung von Hummus verwenden, unter Quinoa mischen oder pur essen (mit ein bisschen Minze, Fetakäse und extra nativem Olivenöl schmecken sie hervorragend!) Andere Darreichungsformen, in denen Soja im Handel angeboten wird, sind Tofu, Tempeh und Miso. Wir empfehlen den Kauf von Bio-Soja.

5. Dunkle Schokolade: Ja, Sie haben richtig gelesen: Auch Schokolade kann ein gesundes Lebensmittel sein! Schließlich wird sie aus der Kakaobohne hergestellt – also aus einer Pflanze, und zwar einer sehr gesunden, farbintensiven. (Nur wenn man Schokolade mit viel Milch und/oder Zucker kombiniert, fällt sie eher in die Kategorie »Genussmittel«). Kakao hat einen hohen Gehalt an Ballaststoffen, Eisen und Polyphenolen (einer Gruppe von Antioxidanzien). Und er scheint auch besonders gesund für die Leber zu sein: Im Jahr 2021 wurde eine wissenschaftliche Untersuchung an fettleibigen Mäusen durchgeführt, die unter einer Fettleber litten. In dieser Untersuchung wiesen die Nagetiere, denen man Kakao verabreichte, weniger Entzündungen, weniger Leberfett und weniger DNA-Schäden an den Leberzellen auf.[88] Auch wenn wir nicht unbedingt dafür plädieren, dass Sie zehn Esslöffel Kakaopulver pro Tag zu sich nehmen sollten (das entspricht – auf den Menschen umgerechnet – der Kakaomenge, die die Mäuse erhalten hatten), sprechen die Ergebnisse dieser Untersuchung doch für die leberschützenden Eigenschaften von Kakaopulver und dunkler Schokolade.

Was man beim Konsum von Kakao beachten sollte: Sie können zwei Esslöffel ungesüßtes Kakaopulver in eine Tasse Ihrer Lieblingsmilch einrühren, die Sie vorher auf dem Herd oder in der Mikrowelle erwärmt haben. Süßen Sie das Getränk mit ein paar Tropfen flüssigem Stevia, und schon haben Sie einen köstlichen Muntermacher, der sich hervorragend als Snack eignet (und den auch Kinder gerne trinken). Wenn Sie dunkle Schokolade essen möchten, achten Sie darauf, dass diese mindestens 70 Prozent Kakaoanteil und höchstens fünf Gramm Zucker pro Portion enthält. Am besten ist es, eine mit Stevia, Erythritol oder einem ähnlichem Mittel gesüßte Marke zu wählen (denn diese Süßungsmittel erhöhen den Blutzucker nicht). Einige solcher Schokoladen sind in vielen Lebensmittelgeschäften erhältlich und dank des zunehmenden Interesses der Verbraucher an der Keto-Diät gibt es immer mehr solcher Schokoladenerzeugnisse in den Regalen. Aber denken Sie daran, dass Sie auch bei dunkler Schokolade auf die Portionsgröße achten müssen. Essen Sie nicht die ganze Tafel! Eine typische Portion sollte lediglich einem Viertel oder Drittel einer Tafel Schokolade entsprechen. Wenn es Ihnen auf einen besonders hohen Nährwert ankommt, dann kaufen Sie Nussschokolade – diese enthält nicht nur gesunde Fette, sondern hat auch einen höheren Ballaststoffgehalt.

6. Hülsenfrüchte: Dieser Oberbegriff umfasst alles, was in einer Hülse wächst – zum Beispiel Linsen, Kichererbsen, Sojabohnen, schwarze Bohnen, Schwarzaugenbohnen, weiße Bohnen und Kidneybohnen. Hülsenfrüchte sind gesund für den Darm, weil sie viele verdauungsfördernde Ballaststoffe enthalten. Diese Ballaststoffe bieten Ihren freundlichen Darmbakterien Nahrung, die eine wichtige Rolle für Ihre Gesundheit spielen; vor allem aber wirken sie sich positiv auf das Immunsystem, das Gehirn und die Männergesundheit aus. Außerdem sind Hülsenfrüchte reich an Folsäure, und dieses Vitamin spielt für unsere körpereigenen Entgiftungsprozesse eine wichtige Rolle.

Man hat festgestellt, dass Menschen, die mehr Hülsenfrüchte essen, ein niedrigeres Fettleberrisiko haben.[89] Hülsenfrüchte enthalten übrigens auch Spermidin, eine chemische Substanz aus der Gruppe der Polyamine, die auch in Pilzen, gereiftem Käse und Soja vorkommt. In Tierversuchen zeigte Spermidin eine deutlich vorbeugende Wirkung gegen Leberfibrose und Leberkrebs und wirkte sich sogar positiv auf die Lebenserwartung aus.[90]

Was man beim Verzehr von Hülsenfrüchten beachten sollte: Bohnen und andere Hülsenfrüchte eignen sich hervorragend zur Verfeinerung von Suppen, Salaten oder vegetarischen Gerichten. Falls Sie sie getrocknet kaufen, weichen Sie sie am besten über Nacht ein und kochen sie im Druckkochtopf (Schnellkochtopf, Intstant Pot), um sie leichter verdaulich zu machen. Wenn Sie Konserven bevorzugen, sollten Sie beim Kauf darauf achten, dass die Dosen BPA-frei sind. Ein paar Adzukibohnen – zusammen mit Avocadoscheiben, Korianderblättern und einem Spritzer frischem Limettensaft in ein Salatblatt eingerollt – ergeben einen hervorragenden Snack oder sogar eine kleine Mahlzeit. Wenn Sie vorgekochte Linsen kaufen, brauchen Sie nur die Packung zu öffnen, und schon haben Sie einen schmackhaften, sättigenden Snack – mit einem kleinen Spritzer extra nativem Olivenöl, Rotweinessig, Salz und Pfeffer können Sie die Linsen in einen einfachen, aber leckeren Salat verwandeln.

7. Knoblauch: Der liebevoll als »stinkende Rose« bezeichnete Knoblauch gehört zur Familie der Lauchgewächse und ist ein echter Rockstar an der Gesundheitsfront: Er reduziert nachweislich die Dauer und den Schweregrad von Erkältungen und senkt nicht nur einen zu hohen Blutdruck, sondern auch den Gesamt- und den LDL-Cholesterinspiegel. Außerdem schützt er das Gehirn vor Schäden und fördert die Durchblutung. Im Hinblick auf die Gesundheit der Leber haben Untersuchungen gezeigt, dass Knoblauchpulver zu einer Gewichtsabnahme führen und den Körperfettanteil senken kann, selbst wenn Sie sonst gar nichts an Ihrer Ernährung oder Ihrer körperlichen Aktivität verändern![91] Angesichts der Tatsache, dass eine NAFLD sich oft schon durch eine Gewichtsabnahme um lediglich fünf Prozent rückgängig machen lässt, ist das wirklich eine sehr interessante Neuigkeit.

Was man beim Verzehr von Knoblauch beachten sollte: Es ist besser, Nährstoffe in Form ganzer Lebensmittel zu sich zu nehmen, wenn das möglich ist. Sie können also ruhig anfangen, ein Nahrungsergänzungsmittel aus Knoblauchpulver einzunehmen, sollten den Knoblauch aber zusätzlich auch in Ihren täglichen Speisezettel aufnehmen. Würzen Sie Salate, Quinoa, geröstete Kichererbsen oder Nüsse mit Knoblauchpulver. Geben Sie feingehackte Knoblauchzehen in Salatdressings oder selbstgemachte Salsa (dafür verwendet Kristin im Hochsommer, wenn dieses leckere rote Gemüse in Hülle und Fülle vorhanden ist, am liebsten Tomaten). Sie können den feingehackten Knoblauch aber auch in Suppen einrühren oder in das Öl hineingeben, in dem Sie Ihr Gemüse anbraten. Es gibt wirklich kaum ein leckeres Gericht, das mit etwas Knoblauch, extra nativem Olivenöl, Salz und Pfeffer nicht noch besser schmeckt. Falls Ihnen das Schälen und Zerkleinern der Zehen zu aufwendig sein sollte, können Sie auch vorgeschnittenen Knoblauch in Gläsern kaufen. (Solche Produkte sind normalerweise im Kühlregal der Obst- und Gemüseabteilung oder bei den Ölen und Essigen zu finden.) Es gibt sogar tiefgekühlten gepressten Knoblauch – geben Sie einfach ein oder zwei Würfel davon in die Pfanne.

8. Grüner Tee: Dieser Tee wird aus derselben Pflanze gewonnen wie Schwarztee. Im Gegensatz zum Schwarztee verarbeitet man die Blätter beim grünen Tee nach der Ernte jedoch sehr schnell, bevor sie sich dunkel färben und oxidieren (ähnlich wie ein aufgeschnittener Apfel, der braun wird). Und dieser Tee ist sehr gesund für die Leber: In einer wissenschaftlichen Untersuchung entwickelten Mäuse, die man fettreich ernährte und denen man anschließend einen Extrakt aus grünem Tee verabreichte, nur halb so viel Leberfett wie Mäuse, die das gleiche Futter, aber keinen zusätzlichen Grüntee-Extrakt erhalten hatten. (Wenn die Grüntee-Mäuse zusätzlich auch noch körperlich aktiv waren, entwickelten sie sogar um 75 Prozent weniger

Leberfett als die Tiere aus der Kontrollgruppe.) Die Forscher, die diese Untersuchung durchführten, vermuten, dass die Polyphenole im grünen Tee den Abbau und die Resorption von Kohlenhydraten, Eiweißen und Fett blockieren.[92]

Regelmäßiger Grüntee-Konsum ging in kontrollierten Studien außerdem mit einer Abnahme des Bauchfetts, des Gesamtkörpergewichts, des Body-Mass-Index und des Taillenumfangs einher, und auch ein metabolisches Syndrom besserte sich dadurch.[93] Und wenn dieser Tee so viele gesundheitliche Vorteile bringt (nicht nur direkt für Ihre Leber, sondern auch indirekt für viele Stoffwechsel-Risikofaktoren, die bei der Fettlebererkrankung eine Rolle spielen) – warum sollten Sie dann nicht versuchen, sich das Trinken von Grüntee zur Gewohnheit zu machen?

Was man beim Konsum von grünem Tee beachten sollte: Nehmen Sie sich vor, an den meisten Tagen eine Tasse starken Grüntee zu trinken. (Lassen Sie den Tee mindestens zwei und bis zu zehn Minuten lang in Wasser ziehen, das bis kurz vor dem Siedepunkt erhitzt wurde.) Grüntee enthält zwar Koffein – aber nur ungefähr halb so viel wie eine Tasse Kaffee. Wenn Sie nicht besonders koffeinempfindlich sind, können Sie also ruhig auch am Nachmittag noch eine Tasse davon trinken, wenn Sie einen Muntermacher brauchen. Und falls Sie den Geschmack dieses Tees nicht mögen: Es gibt ein paar großartige Grünteemischungen in verschiedenen Geschmacksrichtungen. Grüner Tee mit geröstetem Reis oder gerösteter Gerste hat einen angenehm nussigen Geschmack, während Grüntee mit Minze sich durch ein frisches süßliches Aroma auszeichnet. Sie können Grüntee-Extrakt auch in Tablettenform oder als Flüssigkeit (zum Einrühren in ein Glas Wasser) einnehmen. Und man kann damit sogar kochen! Matcha ist ein Pulver aus sehr fein gemahlenen Grünteeblättern, das die im Grüntee enthaltenen Antioxidanzien in konzentrierter Form enthält. Sie können es in Joghurt oder Smoothies einrühren oder in Rezepten für Quinoa, Granola oder Chiasamenpudding verwenden. (Es gibt übrigens eine eindrucksvolle Studie, in der sich das Bauchfett der Teilnehmer durch eine Mittelmeerdiät in Kombination mit grünem Tee um 14 Prozent reduzieren ließ, während es bei einer typischen Mittelmeerkost ohne regelmäßigen Konsum von Grüntee nur um sieben Prozent zurückging.[94])

9. Extra natives Olivenöl: Dieses Grundnahrungsmittel der Mittelmeerdiät steckt voller gesunder Fette und sekundärer Pflanzenstoffe. Wahrscheinlich zeigen deshalb so viele wissenschaftliche Untersuchungen, dass extra natives Olivenöl Herz und Gefäße schützt und das Immunsystem stärkt. Eine Untersuchung aus dem Jahr 2022 hat sogar ergeben, dass das Risiko, an verschiedenen Erkrankungen zu sterben, umso niedriger ist, je mehr Olivenöl man in seine Ernährung einbaut – vor allem, wenn man dieses Öl anstelle von Butter, Margarine, Mayonnaise und Milchfett verwendet. Die Autoren dieser Studie stellten fest, dass schon mindestens ein halber Esslöffel extra natives Olivenöl pro Tag das Sterberisiko senkt.[95]

Was die Gesundheit Ihres Stoffwechsels anbelangt, geht durch eine olivenölreiche Ernährung die Menge des in der Leber gespeicherten Fetts zurück, und eine bereits bestehende Insulinresistenz bessert sich.[96] Olivenöl ist eine hervorragende Quelle für einfach ungesättigte Fette, enthält aber auch kleine Mengen an mehrfach ungesättigten Fetten. Beide Fettarten tragen dazu bei, die Blutfettwerte zu verbessern, den Blutdruck zu senken und die Insulinempfindlichkeit zu erhöhen, was für die Vorbeugung von Fettlebererkrankungen eine wichtige Rolle spielt.[97] Außerdem erhöhen sie nachweislich den HDL-Cholesterinspiegel (das »gute« Cholesterin) und beugen somit einer ganzen Reihe chronischer Erkrankungen vor.[98]

Olivenöl liefert auch viele Polyphenole, die Ihrem Körper helfen, erkrankte Zellen loszuwerden und das Wachstum von Tumorzellen und tumorversorgenden Blutgefäßen einzudämmen. Deshalb geht man davon aus, dass der Verzehr von Olivenöl das Risiko für Herz-Kreislauf-Erkrankungen und die Gesamtmortalität senken kann.[99] Tierversuchen zufolge schützt Olivenöl außerdem vor oxidativen Leberschäden, die durch Einwirkung chemischer Pestizide entstehen können.[100]

Was man beim Verzehr von Olivenöl beachten sollte: Achten Sie auf den Hinweis »extra natives Olivenöl« auf dem Etikett. »Extra nativ« bedeutet, dass das Öl aus der ersten Pressung der Oliven stammt, und solches Olivenöl hat nachweislich einen sehr viel höheren Gehalt an Antioxidanzien als Öl, das auf dem Etikett einfach nur als »Olivenöl« bezeichnet wird. Man kann Olivenöl zu fast allem hinzufügen. Sie können es beispielsweise zusammen mit etwas Essig über Ihre Salate geben. Außerdem kann man Gemüse mit diesem

Öl beträufeln, es zum Braten von Eiern oder anstelle von Butter als Aufstrich für Vollkornprodukte verwenden.

10. Kreuzblütler-Gemüse: Wie die meisten Gemüsesorten hat auch Kreuzblütler-Gemüse (beispielsweise Rucola, Pak Choi, Daikon-Rettich, Brokkoli, Rosenkohl, Blumenkohl, Rotkohl, Weißkohl, Grünkohl, Kohlrabi, Radieschen, Steckrüben und Brunnenkresse) einen hohen Gehalt an Ballaststoffen und verschiedenen sekundären Pflanzenstoffen, die sich positiv auf Ihren Stoffwechsel auswirken. Es gibt jedoch etwas, das Kreuzblütler-Gemüsesorten sowohl geschmacklich als auch in ihrem Gesundheitswert von anderen Gemüsesorten unterscheidet: Dieses Gemüse enthält nämlich schwefelhaltige sekundäre Pflanzenstoffe namens Glucosinolate. Beim Kochen, Kauen und Verdauen von Kreuzblütler-Gemüse spaltet der Körper diese Glucosinolate in biologisch aktive chemische Substanzen auf: beispielsweise in Sulforaphan, das für seine krebshemmenden Eigenschaften bekannt ist, und Indol-3-Carbinol, das nachweislich eine besondere leberschützende Wirkung hat. Zu wenig Indol-3-Carbinol erhöht das Risiko für starke Fettleibigkeit und mehr Fetteinlagerungen in der Leber. Als Wissenschaftler einer Gruppe von Probanden Indol-3-Carbinol in die Leberzellen verabreichten, sanken dadurch sowohl ihre Fett- als auch ihre Entzündungswerte.[101]

Was man beim Verzehr von Kreuzblütler-Gemüse beachten sollte: Brokkoli und Blumenkohl schmecken auch in rohem Zustand köstlich und eignen sich gut für die Zubereitung von Hummus, Olivenöl oder Dips. Beide Kohlsorten kann man übrigens auch mit etwas extra nativem Olivenöl beträufeln und rösten, bis sie an manchen Stellen knusprig braun sind – eine Delikatesse! (Probieren Sie einmal unser Baba Ganoush und Krissys Keto-Brokkoli-Käseauflauf in der Rubrik mit den Rezepten aus!) Kohl ist übrigens auch die Hauptzutat von Krautsalat nach amerikanischem Rezept. Lassen Sie bei diesem Salat den Zucker weg, verzichten Sie auf die Mayonnaise und wählen Sie stattdessen ein Dressing mit extra nativem Olivenöl – und schon wird diese ganz normale Beilage zu einem echten Tonikum für Ihre Leber! Rosenkohl schmeckt auch gebraten hervorragend – oder Sie können ihn roh in dünne Scheiben schneiden und Ihre Salate damit anreichern. Geben Sie in jeden Salat und jede Suppe, die Sie zubereiten, gehacktes Kreuzblütler-Gemüse hinein und fügen Sie Ihren Salaten anstelle von (oder zusätzlich zu) grünem Salat ruhig einmal Grünkohl und Rucola hinzu! Beides schmeckt übrigens auch hervorragend, wenn man es mit ein bisschen gehacktem Knoblauch in Olivenöl anbrät. Die dicken weißen Stängel des Pak Choi sind eine wahre Köstlichkeit, wenn man sie in Scheiben schneidet und roh isst oder in Suppen und Pfannengerichte hineingibt. Es gibt also wirklich nahezu unbegrenzte Möglichkeiten, Kreuzblütler-Gemüse in der Küche zu verwenden. Legen Sie bei jedem Lebensmittelkauf mindestens eine Sorte davon (oder zwei, falls Sie nur einmal pro Woche einkaufen gehen) in Ihren Einkaufswagen und experimentieren Sie ein bisschen damit herum!

11. Hähnchen- oder Putenbrust und fetter Fisch aus Wildfang: Eiweiß gehört zu den besten Freunden Ihrer Leber. Der Verzehr von Eiweiß trägt zur Sättigung bei und hilft Ihnen somit naturgemäß, einen Teil der Kohlenhydrate von Ihrem Teller zu verdrängen. Außerdem ist Eiweiß besonders gesund für die Leber. Ein weiterer Beweis dafür, dass es nicht auf die Menge, sondern auf die Art der Kalorien ankommt, ist die Erkenntnis, dass die Fettspeicher in der Leber sich durch kalorienreduzierte eiweißreiche Diäten sehr viel besser reduzieren lassen als durch eine kalorienreduzierte eiweißarme Kost. Deutsche Wissenschaftler teilten fettleibige Patienten in zwei Gruppen ein. Beide Gruppen hielten sich drei Wochen lang an eine kalorienreduzierte Diät; doch die Diät der einen Gruppe enthielt große Mengen an Eiweiß, während die anderen Probanden nur wenig Eiweiß zu sich nahmen. Nach drei Wochen hatten beide Gruppen im Durchschnitt ungefähr fünfeinhalb Kilogramm abgenommen. Doch während in der Gruppe mit der eiweißarmen Diät keine Veränderung des Leberfettanteils festzustellen war, hatte die Gruppe, die die eiweißreiche Kost erhielt, hinterher **um 40 Prozent weniger Leberfett** als zu Beginn der Diät! Daraufhin analysierten die Forscher den genetischen Code der Leberzellen ihrer Probanden und stellten fest, dass viele Gene, die für die Synthese, Speicherung und Resorption von Fett verantwortlich sind, in der Gruppe mit der eiweißreichen Diät weniger aktiv waren.[102]

Unsere bevorzugten Quellen für tierisches Eiweiß sind Hähnchen- und Putenbrust und fetter Wildfisch, beispielsweise Lachs, Heilbutt und Regenbogenforelle. Zu den fetten Fischen, die wild gefangen werden, gehören

Lachs, Sardine, Kabeljau und Seeforelle, die allesamt reich an Omega-3-Fettsäuren sind. Omega-3 ist ein mehrfach ungesättigtes Fett und wahrscheinlich das wichtigste Fett für eine gesunde Leber, weil es die Expression von Genen verändert, die an der Synthese und Speicherung von Fett in der Leber beteiligt sind.[103] Sie dürfen diese Fischsorten bei jedem unserer Ernährungspläne in moderaten Mengen (zwei- bis dreimal pro Woche) essen.

Was man beim Verzehr von Hähnchen- oder Putenbrust und fettem Wildfisch beachten sollte: Diese tierischen Eiweißquellen kann man in die verschiedensten Gerichte einbauen. Aber achten Sie dabei bitte trotzdem immer noch darauf, dass Obst und Gemüse mit niedriger glykämischer Last die Stars Ihrer Ernährungsshow sein und Eiweiß und Kohlenhydrate lediglich eine Nebenrolle spielen sollten. Also richten Sie Ihre gegrillte Hähnchenbrust auf einem großen Salat an und legen Sie zu Ihrem Stück Lachs eine große Portion Ihres gedünsteten Lieblingsgemüses auf den Teller!

12. Nüsse und Kerne: Nüsse gehören zu den optimalen natürlichen Lebensmitteln: Sie sind reich an Eiweiß, Ballaststoffen und gesunden Fetten und enthalten kaum Kohlenhydrate. Vor allem Nüsse haben einen hohen Gehalt an einfach und mehrfach ungesättigten Fettsäuren und Vitaminen wie Niacin, Folsäure, Vitamin B6 und E; außerdem enthalten sie Mineralien wie Kalium, Kalzium und Magnesium. Studien zeigen, dass der Verzehr von Nüssen Herz und Gefäße schützen kann, weil er unter anderem den LDL-Cholesterinspiegel senkt. Diese Vorteile sind auf die gesunden Inhaltsstoffe dieser Lebensmittel zurückzuführen: Nüsse haben einen hohen Gehalt an pflanzlichen Phytosterinen, die bei der Resorption im Darm mit Cholesterin konkurrieren und somit die Cholesterinwerte verbessern. Der hohe Gehalt an Antioxidanzien (zu denen unter anderem phenolische Verbindungen gehören) ist wahrscheinlich der Grund, warum Nüsse nachweislich beim Abnehmen und bei der Reduktion von Entzündungsmarkern helfen. Außerdem schützen sie die Leber: In einer Studie, die im Jahr 2019 in der Zeitschrift der *International Association for the Study of the Liver* erschienen ist, war das Risiko für die Entstehung einer Fettleber umso geringer, je häufiger die Probanden Nüsse aßen – und das auch nach Berücksichtigung von Alter, Gewicht, Blutfetten, Blutzuckerwerten und Entzündungsmarkern. Diese positiven gesundheitlichen Auswirkungen waren sogar bereits dann zu beobachten, wenn die Probanden nur einmal pro Woche Nüsse aßen.[104]

Manche Nusssorten haben jedoch einen besonders hohen Gesundheitswert. Walnüsse zum Beispiel sind das vollwertige Nahrungsmittel mit dem höchsten Gehalt an der Omega-3-Fettsäure Alpha-Linolensäure (ALA). Am anderen Ende des Spektrums liegen Erdnüsse, die streng genommen eigentlich gar keine Nüsse, sondern Hülsenfrüchte sind und von allen Nüssen den höchsten Netto-Kohlenhydratgehalt haben.

Die fünf leberfreundlichsten Nüsse sind:
1. Walnüsse
2. Mandeln
3. Pistazien
4. Paranüsse
5. Pinienkerne

Auch Kerne lieben wir, weil sie reich an Ballaststoffen sind und eine hohe Nährstoffdichte aufweisen. Unsere Favoriten sind:
1. Kürbiskerne
2. Sonnenblumenkerne
3. Chiasamen
4. Leinsamen
5. Sesamsamen

Was man beim Verzehr von Nüssen und Kernen beachten sollte: Nüsse und Kerne eignen sich hervorragend als Snack – aber sie sind kaloriendicht, also essen Sie nur eine oder höchstens zwei Handvoll davon. Es gibt jedoch auch viele andere Verwendungsmöglichkeiten für Nüsse und Kerne:

- Streuen Sie gehackte Nüsse oder Kerne über andere Speisen, beispielsweise Salate, Pfannengerichte, Quinoa, Joghurt oder Müsli.
- Verwenden Sie sie als Zutat zu einem Pesto, das Sie zu Nudeln auf Bohnenbasis reichen können.

- Bereiten Sie Saucen und Salatdressings mit Nussölen zu.
- Mahlen Sie Nüsse zu Mehl, das Sie dann zum Backen verwenden können (oder kaufen Sie Nussmehle, beispielsweise Mandel- oder Haselnussmehl). Kerne kann man zu einem Pulver vermahlen und in Müsli, Joghurt oder Backwaren geben, um diese mit zusätzlichen wertvollen Inhaltsstoffen anzureichern.
- Pürieren Sie Nüsse und Kerne in der Küchenmaschine zu einer glatten, cremigen Nuss- oder Samenbutter. (Man kann Nuss- oder Samenbutter auch fertig kaufen. Greifen Sie dabei am besten zu zuckerarmen oder zuckerfreien Produkten. Mit einer pflanzenbasierten Butter können Sie Smoothies, Joghurt oder Müslis anreichern.)

Warnhinweis: Manche Menschen sollten beim Verzehr von Nüssen und Kernen vorsichtig sein:

- Wer an einer Nussallergie leidet – sei es gegen Baumnüsse (beispielsweise Mandeln, Pekannüsse, Walnüsse und Cashews) oder Hülsenfrüchte (Erdnüsse) –, sollte diese Lebensmittel natürlich meiden.
- Auch Menschen, die schon mal an einer Divertikulitis (einer Erkrankung des Darms) gelitten haben, sollten beim Verzehr von Nüssen und vor allem Kernen vorsichtig sein. Während der Zusammenhang zwischen dem Verzehr von Nüssen und Divertikulitis in der Fachliteratur mittlerweile umstritten ist, da man Nüsse gründlich kauen kann, stellen Kerne nach wie vor ein Problem dar, da sie kleiner sind und sich leichter in den Divertikeln ablagern können.
- Manchmal fällt es älteren Menschen schwer, Nüsse und Kerne zu kauen. Wenn Sie Probleme mit den Zähnen haben, sollten Sie sich lieber an Nuss- oder Samenbutter und Nussmehle halten.

So werten Sie Ihre Snacks auf

Chips, Popcorn und Brezeln

Halten Sie Ausschau nach Chips, die aus Hülsenfrüchten hergestellt werden (zum Beispiel aus Linsen- oder Kichererbsenmehl), Chips aus Wurzelgemüse (beispielsweise aus roten Beten, Süßkartoffeln oder Maniok) oder nach Popcorn (einem Vollkornprodukt, das aufgrund seines hohen Ballaststoffgehalts einen niedrigen glykämischen Index hat). Auch mit Proteinen angereicherte Chips sind empfehlenswert, da sie eine höhere Nährstoffdichte haben als herkömmliche Kartoffel- oder Tortilla-Chips. Die Zutatenliste sollte möglichst kurz sein, denn bei Chips mit wenigen Zutaten ist die Wahrscheinlichkeit nicht so groß, dass sie Geschmacksverstärker enthalten, die sie hyperschmackhaft machen. Beim Kauf von Brezeln sollten Sie zu Vollkornvarianten greifen.

Eiweißriegel

Im Idealfall enthält jeder Eiweißriegel, den Sie essen oder Ihrem Kind geben, höchstens fünf Gramm zugesetzten Zucker und mindestens fünf Gramm Ballaststoffe oder Eiweiß (beides sind Pluspunkte!). Vor allem Nuss-Eiweißriegel entsprechen sehr häufig diesen Kriterien. Kinder sollten keine Eiweißriegel mit zugesetzten Kräutern und Gewürzen (zum Beispiel Chlorophyll oder Kurkuma) oder großen Mengen an Vitaminen (beispielsweise Vitamin C oder E) essen, da sie Vitamine in niedrigerer Dosis benötigen als Erwachsene und weil die Hersteller diese Riegel möglicherweise auch gar nicht für Kinder entwickelt haben. Wie immer gilt auch hier: Je kürzer die Zutatenliste, umso besser.

Joghurt

Die meisten aromatisierten Joghurts enthalten Unmengen an Zucker. Kaufen Sie nach Möglichkeit Joghurt – egal ob in Bechern, im »Quetsch-Beutel« (insbesondere für Kinder) oder als Trinkjoghurt –, das pro Portion höchstens fünf Gramm Zuckerzusatz enthält. Der Hinweis auf den **zugesetzten** Zucker ist wichtig, da die Milch, aus der Joghurt hergestellt wird, auch einen natürlichen Zucker (namens Milchzucker oder Laktose) enthält. Verzichten Sie auf Joghurts mit künstlichen Zutaten. (Die Faustregel in Bezug auf die möglichst kurze Zutatenliste gilt auch hier.)

Was Sie über Milchprodukte wissen sollten

Milchprodukte in moderaten Mengen sind ein fester Bestandteil der traditionellen Mittelmeerdiät und gehören auch zu unseren Ernährungsplänen. Unsere Patienten erzählen uns immer wieder, dass man ihnen empfohlen habe, Milchprodukte zu meiden, da diese angeblich eine entzündungsfördernde Wirkung haben. Doch Milchprodukte selbst sind etwas Neutrales – ob sie eine entzündliche Reaktion hervorrufen oder nicht, hängt von Ihrem Stoffwechsel ab. Viele Menschen leiden an einer Unverträglichkeit gegenüber einem Zucker namens Laktose und einem Eiweiß namens Kasein, die beide in Milchprodukten enthalten sind.

Vor allem die Laktoseintoleranz ist weit verbreitet und wird mit zunehmendem Alter oft immer ausgeprägter. Laktoseintoleranz ist zwar nicht schädlich, kann jedoch Ihre Lebensqualität beeinträchtigen, da sie Blähungen und Durchfall verursacht. Wenn Sie nach dem Verzehr von Milchprodukten unter solchen Beschwerden leiden, sollten Sie es lieber einmal mit laktosefreien oder fermentierten Milchprodukten wie Joghurt und Kefir versuchen (bei denen die gesunden Bakterien einen Großteil der Laktose verbrauchen, sodass nicht mehr so viel davon übrig bleibt). Oder probieren Sie Milcherzeugnisse aus Schafs- oder Ziegenmilch (diese Milchsorten rufen normalerweise weniger unerwünschte Reaktionen hervor).

Milchprodukte sind eine gute Eiweißquelle; in fermentierter Form enthalten sie Probiotika, also gesunde Darmbakterien, die sich positiv auf den Darm und das Immunsystem auswirken. Allerdings haben Milchprodukte auch einen weniger gesunden Bestandteil: nämlich Fett. Milchfett besteht hauptsächlich aus gesättigten Fettsäuren und wir raten allen Menschen, weniger gesättigte Fette zu sich zu nehmen – nicht nur ihrer Leber, sondern auch ihrem Herzen zuliebe. Sie müssen zwar nicht unbedingt nach fettarmem Käse suchen oder auf Kaffeesahne verzichten; aber Sie sollten Ihren Konsum fettreicher Milchprodukte in Grenzen halten. Das gilt auch für Eiscreme, die Sie wegen ihres Zuckergehalts ohnehin nur selten essen sollten. Wenn Sie an mehreren Tagen pro Woche Joghurt, Hüttenkäse oder Milch zu sich nehmen, dann greifen Sie zu fettarmen Varianten. (Wenn Sie solche Produkte dagegen höchstens einmal pro Woche verzehren, dürfen es ruhig auch Vollfettvarianten sein, falls Sie deren Geschmack oder Konsistenz bevorzugen.)

Fettarmen Joghurt oder Hüttenkäse sollten Sie grundsätzlich nur »natur« kaufen (da aromatisierten Produkten normalerweise viel Zucker zugesetzt wird). Sie können ihnen mit Beeren, Zimt und vielleicht auch ein bisschen Stevia und/oder Vanilleextrakt die nötige Süße und das gewünschte Aroma verleihen. So trainieren Sie Ihre Geschmacksknospen darauf, eine andere, natürlichere Süße schätzen zu lernen. Außerdem liefert Ihnen das Obst wertvolle Polyphenole.

Drücken Sie auf die »Neustart-Taste« Ihres Appetits!

Wenn Sie sich bisher ziemlich kohlenhydratlastig ernährt (also viele Lebensmittel mit hoher glykämischer Last zu sich genommen) haben, dann sind Sie wahrscheinlich an hyperschmackhafte Lebensmittel gewöhnt. Die leberfreundlichen Lebensmittel mit niedriger glykämischer Last, die wir Ihnen in diesem Kapitel vorgestellt haben und die auch in unseren Ernährungsplänen vorkommen, sind zwar köstlich (und unsere Rezepte sind es ebenfalls), aber Sie werden dazu wahrscheinlich erst mal eine gewisse Umstellungsphase durchmachen und Ihren Gaumen neu kalibrieren müssen. Schließlich führt die Einschränkung der Kohlenhydratzufuhr auch zu einer Umstellung des Stoffwechsels: Der Körper muss auf einen anderen Brennstoff umsteigen.

Noch viel schwieriger könnte es jedoch sein, sich an eine geringere Kalorienzufuhr zu gewöhnen.

Um das gleich von vornherein klarzustellen: Wir schlagen Ihnen in diesem Buch nicht vor, Kalorien zu zählen oder Ihre Kalorienzufuhr einzuschränken – denn wissenschaftliche Untersuchungen zeigen immer wieder, dass diese Vorgehensweise niemandem dabei hilft, abzunehmen, sein Gewicht zu halten oder seine Stoffwechselgesundheit zu verbessern. Wir haben sogar festgestellt, dass diejenigen unserer Patienten, die sich nur auf die Kalorien fokussieren, oft mehr auf Quantität als auf Qualität achten. Aber eine kohlenhydratarme Ernährung bedeutet definitiv nicht: »Sie können essen, was Sie wollen und so viel Sie wollen, solange es nur wenig Kohlenhydrate enthält.« Sie sollen Speck also nicht zu einem Ihrer Hauptnahrungsmittel machen und auch keine riesigen Mengen von Snacks in sich hineinstopfen, die als »keto-freundlich« angepriesen werden!

Um zu einem gesunden Stoffwechselprofil zu gelangen und es dann auch aufrechtzuerhalten, müssen Sie lernen, nicht zu viele Kalorien zu sich zu nehmen. Sie stellen Sie sich das so vor: Mehr Kalorien zu essen, als Sie eigentlich brauchen, um Ihr bisheriges Gewicht und Aktivitätsniveau zu halten, ist so, als würden Sie Ihr Auto volltanken und immer noch weiterpumpen, obwohl der Tank bereits voll ist. Das überschüssige Benzin hilft Ihrem Auto nicht, weiter zu fahren; es läuft lediglich auf den Boden und stellt eine Brandgefahr dar. Genauso verhält es sich auch mit übermäßigem Essen: Die zusätzlichen Kalorien sind nicht notwendig und leisten keinen sinnvollen Beitrag dazu, Ihren Körper mit Brennstoff zu versorgen. Wahrscheinlich werden sie nur in Form von Fett gespeichert.

Wenn Sie bisher hyperschmackhafte Lebensmittel und/oder Lebensmittel mit hoher glykämischer Last gegessen haben, dann haben Sie wahrscheinlich sehr viele Kalorien zu sich genommen, und zwar aus zwei verschiedenen Gründen: Erstens haben diese Lebensmittel normalerweise mehr Kalorien als Lebensmittel mit niedriger glykämischer Last. Eine kleine Portion (etwa 80 Gramm) gekochter weißer Reis (ein Lebensmittel mit hoher glykämischer Last) hat beispielsweise etwa 107 Kalorien, eine gleich große Portion Blumenkohlreis dagegen nur 14 Kalorien. Eine Portion hyperschmackhafter Kartoffelchips hat 154 Kalorien, während eine kleine gebackene Süßkartoffel nur mit 52 Kalorien zu Buche schlägt. Und zweitens wurde bei der Produktion dieser Lebensmittel bewusst darauf geachtet, dass sie extrem lecker schmecken und schnell und bequem konsumierbar sind, sodass man es nicht einmal merkt, wenn man eine dreifache Portion davon gegessen hat. Um auf eine leberfreundlichere Ernährungsweise umzusteigen, müssen Sie Ihren Appetit neu kalibrieren. Aber keine Panik – wir kennen ein paar hervorragende Strategien, die Ihnen diesen Schritt erleichtern werden!

Stressfreie Kontrolle über die Portionen – und mehr Freude am Essen

Wie kann man seine Ernährung umstellen, ohne Kalorien zu zählen oder ständig mit einem Auge auf seine Portionsgrößen zu schielen?

Der erste Schritt besteht darin, etwas daran zu verändern, **was** Sie essen. Wenn Sie sich von ballaststoffreichen, nährstoffdichten Lebensmitteln ernähren, werden Sie schneller satt, als wenn Sie hauptsächlich hyperschmackhafte Lebensmittel mit hoher glykämischer Last zu sich nehmen.

Sie können aber auch etwas an der Art verändern, **wie** Sie essen. Viele Menschen stopfen ihr Essen völlig gedankenlos in sich hinein. Vielleicht geht Ihnen das auch so? Können Sie sich schon nach ein paar Minuten kaum noch daran erinnern, was Sie gerade gegessen haben, weil Sie nebenbei durch Ihre Social-Media-Feeds gescrollt, Ihre E-Mails gecheckt oder sich eine Fernsehsendung angeschaut haben? Wenn Sie beim Essen nicht bewusst auf Ihren Körper und Ihr Essen achten, essen Sie automatisch mehr, weil Sie dann gar nicht merken, wann Sie satt sind. Und durch dieses gedankenlose Essen entgeht Ihnen auch ein großer Genuss, denn wahrscheinlich nehmen Sie den Geschmack Ihres Essens gar nicht richtig wahr. Doch zum Glück gibt es eine sehr gute Strategie, mit deren Hilfe Sie es schaffen können, auf Ihre Portionen zu achten und Ihr Essen gleichzeitig auch mehr zu genießen: achtsame Nahrungsaufnahme.

Statt Ihren Kalorienkonsum einzuschränken oder sich an eine bestimmte Diät zu halten, lernen Sie bei dieser achtsamen Ernährung, sich auf das »Erleben« des Essens – den Geschmack, den Anblick und die Geräusche – zu konzentrieren und Ihr Bewusstsein dafür zu schärfen, wie Essen sich anfühlt. Sie lernen, Ihr Essen zu genießen und zu schätzen; und dann erkennen Sie vielleicht auch eher, wann Sie wirklich Hunger haben und wann Sie satt sind.

Achtsames Essen ist mehr als nur eine nette Idee – seine positiven Auswirkungen auf die Gesundheit sind wissenschaftlich erwiesen. Eine Metaanalyse von 14 verschiedenen Studien hat ergeben, dass achtsames Essen die Häufigkeit von »Fressattacken« und emotionalem Essen reduziert.[105] In einer Studie aus dem Jahr 2018 nahmen die Teilnehmer eines Online-Programms zur Gewichtsreduktion, denen man Achtsamkeitspraktiken beibrachte, umso mehr ab, je höher ihre Achtsamkeits-Scores anstiegen.[106] In einer anderen Studie ließen die Essensgelüste der Teilnehmer nach einer achtwöchigen Intervention zur Vermittlung achtsamer Essenspraktiken deutlich nach, und ihr negatives Körperbild verbesserte sich.[107]

Anhand der einfachen Grafik auf Seite 159 können Sie einschätzen, wie viel Hunger Sie wirklich haben (oder nicht haben).

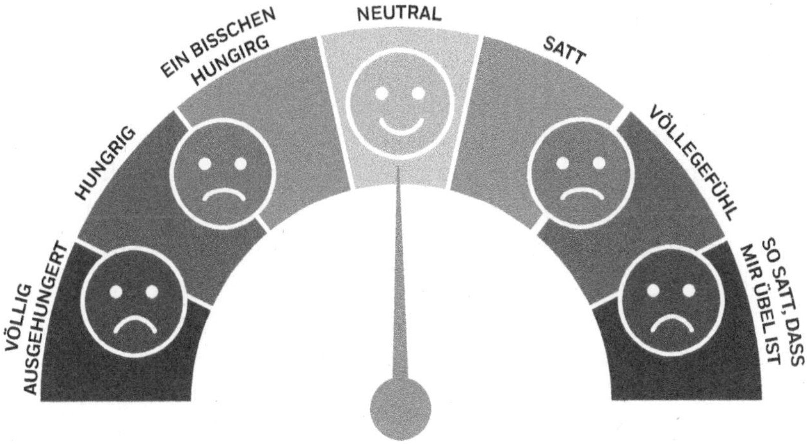

Hungerskala

Lebensmittel, die man isst, ohne nachzudenken

Wir alle kennen solche Lebensmittel, die wir einfach gedankenlos in uns hineinstopfen, obwohl wir eigentlich gar keinen Hunger haben. Das kann die zusätzliche Handvoll Nüsse sein, die Sie noch mit ins Auto nehmen, obwohl Sie doch vorher schon eine Handvoll davon gegessen haben. Oder die Süßigkeiten, die bei irgendeiner Konferenz verteilt werden und auf die Sie eigentlich gar keinen Hunger haben, die Sie aber trotzdem essen – einfach weil sie da sind. Verzichten Sie auf dieses gedankenlose Essen, bei dem es nicht darum geht, Ihren Körper mit Energie zu versorgen. Dadurch können Sie auf ganz natürliche Weise ein paar Kalorien einsparen, die Sie garantiert nicht vermissen werden.

Lernen Sie Ihre Hungersignale kennen

Es stimmt zwar, dass Sie Ihren Hunger stillen sollten, bevor er sich zu richtigem Heißhunger auswächst (denn wenn man mit dem Essen wartet, bis man total ausgehungert ist, schafft man die optimalen Voraussetzungen für unkontrolliertes Essen). Aber man weiß auch, dass nicht jedes Gefühl, das wir als Hunger wahrnehmen, einem echten Bedürfnis nach Nahrung entspringt.

Wenn Sie zum ersten Mal etwas spüren, was Sie als Hungergefühl empfinden, dann hören Sie lieber erst mal in sich hinein und fragen Sie sich, was diesem Gefühl vorausgegangen ist. Spüren Sie den Hunger körperlich? Oder hatten Sie einfach nur ein schwieriges Gespräch mit Ihrem Chef? Oder steht Ihnen womöglich ein schwieriges Projekt bevor, von dem Sie sich ablenken möchten? Wenn Ihr wahrgenommenes Hungergefühl eher auf Emotionen als auf echten Hunger zurückzuführen ist, dann versuchen Sie es doch einmal damit, Ihre Gedanken aufzuschreiben: Machen Sie sich ein paar Minuten lang Notizen und warten Sie ab, ob Ihre negativen Gefühle – und damit auch Ihr Heißhunger – dadurch wieder verschwinden.

Als Nächstes sollten Sie sich fragen, wie lange Ihre letzte Mahlzeit her ist. Wenn Sie vor weniger als drei Stunden zum letzten Mal etwas gegessen haben, dann lassen Sie sich 20 Minuten Zeit, um zu sehen, ob das Hungergefühl von allein wieder nachlässt; denn oft tut es das tatsächlich. Trinken Sie eine Tasse Kaffee (oder Kräutertee, wenn Sie lieber auf Koffein verzichten möchten, weil es schon ein bisschen später am Tag ist) – vielleicht mit etwas Kaffeesahne oder Ihrem Lieblings-Pflanzendrink –, um die Zeit bis zur nächsten Mahlzeit zu überbrücken. Auch ein Glas Wasser kann bei der Überwindung von Essensgelüsten helfen.

Falls Sie nach dieser Wartezeit immer noch Hunger haben, nehmen Sie irgendein Lebensmittel mit niedriger glykämischer Last zu sich, zum Beispiel eine Handvoll Nüsse oder ein paar Babykarotten mit Hummus. Denn wenn Sie den kleinen Hunger mit einem Lebensmittel stillen, das eine hohe glykämische Last hat, werden Sie nur noch größeren Hunger bekommen, nachdem Ihr Blutzuckerspiegel wieder gecrasht ist.

Außerdem sollten Sie versuchen herauszufinden, was sonst noch hinter Ihrem Hungergefühl stecken könnte: zum Beispiel, ob Sie bei Ihrer letzten Mahlzeit genügend Eiweiß, Ballaststoffe und gesunde Fette zu sich genommen oder wie gut Sie in der Nacht davor geschlafen haben. Denn wenn Sie das wissen, können Sie die nötigen Lebensstiländerungen vornehmen, um zukünftigen Heißhungerattacken vorzubeugen. Einigen unserer Patienten gelingt das leichter, wenn sie ein Tagebuch über solche Faktoren führen, die sich auf ihr Hungergefühl auswirken.

Nun, da Sie die Grundpfeiler unserer Ernährungspläne kennen und wissen, welche Lebensmittel Sie meiden (oder durch kohlenhydratärmere Versionen ersetzen) sollten, möchten wir Ihnen die Unterschiede zwischen den verschiedenen Essensplänen erklären, damit Sie den für Sie richtigen Plan auswählen können.

ACHTSAME ESSGEWOHNHEITEN

- **Hören Sie in sich hinein.** Viele Menschen achten gar nicht auf ihr Hungergefühl; daher fällt es ihnen erst dann auf, wenn es bereits seinen Höhepunkt erreicht hat. Und wenn Sie erst einmal richtig ausgehungert sind, ist es nahezu unmöglich, nicht zu viel zu essen. Denn wenn Ihr Blutzuckerspiegel so niedrig ist, löst Ihr Körper Hunger als Überlebensmechanismus aus. Sobald das passiert, können Sie nicht mehr vernünftig darüber nachdenken, was Sie essen sollen; und dann spüren Sie auch nicht mehr, wann Sie satt sind. Auf physiologischer Ebene versucht Ihr Körper, Sie jetzt vor dem Hungertod zu bewahren, indem er Sie dazu treibt, alles zu essen, was Ihren Blutzuckerspiegel möglichst schnell wieder in die Höhe schießen lässt. Und wenn Sie an NAFLD und Typ-2-Diabetes leiden, ist das Risiko einer Hypoglykämie (das ist der medizinische Fachbegriff für einen sehr niedrigen Blutzuckerspiegel) noch viel höher, sodass Sie dann erst recht zu Fressattacken neigen. Durch die Strategie des achtsamen Essens lernen Sie die verschiedenen Stadien des Hungers kennen (die wir in Abbildung Seite 159 visuell dargestellt haben) und gewöhnen sich an, im Lauf des Tages immer wieder in sich hineinzuhören und sich zu fragen, an welchem Punkt der Hungerskala Sie sich gerade befinden. Dadurch lernen Sie, nur dann zu essen, wenn Sie auch wirklich Hunger haben – wenn Sie sich also nicht in einem neutralen Zustand befinden, aber auch noch nicht so ausgehungert sind, dass Ihr Magen knurrt. Auf diese Weise überisst man sich nicht so leicht.
- **Kein Multitasking mehr beim Essen!** Legen Sie Ihr Telefon weg und schalten Sie Ihren Bildschirm oder Fernseher aus. Denn all das lenkt nicht nur Ihre Aufmerksamkeit vom Essen ab, sondern erzeugt oft auch Stress. Wenn Sie sich zum Essen hinsetzen, während die Abendnachrichten laufen, werden Sie sich dabei automatisch auf all die furcht-

baren Dinge konzentrieren, die in unserer Welt passieren. Und wenn Sie gestresst sind, zieht Ihr Körper einen Teil seiner Ressourcen von der Verdauung ab und bereitet sich stattdessen auf eine »Kampf oder Flucht«-Situation vor. Wenn Sie sich zum Essen hinsetzen, sollten Sie nichts anderes tun, als Ihre Mahlzeit und die Gesellschaft der Menschen, mit denen Sie diese einnehmen, zu genießen. Wenn Sie am Arbeitsplatz essen müssen und nicht viel Zeit dafür haben, sollten Sie während des Essens wenigstens Ihr Telefon und/oder Ihren Computer ignorieren, um den Prozess der Nahrungsaufnahme richtig genießen zu können. Noch besser ist es, wenn Sie daran denken, nach jedem Bissen einmal tief durchzuatmen, um innerlich präsent zu bleiben. Allerdings muss man nicht unbedingt jede Mahlzeit auf diese achtsame Weise einnehmen. Wenn Sie an einem hektischen Arbeitstag tatsächlich einmal dazu gezwungen sein sollten, auch beim Essen weiterhin am Computer zu arbeiten, dann ist dagegen nichts einzuwenden. Sie können es ja morgen wieder mit dem achtsamen Essen versuchen.

- **Räumen Sie den Essenszeiten einen höheren Stellenwert ein.** Oft sind wir so überlastet, dass wir verzweifelt versuchen, in den wenigen freien Minuten, die uns zwischendurch bleiben, schnell etwas in den Mund zu schieben. Doch das ist die falsche Strategie. Wir müssen wieder anfangen, das Essen in den Mittelpunkt zu stellen und ihm oberste Priorität einzuräumen. Wenn Sie Papiere, Schlüssel und Post wegräumen, bevor Sie sich an den Tisch setzen, und ihn vielleicht sogar mit einem Tischset und Besteck eindecken, können Sie sich besser auf Ihr Essen konzentrieren. Selbst wenn es sich nur um eine ganz zwanglose Mahlzeit oder einen Snack handelt (also etwas, das Sie vorher nicht erst zu kochen brauchten), sollten Sie der Versuchung widerstehen, an der Küchentheke oder womöglich sogar am Kühlschrank im Stehen zu essen. Nehmen Sie Ihre Mahlzeit mit an einen richtigen Tisch und setzen Sie sich zum Essen hin. Natürlich wird es trotzdem immer noch hin und wieder vorkommen, dass Sie im Auto oder am Schreibtisch essen müssen. Aber tun Sie, was Sie können, um die Essenszeit zu einem »heiligen Raum« in Ihrem Tagesablauf zu machen. Falls Ihnen das vorläufig noch schwer fallen sollte, setzen Sie dieses Vorhaben zunächst nur an einem bestimmten Wochentag um.

- **Richten Sie Ihr Essen auf einem Teller an.** Statt das Abendessen auf großen Platten oder Serviertellern auf den Tisch zu stellen, sollte jedes Familienmitglied seinen Teller in der Küche füllen und ihn dann zum Tisch tragen. Denn wenn Sie kein zusätzliches Essen in Reichweite haben, ist das Risiko geringer, dass Sie eine zweite Portion essen, nur weil sie da ist.
- **Verwenden Sie kleinere Teller.** Je größer Ihre Teller, Schöpfkellen und sonstigen Küchenutensilien sind, umso mehr Essen werden Sie auf Ihren Teller häufen, ohne sich dessen bewusst zu sein. Laden Sie sich nur so viel Essen auf den Teller, wie in Ihre beiden hohlen Hände hineinpasst.
- **Würdigen Sie Ihr Essen.** Statt sofort »reinzuhauen«, wenn Sie am Tisch sitzen, nehmen Sie sich lieber erst mal ein bisschen Zeit, um dankbar dafür zu sein, dass Sie etwas zu essen haben. Denken Sie auch mit Dankbarkeit an all die vielen Menschen, die dazu beigetragen haben, dieses Essen auf Ihren Teller zu bringen.
- **Stimmen Sie sich auf Ihre Sinne ein.** Die Verdauung beginnt mit den Augen, ja sogar mit der Nase. Also nehmen Sie sich ruhig ein bisschen Zeit, um Ihr Essen zu betrachten und dessen Duft zu genießen – denn dadurch schalten Sie innerlich automatisch einen Gang herunter und bringen Ihre Verdauungsenzyme zum Fließen. Achten Sie darauf, wie viele verschiedene Aromen Sie beim Kauen wahrnehmen.
- **Nehmen Sie sich Zeit zum Essen!** Kauen Sie jeden Bissen so lange, bis er vollständig zu Brei geworden ist, und legen Sie die Gabel zwischendurch immer wieder ab. Dadurch erhält Ihr Gehirn mehr Zeit, um zu registrieren, dass Ihr Magen voll ist. Dann wird es Ihnen natürlich auch leichter fallen, Ihre Portionen kleiner und Ihre Gesamtkalorienzahl niedriger zu halten, ohne das als Verzicht zu empfinden.
- **Bleiben Sie dran!** Jede neue Fähigkeit erfordert Übung. Wissenschaftlichen Untersuchungen zufolge muss man etwas Neues zehn- bis fünfzehnmal ausprobieren, bevor es einem richtig in Fleisch und Blut übergeht. Also nehmen Sie sich ruhig ein bis zwei Wochen Zeit, um mit

achtsamem Essen zu experimentieren, bevor Sie entscheiden, ob das etwas für Sie ist oder nicht.

- **Sie brauchen nicht perfekt zu sein!** Machen Sie sich klar, dass es Ihnen nicht immer gelingen wird, sich wirklich hundertprozentig auf Ihr Essen zu konzentrieren. Wenn Sie das achtsame Essen genießen konnten, dann seien Sie einfach dankbar für diese Erfahrung, statt sich selbst dafür zu kritisieren, dass Sie es vielleicht nicht ganz perfekt hinbekommen haben. Und falls Sie sich dabei unwohl gefühlt haben, versuchen Sie herauszufinden, was falsch gelaufen ist, um es in Zukunft anders machen zu können.

Hören Sie in sich hinein!

Von nun an werden wir Sie am Ende jedes Kapitels ein bisschen zum Nachdenken anregen. Denn je gezielter Sie Ihre Entscheidungen treffen und je bewusster Sie Ihre Fortschritte und die Resultate Ihrer Bemühungen wahrnehmen, umso eher werden Sie zum Weitermachen motiviert sein. Tragen Sie Ihre Antworten auf die Fragen in Ihr »Neustart für Ihre Leber«-Notizbuch oder irgendwo anders ein, wo Sie die Fortschritte dokumentieren, die Sie bei diesem Programm machen.

Zeit zum Nachdenken

- *Ich habe inzwischen folgende achtsame Essenstechniken ausprobiert:*
- *Meine liebste achtsame Essenstechnik ist:*
- *Folgende Lebensmittel stopfe ich manchmal völlig gedankenlos in mich hinein (oder konnte mir inzwischen vielleicht sogar schon abgewöhnen, sie zu essen):*
- *Beim Umräumen meiner Küche mit dem Ziel, gesunde Lebensmittel stärker ins Blickfeld zu rücken, habe ich Folgendes gelernt:*
- *Von folgenden leberfreundlichen Lebensmitteln habe ich mir inzwischen einen Vorrat angelegt:*
- *Bei meinen Bemühungen, von jetzt an nur noch möglichst wenig verarbeitete Lebensmittel im Haus zu haben oder zu kaufen, habe ich Folgendes gelernt:*

KAPITEL 6

WÄHLEN SIE IHREN ERNÄHRUNGSPLAN!

Nun, da Sie wissen, was Sie zur Regeneration Ihrer Leber und zur Verbesserung Ihres allgemeinen Gesundheitszustands unternehmen müssen, ist es an der Zeit, ein bisschen tiefer in die verschiedenen Ernährungspläne einzusteigen. Nur so können Sie herausfinden, ob Sie jetzt schon bereit sind, mit einem neuen Ernährungsprogramm zu beginnen, oder ob es für Sie besser ist, vorläufig noch bei der »Checkliste für eine Veränderung Ihrer Lebensgewohnheiten« zu bleiben, die Sie in Kapitel 4 kennengelernt haben. Beides sind sinnvolle Entscheidungen. In diesem Kapitel geht es darum, worauf Sie achten müssen, um die für Sie beste Vorgehensweise zu wählen.

In den nächsten Kapiteln werden wir noch genauer auf die verschiedenen Essenspläne eingehen, doch zunächst sollten Sie sich einen allgemeinen Überblick darüber verschaffen, was Sie dabei erwartet. Daher finden Sie in diesem Kapitel zunächst einmal die wichtigsten Informationen über unsere Pläne auf einen Blick. Alle vier Ernährungspläne basieren auf der Mittelmeerdiät. Der Hauptunterschied zwischen den verschiedenen Plänen besteht darin, wie viele Kalorien dabei aus Kohlenhydraten stammen. Grundsätzlich gilt: Je schlechter Ihr Stoffwechsel funktioniert und je weiter fortgeschritten Ihre Fettlebererkrankung bereits ist, umso mehr bringt es Ihnen, Ihre Kohlenhydrataufnahme einzuschränken.

Die vier Ernährungspläne auf einen Blick				
	Modifizierte Mittelmeerdiät	**Moderate-Kohlenhydrate-Plan**	**Low-Carb-Plan**	**Familien-Plan**
Das Wichtigste auf einen Blick	Zielt in erster Linie auf die Vorbeugung einer Fettlebererkrankung und die Aufrechterhaltung der positiven Wirkungen ab, die eingetreten sind, nachdem Sie sich ein paar Monate lang an einen der anderen Pläne gehalten haben.	Zielt in erster Linie auf die Heilung einer NAFLD oder NASH ab	Zielt auf die Verbesserung der Leberfunktion bei einer Leberfibrose oder -zirrhose und die Unterstützung bei Leberkrebs ab.	Ist für Menschen mit Kindern gedacht, die den »guten« Stadien einer Fettlebererkrankung vorbeugen oder sie heilen möchten; enthält Empfehlungen dazu, wie man Kinder zu einer gesünderen Ernährung anhalten kann, ohne auf eine Gewichtsabnahme abzuzielen.
Hauptziele	Vorbeugung einer NAFLD; Heilung einer NAFLD oder NASH; Besserung einer NASH-Fibrose oder Zirrhose	Heilung einer NAFLD oder NASH; Besserung einer NASH-Fibrose und Zirrhose; Vorbeugung einer NAFLD	Heilung einer NAFLD, NASH oder NASH-Fibrose; mögliche Heilung oder Besserung einer Zirrhose; bessere Einstellung oder sogar Heilung eines Typ-2-Diabetes; Vorbeugung einer NAFLD; Verbesserung Ihrer allgemeinen Stoffwechselgesundheit	Vorbeugung oder Heilung einer NAFLD; Besserung einer NASH-Fibrose oder Zirrhose; enthält keinerlei Einschränkungen oder Verbote, sondern bietet Auswahlmöglichkeiten für die ganze Familie

Zu welchem Stoffwechseltyp passt dieser Plan am besten?	Typ »Vorbeugung« (schlank und gesund)	Typ »Fine-Tuning« (nicht schlank, aber gesund) und Typ »Rekalibrierung« (schlank, aber trotzdem krank)	Typ »Regeneration« (krank und nicht schlank)	Eignet sich für einen Mix aus verschiedenen Stoffwechseltypen – soll allen Haushaltsmitgliedern helfen, mehr für ihre Gesundheit zu tun
Vorteile	Von allen Plänen am einfachsten durchführbar und auch am nachhaltigsten; bessere Einstellung eines Typ-2-Diabetes; senkt das Risiko für Herz-Kreislauf-Erkrankungen	Bessere Einstellung eines Typ-2-Diabetes; größerer Schwerpunkt auf dem Abbau von Übergewicht und/oder der Senkung des Blutzuckerspiegels; immer noch sehr leicht durchführbar und nachhaltig; kann Typ-2-Diabetes, Herz-Kreislauf-Erkrankungen und bestimmten Krebsarten vorbeugen	Bringt von allen vier Ernährungsplänen die schnellsten Resultate; rasche Gewichtsabnahme; weniger Hunger; Verbesserung der Insulinempfindlichkeit	Kann möglicherweise bei der Bewältigung von affektiven Störungen wie Depressionen und Angstzuständen helfen; dient Kindern als Vorbild für einen gesunden Lebensstil und vernünftige Lebensgewohnheiten; lenkt die Aufmerksamkeit und die Diskussion vom Gewicht des Kindes weg und zu einer Verbesserung des allgemeinen Gesundheitszustands hin
Zielvorgaben für den Kohlenhydratkonsum	40–50 % der täglichen Kalorienaufnahme aus Kohlenhydraten	26–40 % der täglichen Kalorienaufnahme aus Kohlenhydraten	10–26 % der täglichen Kalorienaufnahme aus Kohlenhydraten	Keine Zielvorgaben – ernähren Sie sich einfach vernünftiger!
Kohlenhydrate in Gramm	130–175 g pro Tag (entspricht der Größe eines Tennisballs pro Mahlzeit oder ungefähr der Hälfte Ihres Tellers)	100–130 g pro Tag (entspricht der Größe eines Lacrosse-Balls pro Mahlzeit oder der knappen Hälfte Ihres Tellers)	10–100 g pro Tag (entspricht der Größe eines Golfballs pro Mahlzeit oder einem Viertel Ihres Tellers)	-

ANMERKUNG ZU DEN KOHLENHYDRATGEHALTANGABEN IN DEN VERSCHIEDENEN ERNÄHRUNGSPLÄNEN

In Wirklichkeit gibt es keine standardisierten Definitionen dafür, was »moderater Kohlenhydratkonsum«, »Low Carb« oder »Very Low Carb« bedeutet. Wenn Sie die wissenschaftliche Fachliteratur lesen, die die gesundheitlichen Auswirkungen dieser verschiedenen Ernährungsformen miteinander vergleicht, werden Sie feststellen, dass sie von Artikel zu Artikel jeweils ein bisschen anders definiert werden. Für die Festlegung unserer Essenspläne und der darin vorgeschlagenen Kohlenhydrat-Zielvorgaben haben wir viele wissenschaftliche Untersuchungen und auch die Meinungen von verschiedenen Gesundheitsorganisationen (zum Beispiel der *National Lipid Association*) und führenden Experten herangezogen.

Hier nochmals eine kurze Zusammenfassung unserer Kohlenhydrat-Zielvorgaben:

- Modifizierte Mittelmeerdiät: 40 bis 50 Prozent Ihrer täglichen Kalorienzufuhr aus Kohlenhydraten
- Ernährungsplan mit moderatem Kohlenhydratkonsum: 26 bis 40 Prozent Ihrer täglichen Kalorienzufuhr aus Kohlenhydraten
- Low-Carb-Ernährungsplan: 10 bis 26 Prozent Ihrer täglichen Kalorienzufuhr aus Kohlenhydraten

Die sieben Säulen der Ernährung

Zusätzlich zu den zwölf leberfreundlichen Lebensmitteln, die Sie in Kapitel 5 kennengelernt haben, gibt es auch noch Nahrungsmittel, die sich zu wichtigen Säulen Ihrer Ernährung entwickeln werden, sobald Sie sich für einen der vier Ernährungspläne in diesem Buch entschieden haben. Diese Lebensmittel passen zu allen Ernährungsplänen, die der Regeneration Ihrer Leber dienen. Wenn Sie sich allerdings für den Low-Carb-Ernährungsplan entscheiden, müssen Sie die Menge an intaktem Getreide, die Sie essen, vielleicht ein bisschen einschränken, weil Sie sonst zu viele Kohlenhydrate zu sich nehmen. (Falls Sie bisher an die strengen Kohlenhydratbeschränkungen einer ketogenen Diät gewöhnt waren, werden Sie aber trotzdem immer noch angenehm überrascht sein, weil unser Low-Carb-Plan in dieser Hinsicht sehr viel großzügiger ist.)

Und das sind die sieben Säulen Ihrer Ernährung:

- Viel buntes Obst und Gemüse
- Bohnen und andere Hülsenfrüchte
- Extra natives Olivenöl
- Nüsse und Kerne
- Wild gefangener fetter Fisch
- Intakte Getreidekörner
- Grüntee und Kaffee

Alle unsere Ernährungspläne passen übrigens auch sehr gut zum intermittierenden Fasten, bei dem man zwischen der letzten Mahlzeit eines Tages und der ersten Mahlzeit des nächsten Tages eine mindestens zwölfstündige Essenspause einlegt (Seite 115). Und nun wollen wir uns diese sieben Säulen einmal ein bisschen genauer anschauen und überlegen, wie sie in die Ernährungspläne hineinpassen.

Obst und Gemüse in vielen Farben

Grundsätzlich sollte ein viel höherer Anteil an buntem Obst und Gemüse auf Ihrem täglichen Speisezettel stehen als bei der typisch westlichen Ernährung. Farbintensives Obst und Gemüse ist nährstoffreich, enthält viele Ballaststoffe und hat einen hohen Gehalt an entzündungshemmenden sekundären Pflanzenstoffen. Wenn Sie sich nicht nach dem Familienplan ernähren, bei dem es keinerlei Beschränkungen für die Kohlenhydratzufuhr gibt, sollten Sie zwar schon auf den Netto-Kohlenhydratgehalt Ihres Obsts und Gemüses achten; aber bei der modifizierten Mittelmeerdiät brauchen Sie nicht allzu sehr aufzupassen. Bei den Ernährungsplänen mit moderatem und niedrigem Kohlenhydratkonsum müssen Sie allerdings ein bisschen mehr darauf achten, Obst und Gemüse mit niedrigerem Netto-Kohlenhydratgehalt zu wählen, um die Kohlenhydratvorgaben dieser Pläne einzuhalten.

Bohnen und andere Hülsenfrüchte

Bohnen und sonstige Hülsenfrüchte (zum Beispiel Kichererbsen, Schwarzaugenbohnen, Edamame, schwarze Bohnen, Cannellini-Bohnen, Pinto-Bohnen und Linsen) sind hervorragende pflanzliche Eiweißquellen. Außerdem enthalten sie auch noch andere wichtige Nährstoffe, beispielsweise Folsäure und Ballaststoffe. Sie gehören in den sogenannten blauen Zonen, in denen besonders viele Menschen über 100 Jahre alt werden, zu den wichtigsten Nahrungsmitteln. Hülsenfrüchte liefern zwar schon ein paar Kohlenhydrate; aber wenn Sie sich nicht gerade an den Low-Carb-Ernährungsplan halten, brauchen Sie sich deshalb keine allzu großen Gedanken zu machen. Denn Hülsenfrüchte haben auch einen sehr hohen Ballaststoffgehalt (und dadurch sinkt, wie Sie bereits auf Seite 106 erfahren haben, der Netto-Kohlenhydratgehalt). Wenn Sie den Low-Carb-Plan befolgen, sollten Sie Ihren Verzehr von Hülsenfrüchten allerdings auf eine großzügige Handvoll beschränken und diese höchstens ein paarmal pro Woche essen.

Olivenöl

Wie bereits erwähnt, sollten Sie extra natives Olivenöl bevorzugen. Sie können es bei allen Ernährungsplänen zum Kochen, aber auch zum Beträufeln von Salat und Gemüse verwenden.

Nüsse und Kerne

Wie Sie ja inzwischen bereits wissen, sind Nüsse und Kerne ausgezeichnete Eiweiß- und Ballaststoffquellen. Sie enthalten zwar auch ein paar Kohlenhydrate, liefern aber dafür – genau wie extra natives Olivenöl – auch mehrfach ungesättigte Fettsäuren.[108] Alles in allem haben Nüsse und Kerne eine hohe Nährstoffdichte und wirken daher sehr sättigend (egal welchen Ernährungsplan Sie befolgen).

Wild gefangener fetter Fisch

Sie können diese Fischsorten, die einen hohen Gehalt an gesunden Fetten haben, bei allen Ernährungsplänen in Maßen (zwei- bis dreimal pro Woche) essen.

Intakte Getreidekörner

In der traditionellen Mittelmeerkost liegt der Schwerpunkt auf Vollkornprodukten. Wir gehen bei unseren Ernährungsplänen jedoch noch einen Schritt weiter und empfehlen in erster Linie den Verzehr von intaktem Getreide. Das heißt, die Körner sollten der Form, in der sie angebaut wurden, so nah wie möglich kommen. Sie werden nun also zur Abwechslung vielleicht auch mal ein paar Getreidesorten ausprobieren müssen, die ganz neu für Sie sind: beispielsweise Quinoa, Hirse, Amaranth, Teff, Sorghum oder Buchweizen. Und manche Getreideprodukte, an die Sie bisher gewohnt waren, werden Sie womöglich durch andere ersetzen müssen. Zum Beispiel müssen Sie vielleicht von Instant-Haferflocken auf stahlgeschnittenen Hafer oder von weißem auf braunen Reis oder Wildreis umsteigen. Versuchen Sie, 50 Prozent Ihrer Getreideprodukte in Form intakter Körner zu verzehren! Denn diese nährstoffdichten Getreideerzeugnisse haben eine niedrigere glykämische Last; außerdem nehmen Sie damit mehr Ballaststoffe, Eiweiß und B-Vitamine zu sich.

Obwohl wir uns in diesem Buch an die Grundprinzipien der Mittelmeerdiät halten, haben wir doch ein paar grundlegende Änderungen daran vorgenommen, die diese Ernährung noch leberfreundlicher machen. Eine dieser Veränderungen besteht darin, dass Sie insgesamt weniger und gesündere, nährstoffdichtere Getreideprodukte zu sich nehmen und auf diese Weise Ihren Gesamtkohlenhydratkonsum senken. Statt nicht-nährstoffdichter Getreideerzeugnisse werden Sie jetzt also mehr Getreideprodukte mit wertvollen Inhaltsstoffen essen: Vielleicht werden Sie sich statt eines Crackers aus raffiniertem Weißmehl beispielsweise einen aus Nussmehl hergestellten Cracker oder statt Brot aus Weißmehl ein Brot aus gekeimtem Vollkorngetreide gönnen.

Die einzige Ausnahme stellt in dieser Hinsicht unser Low-Carb-Ernährungsplan dar, bei dem man sogar den Konsum intakter Getreidekörner auf ein Mindestmaß reduzieren sollte, um seine Gesamtkohlenhydratzufuhr möglichst niedrig zu halten. Doch selbst dann können Sie immer noch ein bisschen Quinoa oder sogar stahlgeschnittenen Hafer essen, solange die anderen Lebensmittel, die Sie an dem betreffenden Tag zu sich nehmen, kohlenhydratärmer sind. Aber wenn Sie zu **jeder** Mahlzeit intaktes Getreide essen, werden Sie den Low-Carb-Ernährungsplan wahrscheinlich nicht durchhalten können, sondern mit Ihrem Konsum an Vollkornprodukten die Grenze zum Ernährungsplan mit moderatem Kohlenhydratkonsum überschreiten.

Alle Lebensmittel in diesem Buch, die sich für den Low-Carb-Plan eignen, sind auch in allen anderen Ernährungsplänen enthalten.

Einfache Strategien zur Aufwertung Ihrer kohlenhydrathaltigen Lebensmittel	
Herkömmliches kohlenhydrathaltiges Produkt	**Aufgewertetes kohlenhydrathaltiges Produkt**
Normale Teigwaren	Alle Ernährungspläne außer Low-Carb: Aus Bohnen hergestellte Teigwaren
Herkömmliche Cracker	Alle Ernährungspläne:* Aus Nüssen oder Kernen hergestellte Cracker * Falls Sie sich an den Low-Carb-Ernährungsplan halten, überprüfen Sie den Netto-Kohlenhydratgehalt und gestalten Sie Ihre Portionsgröße dementsprechend.
Instant-Haferflocken	Alle Ernährungspläne außer Low-Carb:* Stahlgeschnittener Hafer * Wenn Sie etwas Ähnliches essen möchten, was den Vorgaben des Low-Carb-Ernährungsplans entspricht, versuchen Sie es doch einmal mit Chiasamenpudding – dazu bieten wir in der Rubrik »Rezepte« mehrere Optionen an.
Bagel aus Weißmehl	Alle Ernährungspläne: Low-Carb- oder Keto-Bagel Modifizierte Mittelmeerdiät oder Familien-Plan: Vollkorn-Bagel oder Bagel aus Weizenkeimmehl
Brot aus Weißmehl	Alle Ernährungspläne: Kohlenhydratarmes Brot oder Keto-Brot Modifizierte Mittelmeerdiät oder Familien-Plan: Brot aus Vollkorngetreide oder gekeimtem Vollkorngetreide
Weißer Reis	Alle Ernährungspläne: Quinoa, Wildreis, Blumenkohl- oder Brokkolireis Modifizierte Mittelmeerdiät oder Familien-Plan: brauner Reis
Tortillas aus Weißmehl	Modifizierte Mittelmeerdiät: Tortillas aus Weizenkeimmehl Modifizierte Mittelmeerdiät, Moderate-Kohlenhydrate-Plan und Familien-Plan: Tortillas aus Mandelmehl Alle Ernährungspläne: Keto-, Eiweiß- oder andere kohlenhydratarme Wraps (siehe Tabelle auf Seite 241/242)

Hamburger-Brötchen	Alle Ernährungspläne: Kohlenhydratarme Brötchen, Keto-Brötchen oder Brötchen aus Mehl aus Blumenkohl oder Brokkoli (oder ganz auf das Hamburger-Brötchen verzichten) Modifizierte Mittelmeerdiät oder Familien-Plan: Brötchen aus gekeimtem Vollkorngetreide
Normaler Pizzaboden	Alle Ernährungspläne: Pizzaboden aus Blumenkohl- oder Mandelmehl (oder ganz auf den Pizzaboden verzichten!); siehe auch das Rezept für kohlenhydratfreie Pizza in der Rubrik »Rezepte« (Seite 376) Modifizierte Mittelmeerdiät oder Familien-Plan: Dünner oder Vollkorn-Pizzaboden
Kartoffelchips	Alle Ernährungspläne: Grünkohl- oder Seetang-Chips Modifizierte Mittelmeerdiät, Moderate-Kohlenhydrate-Plan und Familien-Plan: Rote-Bete-Chips, Süßkartoffel-Chips

Kaffee und Grüntee

Kaffee und grüner Tee sind zwar kein typischer Bestandteil einer mediterranen Ernährung, doch bei beidem handelt es sich um leberfreundliche Getränke, die in allen vier Ernährungsplänen erlaubt sind und sogar empfohlen werden. Da Grüntee nur ungefähr ein Drittel der Koffeinmenge von Kaffee enthält, können Sie ihn bis in den Nachmittag hinein trinken. Er eignet sich auch hervorragend als Eistee mit einem Spritzer Zitrone. (Falls er Ihnen zu bitter schmecken sollte, können Sie auch ein bisschen flüssiges Stevia oder ein anderes natürliches Süßungsmittel hineingeben.) Wenn Sie möchten, dass Ihre Kinder einmal Kaffee ausprobieren, fügen Sie bei Bedarf etwas Kaffeesahne und Stevia hinzu, um ihn schmackhafter zu machen; nach 12 Uhr mittags sollten Kinder allerdings keinen Kaffee mehr trinken. Da Grüntee viel weniger Koffein enthält als Kaffee, können sie ihn bis ungefähr 14 Uhr trinken und werden nachts wahrscheinlich trotzdem gut schlafen.

Intermittierendes Fasten

Durch die Einschränkung Ihres Kohlenhydratkonsums und die Aufwertung Ihrer kohlenhydrathaltigen Lebensmittel wird Ihr Blutzucker- und Insulinspiegel sinken. Sie können aber auch noch einen weiteren wichtigen Beitrag zur Verbesserung Ihres Blutzucker- und Insulinprofils leisten, indem Sie eine leicht durchführbare Fastenphase in Ihren Tagesablauf einbauen, Ihre Nahrungsaufnahme also auf ein bestimmtes Zeitfenster beschränken, so wie wir es in Kapitel 2 erklärt haben (Seite 115). **Bitte beachten Sie, dass dies für alle Ernährungspläne außer den Familienplan gilt, da intermittierendes Fasten für Kinder nicht geeignet ist.**

Welches Brot eignet sich am besten für Sie?

Herkömmliche Brote oder Brötchen aus Weizenmehl können (ebenso wie Weizenmehltortillas) durchaus ein gesunder Bestandteil einer leberfreundlichen Ernährung sein, doch diese Backwaren sind nicht in allen unseren Ernährungsplänen zur Regeneration Ihrer Leber enthalten.

Die modifizierte Mittelmeerdiät und der Familien-Ernährungsplan enthalten zwar durchaus Brot, aber es kommen weder Brot noch Brötchen aus Weißmehl darin vor. (Für den Ernährungsplan mit moderatem Kohlenhydratkonsum und den Low-Carb-Ernährungsplan gibt es zum Glück viele Wraps und Tortillas mit niedrigerem Kohlenhydratgehalt – auf Seite 241/242 finden Sie eine Anleitung für die Auswahl solcher Produkte). Wenn Sie sich entweder an die modifizierte Mittelmeerdiät oder an den Familien-Ernährungsplan halten, sollten Sie beim Brotkauf auf folgende Kriterien achten:

- **Das Wort »voll«:** Ein Weizenkorn besteht aus drei Elementen: der Kleie, dem Keim und dem Endosperm. Bei der Herstellung von Weißmehl werden Kleie und Keim (mitsamt den darin enthaltenen Eiweißen und Vitaminen) entfernt. Danach ist nur noch das Endosperm übrig, das hauptsächlich aus Kohlenhydraten besteht. Da in sehr vielen Broten Weizen enthalten ist, bedeutet die Angabe »Weizenbrot« auf dem Etikett nicht unbedingt, dass der Keim und die Kleie des Weizenkorns noch darin enthalten sind. »Vollkorn-« oder »Weizenvollkorn-« hingegen bedeutet, dass das Brot alle drei Bestandteile des Korns enthält.

- **Eine Prozentangabe, zum Beispiel »100 Prozent Vollkorn«**: Das ist sogar noch besser als das bloße Wort »Vollkorn-«, denn es bedeutet, dass der Hersteller sich die Mühe gemacht hat, alle drei Teile des Korns zu verwenden, und Sie auch ausdrücklich darauf hinweisen möchte. Außerdem bedeutet ein hoher Vollkornanteil natürlich auch, dass das Brot einen hohen Ballaststoffgehalt hat und dass mehr von den intakten Körnern darin enthalten ist als in normalem Weizenmehl.
- **Eine kurze Zutatenliste**: Je kürzer die Zutatenliste, umso weniger Füllstoffe und Konservierungsmittel enthält das Brot. Außerdem wird bei manchen Broten als erste Zutat Weizenvollkornmehl und als zweite oder dritte Zutat einfach nur Weizenmehl angegeben – je weniger Zutaten auf dem Etikett eines Brotes stehen, das sich als Vollkornbrot bezeichnet, mit umso höherer Wahrscheinlichkeit wurde also der größte Teil des verwendeten Mehls aus ganzen Weizenkörnern gemahlen.
- **Zucker sollte nicht zu den drei erstgenannten Zutaten gehören**: Es ist schwierig, Hefe (die bei den meisten Brotsorten unverzichtbar ist) ohne Zucker zu aktivieren; daher findet man kaum Brote ohne Zuckerzusatz. Doch der Zucker sollte zumindest ganz weit unten auf der Zutatenliste stehen.
- **Das Wort »gekeimt«**: Durch das Keimen eines Getreidekorns werden seine Nährstoffe besser verfügbar, und das aus solchem Getreide hergestellte Brot hat auch einen höheren Eiweiß- und Ballaststoffgehalt. Ezekiel-Brot (auch als Essenerbrot bezeichnet) ist eine bekannte Brotsorte, bei der man die Körner keimen lässt, bevor man sie zu Brot verarbeitet.

Anhand dieser Kriterien können Sie ein Brot mit hoher Nährstoffdichte finden, das sich als gesunder Bestandteil Ihrer modifizierten Mittelmeerdiät eignet.

Die vier Ernährungspläne und die wichtigsten Säulen Ihrer Ernährung auf einen Blick

	Modifizierte Mittelmeerdiät	**Moderate-Kohlenhydrate-Plan**	**Low-Carb-Plan**	**Familien-Plan**
Farbintensives Obst und Gemüse	Verschiedenfarbiges Obst und Gemüse sollte einen viel größeren Anteil Ihrer täglichen Kost ausmachen als bei der typisch westlichen Ernährung; ansonsten gibt es keinerlei Einschränkungen.	Verschiedenfarbiges Obst und Gemüse sollte einen viel größeren Anteil Ihrer täglichen Kost ausmachen als bei der typisch westlichen Ernährung. Allerdings sollten Sie Obst- und Gemüsesorten mit niedrigerem Netto-Kohlenhydratgehalt wählen, um die Kohlenhydratvorgaben für diesen Ernährungsplan nicht zu überschreiten (eine Liste dazu finden Sie auf Seite 406/407).	Verschiedenfarbiges Obst und Gemüse sollte einen viel größeren Anteil Ihrer täglichen Kost ausmachen als bei einer typisch westlichen Ernährung. Allerdings sollten Sie Obst- und Gemüsesorten mit niedrigerem Netto-Kohlenhydratgehalt wählen, um die Kohlenhydratvorgaben für diesen Ernährungsplan nicht zu überschreiten (eine Liste dazu finden Sie auf Seite 406/407).	Verschiedenfarbiges Obst und Gemüse sollte einen viel größeren Anteil Ihrer täglichen Kost ausmachen als bei einer typisch westlichen Ernährung; ansonsten gibt es keinerlei Einschränkungen.
Bohnen und andere Hülsenfrüchte	Sie brauchen sich keine zu großen Gedanken über ihren Kohlenhydratgehalt zu machen; denn da sie so viele Ballaststoffe enthalten, ist ihr Netto-Kohlenhydratgehalt insgesamt nicht allzu hoch.	Sie brauchen sich keine zu großen Gedanken über ihren Kohlenhydratgehalt zu machen; denn da sie so viele Ballaststoffe enthalten, ist ihr Netto-Kohlenhydratgehalt insgesamt nicht allzu hoch.	Ihr Hülsenfrüchte-Konsum sollte eine großzügig bemessene Handvoll, die Sie höchstens ein paarmal pro Woche essen, nicht überschreiten.	Sie brauchen sich keine zu großen Gedanken über ihren Kohlenhydratgehalt zu machen; denn da sie so viele Ballaststoffe enthalten, ist ihr Netto-Kohlenhydratgehalt insgesamt nicht allzu hoch.
Extra natives Olivenöl	Bis zu 3 EL pro Tag; verwenden Sie es zum Kochen und zum Beträufeln von Salat und Gemüse.	Bis zu 3 EL pro Tag; verwenden Sie es zum Kochen und zum Beträufeln von Salat und Gemüse.	Bis zu 3 EL pro Tag; verwenden Sie es zum Kochen und zum Beträufeln von Salat und Gemüse.	Bis zu 3 EL pro Tag; verwenden Sie es zum Kochen und zum Beträufeln von Salat und Gemüse.

Nüsse und Kerne	Ein paar Handvoll Nüsse und Kerne pro Tag	Ein paar Handvoll Nüsse und Kerne pro Tag	Ein paar Handvoll Nüsse und Kerne pro Tag. Allerdings sollten Sie Nüsse und Kerne mit niedrigerem Netto-Kohlenhydratgehalt wählen, um die Kohlenhydratvorgaben für diesen Ernährungsplan nicht zu überschreiten (eine Liste dazu finden Sie auf Seite 408).	Ein paar Handvoll Nüsse und Kerne pro Tag
Wild gefangener fetter Fisch	In Maßen (zwei- bis dreimal pro Woche)	In Maßen (zwei- bis dreimal pro Woche)	In Maßen (zwei- bis dreimal pro Woche)	In Maßen (zwei- bis dreimal pro Woche)
Intakte Getreidekörner	50 % der Getreideprodukte, die Sie regelmäßig zu sich nehmen, sollten aus intakten Körnern bestehen. Essen Sie insgesamt weniger Getreideerzeugnisse und ersetzen Sie nicht-nährstoffdichte kohlenhydrathaltige Getreideprodukte durch kohlenhydrathaltige Produkte mit mehr wertvollen Inhaltsstoffen.	50 % der Getreideprodukte, die Sie regelmäßig essen, sollten aus intakten Körnern bestehen. Essen Sie insgesamt weniger Getreideerzeugnisse und ersetzen Sie nicht-nährstoffdichte kohlenhydrathaltige Getreideprodukte durch kohlenhydrathaltige Produkte mit mehr wertvollen Inhaltsstoffen.	Essen Sie intaktes Getreide nur in geringen Mengen, um den Gesamtkohlenhydratgehalt Ihrer Ernährung so niedrig wie möglich zu halten. Beschränken Sie sich dabei in erster Linie auf Quinoa oder stahlgeschnittenen Hafer, solange Ihre anderen Speisen an dem betreffenden Tag kohlenhydratärmer sind.	50 % der Getreideprodukte, die Sie regelmäßig essen, sollten aus intakten Körnern bestehen. Essen Sie insgesamt weniger Getreideerzeugnisse und ersetzen Sie nicht-nährstoffdichte kohlenhydrathaltige Getreideprodukte durch kohlenhydrathaltige Produkte mit mehr wertvollen Inhaltsstoffen.

	Modifizierte Mittelmeerdiät	**Moderate-Kohlenhydrate-Plan**	**Low-Carb-Plan**	**Familien-Plan**
Grüntee und Kaffee	Unbegrenzt; Vorsicht ist nur dann geboten, wenn Sie empfindlich auf Koffein reagieren und/oder an Bluthochdruck, Säurereflux oder Angstzuständen leiden (da Kaffee solche Probleme verschlimmern kann).	Unbegrenzt; Vorsicht ist nur dann geboten, wenn Sie empfindlich auf Koffein reagieren und/oder an Bluthochdruck, Säurereflux oder Angstzuständen leiden (da Kaffee solche Probleme verschlimmern kann).	Unbegrenzt; Vorsicht ist nur dann geboten, wenn Sie empfindlich auf Koffein reagieren und/oder an Bluthochdruck, Säurereflux oder Angstzuständen leiden (da Kaffee solche Probleme verschlimmern kann).	Eine Tasse Grüntee oder Kaffee (ohne Zucker) pro Tag ist für Kinder erlaubt. Nach 12 Uhr mittags sollten Kinder jedoch keinen Kaffee und nach 14 Uhr nachmittags keinen grünen Tee mehr trinken.
Intermittierendes Fasten	Verlängern Sie Ihr Fastenzeitfenster allmählich immer mehr, bis Sie 10–12 Stunden lang ohne Essen auskommen.	Verlängern Sie Ihr Fastenzeitfenster allmählich immer mehr, bis Sie 10–12 Stunden lang ohne Essen auskommen.	Verlängern Sie Ihr Fastenzeitfenster allmählich immer mehr, bis Sie 10–12 Stunden lang ohne Essen auskommen.	Entfällt (intermittierendes Fasten ist für Kinder nicht geeignet)
Teigwaren, Brot und Zucker	Teigwaren aus Vollkorn oder aus Bohnen; Vollkornbrote, -brötchen und -tortillas; und sogar einige natürliche Zucker (z.B. Honig und Ahornsirup) sind in mäßigen bis kleinen Mengen erlaubt; nähere Angaben dazu finden Sie im Kapitel zu dem jeweiligen Ernährungsplan.	Teigwaren aus Bohnen; Brote, Brötchen und Tortillas sollten kohlenhydratarm oder aus gekeimtem Mehl sein; und sogar einige natürliche Zucker (z.B. Honig und Ahornsirup) sind in mäßigen bis kleinen Mengen erlaubt; nähere Angaben dazu finden Sie im Kapitel zu dem jeweiligen Ernährungsplan.	Wegen ihres Kohlenhydratgehalts sollten Sie nach Möglichkeit auf herkömmliche Teigwaren, Brote und Zucker verzichten; es gibt viele kohlenhydratärmere Ersatzmöglichkeiten für Teigwaren, Brot, Brötchen und Tortillas (siehe Seite 241/242).	Teigwaren aus Vollkorn oder Bohnenmehl; Vollkornbrote und sogar einige natürliche Zucker (z.B. Honig und Ahornsirup) sind in mäßigen bis kleinen Mengen erlaubt; nähere Angaben dazu finden Sie im Kapitel zu dem jeweiligen Ernährungsplan.

Alternativen zu herkömmlichen Teigwaren

Pasta hat sich mittlerweile zu einer wichtigen Säule unserer typischen westlichen Ernährung entwickelt. Und da Italien am Mittelmeer liegt, ist Pasta natürlich auch aus der Mittelmeerkost kaum wegzudenken. Doch auch im Nahen Osten gibt es ein pasta-ähnliches Lebensmittel namens Couscous; und Nudeln werden weltweit gern gegessen: zum Beispiel Reisnudeln in Südostasien, Ramen in Japan und Wontons in China. Außerdem gibt es überall auf der Welt verschiedene den italienischen Spaghetti nachempfundene Gerichte (Jollof-Spaghetti im Senegal, Makrouna in Tunesien, Filipino-Spaghetti auf den Philippinen, Tallarines in Peru und Espagueti auf Kuba). Doch egal ob sie aus weißem Weizenmehl oder weißem Reismehl (das sind die beiden beliebtesten Formen) hergestellt wird – Pasta enthält leider viele Kohlenhydrate und hat aufgrund ihres geringen Ballaststoffgehalts auch einen hohen Netto-Kohlenhydratgehalt.

Zum Glück müssen Sie jedoch auch dann nicht ganz auf Pasta verzichten, wenn Sie Ihrer Leber etwas Gutes tun wollen. Es gibt nämlich eine große Auswahl an Nudeln, die aus anderen Hauptzutaten hergestellt werden und nicht nur weniger Kohlenhydrate enthalten, sondern zusätzlich auch noch besondere wertvolle Inhaltsstoffe liefern. Zugegeben – diese Nudel-Alternativen haben sehr unterschiedliche Geschmacksrichtungen und werden Ihnen vielleicht nicht alle schmecken. Aber bleiben Sie innerlich offen und probieren Sie ruhig mal ein paar dieser Alternativen aus! Es gibt nämlich so viele verschiedene Optionen, dass Sie sicherlich mindestens eine finden werden, die Ihnen schmeckt. Und vielleicht stellen Sie ja auch fest, dass Sie – je nach Ihren persönlichen Vorlieben – gern verschiedene Nudel-Alternativen für verschiedene Gerichte verwenden.

Alle im Folgenden beschriebenen Nudel-Alternativen haben den Vorteil, dass der Blutzuckerspiegel nach ihrem Verzehr nicht so stark ansteigt – und das ist nicht nur für Ihre Leber, sondern auch ganz allgemein für Ihre Gesundheit ein großer Pluspunkt.

Pasta-Alternativen

Hauptzutat	Vorteile	Anmerkungen	Ernährungspläne
Mandelmehl	Gute Quelle für Ballaststoffe, Magnesium, Mangan und Vitamin E	Schmeckt sehr lecker und hat eine glatte, geschmeidige Konsistenz. Im Gegensatz zu den meisten anderen Pasta-Sorten, die im Handel in getrockneter Form angeboten werden, werden Mandelmehlnudeln in frischem Zustand verkauft (halten Sie in der Tiefkühlabteilung Ausschau); in kochendem Wasser sind sie schon nach 1–2 Minuten gar.	Alle außer Low-Carb
Schwarze Bohnen	Pasta aus schwarzen Bohnen hat einen sehr hohen Eiweiß- und Ballaststoffgehalt. Außerdem gehören schwarze Bohnen zu den besten Antioxidanzienquellen; eine Portion dieser dunkelbraunen Nudeln liefert Ihnen also eine Menge wertvoller Inhaltsstoffe.	Diese Pasta-Alternative schmeckt zwar eindeutig nach Bohnen, eignet sich aber gut für Gerichte mit kräftigem Aroma, bei denen der Bohnengeschmack der Nudeln sich nicht so stark bemerkbar macht. Braten Sie sonnengetrocknete Tomaten, Koriander und Knoblauch in extra nativem Olivenöl an und geben Sie die Bohnennudeln hinein! Sie passen auch gut zu unserer Lieblings-Currypaste, die wir zu diesem Zweck mit etwas Kokosmilch verdünnen.	Alle außer Low-Carb
Brauner Reis	Nudeln aus braunem Reis schmecken so ähnlich wie diejenigen aus weißem Reis, enthalten aber 4 g Ballaststoffe pro Portion (während weiße Reisnudeln nur 1 g Ballaststoffe liefern); die braunen Nudeln haben also einen niedrigeren Netto-Kohlenhydratgehalt als traditionelle Reisnudeln.	Nudeln aus braunem Reis sind eine gute Möglichkeit, Ihre asiatischen Lieblings-Pfannengerichte und -Nudelsuppen mit mehr Ballaststoffen anzureichern.	Modifizierte Mittelmeerdiät, Familien-Ernährungsplan

Buchweizen	Gute Quelle für Eiweiß, Ballast- und Mineralstoffe (z. B. Kalium, Phosphat, Magnesium, Kalzium und Eisen)	Buchweizennudeln (auch »Soba-Nudeln« genannt) und Buchweizenmehl sind in naturbelassenem Zustand glutenfrei. Doch wenn Sie Gluten nicht vertragen, sollten Sie das Etikett sehr genau lesen, denn die meisten Soba-Nudeln bestehen aus einer Mischung aus Buchweizen- und Weizenmehl. Buchweizen hat ein angenehm nussiges Aroma, das Sie vielleicht ein bisschen an Pfannkuchen erinnern wird (da Buchweizenmehl oft in Rezepten für Frühstückspfannkuchen verwendet wird).	Alle außer Low-Carb
Kichererbsen	Enthalten viel Eiweiß und lösliche Ballaststoffe; außerdem sind sie eine gute Quelle für Eisen und Polyphenole.	Kichererbsen-Pasta gibt es in ganz verschiedenen Formen und Größen.	Alle außer Low-Carb
Edamame	Reich an Soja-Isoflavonen, Kalium und Eiweiß; generell liefern Sojabohnen viel vollwertiges Eiweiß (wichtig für Veganer und Vegetarier).	Dank ihrem neutralen Geschmack lassen sich diese Nudeln sehr gut mit den verschiedensten Saucen kombinieren. Da sie einen so hohen Eiweiß- und Ballaststoffgehalt haben, wirken sie sehr sättigend.	Alle außer Low-Carb
Palmherzen	Sind sehr kalorienarm (ungefähr 20 Kalorien pro Portion)	Wenn Sie schon einmal Salat mit Palmherzen gegessen haben, wissen Sie, dass diese so ähnlich schmecken wie Artischockenherzen und eine feste Konsistenz haben, sich aber trotzdem leicht kauen lassen. Diese Pasta-Alternative besteht einfach aus in Scheiben geschnittenen Palmherzen (dem Vegetationskegel der Palmen), braucht also nicht gekocht zu werden. Palmherzen-Nudeln werden normalerweise in Form von Spaghetti oder Lasagne angeboten.	Alle
Seetangnudeln (»Meeres-spaghetti«)	Sind kohlenhydrat- und kalorienarm und liefern viel Jod (wichtig für die Schilddrüse) und Kalzium	Dafür, dass sie aus Meeresalgen bestehen, haben Seetangnudeln einen erstaunlich milden Geschmack, überraschen aber durch ihre knusprige Konsistenz. Sie brauchen nicht gekocht zu werden.	Alle

Hauptzutat	Vorteile	Anmerkungen	Ernährungs-pläne
Linsen (grüne oder rote)	Haben einen hohen Gehalt an Eiweiß, löslichen Ballaststoffen, Eisen, Zink und verschiedenen B-Vitaminen	Haben ein angenehmes Aroma, das sich nicht allzu sehr vom Geschmack herkömmlicher Pasta unterscheidet, und sind daher eine familienfreundliche Alternative.	Alle außer Low-Carb
Quinoa	Enthält viel Eiweiß und auch ziemlich viele Ballaststoffe und ist ein hervorragender Lieferant von vollwertigem Eiweiß (wichtig für Veganer und Vegetarier).	In der *New York Daily News* wurden Quinoa-Nudeln als »eindeutig die beste Pasta-Alternative« bezeichnet. Aber schauen Sie genau aufs Etikett! Manche Quinoa-Nudeln enthalten nämlich viel Maismehl. Solche Nudeln sind weniger gesund und haben einen deutlich höheren Kohlenhydratgehalt.	Alle außer Low-Carb
Shirataki-Nudeln	Kohlenhydrat- und sehr kalorienarm (eine 120-g-Portion hat nur ungefähr 10 Kalorien)	Werden auch als »Wundernudeln« oder Konjak-Nudeln bezeichnet und aus Glukomannan (einem Ballaststoff aus der Wurzel der Konjakpflanze) hergestellt. Shirataki-Nudeln werden oft in Wasser verpackt angeboten (im Lebensmittelhandel findet man sie häufig zusammen mit Tofu im Kühlregal). Spülen Sie sie gründlich ab und erwärmen Sie sie dann bei mittlerer Hitze in einer beschichteten Pfanne.	Alle
Gemüse-»Nudeln«	Alle Gemüsenudeln sind reich an Antioxidanzien, Ballaststoffen und Polyphenol. Sie haben einen hohen Wassergehalt (liefern Ihrem Körper also viel Flüssigkeit), sind kalorienarm und schmecken kalt ebenso gut wie warm. Karotten-, Butternusskürbis- und Süßkartoffelnudeln enthalten außerdem viel Betakarotin, das für die Gesundheit der Augen eine wichtige Rolle spielt.	Dabei handelt es sich eigentlich nicht um Pasta, sondern um verschiedene in Nudelform geschnittene Gemüsesorten (z.B. rote Beten, Butternusskürbis, Spaghettikürbis, Süßkartoffeln und Zucchini).	Alle; allerdings enthalten solche Nudeln Kohlenhydrate. Im Low-Carb-Plan deswegen die Portionen klein halten.

Verwendungsmöglichkeiten für Pasta-Alternativen

Sie können jede Pasta in fast jedem Gericht durch eine kohlenhydratärmere Alternative ersetzen. Hier ein paar Beispiele:

- Kalte Nudelsalate
- Gemüsepfannen (Kristin isst zum Beispiel gern braune Reisnudeln mit Mango, Jalapeño, Sesamsamen und gemischtem asiatischem Gemüse und reicht dazu eine mit Datteln gesüßte Chilisauce)
- Als Zusatz zu grünen Salaten, um diese mit Eiweiß und Ballaststoffen anzureichern und ihnen eine interessantere Konsistenz zu verleihen
- Als Zusatz zu Suppen und Eintöpfen, um diese in eine reichhaltigere Mahlzeit zu verwandeln

Gesunde Zuckerarten und Zuckerersatzstoffe auf einen Blick

Den Verzehr von raffiniertem Zucker in all seinen Formen – Kristallzucker, Puderzucker oder braunem Zucker – sollten Sie auf ein Mindestmaß (am besten nur ein- oder zweimal pro Monat) beschränken, da Zucker stark entzündungsfördernd wirkt und äußerst negative Auswirkungen auf Ihren Blutzucker- und Insulinspiegel hat. Zum Glück gibt es sehr viel gesündere natürliche Zuckerarten und Zuckerersatzstoffe, aus denen Sie wählen können.

Stevia

Stevia wird aus den Blättern der Stevia-Pflanze gewonnen und ist in flüssiger Form oder als Pulver erhältlich. Dieses Süßungsmittel wirkt sich nicht auf Ihren Blutzuckerspiegel aus, was ein großer Vorteil ist. Allerdings hat Stevia auch einen Nachteil: Viele Menschen empfinden den Nachgeschmack als bitter. Daher raten wir davon ab, mit Stevia zu backen oder Muslis damit zu süßen.

Am besten geeignet: Zum Süßen von normalem Joghurt und von Getränken wie Kaffee oder Eistee
Ernährungspläne: Alle

Ahornsirup

Um das von vornherein klarzustellen: Ahornsirup ist zwar ein Naturprodukt; es handelt sich dabei aber trotzdem um Zucker. Aufgrund seines intensiven Aromas hat Ahornsirup schon in kleinen Mengen eine sehr starke Süßkraft. Und er wirkt sich eindeutig negativer auf die Umwelt aus als herkömmlicher Zucker aus Zuckerrohr, was Sie beim Kauf vielleicht ebenfalls bedenken sollten.

Am besten geeignet: Zum Süßen von Müslis und Buchweizenpfannkuchen; zum Backen
Ernährungspläne: Modifizierte Mittelmeerdiät und Familien-Plan

Manuka-Honig

Dieser Honig stammt aus Australien und Neuseeland und wird von Bienen produziert, die sich von den Blütenpollen des Manuka-Strauchs ernähren. Ebenso wie Ahornsirup ist auch Honig ein natürlicher Zucker, der Ihren Blutzucker- und Insulinspiegel ansteigen lässt. Aber Honig hat auch medizinische Eigenschaften, und insbesondere Manuka-Honig hat sich als wirksames Antibiotikum erwiesen, das die Wundheilung fördert und Halsschmerzen lindert.

Am besten geeignet: Zum Backen und zum Süßen von Müsli oder Naturjoghurt
Ernährungspläne: Modifizierte Mittelmeerdiät und Familien-Plan

Erythritol (Erythrit)

Erythritol ist ein Zuckeralkohol, den es als Pulver, Granulat oder braunen Rohrzuckerersatz gibt und der beim Backen eine gute Alternative zum herkömmlichen weißen, braunen oder Puderzucker darstellt. Dieser Zuckerersatz hat keinerlei Auswirkungen auf den Blutzuckerspiegel, kann aber zu Blähungen oder Stuhlveränderungen führen. Beginnen Sie daher am besten mit kleinen Mengen und verwenden Sie Erythritol anfangs nur gelegentlich, bis Ihr Verdauungssystem sich daran gewöhnt hat.

Am besten geeignet: zum Backen
Ernährungspläne: Alle

Allulose

Allulose ist ein natürlich vorkommendes Monosaccharid, das süß schmeckt, aber als kalorienfrei gilt, weil es den Blutzuckerspiegel nicht beeinflusst. Allulose wurde erstmals in den 1940er Jahren als Bestandteil von Weizen entdeckt, erfreut sich aber erst heute wachsender Beliebtheit, da Wissenschaftler erst vor Kurzem herausgefunden haben, wie man diesen Zuckerersatzstoff in großen Mengen herstellen kann. Ebenso wie Erythritol kann auch Allulose zu Blähungen oder Stuhlveränderungen führen.

Am besten geeignet: Zum Backen und Süßen von Getränken
Ernährungspläne: Alle

Alternative Süßungsmittel, auf die man lieber verzichten sollte

Hier ein paar Zuckeralternativen, von denen wir abraten:

- **Agavendicksaft**: Dieser Sirup ist zwar ein Naturprodukt, hat aber eine sehr hohe glykämische Last.
- **Brauner Reissirup, Kokosnusszucker, roher Rohrzucker**: Auch das sind Naturprodukte, aber sie wirken sich ebenso stark auf Ihren Blutzucker- und Insulinspiegel aus wie herkömmlicher weißer Zucker – es gibt einfach zu viele gute Alternativen, um die Verwendung solcher Produkte zu rechtfertigen.
- **Sucralose und Aspartam**: Künstliche Süßstoffe wie diese sind von Wissenschaftlern zwar mit negativen gesundheitlichen Auswirkungen in Zusammenhang gebracht worden, doch bei vielen dieser wissenschaftlichen Untersuchungen ging es um Mengen, in denen man solche Süßstoffe als Mensch normalerweise nicht konsumiert. Wenn Sie sich jeden Tag ein Päckchen Sucralose zu Ihrem Kaffee gönnen, wird Sie das bestimmt nicht umbringen. Wir empfehlen jedoch, zum Backen und Kochen auf eine der anderen, weiter oben beschriebenen Optionen auszuweichen.

Und wie soll man das alles in die Praxis umsetzen?

Hier ein paar weitere typische Merkmale unserer Ernährungspläne:

- Bei diesen Plänen geht es nicht in erster Linie darum, was Sie essen (Rezepte), sondern darum, wie Sie sich ernähren (Mahlzeitenvorschläge). Sie brauchen kein Chefkoch zu sein, um besser für Ihre Leber zu sorgen, denn auch mit wenig Zeit und Aufwand kann man etwas Nahrhaftes und Schmackhaftes auf den Tisch zaubern. Daher haben wir unsere Rezepte bewusst ziemlich einfach gestaltet und verwenden dafür Produkte, die es überall zu kaufen gibt. (Sie müssen dazu also nicht unbedingt in einen noblen Bio-Supermarkt gehen!) Unsere Ernährungspläne enthalten übrigens auch viele Mahlzeitenvorschläge, die wir als »rezeptfreies Kochen« bezeichnen: Dafür muss man einfach nur ein paar Zutaten zu etwas Essbarem zusammenstellen und braucht sich nicht streng an Schritt-für-Schritt-Anleitungen zu halten wie bei einem Rezept. Natürlich umfassen unsere Essenspläne auch viele Rezepte, in denen wir Ihnen genau erklären, wie man unsere leberfreundlichen Lieblingsgerichte zubereitet. Doch wenn Ihnen das zu aufwendig ist, können Sie die Ernährungspläne auch ohne diese komplizierteren Gerichte umsetzen.
- Alles in Maßen! Anleitungen für eine gesunde Ernährung dürfen nicht unrealistisch sein. Dabei geht es nicht darum, sich einzuschränken, sondern bewusst wahrzunehmen, wie Ihr Körper sich bei einer bestimmten Ernährungsweise fühlt und verhält. Und Sie dürfen sich ruhig auch ab und zu mal einen besonderen Leckerbissen gönnen, solange Sie es damit nicht übertreiben. Wir glauben nicht an Einschränkungen oder gar Verbote – aber wir sind der Meinung, dass alles seine Grenzen haben sollte. Für jeden Menschen gibt es ein oder zwei Lebensmittel, auf die er unter gar keinen Umständen verzichten möchte. Ibrahim liebt zum Beispiel Eiscreme, während Kristin für ihr Leben gern Speck isst. Diese Lebensmittel gönnen wir beide uns auch heute noch; aber wir genießen sie nur noch einmal pro Woche und betrachten sie als besondere Leckerbissen, die nicht jeden Tag auf den Tisch kommen sollten.

  Also denken Sie einmal darüber nach, welches Gericht oder Lebensmittel für Sie unverzichtbar ist, und planen Sie dieses für einen bestimmten Zeitpunkt Ihrer Woche ein. Irgendwann werden Sie vielleicht so weit sein, dass Sie gar kein Bedürfnis mehr danach haben.

- Alle Ernährungspläne in diesem Buch sind gesund für Ihre Leber. Sie können also gar keine schlechte Wahl treffen! Wir empfehlen Ihnen zwar maßgeschneiderte Pläne für verschiedene Stoffwechselprofile und Krankheitsstadien. Aber obwohl wir diese Pläne sorgfältig entwickelt haben, damit Ihre Leber wieder gesünder wird, nützen sie alle nichts, wenn es Ihnen nicht gelingt, sich daran zu halten. Der beste Ernährungsplan ist derjenige, den Sie auch langfristig durchhalten können!

Daher sollten Sie nun zunächst einmal über ein paar wichtige Fragen nachdenken, bevor Sie sich für einen dieser Pläne entscheiden – oder (um ganz ehrlich zu sein), bevor Sie entscheiden, ob Sie momentan überhaupt schon bereit sind, auf einen neuen Ernährungsplan umzusteigen. Denn vielleicht ist es für Sie momentan besser, sich zunächst mit kleineren Änderungen zu begnügen und erst dann zu einem offiziellen Plan überzugehen, wenn Sie ein paar erste Erfolge erzielt haben.

Folgendes sollten Sie bei der Wahl Ihres Ernährungsplans berücksichtigen:

- Ihr Stoffwechselprofil
- Das Stadium Ihrer Lebererkrankung
- Ein intuitives Gefühl dafür, welcher Plan sich für Sie am besten eignet
- Ihre Fähigkeit, etwas an Ihrem Leben zu verändern
- Ihre Motivation und Ihre Ziele
- … und vielleicht sogar Ihre Gene!

Diese Faktoren wollen wir uns nun einmal der Reihe nach anschauen.

Ihr Stoffwechselprofil

In Kapitel 2 haben wir Ihnen erklärt, wie Sie Ihr Stoffwechsel-Gesundheitsprofil ermitteln können. Nun werden Sie erfahren, welcher Ernährungsplan am besten zu welchem Stoffwechselprofil passt. (In der Abbildung auf Seite 188 haben wir diese Informationen der Übersichtlichkeit halber noch mal in einem Schema für Sie zusammengefasst.)

So wählen Sie einen Ernährungsplan aus, der zu Ihrem Stoffwechselprofil passt

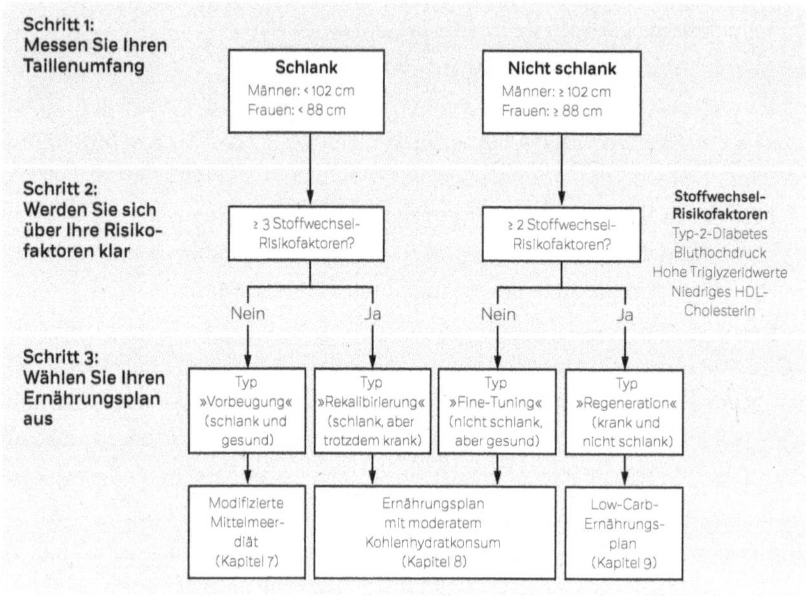

So wählen Sie einen Ernährungsplan aus, der zu Ihnen passt

Das Stadium Ihrer Lebererkrankung

Sie können und sollten bei der Planung Ihres nächsten Schritts nicht nur Ihr Stoffwechselprofil, sondern auch das Stadium Ihrer Fettlebererkrankung berücksichtigen. Grundsätzlich gilt: Je weiter Ihre Lebererkrankung fortgeschritten ist, umso weniger Kohlenhydrate sollten Sie essen. Denn wenn Sie Ihrer Leber eine Erholungspause von der Glukose-Verarbeitung gönnen und Ihrer Insulinresistenz eine Chance geben, sich zu normalisieren, kann Ihre Leber schneller wieder Gewebe und Kapazitäten aufbauen, um sich zu regenerieren. Doch auch hierbei gilt: Der beste Plan ist derjenige, den Sie auch wirklich einhalten können – und zwar langfristig!

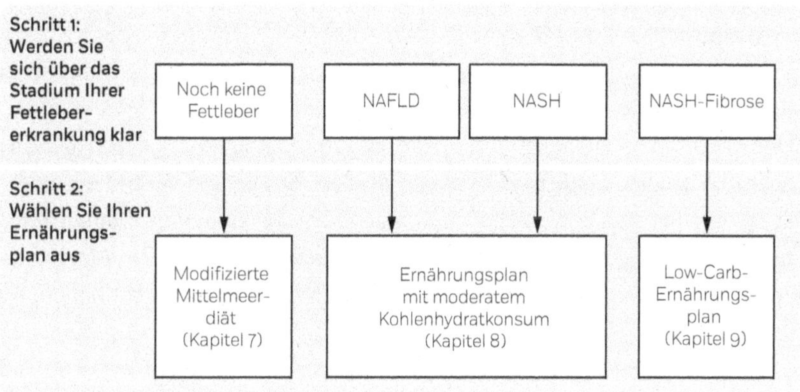

So wählen Sie einen Ernährungsplan aus, der zum Stadium Ihrer Fettlebererkrankung passt

In der Abbildung oben haben wir für Sie anschaulich dargestellt, welchen Stadien der Fettlebererkrankung die verschiedenen Ernährungspläne entsprechen (wenn man davon ausgeht, dass alle anderen Einflussfaktoren identisch sind). Vielleicht fällt Ihnen auf, dass der Familien-Ernährungsplan in dieser Grafik nicht enthalten ist. Das liegt daran, dass dieser Familienplan lediglich ein etwas großzügigerer Ansatz ist, der sich für Menschen in sämtlichen Fettlebererkrankungsstadien eignet. Eigentlich haben wir ihn für Personen unter 18 Jahren oder für Haushalte mit Kindern entwickelt, die sich nicht auf eine Gewichtsabnahme, sondern auf die Entwicklung gesunder Essgewohnheiten konzentrieren möchten.

Entwickeln Sie ein intuitives Gespür dafür, welcher Plan sich am besten für Sie eignet

Nachdem Sie anhand der vorigen beiden Grafiken herausgefunden haben, welcher Ernährungsplan aufgrund Ihres Stoffwechselprofils und Ihres Lebererkrankungsstadiums am besten für Sie geeignet ist, sollten Sie als Nächstes ein besseres Verständnis für sich selbst – für Ihr Leben, Ihre Geschmacksknospen, Ihre psychische Gesundheit und Ihren Hunger – entwickeln.

Grundsätzlich stimmt es zwar, dass man sich, wenn man etwas an seinem Leben verändern möchte, auch anders verhalten muss. Doch das allein reicht noch lange nicht aus – Sie müssen auch lernen, die Gedanken und Lebensumstände zu akzeptieren, die zu Ihrer jetzigen Situation geführt haben. Wenn Sie beispielsweise etwas an Ihrer Ernährung verändern möchten, sollten Sie sich bewusst machen, was Sie früher über das Thema Diäten und Gesundheit gelernt und verinnerlicht haben – und wie diese Einstellungen und Erfahrungen aus der Vergangenheit Sie dorthin gebracht haben, wo Sie jetzt stehen.

Ibrahims Mentor von der Cleveland Clinic sagte früher immer: »Die Hindernisse, die einer gesunden Leber im Weg stehen, liegen nicht im Bauch, sondern im Kopf.« Das beste Beispiel dafür ist ein Patient, der sich ein paar Monate lang von Kristin beraten ließ: Dieser Mann wusste genau, was er essen sollte, und hatte auch ein ganz gutes Geschick für die logistischen Aspekte, die manchen Menschen bei einer gesunden Ernährung im Weg stehen (zum Beispiel Einkaufen, Kochen oder die Erstellung von Notfallplänen für Zeiten, in denen er besonders viel zu tun hatte). Trotzdem fiel es ihm schwer, etwas an seinem Essverhalten zu verändern. Erst als er anfing, sich dabei von einem ganzheitlich arbeitenden Therapeuten betreuen zu lassen, fielen ihm gewisse Zusammenhänge zwischen seinen frühen Lebenserfahrungen und seiner heutigen Beziehung zum Essen auf. Er erinnerte sich wieder daran, wie seine Eltern ihn früher immer in sein Hochstühlchen gesetzt und mit reichlich Essen versorgt hatten, damit er beschäftigt war, wenn sie sich nicht um ihn kümmern konnten, weil sie gerade etwas anderes zu tun hatten. Dadurch wurde dem Patienten klar, warum er immer zu viel aß; und diese Erkenntnis erleichterte es ihm, etwas an diesen tief in seiner Kindheit verwurzelten Essgewohnheiten zu ändern.

Bestimmte Lebensumstände oder Erlebnisse aus der Vergangenheit prägen vielleicht auch Ihr Verhalten unbewusst bis zum heutigen Tag, zum Beispiel

- wenn Sie in Armut aufgewachsen sind,
- wenn es in Ihrem Elternhaus früher nicht immer selbstverständlich war, genug zu essen zu haben,

- wenn Sie sich schämten, weil man Ihnen sagte, Sie seien übergewichtig, oder
- wenn Sie ein anderes Trauma erlebt haben, das nicht unbedingt direkt mit dem Essen zusammenhängen muss.

Damals haben Sie vielleicht bestimmte Bewältigungsmechanismen entwickelt, um solche Situationen zu überstehen, und diese Mechanismen lassen sich jetzt nicht mehr so ohne Weiteres umprogrammieren. In solchen Fällen kann es durchaus sinnvoll sein, sich psychotherapeutische Hilfe zu suchen. Kristin hat schon öfters erlebt, wie Patienten, die in ihrer Vergangenheit ein Trauma erlitten hatten, durch die Unterstützung eines Therapeuten große Fortschritte machten. Wenn Sie vermuten, dass Ihnen (aus welchen Gründen auch immer) eine psychotherapeutische Beratung guttun könnte, dann sollten Sie sich vor Augen halten, dass die Pflege Ihrer psychischen Gesundheit auch Ihrer körperlichen Gesundheit zugute kommen wird. Denn wenn Sie psychisch gesund sind, wird es Ihnen leichter fallen, neue Entscheidungen zu treffen und bessere Lebensgewohnheiten zu entwickeln.

Deshalb machen wir unsere Patienten stets mit den Prinzipien der intuitiven Ernährung vertraut: Denn dadurch wird Ihnen bewusst, wie frühere Gedanken, Überzeugungen und Erfahrungen sich auf ihre jetzigen Ernährungsgewohnheiten und ihren allgemeinen Gesundheitszustand auswirken. Diese Prinzipien, die wir unseren Patienten vermitteln, beruhen auf einer Strategie zur Entwicklung eines besseren Ess- und Gesundheitsverhaltens, die die beiden Ernährungsberaterinnen Evelyn Tribole und Elyse Resch entwickelt haben. In ihrem Buch *Intuitive Eating (Intuitiv abnehmen)*, das in den USA erstmals im Jahr 1995 veröffentlicht wurde und seitdem in mehreren Auflagen erschienen ist, erklären Tribole und Resch, dass Diäten nichts bringen und dass unsere Diätkultur nur Schaden anrichtet. Doch mithilfe der Prinzipien einer intuitiven Ernährung können Sie lernen, Ihren eigenen Körper wieder zu respektieren und zu verstehen und Ihr Hungergefühl richtig einzuschätzen. So finden Sie den Weg zu einem nachhaltigen Essverhalten und einem gesunden Leben ohne Leiden oder Entbehrungen. Die Autorinnen beschreiben zehn intuitive Ernährungsprinzipien, die alle sehr sinnvoll sind – doch drei dieser Grundsätze sind für Ihre Leber unserer Meinung nach besonders relevant:

- **Akzeptieren Sie – empathisch sich selbst gegenüber – Ihre Emotionen.** Jeder Mensch erlebt unangenehme Gefühle wie Wut, Langeweile, Einsamkeit und Angst, und es ist völlig normal, dass man sich davon irgendwie ablenken möchte. Emotionales Essen kann negative Gefühle betäuben oder Ihre Aufmerksamkeit auf etwas anderes lenken, hilft aber leider nicht gegen die Ursachen dieser Emotionen. Ganz im Gegenteil: Langfristig werden solche negativen Gefühle durch emotionales Essen sogar noch verstärkt, und ihre Auslösemechanismen verankern sich noch fester im Gehirn. Sie müssen also Wege finden, solche unangenehmen Emotionen bewusst zu erleben und zu verarbeiten – sei es durch Gespräche mit einem Psychotherapeuten oder einem anderen Experten für seelische Gesundheit, durch Tagebuchführen, körperliche Aktivität oder indem Sie diese Gefühle in irgendeine kreative Beschäftigung einfließen lassen. Denn dann brauchen Sie diese kontraproduktive Bewältigungsstrategie nicht mehr und können eine neue, gesündere Beziehung zum Essen entwickeln.
- **Machen Sie sich klar, dass Körpergewicht nicht gleichbedeutend mit Gesundheit ist.** Wie wichtig ein gesunder Stoffwechsel für die Gesundheit Ihrer Leber ist, darüber haben wir bereits gesprochen. Sie brauchen sich nun also nicht mehr so sehr auf das Ziel einer »perfekten Strandfigur« zu fixieren (was auch immer das bedeuten mag). Wenn Sie das Gefühl haben, Bauchfett abbauen zu müssen, um etwas für Ihre Leber zu tun, unterstützen wir Sie hundertprozentig darin. Aber das bedeutet nicht unbedingt, dass Sie wie ein Model aussehen oder dass Ihnen die Röhrenjeans aus Ihrer Schulzeit wieder passen müssen. Wenn Sie Ihrer Gesundheit oberste Priorität einräumen, können Sie Ihre Einstellung zu Ihrem Körper ändern und ihm mehr Respekt entgegenbringen.
- **Seien Sie nicht zu streng mit sich – Sie sind schließlich auch nur ein Mensch!** Einer von Kristins Patienten hat einmal gesagt: »Ich möchte nicht wieder rückfällig werden.« Kristins Antwort an diesen Patienten (und auch an Sie) lautet, dass wir alle hin und wieder rückfällig werden. Schließlich sind Sie nur ein Mensch und somit nicht perfekt. Statt sich in sinnlosem Perfektionismus zu verrennen, legen Sie sich lieber einen Plan dafür zurecht, was Sie tun können, wenn Ihnen das Leben bei der Verwirklichung Ihrer guten Vorsätze in die Quere kommt. Denn es geht nicht darum, perfekt zu sein oder sich haargenau an irgendeinen Ernährungs-

plan zu halten, sondern darum, immer wieder aufs Neue zu entdecken, was sich für Sie gut anfühlt, wie Sie Fortschritte auf dem Weg zu Ihren Gesundheitszielen machen und dabei stets liebevoll und verständnisvoll mit sich selbst umgehen können. Also verabschieden Sie sich von Scham und Schuldgefühlen und halten Sie sich bei der nächsten Mahlzeit wieder an Ihre guten Vorsätze, falls Sie zwischendurch einmal schwach geworden sein sollten. Nur so können Sie Ihren Lebensstil nachhaltig und langfristig verändern.

Kümmern Sie sich liebevoll um Ihre Emotionen, verabschieden Sie sich von der Idealvorstellung eines perfekten Körpers und haben Sie Nachsicht mit sich selbst, wenn es Ihnen nicht immer gelingt, Ihren Essensplan bis aufs i-Tüpfelchen genau einzuhalten. Eine solche Einstellung bietet Ihnen sehr viel mehr Freiheit; dadurch werden Sie leichter zu einer Ernährungsweise finden, die sich **für Sie** gut anfühlt und die Sie auch langfristig beibehalten können.

Doch wenn Sie all diese Prinzipien einer intuitiven Ernährung beherzigen – ist es denn dann momentan überhaupt gesund und sinnvoll für Sie, in einen systematischen, genau durchstrukturierten Ernährungsplan einzusteigen? Auf diese Frage gibt es keine richtige oder falsche Antwort, sondern nur die Antwort, die **für Sie** richtig ist.

Schätzen Sie Ihre Fähigkeit, etwas an Ihrem Leben zu verändern, realistisch ein!

Jeder Mensch kann sich verändern; doch wie lange das dauert, hängt von seiner Fähigkeit ab, etwas Neues in sein Leben zu integrieren. Wenn Sie sich von den Anforderungen Ihres Lebens ohnehin schon überfordert fühlen, wird es Ihnen wohl kaum gelingen, gleichzeitig auch noch Ihre Ernährung und Ihren Lebensstil umzustellen. Das bedeutet natürlich nicht, dass Sie dieses Buch weglegen und tatenlos abwarten sollten, bis wieder mehr Ruhe in Ihr Leben eingekehrt ist – denn diese Wartezeit würde vielleicht zu lange dauern. Es bedeutet lediglich, dass Sie sich wahrscheinlich lieber erst mal auf ein oder zwei kleinere Veränderungen beschränken sollten.

Um festzustellen, ob Sie für den Einstieg in einen neuen Ernährungsplan bereit sind, sollten Sie darüber nachdenken, was in Ihrem Leben zurzeit passiert. Stecken Sie gerade mitten in einem Umzug, pflegen Sie einen kranken Angehörigen, müssen Sie kleine Kinder versorgen oder haben Sie aus irgendeinem anderen Grund gerade eine Menge um die Ohren? Schlafen Sie schlecht, haben Sie Schmerzen oder leiden Sie an irgendeinem gesundheitlichen Problem, das Sie viel Kraft kostet? Wenn Sie eine dieser Fragen mit Ja beantwortet haben, sollten Sie lieber erst mal klein anfangen. Gehen Sie Ihre »Checkliste für eine Veränderung Ihrer Lebensgewohnheiten« (Seite 118–125) durch, wählen Sie einen oder zwei Punkte daraus aus (am besten solche, die wir mit einem Sternchen versehen haben, denn die sind besonders wichtig) und bleiben Sie zunächst einmal bei diesen kleineren Lebensstiländerungen.

Denken Sie auch an Ihr soziales Umfeld: Vielleicht unterstützt Ihr Partner Sie nicht in Ihren Bemühungen um eine gesündere Ernährung? Trinken die meisten Ihrer Freunde oder Familienangehörigen viel Alkohol? Spielt der Verzehr von Lebensmitteln mit hoher glykämischer Last in der Kultur Ihrer Familie eine wichtige Rolle? Wenn ja, dann ist es am sinnvollsten, ganz langsam und allmählich mit Ihrer Ernährungsumstellung zu beginnen. Konzentrieren Sie sich dabei auf das, was Sie beeinflussen können, schieben Sie alles andere beiseite und werden Sie kreativ: Überlegen Sie sich, welcher Schritt in Ihrer jetzigen Situation wohl der beste sein könnte. Sobald Sie ein paar erste Erfolge erzielt haben, wird es Ihnen leichter fallen, weitere Veränderungen vorzunehmen, und Sie werden dann auch eher das nötige Engagement dafür aufbringen. Denken Sie darüber nach, welche Lebensstiländerungen Sie sich schon jetzt vornehmen könnten; aber seien Sie dabei realistisch. Streben Sie nicht nach Perfektion, sondern nach langsamen, aber sicheren Fortschritten.

Wenn Sie dagegen gut schlafen, wirklich motiviert für die geplante Veränderung sind und eine Gruppe von Menschen haben, die Sie dabei unterstützt, wird Ihnen alles viel leichter fallen – dann können Sie sich jetzt gleich für den Ernährungsplan entscheiden, der für Sie und Ihre Gesundheit am sinnvollsten ist.

Zwei wichtige Erfolgsrezepte: Ihr »Warum« und Ihre Ziele

Zu recherchieren und Bücher zu lesen, die Ihnen beim Umgang mit einem gesundheitlichen Problem helfen können, ist etwas sehr Sinnvolles. Aber das allein reicht natürlich nicht aus: Sie müssen auch tatsächlich anfangen, etwas an Ihrem Leben zu verändern. Und um die nötige Motivation für diese Lebensstiländerungen zu finden und aufrechtzuerhalten, brauchen Sie zweierlei: Sie müssen wissen, warum Sie überhaupt etwas verändern wollen, und Sie brauchen konkrete Ziele, damit Sie wissen, was zu tun ist, und Ihre Fortschritte kontrollieren können.

Beginnen wir mit dem »Warum«. Ein starkes Motiv (oder auch zwei oder drei) wird Ihnen helfen, die Veränderungen, die Sie jetzt in Angriff nehmen möchten, so zu gestalten, dass sie zu einem festen, dauerhaften Bestandteil Ihres täglichen Lebens werden.

Kristin erklärt ihren Patienten immer wieder, dass sie insgesamt drei Gründe brauchen, um gesünder zu werden, und dass nur einer davon etwas mit Eitelkeit zu tun haben darf. Es ist nichts dagegen einzuwenden, wenn Sie bei Ihrem Klassentreffen oder einem anderen wichtigen Ereignis fantastisch aussehen möchten. Aber dieses Event wird auch irgendwann wieder vorbei sein, während die Veränderungen, die Sie anstreben, von Dauer sein sollten.

Diejenigen von Kristins Patienten, die mit ihren Lebensstiländerungen am erfolgreichsten waren, hatten teilweise auch die stärksten Motive dafür. Zwei ihrer Patienten litten an zentraler Fettleibigkeit (also überschüssigem Fett im Bauchraum), Typ-2-Diabetes und einer NAFLD. Eine Patientin hatte erlebt, wie ihre Mutter an Demenz erkrankte, und wollte nicht das gleiche Schicksal erleiden. Ein älterer Herr, dessen Tochter gerade ihr erstes Kind erwartete, wollte unbedingt noch in der Lage sein, mit seinem Enkelkind zu spielen, und miterleben, wie es seine Schulausbildung abschließt, erwachsen wird und heiratet. Familiäre Beziehungen können ein sehr starkes Motiv sein. Vielleicht ist Ihr Vater oder Ihre Mutter an Leberzirrhose oder Leberkrebs gestorben, und Sie möchten nicht, dass es Ihnen eines Tages genauso ergeht. Oder Sie haben Kinder und möchten gern noch mindestens so lange für sie da sein, bis sie erwachsen sind.

Kristin hatte eine über 60-jährige Patientin, die an NAFLD, Typ-2-Diabetes und Bluthochdruck litt. Beim Ehemann dieser Frau war gerade eine Krebserkrankung diagnostiziert worden, und sie wollte unbedingt so gesund bleiben, dass sie sich noch um ihn kümmern konnte. Deshalb begann sie sich an eine Diät mit moderatem Kohlenhydratkonsum zu halten. Dadurch verbesserten sich die Gesundheit ihrer Leber, ihr Blutzuckerspiegel und ihr Blutdruck sanken, und sie konnte viele ihrer Medikamente absetzen oder zumindest niedriger dosieren.

Es gibt aber auch noch andere starke Motive. Erinnern Sie sich noch an Jon, dessen Geschichte wir in Kapitel 2 erzählt haben? Er wollte abnehmen, um innerlich offener für mehr soziale Kontakte zu werden und Frauen kennenzulernen – was er dann auch tatsächlich getan hat.

Ihr Anreiz für ein gesünderes Leben könnte aber auch darin bestehen, dass Ihr Arzt Ihnen dringend ans Herz gelegt hat, abzunehmen, weil Sie sonst womöglich bald mit ernsten gesundheitlichen Konsequenzen rechnen müssen. Das kann ein starkes Motiv sein; aber es beruht auch auf Angst. Und Angst kann Sie zwar vielleicht zum Handeln antreiben, aber nicht über die Ziellinie bringen. Deshalb sollte Ihr »Warum« lieber etwas sein, das Sie lockt und inspiriert, und nichts, wovor Sie davonlaufen möchten.

Sie haben auf jeden Fall ein »Warum«. Wenn Sie noch nicht wissen, worin es besteht, liegt das nicht daran, dass dieses Motiv nicht existiert, sondern daran, dass Sie noch nicht tief genug in sich hineingehört haben, um es zu erkennen. Wenn Sie sich schon keine großen Gedanken über sich selbst machen – vielleicht sorgen Sie sich dann aber doch um die Menschen, die Sie lieben? Vielleicht möchten Sie nicht, dass Ihnen etwas zustößt, weil Sie Ihren Freunden und Angehörigen damit das Herz brechen würden?

Sobald Sie herausgefunden haben, was Sie motiviert und antreibt, sollten Sie sich als Nächstes praktikable Ziele setzen; und dazu muss nicht unbedingt eine Gewichtsabnahme gehören. Eines Ihrer Ziele könnte zum Beispiel darin bestehen, jeden Tag drei Portionen buntes Obst und Gemüse zu essen. Das macht Sie gesünder, aber nicht unbedingt schlanker (obwohl Sie dadurch vielleicht auch ein bisschen abnehmen werden – vor allem, wenn dieses Gemüse Sie von hyperschmackhaften, kohlenhydratreichen Lebensmitteln ablenkt und ein paar weniger gesunde Gerichte von Ihrem Teller und aus Ihrem Bauch verdrängt). Denken Sie daran, dass dieses Buch Ihnen dabei helfen möchte,

Ihre Stoffwechselgesundheit zu verbessern; es geht dabei also nicht unbedingt um eine Gewichtsabnahme. Und wir wollen Ihnen auch nicht einfach nur beibringen, was Sie essen sollen, sondern wie Sie sich ernähren sollen.

Wenn Sie sich ein Ziel für eine Gewichtsabnahme setzen möchten, ist dagegen nichts einzuwenden. Aber halten Sie dieses Ziel möglichst moderat und machbar – also zum Beispiel, in den nächsten zwei Monaten fünf Prozent Ihres Körpergewichts abzunehmen. Ibrahim macht immer wieder die Erfahrung, dass seine Patienten mehr Erfolg haben, wenn sie sich einfachere Ziele setzen. Eine seiner Patientinnen, die an einer NASH litt, hat insgesamt 25 Kilogramm abgenommen, allerdings nur schrittweise – ihr offizielles Ziel bestand darin, ein bis zwei Pfund pro Woche zu verlieren.

Eine Variable, mit der Sie bei der Festlegung Ihrer Ziele experimentieren können, ist der Zeitrahmen. Manche Menschen kommen mit längerfristigen Zielen (zum Beispiel, innerhalb eines Monats 2,5 Prozent ihres Körpergewichts abzunehmen) besser zurecht, weil sie dann flexibler sind: Das heißt, sie können auch dann wieder auf Kurs kommen, ohne ihr Ziel zu verfehlen, wenn sie zwischendurch einmal eine Woche lang nicht so konsequent sein konnten. Vielleicht müssen Sie sich für die Umsetzung Ihrer Vorhaben aber auch einen kürzeren Zeitrahmen vornehmen, um Ihre Ziele nicht aus den Augen zu verlieren. Dann könnten Sie sich zum Beispiel das Ziel setzen, dreimal pro Woche Sport zu treiben. Sogar ein tägliches Ziel könnte für Sie sinnvoll sein – beispielsweise, jeden Tag eine bestimmte Anzahl an Gemüseportionen zu essen.

Wenn Sie können, sollten Sie auch Ihre Familienmitglieder oder Mitbewohner für dieses Ziel gewinnen. Dadurch entsteht nicht nur ein gewisser Teamgeist, sondern die Leute ziehen sich dann auch gegenseitig für ihre Bemühungen zur Verantwortung – und wenn dadurch ein kleiner Gesundheitswettbewerb entsteht, kann auch das durchaus ein hilfreicher Ansporn sein.

Egal worin Ihre Ziele bestehen – Kristin rät Ihnen (und auch ihren Patienten), sie irgendwo aufzuschreiben, wo Sie sie jeden Tag sehen können. Oft hört oder liest man den Ratschlag, seine Zielsetzungen auf einen Post-it-Zettel zu schreiben und an seinen Computer zu kleben; aber solche Zettel können abfallen oder zerknittern. Kristin schreibt ihre Ziele und/oder Motive daher gern mit einem Whiteboard-Marker an ihren Badezimmerspiegel und lässt sie so lange dort stehen, bis sie sie irgendwann abwischen kann, weil sie sich erledigt haben.

Egal welches Ziel Sie sich gesetzt haben – Sie sollten mindestens alle zwei Wochen eine Fortschrittskontrolle machen. Kommen Sie der Verwirklichung Ihres »Warums« tatsächlich näher? Inwieweit erreichen Sie Ihre Ziele? Wenn Sie bei dieser Bestandsaufnahme feststellen, dass Sie eigentlich keine besonderen Fortschritte gemacht haben, können Sie umdenken und wieder einen neuen Plan ins Auge fassen, ohne zu viel Zeit mit dem alten, nutzlosen Plan vergeudet zu haben.

Bonus: Erfahren Sie mehr darüber, wie Ihr Körper mit bestimmten Nährstoffen interagiert

Wie wir bereits in Kapitel 4 erklärt haben, kann hinter bestimmten Krankheiten oder sonstigen gesundheitlichen Problemen auch eine ungünstige genetische Veranlagung stecken. Allerdings lässt sich der Einfluss der Gene durch Ihre Ernährung, Ihren Lebensstil und Ihr persönliches Umfeld modifizieren, da die sogenannte Epigenetik darüber bestimmt, welche Gene ein- und welche ausgeschaltet werden. Es gibt jedoch eine Forschungsrichtung, die mithilfe von Gentests Aufschluss darüber gibt, wie Ihre Gene die Reaktionen Ihres Körpers auf bestimmte Lebensmittel und Nährstoffe beeinflussen: die sogenannte Nutrigenomik. Mithilfe dieser Informationen können Sie Ihren Ernährungsplan besser auf Ihre persönliche körperliche Konstitution abstimmen.

Anhand einer Speichelprobe (ähnlich wie bei den von Unternehmen wie »23andMe« und »Ancestry.com« angebotenen Gentests) werden bei einem Nutrigenomik-Test normalerweise rund 70 Gene untersucht. Das Ziel dieser Tests besteht darin, nach bestimmten Genvarianten zu suchen, die nachweislich Einfluss darauf haben, wie Ihr Körper mit Lebensmitteln interagiert. Außerdem soll ermittelt werden, welche Ernährungsweise und welche Form von körperlicher Aktivität sich am positivsten auf Ihre Gesundheit auswirkt.

Anhand der Auswertung solcher Tests kann man zum Beispiel Nahrungsmittelunverträglichkeiten (etwa gegen Laktose oder Gluten) erkennen oder feststellen, wie Ihr Körper bestimmte Substanzen (beispielsweise Koffein) abbaut. Außerdem können diese Tests Aufschluss darüber geben, von welchen Nährstoffen Sie – entweder über die Nahrung oder über Nahrungsergänzungsmittel – besonders viel zu sich nehmen sollten. Und nicht zuletzt verraten sie Ihnen auch, welches Makronährstoffverhältnis (also welcher Anteil an Fett, Eiweiß und Kohlenhydraten) für Sie am günstigsten ist und ob Sie ein erhöhtes Typ-2-Diabetesrisiko haben.

Ein Nutrigenomik-Test kann Ihnen aber nicht nur wichtige Erkenntnisse darüber liefern, wie Sie Ihre Ernährung gestalten sollten, sondern auch in anderer Hinsicht aufschlussreich sein. Vielleicht haben Sie die Ergebnisse wissenschaftlicher Untersuchungen über die ketogene Ernährung gelesen. Doch als Sie diese Ernährungsform dann selbst ausprobieren wollten, hat sie Ihnen nicht zu einer Gewichtsabnahme verholfen, oder Sie haben sich dabei nicht wohl gefühlt. Vielleicht erklärt die Auswertung Ihres Nutrigenomik-Tests, warum das so ist: Sie könnte zum Beispiel darauf hindeuten, dass Sie aufgrund Ihres Genotyps besonders wenig gesättigte Fette zu sich nehmen sollten. Oder Sie erfahren durch diesen Test, dass Kaffee zwar gesund für Ihre Leber ist, Sie aber nervös und zitterig macht (vielleicht, weil Sie aufgrund einer bestimmten Genvariante überempfindlich auf Koffein reagieren). Wenn Sie trotzdem nicht auf Kaffee verzichten möchten, sollten Sie sich also lieber an koffeinfreien oder koffeinarmen Kaffee halten.

Was die Gesundheit der Leber angeht, haben klinische Studien gezeigt, dass hoch dosiertes Vitamin E gegen eine Fettleber hilft. Allerdings weiß man auch, dass hohe Vitamin-E-Dosen langfristig das Krebsrisiko erhöhen können. Ein Nutrigenomik-Test kann zeigen, ob bei Ihnen eine Genvariante vorliegt, bei der sich durch hohen Vitamin-E-Konsum das Krebsrisiko erhöht, und Ihnen und Ihrem Arzt somit die Entscheidung erleichtern, ob die Einnahme eines Vitamin-E-Präparats für Sie sinnvoll ist oder nicht.

Freilich kann es auch sein, dass bei Ihnen laut Nutrigenomik-Test **keine** Genvarianten vorliegen, die etwas mit Ernährung und Gewichtsabnahme zu tun haben. Manchmal liefern solche Tests durchaus Erkenntnisse, mit deren Hilfe Sie Ihre Ernährung besser auf Ihre individuelle Physiologie abstimmen können; doch es gibt eben keine Garantie dafür. Aber die Forschungsarbeiten zu diesem Thema sind auch noch nicht abgeschlossen. Wissenschaftler entdecken ständig neue Genvarianten, die das Zusammenspiel zwischen Ihrem Körper und Ihrer Ernährung beeinflussen. Als Kristin sich im Rahmen ihrer Ausbildung erstmals mit Nutrigenomik beschäftigte, wurden bei diesen Tests sieben Gene untersucht; inzwischen – ein paar Jahre später – sind es schon mehr als 70. Die Nutrigenomik ist ein sehr wichtiger wissenschaftlicher Zukunftstrend, da sie uns den Weg zu einer personalisierten – also individuell genau an den jeweiligen Menschen angepassten – Medizin ebnet.

Wenn Sie an der Durchführung eines Nutrigenomik-Tests interessiert sind, können Sie im Internet nach diesem Begriff suchen. (Wir geben aber auch im Abschnitt »Weiterführende Informationen« am Ende dieses Buchs ein paar Empfehlungen dazu.) Bei einer Online-Suche zum Thema »Nutrigenomik-Tests« werden Sie Adressen von vielen verschiedenen Unternehmen finden, die zum Teil sehr unterschiedliche Tests und Beratungen anbieten. Manche Anbieter werten frühere Gentestergebnisse aus, die von Ihnen vielleicht bereits vorliegen, und geben Ihnen auf dieser Basis detailliertere Informationen über etwaige für die Ernährung relevante Genvarianten. Andere Unternehmen bieten einen Nutrigenomik-Test mitsamt Basisauswertung an, und von manchen erhalten Sie vielleicht sogar persönliche Empfehlungen von einem Ernährungswissenschaftler oder -berater.

Aber denken Sie daran: Die Informationen in einem Nutrigenomik-Test können zwar sehr aufschlussreich sein, sind aber dank des Einflusses der Epigenetik keine feste Größe, sondern können Veränderungen unterworfen sein. Denn Ihr persönliches Umfeld, Ihr Lebensstil und Ihre Ernährungsgewohnheiten können die Expression Ihrer Gene verändern. Trotzdem erlebt Kristin immer wieder, dass Patienten sich dazu motiviert fühlen, etwas an ihrer Lebensweise und Ernährung zu verbessern, nachdem sie die Auswertung ihres Nutrigenomik-Tests gelesen haben, in der vielleicht steht, dass sie sich glutenfrei ernähren oder mehr Sport treiben sollten – und dass es ihnen tatsächlich besser geht und sie der Erreichung ihrer Gesundheitsziele näher kommen, wenn sie diese Ratschläge beherzigen. Manchmal ist Wissen eben wirklich Macht!

Welches ist der beste Weg für Sie?

Was sagt Ihre innere Stimme zu all den Informationen, die Sie gerade erhalten haben? Welcher Weg ist wohl der beste für Sie? Sollten Sie sich für einen unserer Ernährungspläne entscheiden oder sich vorläufig lieber erst mal an die Checkliste für eine Veränderung Ihrer Lebensgewohnheiten halten? Es gibt kein Patentrezept für Ihre Gesundheit. Also hören Sie auf die Stimme Ihres

Körpers! Denn nun liegt es an Ihnen, zu entscheiden, welcher Weg auf der Basis Ihrer Recherchen, Ihrer Diagnose und Ihrer Intuition am besten zu Ihnen passt.

Natürlich können und sollten Sie sich auch die verschiedenen Ernährungspläne durchlesen, um besser einschätzen können, welchen dieser Pläne Sie wohl am ehesten langfristig durchhalten können. Deshalb werden wir Ihnen unsere Pläne in den nächsten Kapiteln genau vorstellen.

Zeit zum Nachdenken

Und nun nehmen Sie sich bitte wieder ein bisschen Zeit für die folgenden Fragen beziehungsweise Denkanstöße und schreiben Sie Ihre Ideen dazu in Ihr Notizbuch oder Tagebuch.

- *Welche Prinzipien der intuitiven Ernährung sind gut für mich?*
- *Aus welchen Gründen möchte ich mehr für meine Leber tun?*
- *Welche Ziele verfolge ich damit?*
- *Welcher Ernährungsplan erscheint mir zurzeit am sinnvollsten?*

TEIL DREI

DIE ERNÄHRUNGSPLÄNE ZUR REGENERATION IHRER LEBER

KAPITEL 7

DIE MODIFIZIERTE MITTELMEERDIÄT

Stoffwechseltyp, für den dieser Ernährungsplan sich eignet: Typ »Vorbeugung« (schlank und gesund)

Krankheitsstadien:

- Vorbeugung
- NAFLD
- NASH

Ziele:

- Vorbeugung einer NAFLD
- Heilung einer NAFLD oder NASH
- Eindämmung oder deutlich verlangsamtes Fortschreiten einer NASH-Fibrose oder Zirrhose

Wie bereits erwähnt, basieren alle Ernährungspläne, um die es in diesem Buch geht, auf der Mittelmeerdiät. Und warum? Weil die Mittelmeerdiät schlicht und einfach ein Wundermittel für Ihre Leber ist – in vielen wissenschaftlichen Untersuchungen wurde nachgewiesen, dass eine Fettlebererkrankung sich dadurch sogar heilen lässt.[109] Die Autoren einer Metaanalyse von 14 Studien aus dem Jahr 2021, in denen die Wirkung einer Mittelmeerdiät auf die nicht-alkoholische Fettlebererkrankung untersucht wurde, kamen zu folgendem Ergebnis: »Nach Durchsicht der Fachliteratur kann man die Mittelmeerdiät als großen Fortschritt in der Behandlung der NAFLD betrachten. Sie wirkt sich positiv auf die Gesundheit aus, weil sie gesättigte Fette und Kohlenhydrate durch gesündere Nahrungsmittel ersetzt, und spielt bei der Elimination des Krankheitsbilds der NAFLD eine unmittelbare Rolle.«[110] Durch diese Ernährungsform bilden sich Entzündungsprozesse, Insulinresistenz, zu hohe Triglyzeridwerte und Fettansammlungen in der Leber zurück.[111]

Aber die Mittelmeerdiät kommt nicht nur Ihrer Leber zugute, denn auch hier gilt: Wenn Sie etwas für **ein** Organ tun, wirkt sich das auf **alle** Organe positiv aus. Der Gesundheitswert dieser klassischen Diät ist übrigens auch wissenschaftlich erwiesen: Man weiß, dass sie das Risiko für Typ-2-Diabetes, Alzheimer und Demenz, ja sogar für bestimmte Krebsarten verringert. Außerdem schützt eine Mittelmeerdiät nachweislich vor Herz-Kreislauf-Erkrankungen – und Herzinfarkt und Schlaganfall sind bei Menschen, die an einer Fettleber leiden, die häufigsten Todesursachen!

Es gibt so viele wissenschaftliche Untersuchungen über die gesundheitlichen Vorteile der Mittelmeerdiät, dass Kristin ihren Patienten im Scherz sogar sagt, in zehn Jahren würden wir uns rückblickend vielleicht fragen, warum wir uns überhaupt mit so vielen anderen Diäten herumgequält haben. Ihrer Meinung nach wird die Mittelmeerkost, die uns schon seit Jahrhunderten gesund erhält, die Zeit überdauern. Sie ist der Goldstandard unter den Diäten und die optimale Ernährungsform, wenn man etwas für die Gesundheit seines ganzen Körpers tun möchte.

Unsere Ernährungspläne unterscheiden sich vor allem darin von der Mittelmeerdiät, dass sie

1. einen niedrigeren Gesamtkohlenhydratgehalt haben (wenn auch in unterschiedlichem Ausmaß, je nachdem, für welchen Plan Sie sich entscheiden) und
2. gesündere, nährstoffdichtere Alternativen zu den herkömmlichen Getreideprodukten empfehlen.

Wir wollen Ihnen nun zunächst einmal erklären, warum wir für einen geringeren Kohlenhydratkonsum plädieren.

In den letzten Jahren haben viele wissenschaftliche Studien gezeigt, dass ein moderater Kohlenhydratkonsum den Blutzucker senkt und die Blutfettwerte verbessert (was auf dem bereits in Kapitel 4 besprochenen Kohlenhydrat-Insulin-Modell basiert). Daher kann man sogar noch bessere Resultate erzielen, wenn man die Mittelmeerdiät mit einer moderaten Kohlenhydratzufuhr kombiniert. Und unserer Meinung nach sollte man zu diesem Zweck nicht nur weniger Kohlenhydrate zu sich nehmen, sondern zusätzlich (was aus unserer Sicht sogar noch wichtiger ist) **gesündere** Kohlenhydrat-Alternativen wählen – ein Konzept, das wir bereits angesprochen haben, in diesem Kapitel aber noch näher erläutern werden.

In den letzten Jahren sind übrigens auch etliche neue Produkte auf den Markt gekommen, die kohlenhydrathaltige Lebensmittel (beispielsweise Reis und Nudeln) aus gesünderen Zutaten wie gemahlenem Blumenkohl oder Bohnen anbieten. Dank dieser Produkte fällt es uns jetzt noch viel leichter, uns nährstoffdichter, ballaststoffreicher und kohlenhydratärmer zu ernähren. Hier ein konkretes Beispiel für die Unterschiede zwischen unseren Ernährungsplänen und der herkömmlichen Mittelmeerdiät: Bei einer reinen Mittelmeerdiät würden Sie von Nudeln aus Weißmehl auf Vollkornnudeln umsteigen; und das ist auch wirklich eine sehr sinnvolle Entscheidung. Wenn Sie aber noch einen Schritt weiter gehen möchten, empfehlen wir Ihnen, stattdessen lieber aus Bohnen hergestellte Pasta zu essen, weil diese mehr Ballaststoffe, mehr Eiweiß und weniger Netto-Kohlenhydrate enthalten. Unsere modifizierte Mittelmeerdiät ist eine genussvolle, intuitive Ernährungsform, die man auch langfristig beibehalten kann. Sie zielt auf die Vorbeugung einer Fettlebererkrankung ab, eignet sich aber auch zur Heilung einer NAFLD oder NASH und kann dazu beitragen, dass eine NASH-Fibrose nicht mehr weiter voranschreitet. Wenn Sie an einem der »schlimmen« oder »hässlichen« NAFLD-Stadien leiden (Seite 30/31), werden Sie mit unserem Ernährungsplan mit moderatem Kohlenhydratkonsum oder unserem Low-Carb-Plan vielleicht schneller zum Ziel kommen. Die modifizierte Mittelmeerdiät kann aber ein guter Einstieg in eine andere Ernährungsweise sein: Sie können sie als Ausgangspunkt nutzen, um sich an eine neue Ernährung zu gewöhnen, erste Erfolge zu erleben und dann mit einem der anderen Ernährungspläne vielleicht noch einen Schritt weiter zu gehen, wenn Sie möchten. Oder Sie können auf die modifizierte Mittelmeerdiät umsteigen, nachdem Sie ein paar Monate lang einem Ernährungsplan mit niedrigerer Kohlenhydratzufuhr (beispielsweise dem Plan mit moderatem Kohlenhydratkonsum oder dem Low-Carb-Plan) gefolgt sind.

Wenn Sie sich ohnehin bereits kohlenhydratbewusst ernähren, werden Sie die modifizierte Mittelmeerdiät vielleicht für ziemlich großzügig halten, was den erlaubten Kohlenhydratkonsum angeht. Es ist jedoch erwiesen, dass man durchaus jeden Tag eine ordentliche Portion Kohlenhydrate zu sich nehmen und dabei trotzdem immer noch seinen Blutzucker- und Insulinspiegel und sein Typ-2-Diabetesrisiko senken oder die Symptome eines bereits bestehenden Diabetes bessern kann. Die typisch westliche Ernährung ist sehr kohlenhydratlastig, und die Kohlenhydrate, die wir dabei am häufigsten zu uns nehmen, sind leider nicht sehr hochwertig: ein Bagel zum Frühstück, ein Sandwich mit Pommes zum Mittagessen und Pasta zum Abendessen. Im Vergleich dazu ist die modifizierte Mittelmeerdiät sehr viel gesünder.

Für manche Menschen ist die Umstellung auf einen Low-Carb-Ernährungsplan (oder auch nur auf einen Plan mit moderatem Kohlenhydratkonsum) vielleicht ein zu drastischer Schritt – vor allem, wenn ihre Mahlzeiten bisher großenteils aus Kohlenhydraten bestanden haben. Vielleicht gehören auch Sie zu dieser Personengruppe. Dann wird es Ihnen leichter fallen, erst einmal mit einer modifizierten Mittelmeerdiät zu beginnen; und vielleicht werden Sie dadurch sogar ein bisschen abnehmen, falls Sie ein paar Pfunde zu viel auf die Waage bringen. Und das Beste daran ist: Sie werden feststellen, dass das gar nicht so schwierig oder entbehrungsreich ist – man kann dabei trotzdem immer noch im Restaurant essen oder zu einer Grillparty gehen, ohne durch allzu »asketische« Essgewohnheiten aufzufallen.

Die modifizierte Mittelmeerdiät: Ziele, Warnhinweise, Vorteile und Gesamtkohlenhydratzufuhr

Stoffwechseltyp: Typ »Vorbeugung« (schlank und gesund)

Primäre Ziele: Vorbeugung und Aufrechterhaltung des jetzigen Gesundheitszustands

Sekundäre Ziele: Heilung einer NAFLD oder NASH oder Besserung einer NASH-Fibrose oder Zirrhose; bessere Einstellung eines Typ-2-Diabetes und Senkung des Risikos für Herz-Kreislauf-Erkrankungen

Warnhinweise: Keine

Vorteile: Beugt Fettleber, Typ-2-Diabetes, Herz-Kreislauf-Erkrankungen und bestimmten Krebsarten vor; ist von allen Ernährungsplänen am leichtesten durchführbar und am nachhaltigsten

Kohlenhydratzufuhr: Ungefähr 45 bis 50 Prozent der Gesamtkalorienaufnahme; 130 bis 175 Gramm pro Tag (das heißt, Kohlenhydrate können pro Mahlzeit fast die Hälfte Ihres Tellers einnehmen)

Welche Lebensmittel sind bei einer modifizierten Mittelmeerdiät erlaubt?

Die traditionelle Mittelmeerdiät umfasst – wie bereits erwähnt – folgende Lebensmittel:

Reichlich (jeden Tag)

- Buntes Obst und Gemüse (vor allem Blattgemüse, grüner Salat und Beeren)
- Bohnen und andere Hülsenfrüchte
- Nüsse und Kerne
- Vollkornprodukte (vorzugsweise aus intakten Getreidekörnern)
- Extra natives Olivenöl
- Kaffee (bis zu drei Tassen pro Tag, ungesüßt)
- Grüntee (bis zu vier Tassen pro Tag; aber wenn Sie zusätzlich auch noch drei Tassen Kaffee trinken, sollten Sie sich lieber an koffeinfreien Grüntee halten, um Ihren Gesamtkoffeinkonsum in Grenzen zu halten)

In Maßen

- Fetter Wildfisch wie Lachs, Kabeljau oder Seeforelle (zwei- bis dreimal pro Woche)
- Mageres Geflügel, beispielsweise weißes Hähnchen- und Putenfleisch, und Eier (zweimal pro Woche)
- Ganze, intakte Getreidekörner wie Quinoa oder brauner Reis (zu jeder Mahlzeit eine Portion von der Größe eines halben bis dreiviertel Tennisballs)

- Milchprodukte: bis zu zwei Portionen täglich, vorzugsweise fettarm, um den Gehalt an gesättigten Fetten niedrig zu halten, und fermentiert (also Sauermilchprodukte wie Joghurt oder Kefir), um etwas für die Gesundheit Ihres Darms zu tun
- Dunkle Schokolade: ein Viertel einer durchschnittlich großen Schokoladentafel (mit mindestens 70 Prozent Kakaogehalt und mit Stevia oder einem anderen natürlichen Süßungsmittel anstelle von Zucker) (drei- bis fünfmal pro Woche)
- Rotwein (nicht mehr als zwei Gläser à 150 Milliliter pro Tag für Männer und ein Glas à 150 Milliliter pro Tag für Frauen; für Ihre Leber ist es jedoch am gesündesten, ganz auf Alkohol zu verzichten)

In kleinen Mengen

- Mageres rotes Fleisch, wenn möglich von Wildtieren (beispielsweise Bison); wenn Sie Rindfleisch essen, dann aus Weidehaltung (höchstens einmal pro Woche 120 Gramm)
- Süßigkeiten (die traditionelle Mittelmeerdiät empfiehlt, sich diese nur in kleinen Portionen und höchstens dreimal pro Woche zu gönnen)

GESUNDE KOHLENHYDRATE, DIE SIE OFT ESSEN DÜRFEN: DAS WICHTIGSTE ZUM THEMA HAFERFLOCKEN

Als Vollkornprodukt sind Haferflocken ein großartiger Bestandteil der Mittelmeerdiät, aus dem man ein gesundes, sättigendes Frühstück zubereiten kann. Aber es gibt verschiedene Arten von Haferflocken, und nicht alle sind gleich gesund für Ihre Leber. Man unterscheidet zwischen gewöhnlichen Haferflocken, stahlgeschnittenem Hafer, zarten Haferflocken und Instant-Haferflocken. Wir empfehlen Ihnen, stets stahlgeschnittenen Hafer zu verwenden, da dieses Produkt intakter, nährstoffdichter und ballaststoffreicher ist – doch wenn Sie sich mit der etwas gröberen Konsistenz von stahlgeschnittenem Hafer nicht anfreunden können, ist auch gegen herkömmliche Haferflocken nichts einzuwenden.

Stahlgeschnittener Hafer (auch als irische oder schottische Haferflocken bezeichnet) ist schlicht und einfach Hafergrütze, die geröstet und dann in kleinere Stücke geschnitten wurde. Stahlgeschnittener Hafer ist die intakteste Form von Haferflocken, die es gibt, und hat auch den niedrigsten Kohlenhydratenteil.

- **Vorteile:** Intaktes Korn, niedrigster Netto-Kohlenhydratgehalt
- **Nachteile:** Die Garzeit ist länger als bei anderen Haferflockenarten; außerdem sind sie härter und müssen länger gekaut werden als andere Haferflocken.

Herkömmliche Haferflocken (auch als »altmodische Haferflocken« bezeichnet) sind das, woran die meisten Menschen denken, wenn sie das Wort »Haferflocken« hören, und werden für die Herstellung der meisten Haferflockenkekse und Müsliriegel verwendet. Dabei handelt es sich um Hafergrütze, die zuerst geröstet, dann gedämpft und schließlich maschinell flach gewalzt wird; daher sind solche Haferflocken dünner als stahlgeschnittener Hafer.

- **Vorteile:** Guter Ballaststoff- und Eiweißlieferant; kürzere Garzeit; eignet sich gut zum Backen und für die Zubereitung des Frühstücksgerichts »Über Nacht eingeweichte Haferflocken« (siehe Seite 319); hat im Gegensatz zu stahlgeschnittenem Hafer keine gewöhnungsbedürftige Konsistenz
- **Nachteile:** Etwas höherer Netto-Kohlenhydratgehalt und höhere glykämische Last; stärker verarbeitet.

Tolle Ideen für die Zubereitung von Haferflocken finden Sie im Rezeptteil dieses Buchs unter der Rubrik »Haferflocken-Champion«.

FALLS SIE LIEBER CEREALIEN MÖGEN …

Manchmal wünschen Sie sich vielleicht einfach etwas Knuspriges zum Frühstück, haben morgens aber noch keine Lust zum Kochen. Wenn das der Fall ist, sollten Sie sich an Frühstückscerealien mit höchstens fünf Gramm Zuckerzusatz und fünf Gramm Eiweiß und/oder Ballaststoffen halten. Oft erfüllen Frühstücksflocken mit der Bezeichnung »Keto« diese Kriterien. Mischen Sie sie entweder mit fettarmer Milch (es sei denn, das Frühstück ist für ein Kind bestimmt – dann sollten Sie Vollmilch verwenden) oder mit Ihrem bevorzugten ungesüßten pflanzlichen Nuss- oder Samendrink.

Vorschläge für Mahlzeiten

Im hinteren Teil dieses Buchs (ab Seite 292) finden Sie eine Liste mit Mahlzeiten und Snacks. Für einige dieser Gerichte braucht man einfach nur bestimmte Zutaten zusammenzustellen; andere beziehen sich auf die Rezepte in diesem Buch. Bei der modifizierten Mittelmeerdiät dürfen Sie übrigens auch alle Gerichte essen, die im Ernährungsplan mit moderatem Kohlenhydratkonsum und im Low-Carb-Plan enthalten sind; denn auch diese Gerichte entsprechen Ihren Kohlenhydratvorgaben.

Was erwartet Sie bei diesen Ernährungsplänen?

Wenn Sie sich bisher sehr kohlenhydratreich ernährt und viele verarbeitete Lebensmittel gegessen haben, werden Sie vielleicht das Gefühl haben, dass Ihr Energieniveau in den ersten zehn Tagen ziemlich niedrig ist. Das liegt daran, dass Ihr Körper sich nun von einer ständigen Versorgung mit viel Glukose und in der Leber gespeichertem Glykogen auf einen anderen Stoffwechsel umstellen und lernen muss, seinen Blutzucker- und Insulinspiegel anders zu regulieren.

Doch auch wenn Sie sich noch so müde und abgeschlagen fühlen, wird etwas Bewegung Ihnen dabei helfen, Ihr gespeichertes Glykogen zu verbrennen und Ihren Körper schneller an die neue Situation anzupassen. Ein täglicher Spaziergang kann also paradoxerweise Ihr Energieniveau erhöhen, doch für ein intensives Training ist jetzt wahrscheinlich nicht der richtige Zeitpunkt, weil Sie sich dann hinterher womöglich noch abgeschlagener fühlen werden.

EIN TYPISCHER TAG MIT DER MODIFIZIERTEN MITTELMEERDIÄT

Alle Essenspläne und Rezepte der Welt werden Ihnen nichts bringen, wenn Sie keinen Weg finden, diese neue Ernährungsweise in Ihr Leben zu integrieren. Deshalb beschreiben wir Ihnen hier einen Tag im Leben von jemandem, der sich an die modifizierte Mittelmeerdiät hält, damit Sie sich besser vorstellen können, wie die Umsetzung dieser Diät in Ihrem Alltagsleben aussehen könnte. Ibrahims typischen Tagesablauf mit der modifizierten Mittelmeerdiät können Sie sich folgendermaßen vorstellen:

5:45 Uhr: Er wacht auf und trinkt ein Glas warmes Wasser

6:15 Uhr: 30-minütiges Training: Er trainiert abwechselnd auf dem Heimfahrrad oder Laufband und hebt Gewichte; an Tagen, an denen er Krafttraining macht, baut er auch Intervalltraining in seinen Sport ein

7:30 Uhr: Frühstück – zwei gekochte Eier und anschließend eine Tasse frisch gebrühter schwarzer Kaffee

8:00 Uhr: Beginn des Arbeitstags

9:30 Uhr: Er trinkt noch eine zweite Tasse schwarzen Kaffee

12:00 Uhr: Mittagessen – griechischer Salat mit gegrilltem Hähnchen

13:30 Uhr: Eine dritte Tasse Kaffee

15:30 Uhr: Snack – normalerweise eine Orange oder ein Apfel

18:00 Uhr: Abendessen – Taboulé mit zwei Stücken Pizza (am besten mit Pizzaboden aus Blumenkohl, manchmal aber auch mit einem Pizzaboden aus normalem Teig), dazu ein Glas Rotwein. (Hin und wieder gibt es zum Nachtisch ein Stück dunkle Schokolade.)

19:30 Uhr: Snack – eine kleine Handvoll Cashews

22:00 Uhr: Schlafenszeit

Denken Sie über Ihre Fortschritte nach

Wissenschaftlichen Untersuchungen zufolge ist es bei einer gesünderen Ernährung sehr wichtig, regelmäßig zu überprüfen, wie konsequent Sie Ihre Ernährungsvorgaben befolgen und wie Sie sich dabei fühlen. In vielen wissenschaftlichen Studien erhalten die Teilnehmer eine extra Karte zum Ausfüllen, um zu bewerten, inwieweit sie sich an ihre Ernährungsempfehlungen halten. So weit werden wir in diesem Buch zwar nicht gehen, lassen uns aber trotzdem von dieser evidenzbasierten Praxis inspirieren, damit Sie überprüfen können, wie es Ihnen bei Ihrem Ernährungsplan geht und ob Sie auf dem richtigen Weg sind.

Also nehmen Sie sich bitte jede Woche, in der Sie die modifizierte Mittelmeerdiät befolgen, zehn Minuten Zeit für ein paar Fragen. Notieren Sie Ihre Antworten darauf in Ihrem »Neustart für Ihre Leber«-Notizbuch oder -Tagebuch (oder wo auch immer Sie Ihre Fortschritte schriftlich festhalten). Wenn Sie sich diese regelmäßigen Phasen der Selbstreflexion und -beurteilung zur festen Gewohnheit machen, wird es Ihnen leichter fallen, langfristig an der Umsetzung Ihrer Ziele festzuhalten.

1. Habe ich in dieser Woche ein neues nährstoffdichtes Lebensmittel ausprobiert?
2. Welches herkömmliche Lebensmittel habe ich in dieser Woche durch ein anderes, gesünderes Produkt ersetzt (zum Beispiel Quinoa statt weißem Reis oder Nudeln aus Bohnen statt normaler Nudeln)?
3. Wie viele Portionen buntes Obst und Gemüse habe ich in dieser Woche an einem normalen Tag gegessen?
4. An wie vielen Tagen habe ich in dieser Woche Fast Food oder ein Gericht zum Mitnehmen gegessen?
5. An wie vielen Tagen habe ich in dieser Woche herkömmliche Süßigkeiten gegessen?
6. An wie vielen Tagen habe ich in dieser Woche frittierte Lebensmittel gegessen?
7. An wie vielen Tagen habe ich mindestens zwei Esslöffel Olivenöl konsumiert?

8. An wie vielen Tagen habe ich in dieser Woche Fisch oder Meeresfrüchte gegessen?
9. Wie gut ist es mir in dieser Woche gelungen, von raffinierten Getreideerzeugnissen auf Vollkornprodukte oder intaktes Getreide umzusteigen?
10. Wie viel Kaffee und/oder Grüntee habe ich in dieser Woche getrunken?
11. Wie viele gesüßte Getränke (Limonade, Saft) habe ich in dieser Woche getrunken?
12. Habe ich in dieser Woche ein paar Minuten lang in mich hineingehört, um festzustellen, wie ich mich bei dieser Ernährung in geistiger, emotionaler und körperlicher Hinsicht fühle?
13. An wie vielen Tagen habe ich in dieser Woche Sport getrieben?
14. Wie gut habe ich mich in dieser Woche auf einer Skala von Eins bis Zehn an meinen Plan gehalten (wobei Eins die schlechteste und Zehn die beste Note ist)?

KAPITEL 8

DER MODERATE-KOHLENHYDRATE-PLAN

Stoffwechseltypen, für die dieser Ernährungsplan sich eignet: Typ »Fine-Tuning« (nicht schlank, aber gesund); Typ »Rekalibrierung« (schlank, aber trotzdem krank)

Krankheitsstadien:

- NAFLD
- NASH im Frühstadium
- NASH-Fibrose
- Zirrhose

Ziele:

- Heilung einer NAFLD oder NASH
- Besserung einer NASH-Fibrose oder Zirrhose
- Bessere Einstellung eines Typ-2-Diabetes
- Vorbeugung einer NALFD, wobei jedoch ein größeres Augenmerk auf dem Abbau von Übergewicht und/oder der Senkung des Blutzuckerspiegels liegt

Viele Menschen überrascht es, dass eine kohlenhydratarme Ernährung sich so positiv auf die Stoffwechselgesundheit auswirken kann. Denn die meisten glauben, dass man viel drastischere Maßnahmen ergreifen muss, um seinen Stoffwechsel zu verbessern. Ein weiterer häufiger Irrglaube besteht darin, dass eine gesündere Ernährungsweise unbedingt kompliziert sein muss.

Auch Kristins Patientin Brenda war dieser Meinung und wurde prompt eines Besseren belehrt.

Als Brenda anfing, sich von Kristin beraten zu lassen, war sie 64 Jahre alt und entsprach genau dem Profil einer zwar etwas korpulenten, aber trotzdem immer noch stoffwechselgesunden Person. Doch allmählich hatte ihr Taillenumfang immer mehr zugenommen, und ihr Gesamtcholesterin, ihre Triglyzeride und ihr LDL-Cholesterin lagen im oberen Bereich der Normwerte. Tagsüber versuchte Brenda, sich gesund zu ernähren, doch nachts bekam sie immer wieder Heißhungerattacken. Und sie ertappte sich oft dabei, dass sie auch dann etwas aß, wenn sie gar keinen Hunger hatte – vielleicht, weil sie das Gefühl hatte, bei der vorigen Mahlzeit nicht genügend Eiweiß zu sich genommen zu haben, manchmal aber auch einfach nur deshalb, weil das Essen da war. Sie gab zu, süchtig nach Zucker zu sein: Dieses Gefühl, dauernd etwas Süßes essen zu müssen, sei ebenso stark wie ihre frühere Sucht nach Zigaretten.

Nach dem Tod ihres Vaters vor 25 Jahren hatte Brenda zugenommen, weil das Essen ihr half, mit ihrer Trauer fertig zu werden. Doch seither hat sie versucht, wieder ein gesünderes Leben zu führen. Sie war zwar sehr erleichtert, als sie erfuhr, dass ihre Blutfettwerte sich immer noch im normalen Bereich bewegten, aber sie wusste trotzdem, dass ihr Gesundheitszustand kritisch war. Inzwischen hatte sie Knieprobleme und würde wahrscheinlich bald zwei künstliche Kniegelenke brauchen. Und falls sich ihre Stoffwechselparameter verschlechterten, würde auch ihr Risiko für Herz-Kreislauf-Erkrankungen, Diabetes und Fettleber ansteigen. Brenda hatte, wie sie erklärte, schon »alles Mögliche« ausprobiert und sich von ihrem Arzt sogar verschiedene Medikamente verschreiben lassen, um von ihrem Übergewicht herunterzukommen.

Da Brenda früher immer wieder auf bestimmte Lebensmittel verzichtet hatte, nur um sie dann bei der nächsten Heißhungerattacke wieder unkontrolliert in sich hineinzuschlingen, schlug Kristin ihr einen Ernährungsplan mit moderatem Kohlenhydratkonsum vor, bei dem sie sich immer noch genügend Kohlenhydrate gönnen durfte, also nicht das Gefühl haben würde, auf zu vieles verzichten zu müssen. Außerdem sollte sie sich angewöhnen, nur dann zu essen, wenn sie Hunger hatte – sie sollte also mit dem Essen aufhören, wenn sie satt war (und nicht erst dann, wenn sie ein Völlegefühl verspürte). Und nicht zuletzt gewöhnte Brenda sich auch noch eine weitere wichtige Ernährungsstrategie an: das intermittierende Fasten. Sie schob ihr Frühstück bis elf Uhr vormittags hinaus und achtete darauf, bis spätestens acht Uhr abends mit dem Abendessen fertig zu sein. Außerdem begann sie, sich für Avocado-Toast (eine kleine Avocado mit etwas Limettensaft, gehackten roten Zwiebeln und Kirschtomaten auf Vollkornbrot) zu begeistern, den sie zusammen mit zwei Eiern zum Frühstück aß. Diese Mahlzeit hielt sie bis zum frühen Nachmittag satt. Dann nahm sie ihr Mittagessen ein: eine kleine Schale Naturjoghurt mit tiefgekühlten wilden Blaubeeren, die sie mit etwas Knuspermüslimischung bestreute. Zum Abendessen gab es Suppe, gegrillte Garnelen und (wenn sie Appetit auf etwas Süßes hatte) auch noch ein Stück Schokolade oder einen Eiweißriegel.

Nachdem Brenda sich an ihre Ernährungsumstellung gewöhnt hatte, begann sie auch öfter zu Fuß zu gehen als früher; außerdem machte sie zweimal pro Woche Pilates und nahm einmal pro Woche an einem Kurs für regeneratives Yoga teil.

»Ich habe mich nicht auf das Zählen von Kalorien, sondern einfach nur auf die Kohlenhydrate konzentriert und immer nur dann gegessen, wenn ich Hunger hatte. Dadurch wurde alles so einfach«, sagt Brenda heute. Sie hat inzwischen auch längst nicht mehr so große Schmerzen in den Knien und konnte die Dosis ihrer Schlaftabletten schon mehrmals verringern. (»Ich muss immer wieder den Tablettenschneider rausholen«, erzählt sie.) Auch Brendas Haut ist jetzt reiner als früher; und ihre Lebensstiländerungen machen sich auch in ihren Laborwerten bemerkbar. Nach einem halben Jahr sind ihr Gesamtcholesterin und ihre Triglyzeride um jeweils 50 Punkte und ihr LDL-Cholesterin um fast 30 Punkte gesunken.

Brenda gönnt sich immer noch ihre Lieblingsgerichte – sie und ihr Mann leben in Florida und lieben frittierten Zackenbarsch, essen diesen inzwischen aber nur noch einmal pro Woche. Und was vielleicht am allerwichtigsten ist: »Ich mache mir wegen des Essens keinen so großen Stress mehr«, sagt sie. »Wenn ich mich normalerweise fast immer richtig ernähre, ist ein gelegentlicher Ausrutscher nicht so schlimm. Ich weiß ja, dass ich hinterher wieder auf den richtigen Weg zurückkommen kann, weil mir das auch früher schon gelungen ist.«

Leicht durchführbar, einfach, nicht allzu streng, nicht mit Stress verbunden und doch ungeheuer wirkungsvoll – das sind die Gründe, warum wir den

Ernährungsplan mit moderatem Kohlenhydratkonsum lieben. Und nun wollen wir uns diesen Plan mal ein bisschen genauer anschauen und überlegen, ob er auch für Sie die richtige Wahl sein könnte.

Moderate-Kohlenhydrate-Plan: Das Wichtigste auf einen Blick

Wie Sie vielleicht schon erwartet haben, enthält dieser Ernährungsplan weniger Kohlenhydrate als die modifizierte Mittelmeerdiät, ist aber kohlenhydratreicher als der Low-Carb-Plan. Wir haben ihn für zwei Stoffwechselprofile entwickelt: Typ »Fine-Tuning« (nicht schlank, aber gesund, also Brendas Profil) und Typ »Rekalibrierung« (schlank, aber trotzdem krank). Dieser Ernährungsplan bietet einen guten Mittelweg, denn er eignet sich sowohl zur Vorbeugung als auch zur Behandlung der Frühstadien einer Fettlebererkrankung (NAFLD und NASH).

Außer dem Stadium Ihrer Fettlebererkrankung und Ihrem Stoffwechselprofil gibt es aber auch noch ein paar andere Faktoren, die Sie für den Ernährungsplan mit moderatem Kohlenhydratkonsum prädestinieren könnten. Dieser Plan ist genau das Richtige für Sie, wenn Folgendes auf Sie zutrifft:

- Sie möchten etwas für Ihre Gesundheit tun – zum Beispiel Ihre Insulinempfindlichkeit und Stoffwechselgesundheit verbessern und abnehmen (falls das auch zu Ihren Zielen gehört) –, ohne sich kohlenhydratarm ernähren zu müssen.
- Sie haben es mit Low-Carb versucht, doch aus irgendeinem Grund ist das nichts für Sie: Vielleicht haben Sie Schwierigkeiten mit dieser Ernährungsweise, fühlen sich dabei (körperlich, emotional oder von Ihrem Energieniveau her) unwohl, und/oder es bringt Ihnen nicht die gewünschten Erfolge.
- Sie essen gern nährstoffdichte, ballaststoffreiche kohlenhydrathaltige Lebensmittel (beispielsweise Obst, Süßkartoffeln und intaktes Getreide) und möchten den Verzehr dieser Produkte nicht einfach nur deshalb stark einschränken, weil sie viele Kohlenhydrate enthalten.

- Sie halten sich bereits an einen Ernährungsplan, der der Mittelmeerdiät sehr nahe kommt (vielleicht würden Sie sogar von sich sagen: »Ich ernähre mich ziemlich gesund«), möchten aber gern noch einen Schritt weiter gehen und herausfinden, was es Ihnen bringen könnte, Ihre Kohlenhydrataufnahme einzuschränken.
- Oder Sie sind einfach nur neugierig.

Wie bereits erwähnt: Sie können mit keinem unserer Ernährungspläne etwas falsch machen, denn Sie werden Ihrer Leber damit auf jeden Fall etwas Gutes tun. Wenn der goldene Mittelweg des Ernährungsplans mit moderatem Kohlenhydratkonsum Sie anspricht, ist das also ein guter Grund, ihn auszuprobieren.

Wenn Sie bei der modifizierten Mittelmeerdiät – bildlich gesprochen – über die Treppe ins Wasser gehen und beim Low-Carb-Ernährungsplan vom Sprungbrett springen, dann könnte man sagen, dass Sie bei dem Ernährungsplan mit moderatem Kohlenhydratkonsum vom Beckenrand ins Schwimmbecken hineinhüpfen.

Vorteile eines moderaten Kohlenhydratkonsums

Low-Carb- und Keto-Diäten wird in den Medien (aber auch in Gesprächen mit Freunden) viel mehr Aufmerksamkeit gewidmet als Diäten mit moderater Kohlenhydratzufuhr. Dieser maßvollen Ernährungsweise ergeht es ungefähr so wie dem mittleren Kind einer Familie – sie wird am ehesten übersehen. Es gibt jedoch eine ganze Reihe von Forschungsergebnissen, die darauf hindeuten, dass diese Ernährungsform langfristig mehr gesundheitliche Vorteile bringt als eine durchschnittliche (also hohe) Kohlenhydrataufnahme oder eine kohlenhydratarme Diät.

Im Jahr 2018 beobachteten Wissenschaftler der Harvard T. H. Chan School of Public Health 15 000 Amerikaner, die 25 Jahre lang in vier verschiedenen Gemeinden gelebt hatten. Dabei stellten sie fest, dass die Gesamtmortalität bei den Probanden, die eine moderate Menge an Kohlenhydraten (nämlich 50 bis 55 Prozent ihrer täglichen Kalorienzufuhr) zu sich nahmen, niedriger war als bei denjenigen, die sich entweder kohlenhydratreich (mindestens 70 Prozent ihrer Kalorienzufuhr stammten aus Kohlenhydraten) oder kohlenhydratarm ernährten (höchstens 40 Prozent ihrer Kalorien stammten aus Kohlenhydraten).[112] Die Forscher verglichen ihre Ergebnisse mit mehreren anderen Analysen von Bevölkerungsgruppen aus der ganzen Welt und stellten fest, dass die Resultate übereinstimmten. Und es gibt auch noch andere wissenschaftliche Untersuchungen[113] (darunter eine australische[114] und eine koreanische Studie[115]), die einem moderaten oder ausgewogenen Kohlenhydratkonsum ähnlich große gesundheitliche Vorteile bescheinigen.

Die Studie der Harvard T. H. Chan School of Public Health deutet darauf hin, dass der gesundheitliche Nutzen von Kohlenhydraten in einer sogenannten U-förmigen Kurve verläuft (Abbildung unten): Das Sterberisiko ist sowohl am unteren als auch am oberen Ende des Spektrums der täglichen Kohlenhydrataufnahme hoch – eine moderate Kohlenhydratzufuhr scheint also die besten Voraussetzungen für ein besonders langes und gesundes Leben zu bieten. Diesen moderaten Kohlenhydratkonsum kann man sich so ähnlich vorstellen wie in der Geschichte von Goldlöckchen und den drei Bären: nicht zu viel und auch nicht zu wenig, sondern genau richtig. Bei vielen Dingen, die mit der Gesundheit zu tun haben – zum Beispiel beim Alkoholkonsum, ja sogar beim Sport –, ist eine ähnliche U-förmige Kurve des gesundheitlichen Nutzens zu beobachten. In dem Spruch »Alles in Maßen« steckt also tatsächlich sehr viel Weisheit!

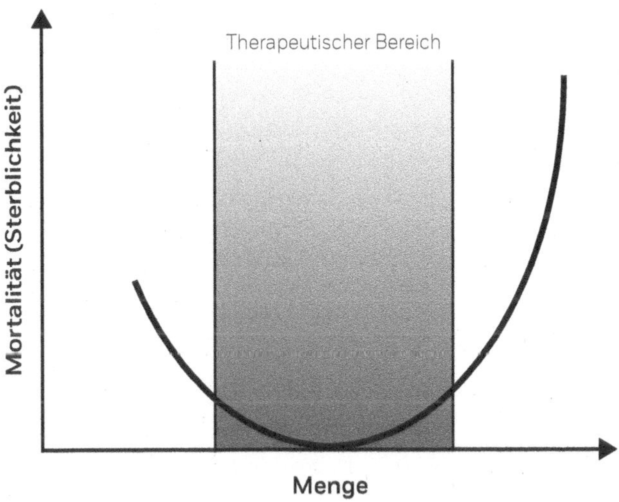

U-förmige Kurve

Aber warum sollte eine kohlenhydratarme Diät, die doch in letzter Zeit so populär geworden ist und als so gesund angepriesen wird, das Sterberisiko erhöhen? Die Wissenschaftler vermuten, dass Menschen, die ihren Kohlenhydratkonsum so stark einschränken, zum Ausgleich dafür viel tierisches Eiweiß zu sich nehmen, das mit einem erhöhten Risiko für Herz-Kreislauf-Erkrankungen und Krebs in Verbindung gebracht wird. Und denken Sie auch daran, dass die häufigsten Todesursachen bei Menschen mit nicht-alkoholischer Fettlebererkrankung keineswegs Leberversagen oder Leberkrebs, sondern Herz-Kreislauf-Erkrankungen sind! Der übermäßige Verzehr von Fleisch und Milchprodukten ist für Menschen, die an einer Fettleber leiden, also ganz besonders riskant. Außerdem stellten die Wissenschaftler fest, dass bei Menschen, die sich kohlenhydratarm ernährten, dabei aber Gemüse, pflanzliche Öle, Nüsse und Hülsenfrüchte zu sich nahmen, nicht der gleiche Anstieg der Sterblichkeitsrate zu beobachten war wie bei denjenigen, die den größten Teil ihrer Kohlenhydrate durch Fleisch und Milchprodukte ersetzten. Egal ob Sie sich kohlenhydratarm oder moderat-kohlenhydratarm ernähren – es ist wichtig, einen Großteil Ihres Eiweißes aus pflanzlicher Kost zu beziehen.

Im Gegensatz zu einer ketogenen Diät können Sie den Ernährungsplan mit moderatem Kohlenhydratkonsum (oder wie wir es auch gern ausdrücken: mit ausgewogenem Kohlenhydratkonsum) über lange Zeit beibehalten. Immerhin wurden die Teilnehmer dieser Harvard-Studie 25 Jahre lang beobachtet. Aber natürlich müssen Sie sich nicht unbedingt 25 Jahre lang an dieses Ernährungsprogramm halten! Gehen Sie es einfach Tag für Tag an und halten Sie sich dabei immer wieder vor Augen, warum Sie Ihren Gesundheitszustand verbessern möchten.

Dieser Ernährungsplan ist aber auch nicht nur für ein paar Tage oder Wochen gedacht. Er kann durchaus zu einer Lebensweise werden, an der Sie Ihr ganzes Leben lang festhalten.

Eine kohlenhydratarme, vorwiegend pflanzliche Ernährung ist übrigens auch das Erfolgsrezept der sogenannten Langlebigkeitsdiät, die von Dr. Valter Longo (Professor für Gerontologie, Zellbiologe und Direktor des *Longevity Institute* an der University of Southern California) erforscht und bekannt gemacht wurde. Longo und sein Team beschäftigten sich mit der Frage, durch welche Ernährungsstrategien sich die Lebensspanne von Einzellern und Mäusen ohne viele Nebenwirkungen verlängern ließ; außerdem analysierten sie Bevölkerungsdaten und mehrere große klinische Ernährungsstudien. Bei der Auswertung dieses umfangreichen Datenmaterials kamen die Forscher zu dem Ergebnis, dass die Ernährung, die die Lebenserwartung ihrer Probanden am meisten verlängerte, folgende Eigenschaften aufweist:

- Moderater Kohlenhydratgehalt
- Geringer bis moderater Eiweißgehalt (nur ältere Menschen sollten etwas mehr Eiweiß zu sich nehmen, da es bei ihnen sonst zum Muskelabbau kommen kann)
- Dieses Eiweiß sollte hauptsächlich aus Fisch und pflanzlichen Lebensmitteln stammen – eine Metaanalyse hat nämlich ergeben, dass Menschen, die am meisten tierisches Eiweiß zu sich nahmen (obwohl sie sich ebenfalls kohlenhydratarm ernährten), ein um 23 Prozent höheres Gesamtmortalitätsrisiko hatten. Ihr Risiko, an einer Herz-Kreislauf-Erkrankung zu sterben, war um 14 Prozent, und ihr Risiko, an Krebs zu sterben, um 28 Prozent erhöht.[116]

Es gibt aber auch noch andere durch wissenschaftliche Untersuchungen gesicherte Erkenntnisse über eine Ernährung mit moderatem Kohlenhydratkonsum:

- **Strenger ist auf lange Sicht nicht unbedingt besser.** Nach zwei Jahren, in denen übergewichtige Probanden entweder eine kohlenhydratarme Diät oder eine Diät mit ausgewogenem Kohlenhydratkonsum einhielten, gab es wenige bis gar keine Unterschiede zwischen diesen beiden Ernährungsformen, was die Gewichtsabnahme oder die Herz-Kreislauf-Risikofaktoren der Studienteilnehmer anging. Auch die Frage, ob sie an Typ-2-Diabetes litten oder nicht, machte dabei keinen großen Unterschied.[117]
- **Es kommt darauf an, wodurch man die Kohlenhydrate ersetzt.** Sie sollten also jetzt nicht anfangen, pfundweise Steaks und Speck in sich hineinzuschaufeln, nur weil Sie sich »low-carb« ernähren (oder vielleicht auch nur eine Diät mit moderatem Kohlenhydratanteil einhalten) möchten. Wie wir bereits erwähnt haben – und dieser Grundsatz ist so wichtig, dass es sich lohnt, ihn nochmals zu wiederholen –, sollten Sie die Kohlenhydrate, die Sie zurzeit in Form von raffiniertem, nicht intaktem Getreide und Mehl, Pommes frites und Chips zu sich nehmen, durch nährstoffdichte

Lebensmittel wie Hülsenfrüchte, Nüsse, Kerne, Gemüse, Obst, Fisch und begrenzte Mengen an tierischem Eiweiß (zum Beispiel Huhn und Milchprodukte) ersetzen.

- **Es kommt auf das richtige Maß an.** Im Lauf der Zeit sind die verschiedensten Makronährstoffe in Mode gekommen und anschließend wieder in Vergessenheit geraten. So hat unsere Besessenheit von fettarmen Lebensmitteln in den 1990er Jahren beispielsweise nicht sehr lange angehalten; schon in den 2010er Jahren (mit dem Aufkommen der Keto-Ernährung) lagen plötzlich fettreiche Lebensmittel im Trend. Eine Metaanalyse mehrerer Studien, die die Auswirkungen von Diäten mit unterschiedlicher Makronährstoff-Zusammensetzung untersuchten, kam zu folgendem Ergebnis: »Wenn man alle Studien berücksichtigt, ist die Botschaft des Maßhaltens dabei vielleicht am überzeugendsten – Diäten, die sich zu stark auf einen einzigen Makronährstoff fokussieren (sei es ein extremer Eiweiß-, Kohlenhydrat- oder Fettkonsum), können negative gesundheitliche Auswirkungen haben.«[118] Im Zweifelsfall ist es also tatsächlich am besten, sich an den goldenen Mittelweg zu halten. (Vielleicht fragen Sie sich jetzt, was das für unseren Low-Carb-Ernährungsplan bedeutet? Auf diese Frage werden wir im nächsten Kapitel noch näher eingehen.)

Woraus besteht eine Ernährung mit moderatem Kohlenhydratkonsum?

Die meisten Menschen sind sehr überrascht zu hören, wie viele Kohlenhydrate bei einer Ernährung mit moderatem Kohlenhydratkonsum immer noch erlaubt sind. Bei diesem Ernährungsplan ist die Menge an kohlenhydratreichen Lebensmitteln, die Sie essen dürfen, nämlich gar nicht so stark eingeschränkt. Es ist eher so, dass unsere gewohnte Ernährung normalerweise **viel zu viele** Kohlenhydrate enthält!

Vor allem, wenn Sie sich bisher ziemlich kohlenhydratreich ernährt haben, werden Sie mithilfe des Ernährungsplans mit moderatem Kohlenhydratkonsum in den ersten Wochen wahrscheinlich ein bisschen abnehmen. Wenn das Ihr Ziel ist, kann diese Gewichtsabnahme sehr motivierend wirken – ebenso wie die Erkenntnis, dass Sie bei diesem Plan ein ganz normales Leben führen können, ohne auf vieles verzichten oder alle Mahlzeiten genau vorausplanen zu müssen. Sie können diesen Ernährungsplan also einfach als Ausgangspunkt nehmen, um sich erst mal an eine kohlenhydratärmere Ernährungsweise zu gewöhnen, und dann mit dem Low-Carb-Plan noch einen Schritt weitergehen, um wirklich schnelle Fortschritte zu erzielen (oder um weiter abzunehmen, falls Sie feststellen, dass Ihr Gewicht stagniert). Aber auch hier gilt: Sie können mit keinem unserer Pläne etwas falsch machen. Die Entscheidung für einen Ernährungsplan mit moderatem Kohlenhydratkonsum bedeutet keineswegs, dass Sie ein Schwächling oder »Warmduscher« sind! Ganz im Gegenteil: Dadurch wird sich einiges an Ihrem Geschmacksempfinden und Ihrem Hungergefühl verändern, Sie werden sich Ihre Heißhungerattacken abtrainieren und sich von nährstoffdichteren Lebensmitteln ernähren. Und nicht nur das: Gleichzeitig werden Sie damit auch mehr für Ihre Leber und Ihre allgemeine Gesundheit tun.

Moderate-Kohlenhydrate-Plan: Ziele, Warnhinweise, Vorteile und Gesamtkohlenhydratzufuhr

Ziele

- Heilung einer NAFLD oder NASH
- Besserung einer NASH-Fibrose oder Zirrhose
- Bessere Einstellung eines Typ-2-Diabetes
- Vorbeugung einer NALFD, wobei jedoch ein größeres Augenmerk auf dem Abbau von Übergewicht und/oder der Senkung des Blutzuckerspiegels liegt

Warnhinweise

- Wenn Sie an einer chronischen Niereninsuffizienz ab Stadium 3 leiden oder Ihren Diabetes mit Insulin behandeln, sollten Sie mit Ihrem Arzt sprechen, bevor Sie Ihren Kohlenhydratkonsum einschränken. Warum? Ihre Nieren filtern das Insulin aus dem Blut heraus. Wenn Sie an einer Niereninsuffizienz leiden, können die Nieren das Insulin nicht mehr so gut abbauen, sodass mehr Insulin in Ihrem Blut zirkuliert. Und wenn Sie Ihre Kohlenhydratzufuhr einschränken, wird Ihr Blutzuckerspiegel natür-

lich sinken. Bei einem Überschuss an Insulin könnte Ihr Körper jedoch zu viel Glukose abbauen, wodurch Ihr Blutzuckerspiegel vielleicht **zu stark** absinkt. Und wenn Sie Ihren Typ-2-Diabetes mit Insulin behandeln, kann das Gleiche passieren – durch eine zu starke Einschränkung Ihres Kohlenhydratkonsums könnten Sie eine Hypoglykämie (das ist der medizinische Fachbegriff für einen zu niedrigen Blutzuckerspiegel) erleiden.
- Wenn Sie schwanger sind oder stillen, braucht Ihr Körper eine andere Ernährung. Außerdem kann während der Schwangerschaft ein sogenannter Schwangerschaftsdiabetes auftreten. Also sprechen Sie in diesem Fall lieber mit Ihrem Arzt, bevor Sie größere Veränderungen an Ihrem Kohlenhydratkonsum vornehmen.
- Wenn Sie unter 18 Jahre alt sind, halten Sie sich bitte an den Familien-Ernährungsplan.

Vorteile

- Kann Frühstadien einer Fettlebererkrankung heilen und Typ-2-Diabetes, Herz-Kreislauf-Erkrankungen und bestimmten Krebsarten vorbeugen.
- Sehr leicht durchführbar und nachhaltig – Sie können dabei problemlos auswärts essen oder zu Grillfesten gehen und trotzdem Ihre Kohlenhydratvorgaben einhalten (solche gesellschaftlichen Anlässe sind ja eher selten; aus unserer Sicht ist es ganz okay, einmal pro Woche bei einer Mahlzeit ein bisschen zu schummeln!).

Kohlenhydratzufuhr

- 26 bis 44 Prozent Ihrer täglichen Kalorienzufuhr (also ungefähr 100 bis 130 Gramm pro Tag) dürfen aus Kohlenhydraten bestehen.
- Ihre Kohlenhydratportionen sollten bei jeder Mahlzeit ungefähr dem Volumen eines halben Tennisballs entsprechen, also etwas weniger als die Hälfte des Essens auf Ihrem Teller ausmachen.
- Es ist wichtig, Ihre Kohlenhydrate über den Tag verteilt zu sich zu nehmen. Denn wenn Sie sich alle Kohlenhydrate für das Abendessen und den Nachtisch aufsparen, kann das Ihre Bemühungen zunichte machen, Ihren Insulinspiegel zu senken und Ihre Leber zur Verbrennung des gespeicherten Fetts anzuregen.

Die wichtigsten Säulen des Moderate-Kohlenhydrate-Plans

Dieser Plan beruht auf den gleichen Säulen wie die modifizierte Mittelmeerdiät, die wir in Kapitel 7 beschrieben haben. Der größte Unterschied zur modifizierten Mittelmeerdiät besteht darin, dass Sie bei diesem Ernährungsplan weniger Getreideprodukte essen dürfen. Aber keine Sorge – Sie brauchen deshalb trotzdem nicht zu hungern! Füllen Sie die durch die kleineren Getreideportionen entstandene Lücke hauptsächlich mit ballaststoffreichen Lebensmitteln wie Nüssen, Kernen und verschiedenfarbigem Obst und Gemüse; dann werden Sie trotzdem satt werden und Ihr Essen genießen können.

Mahlzeiten und Snacks mit moderatem Kohlenhydratgehalt

Schauen Sie sich die Liste mit den Mahlzeiten- und Snackvorschlägen ab Seite 292 an. Sie können aus allem wählen, was in der Rubrik »Mahlzeitenvorschläge (beziehungsweise Snacks) für den Ernährungsplan mit moderatem Kohlenhydratkonsum« aufgelistet ist, und sich zusätzlich auch von den Gerichten aus dem Low-Carb-Plan ernähren, da diese ebenfalls im Rahmen Ihrer Kohlenhydratvorgaben liegen.

EIN TYPISCHER TAG MIT MODERATEM KOHLENHYDRATKONSUM

Kristin ernährt sich nach dem Plan mit moderatem Kohlenhydratkonsum. So sieht ein typischer Tag in ihrem Leben aus:

5:45 Uhr: Sie wacht auf und trinkt einen Viertelliter Wasser
6:00 Uhr: Eine Tasse frisch gebrühter Kaffee mit einem Tropfen flüssigem Stevia
6:30 Uhr: Eine zweite Tasse Kaffee (diesmal ohne Süßstoff, aber dafür mit Kaffeeweißer-Pulver mit Haselnussaroma)

7:00 Uhr: Sie bringt die Kinder zur Schule
8:00 Uhr: Beginn des Arbeitstags (manchmal trinkt sie um diese Zeit ein aromatisiertes Mineralwasser)
11:00 Uhr: Frühstück/Mittagessen: Vier Scheiben Putenspeck, mit Cheddarkäse überbacken, auf einer kohlenhydratarmen Tortilla
12:30 Uhr: 45-minütiges Training (sie trainiert abwechselnd auf dem Heimfahrrad, geht draußen spazieren und hebt leichte Gewichte)
13:45 Uhr: Eine weitere Tasse Kaffee mit zuckerfreiem Kaffeeweißer-Pulver (normalerweise mit Haselnuss- oder Zimtgeschmack)
14:00 Uhr: Eine Handvoll mit Rosmarin geröstete Cashews (die kann Kristin unterwegs essen, während sie die Kinder von der Schule abholt, und bleibt davon so lange satt, bis sie von den Sportveranstaltungen oder sonstigen außerschulischen Aktivitäten ihrer Kinder nach Hause kommt)
18:00 Uhr: Abendessen: Angebratenes gemischtes Gemüse (Zwiebeln, Champignons, Rosenkohl und Brokkoli) mit vorgekochten Linsen und Tahini-Sauce
18:50 Uhr: Zuckerfreie Schlagsahne in einer Mini-Eiswaffel
19:45 Uhr: Sie bringt die Kinder ins Bett und kocht sich und ihrem Mann eine Tasse koffeinfreien Zimttee
22:00 Uhr: Schlafenszeit

Im Laufe des Tages trinkt Kristin normalerweise zwei bis drei große Flaschen Wasser (à etwa 1,4 Liter).

Denken Sie über Ihre Fortschritte nach

Nehmen Sie sich bitte jede Woche, in der Sie den Ernährungsplan mit moderatem Kohlenhydratkonsum befolgen, zehn Minuten Zeit für ein paar Fragen. Sie können Ihre Antworten darauf in Ihr »Neustart für Ihre Leber«-Tagebuch oder -Notizbuch oder in eine Tabelle hineinschreiben oder (falls Sie eher der digitale Typ sind) die Notizen-App Ihres Smartphones dafür verwenden. Egal welche Methode Sie wählen – wenn Sie sich diese regelmäßigen Phasen der Selbstreflexion und -beurteilung zur Gewohnheit machen, wird es Ihnen leichter fallen, langfristig an der Umsetzung Ihrer Ziele festzuhalten.

1. Habe ich in dieser Woche ein neues nährstoffdichtes Lebensmittel ausprobiert?
2. Welches herkömmliche Lebensmittel habe ich in dieser Woche durch ein anderes, gesünderes Produkt ersetzt (zum Beispiel Quinoa statt weißem Reis oder Nudeln aus Bohnen statt normaler Nudeln)?
3. Wie viele Portionen buntes Obst und Gemüse habe ich in dieser Woche an einem normalen Tag gegessen?
4. An wie vielen Tagen habe ich in dieser Woche Fast Food oder ein Gericht zum Mitnehmen gegessen?
5. An wie vielen Tagen habe ich in dieser Woche herkömmliche Süßigkeiten gegessen?
6. An wie vielen Tagen habe ich in dieser Woche frittierte Lebensmittel gegessen?
7. An wie vielen Tagen habe ich mindestens zwei Esslöffel Olivenöl konsumiert?
8. An wie vielen Tagen habe ich in dieser Woche Fisch oder Meeresfrüchte gegessen?
9. Wie gut ist es mir in dieser Woche gelungen, von raffinierten Getreideerzeugnissen auf Vollkornprodukte oder intaktes Getreide umzusteigen?
10. Wie viel Kaffee und/oder Grüntee habe ich in dieser Woche getrunken?
11. Wie viele gesüßte Getränke (Limonade, Saft) habe ich in dieser Woche getrunken?
12. Habe ich in dieser Woche ein paar Minuten lang in mich hineingehört, um festzustellen, wie ich mich bei dieser Ernährung in geistiger, emotionaler und körperlicher Hinsicht fühle?
13. An wie vielen Tagen habe ich in dieser Woche Sport getrieben?

KAPITEL 9

DER LOW-CARB-PLAN

Stoffwechseltyp, für den dieser Ernährungsplan sich eignet: Typ »Regeneration« (krank und nicht schlank)

Krankheitsstadien:

- NAFLD
- NASH
- NASH-Fibrose
- Zirrhose

Ziele:

- Heilung einer NASH-Fibrose
- Mögliche Heilung oder Besserung einer Zirrhose
- Bessere Einstellung oder sogar Heilung eines Typ-2-Diabetes
- Heilung einer NAFLD oder NASH, wobei ein größeres Augenmerk auf dem Erreichen schneller Erfolge liegt
- Vorbeugung einer NAFLD
- Verbesserung der Stoffwechselgesundheit

Als Frank erstmals zu Ibrahim in die Sprechstunde kam, trauerte er um seine Mutter, die an Komplikationen ihres metabolischen Syndroms und Diabetes und ihrer Herz-Kreislauf-Erkrankung verstorben war; und er hatte Angst.

Mit seinen 57 Jahren hatte Frank das Gefühl, dass sein Leben bisher fantastisch gelaufen war. Er war als Geschäftsmann sehr erfolgreich und hatte viele Freunde, die in der Lebensmittel- und Getränkebranche tätig waren. Als begeisterter Whisky- und Biertrinker hing er am liebsten in den Restaurants und Bars seiner Freunde herum, gönnte sich ein paar Drinks und aß jede Menge Burger und Pommes. Die letzten Worte seiner Mutter waren eine dringende Bitte gewesen – sie wollte, dass Frank besser auf sich aufpasste, damit er nicht an denselben Komplikationen starb wie sie. Obwohl Frank sich in einer sehr traurigen Phase seines Lebens befand, war er also durchaus dazu motiviert, etwas an seinem Lebensstil zu ändern.

Er hielt das Versprechen ein, das er seiner Mutter gegeben hatte, und vereinbarte einen Termin bei seinem Hausarzt, der bei Frank eine NASH diagnostizierte (obwohl Frank genau genommen eigentlich an einer BASH litt, was »alkoholische und nicht-alkoholische Steatohepatitis« bedeutet und immer häufiger vorkommt). Mit anderen Worten: Frank hatte eine Fettlebererkrankung, die auf übermäßigen Alkohol- **und** Kohlenhydratkonsum zurückzuführen war. Außerdem stellte der Arzt bei ihm Prädiabetes und einen zu hohen Cholesterinspiegel fest. Er verschrieb ihm cholesterinsenkende Medikamente und empfahl ihm dringend, auch noch weitere Arzneimittel einzunehmen, damit sein Prädiabetes nicht zu einem Typ-2-Diabetes fortschritt. Doch die beiden einigten sich darauf, erst einmal abzuwarten, wie viel Frank mit einer Änderung seines Lebensstils ohne Medikamente erreichen konnte. So kam es, dass Frank einen Termin bei Ibrahim vereinbarte, um zu erfahren, was er gegen seine Fettlebererkrankung tun konnte.

Obwohl Frank gerade eine schwere Zeit durchmachte, war der letzte Wunsch seiner Mutter doch irgendwie ein Geschenk für ihn, weil ihre Worte natürlich eine ganz besondere Bedeutung für ihn hatten. Daher war Frank fest entschlossen, ganz mit dem Trinken aufzuhören und seine Essgewohnheiten umzustellen. Aufgrund seiner hohen Motivation schlug Ibrahim ihm eine kohlenhydratarme Diät vor, mit der er relativ schnell große Fortschritte machen konnte.

Und das gelang ihm auch tatsächlich: Im Lauf des nächsten Jahres nahm Frank 25 Kilogramm ab. Bei seinem zweiten Besuch bei Ibrahim waren die Ergebnisse seiner Blutuntersuchungen völlig normal: Seine Blutzucker- und Insulinwerte hatten sich stabilisiert, und er litt nicht mehr an Prädiabetes. Obwohl sein Cholesterinspiegel immer noch ein bisschen zu hoch war, konnte er die Dosis seiner cholesterinsenkenden Medikamente um die Hälfte reduzieren.

Und was genauso wichtig war: Frank berichtete, dass er sich energiegeladener fühlte als je zuvor – und diese Energie konnte er nun in sein Familienleben und seine Arbeit hineinstecken. Er hatte inzwischen einen neuen Job gefunden und war seit seinem ersten Besuch bei Ibrahim sogar schon befördert worden.

Als Ibrahim ihn fragte, wie er das alles geschafft habe, antwortete Frank, dass er und seine Frau (die meistens das Kochen übernahm) auf eine kohlenhydratarme Ernährung umgestiegen waren und diese so lange beibehalten hatten, bis er das überschüssige Gewicht losgeworden war, das er abnehmen wollte. Danach lockerten die beiden ihre Diät etwas und gingen zu einem Ernährungsplan mit moderatem Kohlenhydratkonsum über. Obwohl Frank immer noch keinen Alkohol trinkt, gönnt er sich inzwischen einmal pro Woche seine geliebten Pommes frites.

Frank befand sich genau in der richtigen Ausgangsposition, um zu erkennen, dass er sein Leben ändern musste, um etwas für seine Gesundheit zu tun. Und er brachte auch die nötige Motivation dazu mit – also war Low-Carb für ihn die beste Entscheidung. Auch für Sie kann diese Ernährungsweise ein guter Weg sein, wenn Sie motiviert genug sind. Doch nun wollen wir uns ein bisschen näher damit beschäftigen, was ein Low-Carb-Ernährungsplan eigentlich ist und für wen er sich eignet.

Vorteile einer niedrigen Kohlenhydratzufuhr

Wenn Sie Ihren Kohlenhydratkonsum auf ungefähr ein Viertel Ihrer täglichen Gesamtkalorien beschränken, sinkt nachweislich Ihr Blutzuckerspiegel; und dadurch nimmt wiederum auch der Insulinspiegel ab. Eine typische kohlenhydratreiche Ernährung dagegen führt Sie in ein ständiges »Blutzucker-Auf-und-Ab« hinein: Der Blutzuckerspiegel schießt nach jedem kohlenhydratreichen Gericht oder Snack in die Höhe und stürzt dann, sobald die Bauchspeicheldrüse Insulin ausschüttet, jäh wieder ab. Und das führt wiederum dazu, dass Sie Heißhunger auf **noch mehr** Kohlenhydrate bekommen – eine richtige Achterbahnfahrt. Dagegen gleicht Ihr Leben mit dem Low-Carb-Ernährungsplan eher einer Fahrt durch eine sanfte Hügellandschaft. Nach ein paar Tagen – sobald Ihr Körper sich an eine niedrigere Kohlenhydratzufuhr gewöhnt hat – werden Ihre Heißhungerattacken nachlassen, weil Ihr Blutzuckerspiegel dann nicht mehr so stark absinkt und Sie somit auch keinen so großen Hunger auf kohlenhydrathaltige Lebensmittel mehr bekommen können.

Außerdem können Sie mit einer kohlenhydratarmen Ernährung schnellere Erfolge erzielen als mit einem moderaten Kohlenhydratkonsum oder einer modifizierten Mittelmeerdiät. Diese Dynamik kann sehr motivierend wirken, sodass es Ihnen dann bestimmt auch leichter fällt, konsequent bei dieser gesunden Ernährungsweise zu bleiben.

Hier noch ein paar weitere wissenschaftlich erwiesene Vorteile einer kohlenhydratarmen Ernährung:

- **Sie wirkt sich besonders positiv auf Ihre Blutfettwerte aus:** Zum Beispiel nehmen die Triglyzeridwerte, das LDL (also das »schlechte« Cholesterin) und die Entzündungsmarker beim Low-Carb-Ernährungsplan – im Vergleich zu einer kohlenhydratreichen Kost oder einem moderaten Kohlenhydratkonsum – stärker ab.[119]
- **Sie können die Dosis Ihrer Diabetesmedikamente stärker senken** als bei Ernährungsformen mit höherem Kohlenhydratanteil.[120]
- **Auch Ihr Langzeitblutzuckerwert sinkt stärker, und Sie nehmen mehr ab** als bei einer Ernährungsform, bei der rund 50 Prozent Ihrer täglichen Kalorienmenge aus Kohlenhydraten stammen.[121]
- **Ihr Stoffwechsel wird angekurbelt,** sodass Ihr Körper Fett besser verbrennen kann. Das ist eine besonders gute Nachricht für Ihre Leber, denn dadurch fällt es Ihrem Körper natürlich auch leichter, das in der Leber gespeicherte Fett abzubauen.[122]
- **Ihre psychische und geistige Gesundheit verbessert sich.** Es gibt einen unbestreitbaren Zusammenhang zwischen körperlicher und seelischer Gesundheit – schließlich ist es nicht so einfach, sich emotional wohl zu fühlen, wenn es einem körperlich schlecht geht. Übrigens besteht auch ein Zusammenhang zwischen Typ-2-Diabetes, Herz-Kreislauf-Erkrankungen und Fettlebererkrankungen einerseits und Ihrer psychischen Gesundheit andererseits; und eine schlechte Stoffwechsellage erhöht außerdem das Risiko für Demenz oder Alzheimer (was in der Forschung manchmal als »Typ-3-Diabetes« bezeichnet wird). Wenn Sie Ihrem Körper eine Erholungspause von zu vielen Kohlenhydraten und zu viel Glukose und Insulin gönnen, kann Ihre psychische und kognitive Gesundheit sich dadurch also verbessern, und das Risiko für eine Demenzerkrankung sinkt.

Obwohl – wie bereits erwähnt – jeder Mensch von unseren Ernährungsplänen profitieren kann, empfehlen wir unseren Low-Carb-Plan normalerweise Menschen, deren Fettlebererkrankung bereits zu einer Fibrose oder Zirrhose fortgeschritten ist, weil diese Ernährungsform den größten Nutzen innerhalb kürzester Zeit bietet.

Hier ein paar sehr gute Gründe, die dafür sprechen, sich für diesen kohlenhydratarmen Ernährungsplan zu entscheiden:

- Sie haben eine starke Motivation, etwas an Ihrem Leben zu verändern (so wie es bei Frank der Fall war).
- Sie sind ein Mensch, der gern »ins tiefe Wasser springt«: Das heißt, Sie haben kein Problem damit, Ihre Lebensgewohnheiten drastisch zu verändern. Sie sind also kein Typ, der langsam ins Schwimmbecken hineinwatet, indem er die Treppe am flachen Ende des Pools benutzt (was der modifizierten Mittelmeerdiät entsprechen würde), oder vom Beckenrand hineinhüpft (was dem Ernährungsplan mit moderatem Kohlenhydratkonsum entspricht).
- Sie halten sich schon seit einiger Zeit an einen Ernährungsplan mit moderatem Kohlenhydratkonsum oder an eine modifizierte Mittelmeerdiät, doch inzwischen verbessert sich dadurch nichts mehr an Ihrem Gesundheitszustand oder Ihrem Gewicht.
- Oder Sie sind – wie gesagt – einfach nur neugierig.

Denken Sie daran, dass es durchaus möglich ist, mit dem Low-Carb-Plan zu beginnen, damit ein paar erste Erfolge zu erzielen und sich eine neue Ernährungsweise anzugewöhnen, um dann auf den Ernährungsplan mit moderatem Kohlenhydratkonsum oder auf die modifizierte Mittelmeerdiät umzusteigen, so wie Frank es getan hat. Oder Sie halten sich die meiste Zeit an den kohlenhydratarmen Plan, lockern die Zügel aber an ein bis zwei Tagen pro Woche ein bisschen und praktizieren dann eher einen moderaten Kohlenhydratkonsum oder eine modifizierte Mittelmeerdiät. So ernähren sich Ibrahim und Kristin: Low-Carb unter der Woche und moderate Kohlenhydratzufuhr an den Wochenenden.

Der Low-Carb-Plan: Ziele, Warnhinweise, Vorteile und Gesamtkohlenhydratzufuhr

Ziele

- Heilung einer NASH-Fibrose
- Mögliche Heilung oder Besserung einer Zirrhose
- Bessere Einstellung oder sogar Heilung eines Typ-2-Diabetes
- Heilung einer NAFLD oder NASH, wobei jedoch ein größeres Augenmerk auf schnellen Erfolgen liegt
- Vorbeugung einer NAFLD; Verbesserung der Stoffwechselgesundheit

Warnhinweise

- Wenn Sie an einer chronischen Niereninsuffizienz ab Stadium 2 leiden oder Ihren Diabetes mit Insulin behandeln, sollten Sie mit Ihrem Arzt sprechen, bevor Sie Ihren Kohlenhydratkonsum einschränken. (Auf Seite 225/226 finden Sie nähere Informationen darüber, warum Sie eine chronische Niereninsuffizienz bei der Auswahl Ihres Ernährungsplans berücksichtigen müssen.)
- Wenn Sie schwanger sind oder stillen, braucht Ihr Körper eine andere Ernährung. Außerdem kann während der Schwangerschaft ein sogenannter Schwangerschaftsdiabetes auftreten. Also sprechen Sie in diesem Fall lieber mit Ihrem Arzt, bevor Sie größere Veränderungen an Ihrem Kohlenhydratkonsum vornehmen.
- Wenn Sie unter 18 Jahre alt sind, halten Sie sich bitte an den Familien-Ernährungsplan.

Vorteile

- Schnellere Gewichtsabnahme, weniger Hunger und Verbesserung der Insulinempfindlichkeit.[123]
- Von allen Plänen lassen sich hiermit die schnellsten Erfolge erzielen.

Kohlenhydratzufuhr

- 10 bis 26 Prozent der täglichen Kalorienzufuhr, also 10 bis 100 Gramm pro Tag (eine Kohlenhydrataufnahme von weniger als 10 Prozent entspräche einer **sehr** kohlenhydratarmen oder ketogenen Ernährung, die wir nicht empfehlen).

- Ihre Kohlenhydratportionen sollten bei jeder Mahlzeit ungefähr dem Volumen eines Viertels eines Tennisballs entsprechen, also ein Viertel Ihres Tellers einnehmen.

Low-Carb ist nicht gleich Keto!

Es ist wichtig, sich darüber im Klaren zu sein, dass ein kohlenhydratarmer Ernährungsplan nicht das Gleiche ist wie eine ketogene Ernährung (manchmal auch als »Keto-Diät« bezeichnet). »Keto« ist eine sehr kohlenhydratarme Ernährungsform, bei der höchstens zehn Prozent der täglichen Kalorienzufuhr aus Kohlenhydraten stammen.

Die ketogene Ernährung ist aber nicht nur sehr kohlenhydratarm, sondern enthält normalerweise auch viel Fett, da sie Ihren Körper dazu bringen möchte, statt Glukose Fett als Treibstoff zu verbrennen. Unser Low-Carb-Ernährungsplan zur Regeneration Ihrer Leber zielt dagegen nicht auf eine stark erhöhte Fettaufnahme ab. Vielmehr sollen Sie die Kohlenhydrate, von denen Sie jetzt weniger zu sich nehmen, durch nährstoffdichte, vorwiegend pflanzliche Lebensmittel ersetzen. Diese Lebensmittel sollten aus einer Mischung aus Eiweiß, Fetten und Ballaststoffen bestehen, also beispielsweise aus Nüssen, Kernen und verschiedenfarbigem Gemüse und Obst (wobei Sie Letzteres nur in Maßen genießen sollten).

Um es ganz klar zu sagen: Eine sehr kohlenhydratarme Ernährung wie die Keto-Diät ist an und für sich nichts Schlechtes – man kann damit innerhalb relativ kurzer Zeit abnehmen und seine Insulinempfindlichkeit verbessern. Wenn Sie hochmotiviert sind und es Ihnen wichtig ist, innerhalb der nächsten drei bis sechs Monate Ihre Leberwerte und Ihre Stoffwechselgesundheit zu verbessern, kann eine Keto-Diät durchaus hilfreich sein. Wenn Sie jedoch schwanger sind, stillen, Typ-1-Diabetiker sind oder an einer Herz- oder Niereninsuffizienz leiden, fragen Sie lieber erst einmal Ihren Arzt um Rat, bevor Sie auf eine ketogene Diät umsteigen.

Sie können die Keto-Diät mit den in diesem Low-Carb-Ernährungsplan enthaltenen Lebensmitteln durchführen, aber achten Sie darauf, dass die

Kohlenhydrate dann nicht mehr als ungefähr ein Achtel Ihres Tellers einnehmen sollten! (Das ist eine Portion von der Größe eines Golfballs.) Nach ein paar Monaten können Sie Ihre Kohlenhydratzufuhr entweder auf einen Low-Carb- oder einen moderaten Kohlenhydratanteil erhöhen und kommen trotzdem immer noch in den Genuss der meisten Vorteile einer Keto-Diät.

Das Ziel einer ketogenen Ernährung besteht darin, Ihren Körper in die Ketose zu versetzen – einen Stoffwechselzustand, in dem er anstelle von Glukose Fett verbrennt. Vielleicht wussten Sie bisher noch nicht, dass Ihr Körper (ähnlich wie ein Hybridauto) verschiedene Arten von Kraftstoff verbrennen kann, aber der menschliche Organismus ist wirklich zu erstaunlichen Leistungen in der Lage! Sein Ziel ist es, Sie in einem Zustand der Normalität (oder Homöostase) zu halten. Im Grunde genommen ist es ihm egal, womit Sie ihn füttern, und es macht ihm nicht einmal etwas aus, wenn er (vorübergehend) gar keine Nahrung erhält; denn dann schaltet er einfach auf die Verbrennung Ihrer Fettspeicher um und bezieht die Energie, die er braucht, von dort. Der bevorzugte Brennstoff Ihres Körpers ist jedoch Glukose, da diese sich leicht in Glykogen (die Speicherform der Glukose) umwandeln lässt und somit jederzeit verfügbar ist. Und Glukose lässt sich auch leicht verbrennen (ähnlich wie Anzündholz), während Fett (wie ein Holzscheit) mehr Energie benötigt, um verbrannt zu werden.

Außerdem liebt Ihr Gehirn Glukose. Wenn Sie weniger von dem Ernährungsbaustein aufnehmen, den Ihr Körper in Glukose und Glykogen umwandeln kann (sich also kohlenhydratarm ernähren), wird Ihr Körper zuallererst versuchen, die restlichen Glykogentröpfchen aus Ihrer Leber »herauszupressen« und sich gleichzeitig mehr davon zu beschaffen, indem er die Leber dazu veranlasst, aus Eiweiß neue Glukose zu bilden. Diesen Prozess bezeichnet man als Glukoneogenese – ein wissenschaftlicher Fachzbegriff für die Neubildung von Glukose. Allerdings wird Ihr Körper schon ein paar Tage brauchen, um seinen Traum von der Glukose-Treibstoffversorgung aufzugeben und sich auf die Fettverbrennung umzustellen. Und das ist für viele Menschen eine schwierige Übergangszeit, weil das Gehirn kein Fett verbrennen kann – es muss also warten, bis Ihr Körper Fett in Ketonkörper (ein bei der Verstoffwechselung von Fettsäuren entstehendes Nebenprodukt des Fettstoffwechsels) umwandelt.

Doch selbst wenn sie den Zustand der Ketose erreicht haben, fällt es manchen unserer Patienten immer noch schwer, diesen Diätplan länger als ein paar Monate durchzuhalten. Denn die Keto-Diät bringt etliche Nachteile mit sich:

- **Sie ist streng.** Eine Keto-Diät ist so kohlenhydratarm wie nur möglich. Es erfordert viel Planung und Aufmerksamkeit, sie einzuhalten, und sie kann auch zur Entstehung von Essstörungen führen. Übrigens gibt es eine Essstörung, die in letzter Zeit so bekannt geworden ist, dass man ihr sogar einen Namen gegeben hat: Orthorexie – eine ungesunde Besessenheit von gesunder Ernährung. Manche Menschen, die an Orthorexie leiden, verzichten auf so viele Lebensmittel, dass sie mit der Zeit einen Mangel an wichtigen Nährstoffen entwickeln. Das ist natürlich ein extremes Beispiel; doch Essstörungen aller Art werden immer häufiger. Dieses Problems sollten wir uns bewusst sein.
- **Nicht jeder kann diese Diät über längere Zeit durchhalten.** Trotz der vielen keto-freundlichen Produkte, die es mittlerweile auf dem Markt gibt, ist es oft sehr schwierig, mit so wenigen Kohlenhydraten auszukommen und trotzdem immer noch ein normales Leben zu führen – also hin und wieder im Restaurant oder bei Freunden und Verwandten zu essen, an Feierlichkeiten teilzunehmen oder auch nur seine täglichen Mahlzeiten zuzubereiten.
- **Oft geht es einem dabei anfangs körperlich schlechter, und das schreckt manche Menschen ab.** Es gibt ein Phänomen, das man als »Keto-Grippe« bezeichnet: Dabei fühlt man sich während der Umstellung seines Körpers von der Glukose- auf die Fettverbrennung müde und benommen.
- **Sie kann zu einem übermäßigen Konsum von tierischem Eiweiß führen.** Wenn Sie alle (oder fast alle) Kohlenhydrate weglassen, müssen Sie eine Menge Kalorien durch andere Nahrungsbausteine ersetzen. Außerdem glauben viele Menschen, »Keto« sei das Gleiche wie »den ganzen Tag Speck essen«.

Aus all diesen Gründen sind wir zwar durchaus dafür, dass Sie die Keto-Diät ausprobieren, wenn sie Sie anspricht (und wenn Sie nicht schwanger sind, stillen, Diabetiker sind oder an einer chronischen Niereninsuffizienz oder Herz-Kreislauf-Erkrankung leiden). Aber wir empfehlen die ketogene Ernährung nicht als Vorbeugungsmaßnahme und auch nicht als Diät zur Behandlung einer Fettlebererkrankung. Wenn Sie schnelle, anhaltende Erfolge erleben möchten, empfehlen wir Ihnen, mit einer kohlenhydratarmen (aber nicht **extrem** kohlenhydratarmen) Ernährung zu beginnen.

Teigwaren, Brot und Zucker sind tabu!

Im Rahmen des Low-Carb-Ernährungsplans sollten Sie ganz oder zumindest so weit wie möglich auf Teigwaren, Brot und Zucker verzichten, da diese zu viele Kohlenhydrate enthalten. Wie Sie noch erfahren werden, gibt es jedoch bestimmte Cracker und Wraps für Sandwiches, die auch bei dieser Ernährungsform erlaubt sind.

Erhöhen Sie Ihren Eiweißquotienten!

Da der Verzehr vieler gesättigter Fette aus tierischem Eiweiß mit einem höheren Risiko für Herz-Kreislauf-Erkrankungen einhergeht, ist eine kohlenhydratarme Ernährung kein Freibrief dafür, sich mit Steaks, Hamburgern und Würstchen vollzustopfen. Und obwohl mageres Geflügel und Fisch aus Wildfang gute Eiweißquellen sind, würde es den meisten Menschen guttun, mehr Eiweiß aus pflanzlicher Nahrung zu beziehen – vor allem, wenn man bedenkt, welche Auswirkungen die Tierhaltung auf unsere Umwelt und den Klimawandel hat und wie viel gesünder pflanzliche Eiweißquellen sind.

Pflanzliche Käsesorten, pflanzliche Butter, ja sogar vegetarische Fleischersatzprodukte haben normalerweise einen hohen Gehalt an gesättigten Fetten (ein Beyond-Meat-Burger enthält beispielsweise immerhin 6 Gramm gesättigte Fette). Und obwohl Bohnen und Hülsenfrüchte hervorragende Eiweißquellen sind, die keine gesättigten Fette enthalten und auch noch zahlreiche andere gesundheitliche Vorteile (beispielsweise einen hohen Ballaststoffgehalt) bieten, enthalten sie leider auch ziemlich viele Kohlenhydrate. 150 Gramm gekochte Kichererbsen zum Beispiel haben einen Netto-Kohlenhydratgehalt von ungefähr 25 Gramm. Daher sollten Sie Ihren Bohnenkonsum auf ungefähr 150 Gramm pro Tag beschränken, wenn Sie eine kohlenhydratarme Ernährung einhalten möchten.

Doch zum Glück gibt es auch viele kohlenhydratarme pflanzliche Eiweißquellen.

Kohlenhydratarme pflanzliche Eiweißquellen			
Lebensmittel	**Portionsgröße**	**Eiweißgehalt**	**Netto-Kohlenhydratgehalt**
Mandeln	30 g	7 g	1,5 g
Mandelbutter	2 EL	7 g	4 g
Chiasamen	1 EL	2 g	1 g
Edamame	50 g	4,6 g	1,5 g
Leinsamen	2 EL	3,6 g	0,3 g
Hanfsamen	2 EL	6,3 g	0,2 g
Pekannüsse	25 g	4 g	1,3 g
Kürbiskerne	40 g	10 g	2,6 g
Tempeh	100 g	19,9 g	7 g
Tofu	100 g	9 g	1,5 g
Walnüsse	etwa 30 g	5 g	2,3 g

Das Erfolgsgeheimnis kohlenhydratarmer Süßspeisen

Wenn Sie sich an einen kohlenhydratarmen Ernährungsplan halten, weil Sie etwas für einen gesünderen Stoffwechsel und eine gesündere Leber tun möchten, sollten Sie darauf achten, dass Ihre Lebensmittel möglichst wenig zugesetzten Zucker enthalten. Denn Zucker ist sehr reich an Kohlenhydraten und trägt zur Entstehung vieler gesundheitlicher Probleme bei, die das Risiko für eine Fettlebererkrankung erhöhen (beispielsweise Insulinresistenz und Typ-2-Diabetes). Das bedeutet aber nicht, dass Sie nie wieder eine der üblichen Süßspeisen essen dürfen. Denn es gibt viele pflanzliche Zuckeralternativen, die dem Essen einen süßen Geschmack verleihen, ohne Ihren Blutzucker- und Insulinspiegel in die Höhe schießen zu lassen, wie es beim Verzehr herkömmlichen Zuckers der Fall ist. Eine Liste der Zuckerersatzstoffe, die wir empfehlen (oder von denen wir abraten), finden Sie in Kapitel 6.

Mit der Zeit wird Ihr Gaumen sich an weniger süße Lebensmittel gewöhnen, und Sie werden die natürliche Süße von Früchten viel mehr zu schätzen wissen. Trotzdem sollten Sie Obstsorten mit einem möglichst niedrigen Netto-Kohlenhydratgehalt (wie Brombeeren, Himbeeren, Erdbeeren, Pfirsiche, Wassermelone und Cantaloupe-Melone) den Vorzug geben.

Kohlenhydratarme Wraps

Mit einem kohlenhydratarmen Wrap können Sie leckere Mahlzeiten zum Mitnehmen (zum Beispiel ein Sandwich) zubereiten – und zwar ohne die vielen Kohlenhydrate, die in den meisten Broten enthalten sind. Dank der Beliebtheit der ketogenen Diät gibt es inzwischen viele verschiedene Arten von Wraps aus den unterschiedlichsten Zutaten (beispielsweise Meeresalgen, Mandelmehl, Kokosnussmehl oder Eiern). Es kann zwar ein bisschen dauern, bis Sie den kohlenhydratarmen Wrap entdeckt haben, der Ihnen am besten schmeckt, denn jeder Wrap hat eine andere Konsistenz und ein anderes Aroma. Doch sobald Sie Ihre Favoriten gefunden haben, können Sie daraus alle möglichen einfachen Mahlzeiten zubereiten.

In der Tabelle haben wir die verschiedenen Wraps, die es gibt, anhand ihrer Hauptbestandteile in verschiedene Kategorien eingeteilt. Aber es gibt auch noch viele andere Arten von kohlenhydratarmen Wraps. Bei den Wraps, die Sie im Supermarkt oder Lebensmittelgeschäft finden, hilft ein kurzer Blick auf die Nährwertangaben, um zu entscheiden, ob es sich lohnt, sie auszuprobieren: Ein Wrap sollte höchstens 20 Netto-Kohlenhydrate enthalten, und je kürzer und einfacher die Zutatenliste ist, umso besser.

Kohlenhydratarme Wraps: ein kleiner Einkaufsführer		
Wrap-Typ	**Nährwertangaben**	**Anmerkungen**
Jicama-Wraps (Yambohnen-Wraps)	<1 Netto-Kohlenhydrat pro Portion; hoher Eiweißgehalt; kalorienarm	Es gibt mehrere verschiedene Marken
Eiweiß-Wraps	1 Netto-Kohlenhydrat pro Portion (zwei Wraps)	vegan
Nori-Wraps	1 Netto-Kohlenhydrat pro Portion	Das sind die Seetang-Wraps, die für Sushi-Rollen verwendet werden – sie schmecken am besten, wenn man sie vorher kurz in einer heißen Pfanne erhitzt oder direkt über eine Gasflamme hält; vegan
Kokosnuss-Wraps	4 Netto-Kohlenhydrate pro Portion; gute Ballaststoffquelle	Werden aus Kokosnussmehl hergestellt und sind genauso biegsam wie eine normale Mehltortilla; vegan
Kaktus- und Mais-Tortillas	4 Netto-Kohlenhydrate pro Portion	Ähnlich wie herkömmliche Maismehl-Tortillas; sind jedoch durch den Zusatz von Feigenkakteen (Nopales) kohlenhydratärmer; vegan
Spinat- oder Grünkohl-Wraps	9 Netto-Kohlenhydrate pro Portion	Diese faltbaren Wraps erhalten durch den Zusatz von Flohsamen eine festere Konsistenz und durch Beigabe von Äpfeln und Zwiebeln ein würzigeres Aroma
Tortillas und Sandwich Thins aus Blumenkohlmehl	10 Netto-Kohlenhydrate pro Portion für Tortillas; 2 Netto-Kohlenhydrate pro Portion für Sandwich Thins	
Mandelmehl-Tortillas	8–17 Netto-Kohlenhydrate pro Portion	Sie können sie als Tortillas verwenden oder in keilförmige Stücke schneiden, mit etwas Oliven- oder Avocadoöl besprühen und toasten (sie eignen sich hervorragend als Chips!); vegan
Maniokmehl-Tortillas	20 Netto-Kohlenhydrate pro Portion	Maniokmehl hat einen hohen Gehalt an resistenter Stärke und ist daher sehr gesund für den Darm; vegan
Kichererbsenmehl-Tortillas	22 Netto-Kohlenhydrate und 5 g Eiweiß pro Portion	Diese Wraps haben einen etwas höheren Netto-Kohlenhydratgehalt, liefern aber auch ziemlich viel Eiweiß; vegan

Kohlenhydratarme Cracker

Cracker sind ein vielseitig verwendbares Lebensmittel, das eine gute Grundlage für Snacks und andere leichte Gerichte bildet. Die meisten herkömmlichen Cracker enthalten viele Kohlenhydrate und eignen sich daher nicht für eine kohlenhydratarme Ernährung, doch zum Glück gibt es inzwischen viele neue Produkte mit niedrigerem Kohlenhydratgehalt. In der folgenden Liste finden Sie einige unserer Favoriten. Reichen Sie dazu einen der vielen Dips im Rezeptteil unseres Buchs (zum Beispiel Warmen Ricotta-Dip, Hähnchendip mit scharfer Cayennepfeffersauce oder Baba Ganoush; Seite 328–334).

Kohlenhydratarme Cracker		
Cracker-Typ	**Nährwertangaben**	**Anmerkungen**
Parmesan-Chips	<1 Netto-Kohlenhydrat pro Portion	Diese knusprigen, salzigen, leckeren Cracker gibt es von vielen verschiedenen Marken. Normalerweise bestehen sie nur aus Parmesankäse und sind eigentlich nicht stabil genug, um sie mit einem Dip zu kombinieren; aber sie ergeben auch für sich allein einen leckeren Snack.
Leinsamen-Cracker	1 Netto-Kohlenhydrat pro Portion; reich an Ballaststoffen und der Omega-3-Fettsäure ALA	Diese herzhaften Cracker halten selbst den dickflüssigsten Dips und Aufstrichen stand.
Mandelmehl-Cracker	1–23 Netto-Kohlenhydrate pro Portion; hoher Eiweißgehalt	Diese Cracker werden von verschiedenen Marken angeboten, wodurch sich der Netto-Kohlenhydratgehalt deutlich unterscheiden kann
Eiweiß-Chips	4 Netto-Kohlenhydrate und 8 g Eiweiß pro Portion	Einige dieser eiweißreichen Cracker enthalten etwas Maniokmehl, Leinsamen und Flohsamenschalen, die ihnen eine festere Konsistenz verleihen (und ihren Ballaststoffgehalt erhöhen).
Roggenvollkorn-Knäckebrot	4–5 Netto-Kohlenhydrate pro Portion	Diese großen, herzhaften Cracker von Wasa ergeben zusammen mit Hüttenkäse, Hummus, Tomaten- und Mozzarellascheiben oder einem kleinen Klecks Ihres Lieblingspestos einen sehr leckeren Snack. Roggenmehl enthält nicht so viel Gluten wie Weizen (hilfreich für Menschen, die weniger Gluten zu sich nehmen möchten, aber ungeeignet, wenn Sie an Zöliakie leiden) und hat einen hohen Gehalt an Mineralstoffen wie Selen und Mangan; vegan

Cracker-Typ	Nährwertangaben	Anmerkungen
Reiskuchen/ Cracker aus braunem Reis	12–23 Netto-Kohlenhydrate pro Portion; Vollkorn	Reiscracker und Reiskuchen gibt es schon seit Langem; doch wenn sie nicht aus braunem Reis hergestellt werden, sind sie keine Vollkornprodukte und enthalten ziemlich viele Kohlenhydrate.
Glutenfreie Vollkorn-Cracker	17–18 Netto-Kohlenhydrate pro Portion	Es gibt Vollkorncracker aus einer Mischung aus braunem Reis, Quinoa, Leinsamen und Sesam, oder auch kohlenhydratarme, eiweißreiche Käsecracker.

Chiasamenpudding: Die kohlenhydratarme Müsli- und Dessertvariante

Wenn Sie das Kapitel über unsere modifizierte Mittelmeerdiät gelesen haben, dann wissen Sie, dass wir beide große Fans von Haferflocken sind. Denn dabei handelt es sich um ein Vollkornprodukt (und im Fall von stahlgeschnittenem Hafer sogar um intaktes Getreide), das sich leicht zubereiten und mit allen möglichen gesunden Zutaten (zum Beispiel Nüssen, Kernen und Beeren) kombinieren lässt. Allerdings sind Haferflocken mit solchen Zutaten für einen Low-Carb-Ernährungsplan ein bisschen zu kohlenhydratreich.

Und hier kommt der Chiasamenpudding ins Spiel. Dieses süße und trotzdem gesunde Gericht eignet sich hervorragend als Start in den Tag oder Abschluss einer Mahlzeit (obwohl es sehr sättigend wirkt; wenn Sie es also als Dessert essen möchten, sollten Sie davor vielleicht lieber ein etwas leichteres Abendessen zu sich nehmen). Chiasamenpudding ist ungeheuer vielseitig verwendbar und eignet sich gut als Grundlage für ganz verschiedene gesunde Zutaten – beispielsweise Kakaopulver, Erdbeeren, gehackte Walnüsse oder Ähnliches.

Chiasamen enthalten Antioxidanzien, Kalium, Ballaststoffe, Kalzium, Omega-3-Fettsäuren, Eisen, Eiweiß und Magnesium. Am gesündesten sind diese Samen, wenn man sie zerkleinert und in Flüssigkeit einweicht – sie absorbieren die Flüssigkeit und nehmen dadurch eine dickflüssige Konsistenz an. In diesem Buch finden Sie (ab Seite 397) mehrere Rezepte für Chiasamenpudding. Suchen Sie sich Ihr Lieblingsrezept aus oder erfinden Sie ein eigenes! Auf diese Weise wissen Sie immer, wie Sie ein Gericht zubereiten können, das Ihren Magen füllt, Ihren Süßhunger befriedigt – und garantiert nicht gegen die Vorgaben Ihres Ernährungsplans verstößt.

Mahlzeiten und Snacks für den Low-Carb-Ernährungsplan

Ab Seite 300 in diesem Buch finden Sie eine Liste mit Vorschlägen für Mahlzeiten und Snacks. Solange Sie sich an den Low-Carb-Ernährungsplan halten, ist es am besten, nichts anderes zu essen als das, was auf der Liste dieser kohlenhydratarmen Gerichte steht. Denn wenn Sie zusätzlich auch auf die Essensvorschläge für die anderen Ernährungspläne zurückgreifen, würden Sie wahrscheinlich die Grenzen einer kohlenhydratarmen Ernährung überschreiten.

Bewegen Sie sich genug?

Manchmal klagen Kristins Patienten zu Beginn einer Low-Carb-Ernährung über Abgeschlagenheit und Energiemangel. Das ist durchaus nachvollziehbar, vor allem, wenn sie vorher jeden Tag viele Kohlenhydrate gegessen haben. Denn jetzt steht ihnen einfach nicht mehr so viel Glukose zur Verfügung, die sie als Energielieferant verbrennen können; und daran gewöhnt sich der Körper nicht von heute auf morgen.

Während dieser Umstellungsphase sollten Sie daran denken, Ihre körperliche Aktivität auf die Tageszeit zu legen, in der Sie am meisten Energie haben. Bei vielen Menschen ist das der Morgen oder der Vormittag. Das Gute am Sport ist, dass Sie unmittelbar danach mehr Energie haben und nachts auch besser schlafen werden, was Ihnen wiederum mehr Kraft und Schwung für den nächsten Tag verleiht. Also bleiben Sie in Bewegung, auch wenn Sie in der Eingewöhnungsphase kein besonders intensives Training praktizieren können!

Denken Sie über Ihre Fortschritte nach

Wie wir bereits erwähnt haben, zeigen Studien, dass ein wichtiger Bestandteil einer gesünderen Ernährung darin besteht, zu überprüfen, wie gut Sie sich an Ihre Ernährungsrichtlinien halten und wie es Ihnen dabei geht. Wir haben uns von dieser evidenzbasierten Praxis inspirieren lassen und bieten Ihnen in diesem Buch daher immer wieder Gelegenheit, in sich hineinzuhören und festzustellen, ob Sie auf dem richtigen Weg sind.

Nehmen Sie sich bitte jede Woche, in der Sie den Low-Carb- Ernährungsplan befolgen, zehn Minuten Zeit zum Nachdenken über ein paar Fragen. Sie können Ihre Antworten darauf in dieses Buch oder in ein Notizbuch schreiben – oder vielleicht mögen Sie lieber Tabellen oder möchten Ihre Daten gern digital erfassen. Egal welche Methode Sie wählen – wenn Sie sich diese regelmäßigen Phasen der Selbstreflexion und -beurteilung zur Gewohnheit machen, wird es Ihnen leichter fallen, langfristig an der Umsetzung Ihrer Ziele festzuhalten.

1. Habe ich in dieser Woche ein neues nährstoffdichtes Lebensmittel ausprobiert?
2. Welches herkömmliche Lebensmittel habe ich in dieser Woche durch ein anderes, gesünderes Produkt ersetzt (zum Beispiel Quinoa statt weißem Reis oder Nudeln aus Bohnen statt normaler Nudeln)?
3. Wie viele Portionen buntes Obst und Gemüse habe ich in dieser Woche an einem normalen Tag gegessen?
4. An wie vielen Tagen habe ich in dieser Woche Fast Food oder ein Gericht zum Mitnehmen gegessen?
5. An wie vielen Tagen habe ich in dieser Woche herkömmliche Süßigkeiten gegessen?
6. An wie vielen Tagen habe ich in dieser Woche frittierte Lebensmittel gegessen?
7. An wie vielen Tagen habe ich mindestens zwei Esslöffel Olivenöl konsumiert?
8. An wie vielen Tagen habe ich in dieser Woche Fisch oder Meeresfrüchte gegessen?

9. Wie gut ist es mir in dieser Woche gelungen, von raffinierten Getreideerzeugnissen auf Vollkornprodukte oder intaktes Getreide umzusteigen?
10. Wie viel Kaffee und/oder Grüntee habe ich in dieser Woche getrunken?
11. Wie viele gesüßte Getränke (Limonade, Saft) habe ich in dieser Woche getrunken?
12. Habe ich in dieser Woche ein paar Minuten lang in mich hineingehört, um festzustellen, wie ich mich bei dieser Ernährung in geistiger, emotionaler und körperlicher Hinsicht fühle?
13. An wie vielen Tagen habe ich in dieser Woche Sport getrieben?
14. Wie gut habe ich mich in dieser Woche auf einer Skala von Eins bis Zehn an meinen Plan gehalten (wobei Eins die schlechteste und Zehn die beste Note ist)?

KAPITEL 10

DER FAMILIEN-PLAN

Stoffwechseltypen, für die dieser Ernährungsplan sich eignet: Alle Typen

Krankheitsstadien:
- Vorbeugung
- NAFLD
- NASH
- NASH-Fibrose

Ziele:
- Vorbeugung einer Fettlebererkrankung
- Behandlung einer bereits diagnostizierten Fettlebererkrankung
- Bessere Bewältigung von psychischen Störungen wie Depressionen und Angstzuständen
- Dient Kindern als Vorbild für einen gesunden Lebensstil und vernünftige Lebensgewohnheiten
- Lenkt die Aufmerksamkeit und die Diskussion vom Gewicht des Kindes weg und zu einem besseren Gesundheitszustand hin

Viele Menschen fühlen sich dazu motiviert, mehr für die Gesundheit ihrer Leber zu tun, wenn bei einem ihrer Angehörigen eine Fettlebererkrankung festgestellt wurde und sie vermeiden möchten, dass es ihnen eines Tages genauso ergeht. Diese Besorgnis ist auch völlig verständlich, denn die Fettleber ist teilweise genetisch bedingt: Vor allem, wenn Sie Mutter sind und bei Ihnen während der Schwangerschaft eine Fettleber oder ein Schwangerschaftsdiabetes aufgetreten ist, haben Ihre Kinder ein höheres Risiko, ebenfalls an Diabetes oder einer Fettleber zu erkranken. Aber die Gene sind nur eine von mehreren Ursachen für Fettlebererkrankungen. Auch Ihr Umfeld spielt für die Gesundheit Ihrer Leber und für Ihren allgemeinen Gesundheitszustand eine wichtige Rolle.

Wenn es darum geht, wie gut (oder wie schlecht) wir auf unsere Gesundheit achten, ist unsere Familie einer der wichtigsten Einflussfaktoren: Dort wird der Grundstein dafür gelegt, welche Lebensmittel wir für normal halten, wie wir sie zubereiten und essen, wie wir mit Stress umgehen und wie beziehungsweise wie oft wir uns bewegen. Diese Einstellungen und Lebensgewohnheiten werden ebenso von unserer Familie an uns weitergegeben wie unsere DNA. Wissenschaftliche Untersuchungen zeigen: Wenn ein Hundebesitzer an einer Stoffwechselerkrankung wie Typ-2-Diabetes leidet, ist das wahrscheinlich auch bei seinem Hund der Fall. Daran sieht man, wie wichtig das Umfeld für unsere Gesundheit ist![124]

Vielleicht haben Sie vor Kurzem erfahren, dass Ihre Leberwerte zu hoch sind oder dass Sie an einer Fettlebererkrankung leiden. Vielleicht ist das auch bei einem Ihrer Elternteile der Fall. Oder vielleicht hat der Arzt Ihnen sogar mitgeteilt, dass Ihr Kind bereits eine Fettlebererkrankung hat. Egal wer oder was Sie dazu motiviert, sich besser um die Gesundheit Ihres Stoffwechsels und Ihrer Leber zu kümmern – es ist eine echte Chance für Ihre ganze Familie, gesündere Lebensgewohnheiten anzunehmen.

An den Genen, die Sie mitbekommen oder an Ihre Kinder weitergegeben haben, können Sie nicht viel ändern. Aber dieser Familien-Ernährungsplan hilft Ihnen, zumindest das zu beeinflussen, was Sie beeinflussen können – nämlich Ihr Verhalten und Ihr Umfeld.

Wir haben den Familienplan zwar mit Blick auf Kinder entwickelt, aber es ist kein Ernährungsplan für Kinder im eigentlichen Sinn, sondern ein Plan, der Ihnen helfen soll, eine Führungsrolle in Ihrer Familie zu übernehmen und Ihren Kindern ein Vorbild zu sein: Sie können ihnen helfen, ein neues Essverhalten zu erlernen und sich mehr zu bewegen. Je früher Sie Ihren Kindern gesunde Lebensgewohnheiten beibringen, umso leichter wird es ihnen fallen, diese Gewohnheiten auch langfristig beizubehalten. Aber es ist nie zu spät, damit anzufangen.

In punkto Ernährung liegt der Schwerpunkt unseres Familienplans auf der Erhöhung der Nährstoffdichte, wobei gleichzeitig aber auch der Verzehr von Lebensmitteln mit zugesetztem Zucker eingeschränkt wird. Denn wenn Sie mehr Obst, Gemüse, Nüsse, Kerne, Hülsenfrüchte, mageres Geflügel, Milchprodukte und fetten Wildfisch zu sich nehmen, bleibt auf Ihrem Teller und in Ihrem Bauch automatisch weniger Platz für stärker verarbeitete, zuckerhaltige Lebensmittel!

Der Familien-Plan: Ziele, Warnhinweise, Vorteile und Gesamtkohlenhydratzufuhr

Ziele

- Vorbeugung einer Fettlebererkrankung, wenn bei Ihnen beziehungsweise Ihrer Familie bisher noch keine solche Krankheit festgestellt worden ist
- Behandlung einer bereits diagnostizierten Fettlebererkrankung
- Bessere Bewältigung von psychischen Störungen wie Depressionen und Angstzuständen
- Dient Kindern als Vorbild für einen gesunden Lebensstil und vernünftige Lebensgewohnheiten
- Lenkt die Aufmerksamkeit und die Diskussion vom Gewicht des Kindes weg und zu einem besseren Gesundheitszustand hin

Warnhinweise

- Wenn Sie oder irgendjemand anders in Ihrer Familie schwanger ist oder an Diabetes oder einer sonstigen chronischen Krankheit leidet, sollten Sie Ihren Arzt um Rat fragen, bevor Sie mit der Durchführung dieses Plans beginnen.
- Dieser Plan berücksichtigt keine Nahrungsmittelallergien, unter denen Ihr Kind möglicherweise leidet, beispielsweise eine Nussallergie oder eine Glutensensitivität ohne Zöliakie. Daher müssen Sie die Ernährungsempfehlungen in diesem Kapitel an die speziellen Bedürfnisse Ihres Kindes anpassen (und sich vom Kinderarzt dazu beraten lassen), bevor Sie in diesen Ernährungsplan einsteigen.
- Bei unserem Familien-Ernährungsplan geht es nicht darum, bestimmte Lebensmittel zu verbieten – er ist eher ein Leitfaden dafür, wie Sie Ihre

Ernährung verbessern können, um etwas für die Gesundheit Ihres Stoffwechsels im Allgemeinen und die Gesundheit Ihrer Leber im Besonderen zu tun. Trotzdem müssen Sie vorsichtig sein, wenn Sie mit Ihren Kindern über die Änderung ihrer Essgewohnheiten sprechen. Sie sollten Lebensmittel nicht als »gut« oder »schlecht« einstufen oder die Portionsgröße kontrollieren, um Ihre Kinder nicht ungewollt zu Gedanken oder Verhaltensweisen zu motivieren, aus denen sich eine Essstörung entwickeln könnte. Wenn Ihr Kind Anzeichen zeigt, die auf eine Essstörung hindeuten könnten (zum Beispiel, wenn es bestimmte Lebensmittel kategorisch ablehnt, Mahlzeiten auslässt oder wenn seine Äußerungen auf ein verzerrtes Körperbild schließen lassen – beispielsweise: »Ich bin so dick«), dann sollten Sie den Familienplan lieber erst einmal auf Eis legen und mit dem Kinderarzt sprechen.

- Kinder unter 18 Jahren sollten kein intermittierendes Fasten betreiben, da das für sie zu restriktiv ist. Außerdem haben Kinder einen anderen Kalorienbedarf und Stoffwechsel als Erwachsene. Normalerweise ist es für sie am besten, jeden Tag drei Mahlzeiten und einen Snack zu sich zu nehmen.

Kohlenhydratzufuhr

Wir halten es nicht für angebracht, die Nahrungsaufnahme bei Kindern genau zu kontrollieren – weder ihren Gesamtkalorienkonsum noch den prozentualen Anteil von Kohlenhydraten (oder Fett oder Eiweiß) an ihrer Nahrung. Daher liegt unser Schwergewicht bei diesem Ernährungsplan einfach nur auf einer gesünderen Lebensweise:

- Erhöhung der Nährstoffdichte
- Weniger Lebensmittel mit zugesetztem Zucker (wobei der natürliche Zuckergehalt von Obst und Gemüse nicht mitgerechnet wird)
- Einschränkung des Verzehrs von raffinierten Getreideprodukten und verarbeiteten Lebensmitteln
- Beachtung der Hunger- und Sättigungssignale des Körpers
- Mehr Bewegung

Für wen eignet sich der Familien-Plan?

Hier ein paar Gründe, die für die Wahl des Familienplans sprechen:

- Bei Ihnen und/oder einem anderen Erwachsenen in Ihrer Familie wurde eine Fettleber oder ein metabolisches Syndrom festgestellt, und Sie möchten daher erreichen, dass alle Mitglieder Ihres Haushalts anfangen, sich besser zu ernähren und ein gesünderes Leben zu führen.
- Bei Ihnen wurde während der Schwangerschaft eine Fettleber oder ein Schwangerschaftsdiabetes diagnostiziert. (Studien zufolge entwickeln Kinder, deren Mütter während der Schwangerschaft an einer dieser Krankheiten gelitten haben, in ihrem späteren Leben mit höherer Wahrscheinlichkeit selbst einen Diabetes oder eine Fettleber.)
- Fettleber, Typ-2-Diabetes oder das metabolische Syndrom liegen in Ihrer Familie, und Sie möchten vermeiden, dass Sie und/oder Ihre Kinder das gleiche Schicksal erleiden.
- Sie möchten einfach nur, dass Ihre Familie gesund bleibt.
- Sie und/oder Ihre Kinder leiden an Ängsten oder einer Depression. Es gibt nachweislich einen Zusammenhang zwischen unserer Ernährung und unserer Gemütsverfassung, und wenn Sie diesen praxisorientierten Ernährungs- und Lebensstilplan befolgen, kann dies eine zusätzliche Unterstützung bei der Bewältigung dieser sehr häufigen psychischen Störungen bieten.
- Sie suchen nach einer Möglichkeit, Ihr etwas korpulentes Kind oder Ihren leicht übergewichtigen Ehepartner (oder beide) bei einer gesünderen Lebensweise zu unterstützen, ohne dabei explizit eine Gewichtsabnahme anzustreben. Also soll sich die ganze Familie gesünder ernähren, damit niemand eine »spezielle Diät« einhalten muss.

Dieser letzte Punkt führt uns zu einem sehr wichtigen Warnhinweis im Hinblick auf den Familien-Ernährungsplan …

Konzentrieren Sie sich nicht auf das Gewicht, sondern auf den Gesundheitszustand!

Wenn Sie vorhaben, etwas an den Essgewohnheiten und dem Bewegungsverhalten Ihrer Familie zu ändern, sollten Sie genau darauf achten, wie Sie mit Ihren Kindern darüber sprechen. Den Kindern sollte klar sein, dass Sie ihnen eine Änderung ihrer Lebensweise empfehlen, weil alle Familienmitglieder gesünder werden sollen, und nicht, weil Sie glauben, dass eines der Kinder (oder sonst irgendjemand) abnehmen muss. Es ist sehr wichtig, sensibel mit dem Thema Gewicht umzugehen und Lebensmittel nicht als »gut« oder »schlecht« einzustufen! Dadurch lernt Ihr Kind, sich um einen gesünderen Lebensstil zu bemühen, ohne falsche Vorstellungen von bestimmten Lebensmitteln oder von seinem eigenen Körper zu entwickeln.

Sie können dem Kind zum Beispiel erklären, dass die Familie ihre Lebensgewohnheiten ändern sollte, damit alle Familienmitglieder sich wohler fühlen, mehr Energie haben, mehr für die Gesundheit ihrer Leber tun und ihr Fettleberrisiko senken (oder dass eine bereits bestehende Fettlebererkrankung sich dadurch bessern oder vielleicht sogar heilen lässt).

Wie soll man mit Kindern über das Thema Gesundheit sprechen?

Vielleicht hängen Ihre Kinder an ihrem gewohnten Essverhalten und möchten nur ungern etwas daran ändern. Trotzdem sollten Ihre Bemühungen um eine gesündere Lebensweise nicht zu einer negativen Erfahrung für die Kinder werden. Sie sollten ihnen nicht ständig »Nein« sagen müssen, ihnen nicht vorwerfen, dass sie zu viel essen, und auch nicht versuchen, ihnen bestimmte Speisen oder Lebensmittel aufzuzwingen. Mithilfe der in der Tabelle genannten Empfehlungen können Sie die Einführung des Familien-Ernährungsplans zu einer positiven Erfahrung für Ihre Kinder machen.

Tipps für Gespräche mit Kindern über das Thema Gesundheit und Ernährung	
Statt zu sagen …	**Sagen Sie lieber …**
Du musst abnehmen.	Wir bemühen uns, alle ein bisschen gesünder zu leben, damit wir mehr Energie haben und uns wohler fühlen.
Du isst zu viel / Du hast doch schon genug gegessen / Nein, du darfst nicht noch mehr essen.	Hast du noch Hunger? Lass uns lieber erst mal eine kleine Pause einlegen; danach können wir alle noch ein bisschen mehr essen, falls jemand von uns dann immer noch hungrig sein sollte.
Du musst das essen.	Du brauchst dieses neue Essen nicht zu mögen; du sollst es nur mal probieren.
Iss das nicht! (oder) Dieses Lebensmittel ist bei unserer Diät nicht erlaubt.	Das hier sollten wir nicht jeden Tag essen / Iss ein Stück Obst oder ein bisschen Gemüse dazu / Mach jetzt erst mal einen Spaziergang (oder geh Fußball spielen oder Fahrrad fahren). Wenn du dann immer noch Appetit darauf hast, kannst du es essen.
Nein, du darfst keinen Nachtisch essen.	Wir wollen diesen Nachtisch unter allen aufteilen, die am Tisch sitzen. Dann kann jeder etwas davon probieren.
Iss langsam – das ist doch kein Wettrennen!	Das Abendessen ist eine Zeit, in der wir nicht nur essen, sondern auch zusammen sein möchten. Deshalb sollte jeder so lange am Tisch sitzen bleiben, bis alle fertig sind.

Kindern mit gutem Beispiel vorangehen

Terah, die inzwischen als Krankenschwester arbeitet, hat schon im Teenageralter gelernt, wie wichtig es ist, auf die eigene Gesundheit zu achten. Als 16-jähriges Mädchen verlor sie ihren Vater, der erst 45 Jahre alt war: Er starb an den Folgeerkrankungen seines Rauchens und seines Typ-1-Diabetes, den er leider nie ernst genug genommen hatte. »Als mir klar wurde, wie ungesund mein Vater gelebt hatte, begriff ich, wie wichtig Prävention ist«, sagt sie. Heute ist Terah Ko-Vorsitzende des Wellness-Komitees in dem Unternehmen, in dem sie arbeitet. Gleichzeitig wacht sie als inoffizielle »Wellness-Direktorin« über ihren Mann und ihre beiden Kinder, die ziemlich heikle (und leider auch nicht immer besonders vernünftige) Esser sind.

Wenn es darum geht, ihre Familie zu gesünderen Lebensgewohnheiten zu bewegen, baut Terah vor allem auf zwei wichtige Strategien: Vorleben und Vorkochen.

Terah leidet unter Angstzuständen (eine ihrer Panikattacken fühlte sich sogar so besorgniserregend an, dass sie die Notrufnummer wählte, weil sie ihre Beschwerden für einen Herzinfarkt hielt); und sie hat die Erfahrung gemacht, dass es ihr psychisch besser geht, wenn sie sich gesund ernährt und regelmäßig trainiert. Also hat sie sich ein einfaches Fitnessstudio im Keller eingerichtet und betreibt seitdem an fünf Tagen pro Woche Krafttraining. Schon bald baten ihre Kinder sie, mit dem Training so lange zu warten, bis sie von ihren außerschulischen Aktivitäten nach Hause kommen, damit sie gemeinsam trainieren können. Da es eine ansteckende Wirkung hat, wenn man sieht, wie die Menschen, die man liebt, etwas für ihre Gesundheit tun, nutzt inzwischen auch ihr Mann regelmäßig das heimische Fitnessstudio.

Was die Ernährung angeht, schwört Terah auf das Vorkochen von Mahlzeiten: »Wenn ich sonntags ein bis zwei Stunden Zeit dafür investiere, unser Essen vorzukochen, gibt es unter der Woche weniger Chaos.« Da Terah ihre Familie wochentags mit möglichst einfachen Gerichten versorgt, kann sie einen Großteil der Mahlzeiten bereits am Wochenende vorkochen: hartgekochte Eier und Hühnerbrust als schnelle und einfache Eiweißlieferanten; stahlgeschnittenen Hafer für das Frühstück; braunen Reis oder Quinoa als intaktes Getreide und dann vielleicht noch ein schonend gegartes Gericht (beispielsweise Kichererbsen-Tikka-Masala oder vegetarisches Chili für eine fleischlose Mahlzeit). Außerdem schneidet sie Rohkost für Salate schon am Wochenende klein und portioniert Obst in kleinen Plastikbeuteln, die ihre Kinder als Snack für unterwegs mitnehmen können. Dadurch, dass die Bausteine der Mahlzeiten für ihre Familie bereits vorgekocht sind und nur noch zusammengestellt werden müssen, bleibt Terah an ihren Arbeitstagen mehr Zeit für sich selbst, in der sie zum Beispiel Sport treiben, sich genügend Schlaf gönnen oder nach der Arbeit einfach ein bisschen abschalten kann.

Terah möchte ihre Kinder auch dazu bringen, sich überwiegend von Vollwertkost zu ernähren. Deshalb lässt sie die Kinder immer wieder neue Gerichte probieren, selbst auf die Gefahr hin, dass sie sie dann vielleicht doch nicht mögen. Wenn ihnen etwas nicht schmeckt, dürfen sie ein anderes Gericht essen, das Terah sicherheitshalber vorher zubereitet hat. Außerdem schwört sie darauf, immer Brathähnchen im Haus zu haben. Denn sie geht bei der Erziehung ihrer Kinder zu einer gesunden Ernährung sehr behutsam vor: »Ich sage ihnen nicht, dass irgendein Lebensmittel nicht gesund ist, sondern dass man alles in Maßen essen darf«, sagt sie. Das ist genau die Vorgehensweise, die wir auch empfehlen, damit es zu Hause keine endlosen Auseinandersetzungen rund ums Essen gibt: Wir halten es für falsch, Lebensmittel als »gut« oder »schlecht« zu bezeichnen.

Terahs Mann, der unter gar keinen Umständen auf seine Chips und sein geliebtes Eis verzichten möchte, hat für die Umstellung seiner Ernährung ein bisschen länger gebraucht. »Irgendwann war er so weit, dass er mich um Rat fragte: ›Du, ich glaube, ich brauche eine neue Hose – die alte passt mir nicht mehr. Vielleicht sollte ich es auch so machen wie du?‹« Seitdem hat er angefangen, nährstoffdichtere Lebensmittel zu essen und sich mehr zu bewegen. Schon nach zwei Monaten war seine Taille so viel schmaler geworden, dass sein Taillenumfang keinen Risikofaktor mehr für eine Stoffwechselerkrankung darstellte.

Manchmal lässt Terah aber auch fünf gerade sein. Sie ernährt sich nicht immer gesund und treibt auch nicht immer regelmäßig Sport – zum Beispiel gibt sie zu, dass sie spätabends, wenn die Kinder im Bett sind, manchmal noch etwas isst. Und hin und wieder verzichtet sie im Sommer auf ihre üblichen gesunden Essgewohnheiten. Aber Terah hat die Erfahrung gemacht, dass es ihr leichter fällt, konsequent zu bleiben, wenn es in ihrem Umfeld Menschen gibt, die sie dafür zur Rechenschaft ziehen. Deshalb sorgt sie immer wieder für solche Anreize: Sie konsultiert einen Ernährungsberater und motiviert sich und ihre Familienmitglieder mit einem kleinen Wettbewerb dazu, täglich möglichst viele Schritte zu gehen. Oder sie spornt ihre Kollegen dazu an, jeden Tag zwei Portionen Gemüse zu essen, und verspricht jedem, der dieses Ziel erreicht, eine kleine Belohnung (zum Beispiel einen Geschenkgutschein). »Anreize und kleine Wettbewerbe können wirklich eine große Motivation sein«, sagt sie. »Wenn man sieht, wie andere Leute sich um eine gesündere Lebensweise bemühen, strengt man sich selbst automatisch auch mehr an.« Doch das traurige Ende ihres Vaters ist für sie die allergrößte Motivation. »Daraus habe ich gelernt, dass es nichts Wichtigeres gibt als Prävention: Vorbeugen ist besser als Heilen!« Inzwischen vermittelt sie anhand dieses traurigen Beispiels auch ihren Kindern ein besseres Gesundheitsverständnis und spornt sie zu einer gesünderen Lebensweise an.

Terahs Geschichte ist ein hervorragendes Beispiel dafür, wie stark Erwachsene das Verhalten der Kinder beeinflussen, die in ihrem Haushalt leben. Das ist inzwischen sogar wissenschaftlich erwiesen: In einer Studie, in der Familien aus North Carolina vier Jahre lang beobachtet wurden, ernährten sich Kinder, deren Eltern ihnen ein gesundes Essverhalten vorlebten, tatsächlich gesünder und aßen weniger Junkfood. Aber natürlich gehört zu einer guten Erziehung mehr als nur eine bloße Vorbildfunktion – Kinder brauchen auch feste Regeln: Die oben erwähnte Studie hat nämlich gezeigt, dass die Kinder sich mehr bewegten, wenn ihre Eltern Spielregeln für regelmäßige körperliche Aktivität aufstellten und darauf achteten, dass diese auch befolgt wurden. Außerdem aßen die Kinder weniger ungesunde Lebensmittel, wenn Junkfood für sie nicht so ohne weiteres zugänglich war.[125]

Und Sie können Ihren Kindern auch dabei helfen, gesund zu leben, indem Sie Ihr eigenes Gesundheitswissen erweitern. In einer schwedischen Studie nahmen sechsjährige Kinder weniger ungesunde Lebensmittel und Getränke zu sich, und diejenigen, deren Körpergewicht der klinischen Definition von Fettleibigkeit entsprach, nahmen sogar ab. Diese positiven Veränderungen waren darauf zurückzuführen, dass die Leiter der Studie den Eltern Gesundheitsinformationen vermittelten und sie anschließend zu ihrer Motivation interviewten, die Kinder zu einer gesünderen Lebensweise anzuhalten. (Im Rahmen dieser Intervention wurden die Kinder übrigens auch von ihren Lehrern über gesunde Lebensgewohnheiten informiert.[126])

Wichtige Bausteine des Familien-Plans

Im hinteren Teil dieses Buchs finden Sie einen 30-Tage-Mahlzeitenplan für unseren Familien-Ernährungsplan. Zusätzlich möchten wir Ihnen hier aber auch die wichtigsten Säulen einer gesünderen Lebensweise beschreiben. Dabei geht es sowohl um eine gesunde Ernährung als auch um mehr Bewegung.

Es gibt keine »verbotenen« Lebensmittel!

Egal was Ihre Kinder essen – sie sollen es genießen. Das bedeutet, dass beim Essen der Fernseher ausgeschaltet wird. (Auch Computerbildschirme und Smartphone-Displays sollten bei Tisch tabu sein.) Außerdem sollten Sie die Lieblingsspeisen Ihre Kinder nicht komplett von ihrem Speisezettel streichen (egal ob es sich dabei um einen Schokoriegel oder um einen Cheeseburger mit Speck handelt), damit sie keinen Heißhunger darauf entwickeln und ihr Lieblingsessen womöglich unkontrolliert in sich hineinstopfen, sobald ihre Willenskraft nachlässt (oder wenn sie mal bei Freunden oder zu einer Geburtstagsfeier eingeladen sind).

Helfen Sie den Kindern, ein besseres Gespür für ihre Hunger- und Sättigungssignale zu entwickeln!

Oft essen wir aus Gründen, die gar nichts mit Hunger zu tun haben – zum Beispiel aus Langeweile, Aufregung oder purer Gewohnheit. Also bringen Sie Ihren Kindern bei, auf ihren Körper zu hören und darauf zu achten, wie Hunger sich bei ihnen äußert! Dann werden sie irgendwann ganz von allein spüren, wann ihr Körper wirklich etwas zu essen braucht. (Zur Veranschaulichung können Sie die Hungerskala auf Seite 159 dieses Buches heranziehen. Bitten Sie die Kinder, zunächst einzuschätzen, auf welcher Stufe der Hungerskala sie sich wohl gerade befinden, bevor sie sich einen Snack gönnen.)

Bringen Sie ihnen bei, ihren Körper zu respektieren

Auch hier geht es wieder um das bereits erwähnte Prinzip, dass es bei einer gesünderen Ernährung **nicht aufs Abnehmen ankommt**, sondern darauf, gut für unseren Körper zu sorgen, damit er möglichst lange gut für uns sorgen kann.

Gesündere Getränke

Wie Sie bereits erfahren haben, trinken Kinder zu oft gesüßte Getränke. Wasser (still oder mit Kohlensäure) und vielleicht sogar ungesüßter Kaffee oder grüner Tee in kleinen Mengen oder Kräutertee (weil diese Getränke so gesund für die Leber sind) eignen sich für Kinder ab zehn Jahren sehr viel besser.

Vermitteln Sie Ihren Kindern diese Prinzipien und leben Sie sie ihnen auch selbst vor – zum Beispiel, indem Sie sagen: »Ich werde jetzt keinen Snack essen, weil ich einfach keinen Hunger habe.« Oder: »Ich koche uns ein gesundes Abendessen – das ist gut für unsere Leber.« Oder: »Lasst uns jetzt ein bisschen Fahrrad fahren und dann heute Abend ein Eis essen gehen.«

SO GEWÖHNEN SIE IHREN KINDERN AB, SO LANGE ZU ESSEN, BIS SIE »PAPPSATT« SIND

Sie brauchen Ihren Kindern nicht vorzuhalten: »Du hast genug gegessen!« Denn es gibt sehr viel bessere Strategien:

- Bieten Sie ihnen nährstoffdichtere Lebensmittel an: zum Beispiel Apfelscheiben mit Nuss- oder Samenbutter oder Popcorn, das Sie mit ein bisschen extra nativem Olivenöl und geriebenem Parmesan gewürzt haben. Die Ballaststoffe, gesunden Fette und Eiweiße in diesen Lebensmitteln vermitteln Kindern ein echtes Sättigungsgefühl. Dagegen hat die Lebensmittelindustrie für die Junkfood-Fertigprodukte, nach denen viele Kinder total verrückt sind, so verführerische Aromen entwickelt, dass sie die Sättigungssignale ihres Körpers gar nicht mehr wahrnehmen.
- Kaufen Sie Chips für Ihre Kinder entweder in Einzelportionstüten oder bringen Sie den Kindern bei, die Chips in eine Schüssel zu füllen, statt sie direkt aus der Tüte zu essen.
- Fordern Sie alle Familienmitglieder auf, sich das Essen in der Küche auf ihre Teller aufzugeben, statt es in Schüsseln auf den Tisch zu stellen! Wenn man extra in die Küche gehen muss, um sich einen Nachschlag zu holen, macht man sich automatisch mehr Gedanken darüber, ob diese zweite Portion auch wirklich notwendig ist.
- Fordern Sie Ihre Kinder dazu auf, 20 Minuten zu warten, bevor sie sich einen Nachschlag gönnen. Damit geben sie ihrem Gehirn eine Chance, die Sättigungssignale ihres Magens wahrzunehmen. (Diesen Ratschlag sollten übrigens auch Erwachsene beherzigen!)

Schließen Sie abends die Küche!

Wir halten nichts von intermittierendem Fasten für Kinder; denn erstens könnten sie das als zu großen Zwang empfinden, und zweitens lässt es sich oft nicht mit ihren Unterrichtszeiten vereinbaren. (Kinder sollten vor der Schule etwas essen, um für das Lernen und die sozialen Kontakte gestärkt zu sein.) Trotzdem tut es auch der Leber eines Kindes gut, wenn man ihr hin und wieder eine kleine Essenspause gönnt, um sie nicht zu überfordern.

Daher sollten Kinder nach dem Abendessen bis zum nächsten Morgen nichts mehr essen – das ist vor allem dann wichtig, wenn bei Ihrem Kind bereits eine Fettlebererkrankung (egal in welchem Stadium) diagnostiziert worden ist. Mit dieser einfachen Spielregel gönnen Sie der Leber Ihrer Kinder eine kleine Auszeit; außerdem gewöhnen sie sich dann gar nicht erst an, spätabends noch etwas zu essen.

Eine Strategie, die Kristin in ihrer eigenen Familie eingeführt hat und auch ihren Patienten empfiehlt, besteht darin, den Kindern nach dem Tischabräumen zu sagen: »Die Küche ist geschlossen!« Das bedeutet, dass jetzt nichts mehr gekocht wird. Falls die Kinder vor dem Schlafengehen tatsächlich noch einmal Hunger bekommen, sollten Sie ihnen nichts geben, was den Blutzuckerspiegel in die Höhe treibt (wie beispielsweise Eiscreme). Stillen Sie ihren Hunger lieber mit einem ballaststoffreichen kleinen Imbiss, zum Beispiel einem Apfel mit Erdnussbutter oder einem Stück Vollkorntoast mit Mandelbutter. Auch das ist übrigens eine gute Strategie für die ganze Familie!

Verzehren Sie genügend der Nährstoffe, die für Ihre Leber wichtig sind

Obwohl auch beim Familien-Ernährungsplan großer Wert auf den Verzehr nährstoffdichter Lebensmittel gelegt wird, gibt es zwei Nährstoffe, die Sie und Ihre Familie unbedingt in ausreichender Menge zu sich nehmen sollten:

- **Omega-3-Fettsäuren:** Diese essenziellen Fettsäuren (das sind Fettsäuren, die Ihr Körper braucht, aber nicht selbst herstellen kann) sind gleich aus drei Gründen wichtig für Ihre Leber: Erstens tragen sie zur Heilung fortgeschrittener Stadien einer Fettlebererkrankung bei; zweitens dämmen sie Entzündungsprozesse in der Leber ein; und drittens senken sie den Triglyzeridspiegel. (Hohe Triglyzeridwerte sind ein Risikofaktor für die Entstehung einer Fettleber.)

Gute Quellen für Omega-3-Fettsäuren sind: fetter Wildfisch, beispielsweise Lachs, sowie Walnüsse, Chia-, Hanf- und Leinsamen.

- **Vitamin E** wirkt antioxidativ und entzündungshemmend und trägt zur Besserung einer Insulinresistenz bei. Studien zeigen außerdem, dass dieses Vitamin am Abbau von Fett in der Leber beteiligt ist. Der einzige Haken bei der Sache ist, dass in diesen Studien hohe Vitamin-E-Dosen verwendet wurden und dass die Einnahme hochdosierter Vitamin-E-Präparate bei Erwachsenen langfristig wohl die Gesamtsterblichkeit und das Prostatakrebsrisiko erhöht.[127] (Wissenschaftliche Untersuchungen deuten darauf hin, dass eine Variante des Gens Catechol-O-Methyltransferase – kurz: COMT – Einfluss darauf haben könnte, wie positiv die Einnahme von Vitamin-E-Präparaten sich auf die betreffende Person auswirkt und ob sie das Krebsrisiko senkt oder erhöht. Solche Informationen kann Ihnen ein Nutrigenomik-Test liefern; auf dieses Thema sind wir am Ende von Kapitel 6 bereits eingegangen.[128])

  Gute Vitamin-E-Quellen sind: Mandeln (einschließlich Mandelbutter), Sonnenblumenkerne (einschließlich Sonnenblumenbutter), Avocado und Erdnussbutter.

Kinder sollten wichtige Nährstoffe nicht über Nahrungsergänzungsmittel, sondern mit der Nahrung aufnehmen. Doch falls Ihr Kind fetten Fisch, Nüsse oder Kerne beim besten Willen nicht essen mag, ist es vielleicht doch sinnvoll, über die Einnahme von Nahrungsergänzungsmitteln nachzudenken. Diese Entscheidung sollten Sie jedoch mit dem Arzt Ihres Kindes besprechen, da dieser den besten Gesamteindruck von dessen Gesundheitszustand hat; er kennt die Ergebnisse seiner Blutuntersuchungen und kann somit auch die richtige Dosierung von Nahrungsergänzungsmitteln für Ihr Kind empfehlen.

Familienmahlzeiten

Falls Sie es sich bisher noch nicht zur Gewohnheit gemacht haben, im Familienkreis zu essen, dann fangen Sie jetzt damit an – denn es wirkt sich sehr positiv auf die Ernährung Ihrer Kinder aus! Selbst wenn Ihre Familienmitglieder so volle Terminpläne haben, dass Sie es nur einmal pro Woche schaffen, gemeinsam zu essen, ist das immer noch besser als gar nichts.

Familienmahlzeiten sind aus vielen verschiedenen Gründen wichtig:

- Sie sind eine hervorragende Möglichkeit, Ihren Kindern gesunde Essgewohnheiten vorzuleben; außerdem erlernen sie dadurch soziale Kompetenzen.
- Sie fördern die Kommunikation: Man erfährt mehr darüber, was in der Familie vor sich geht; und wenn ein Familienmitglied sich über irgendetwas ärgert, kann man das gemeinsam besprechen. Danach wird garantiert der gesamten Familie wohler zumute sein.
- Wissenschaftlichen Untersuchungen zufolge bringen Familienmahlzeiten eine ganze Reihe von Vorteilen: Kinder, deren Familien regelmäßig gemeinsam essen, haben ein höheres Selbstwertgefühl, erbringen bessere schulische Leistungen, sind psychisch belastbarer und neigen weniger zu Depressionen, Drogenmissbrauch, Essstörungen, gewalttätigem Verhalten und Suizidgedanken.[129] Das bedeutet natürlich nicht, dass Sie ein schlechter Vater oder eine schlechte Mutter sind, wenn Sie es aufgrund unflexibler Arbeitszeiten oder aus anderen unabänderlichen Gründen nicht schaffen, sich jeden Abend zusammen an den Esstisch zu setzen! Tun Sie einfach Ihr Bestes und befolgen Sie gleichzeitig auch unsere anderen Vorschläge, um die Kinder auf ihrem Weg zu einer gesünderen Lebensweise zu unterstützen.

Eine Studie aus dem Jahr 2020, an der über 250 Erwachsene teilnahmen, hat gezeigt, unter welchen Voraussetzungen es am wahrscheinlichsten ist, dass Familien ihre Mahlzeiten gemeinsam einnehmen:

- wenn die Familienmitglieder einander nicht von einer gesunden Ernährungsweise abzubringen versuchen und
- wenn in der Familie ganz allgemein eine gute Kommunikationskultur herrscht.

Außerdem wurden Mahlzeiten in dieser Studie mit größerer Wahrscheinlichkeit im Familienkreis eingenommen, wenn die Kinder noch kleiner waren. Obwohl Familienmahlzeiten also unabhängig vom Alter der Kinder sinnvoll sind, deutet diese Studie darauf hin, dass es etwas einfacher ist, diese Gewohnheit zu etablieren, solange Ihre Kinder noch klein sind.[130] (Doch auch wenn Ihr Nachwuchs schon ein bisschen älter ist, sollten Sie daran denken, dass Kinder feste Regeln brauchen! Machen Sie es zu einem ehernen Gesetz, dass die Familie sich mindestens einmal pro Woche gemeinsam an den Esstisch setzen muss.)

Mehr Bewegung

Sie sollten nicht nur das Wort »Abnehmen«, sondern auch den Begriff »Training« vermeiden – schließlich sollen Ihre Kinder nicht das Gefühl haben, Kalorien verbrennen zu müssen. Es geht einfach nur darum, dass sie sich bewegen, ein bisschen Dampf ablassen und Spaß haben. Körperliche Aktivität kann übrigens auch eine gute Möglichkeit für gemeinsame Unternehmungen mit der ganzen Familie sein. Wählen Sie dafür Aktivitäten, die den Kindern – und Ihnen – Spaß machen, und ermuntern Sie sie nebenbei dazu, sich zu bewegen, damit das Ganze nicht in einen Kampf zwischen Eltern und Kindern ausartet. Um es noch einmal zu wiederholen: Diese gemeinsame körperliche Aktivität dient nicht dem Ziel, abzunehmen. Sie wollen Ihren Kindern damit vielmehr helfen, lebenslange Fähigkeiten, Gewohnheiten (und – ja – auch schöne Erinnerungen) zu erwerben, damit sie Bewegung nicht als lästige Pflicht empfinden, sondern Freude daran haben.

- Das Kinderärzteteam in Ibrahims Praxis rät seinen kleinen Patienten, jeden Tag mindestens 20 Minuten in zügigem Tempo zu gehen. Das stellt keine besonders hohen Anforderungen an die Kinder und ist für die meisten problemlos machbar. Sie können sich diese 20 Minuten auch in zwei Zehn-Minuten-Etappen aufteilen – zum Beispiel den Weg zur Bushaltestelle und wieder zurück.
- Wenn Kristins Kinder sich streiten, überredet sie sie zu einem kleinen Familienspaziergang – und in manchen Wochen kommt es ihr so vor, als würden sie jeden Abend einen solchen Familienspaziergang machen!

- Kindern ergeht es sehr ähnlich wie erwachsenen Menschen: Nur wenn ihnen etwas Spaß macht, sind sie wirklich mit Begeisterung dabei. Vielleicht träumen Sie davon, dass Ihr Sohn später einmal Tennisstar wird. Aber ihm macht es nun mal mehr Spaß, zu kicken; also besorgen Sie ihm lieber einen Fußball, stellen Sie im Garten oder Hinterhof vielleicht auch noch zwei improvisierte Tore auf und spielen Sie regelmäßig mit ihm!
- Wenn Ihr Kind irgendwo hinmöchte – in die Eisdiele, zum Spielplatz, ins Spielzeuggeschäft oder vielleicht auch zur Tankstelle, um Junkfood zu kaufen –, dann sagen Sie ihm, dass dagegen nichts einzuwenden ist, solange sie zu Fuß dorthin gehen oder mit dem Rad fahren.
- Bauen Sie körperliche Aktivitäten in Ihre Familienausflüge ein! Sie können zum Beispiel durch einen Nationalpark wandern, im Vergnügungspark herumlaufen oder eine Stadt besuchen und dabei alle Sehenswürdigkeiten zu Fuß besichtigen.
- Oder beherzigen Sie Terahs Ratschlag und fordern Sie Ihre Kinder zu einem freundschaftlichen Familienwettbewerb heraus! Schenken Sie jedem einen Schrittzähler (oder einen Fitness-Tracker). Wer an einem Tag, in einer Woche oder in einem Monat die meisten Schritte gegangen ist, bekommt einen Preis.
- Wenn Ihr Kind Videospiele liebt, halten Sie Ausschau nach Spielen mit viel Bewegung (zum Beispiel »Just Dance«, »Wii Tennis« oder Boxkampfspiele).
- Wenn möglich sollten Ihre Kinder nicht mit dem Auto zur Schule gebracht werden und auch nicht mit dem Bus dorthin fahren, sondern lieber zu Fuß gehen. Denn wenn Sie regelmäßige Bewegung in den Tagesablauf Ihrer Kinder einbauen, wird ihnen die körperliche Aktivität mit der Zeit zu einer festen Gewohnheit.
- Ein Familienhund ist ein wunderbarer Grund, jeden Tag spazieren zu gehen (und gleichzeitig eine Verantwortung, um die man beim besten Willen nicht herumkommt!). Am Wochenende können Sie mit den Kindern und dem Hund zur Abwechslung auch mal in den Wald oder auf einen Hundeplatz gehen. Am besten ist es, wenn die Kinder einen Freund oder eine Freundin mitnehmen, denn dann machen diese kleinen Ausflüge noch mehr Spaß.

- Wenn Ihr Kind gern Sport treibt, sind Mannschaftssportarten eine gute Möglichkeit, sie zu regelmäßiger Bewegung anzuhalten. Aber vielleicht machen ihm auch Disziplinen wie Yoga oder Kampfsport Spaß. Viele Kinder, deren Eltern Kristin berät, sind Sportmuffel, doch an Leichtathletik, Schwimmen oder Tanzen haben sie trotzdem große Freude. Wenn Ihre Kinder von ihrer ersten Erfahrung mit sportlicher Aktivität nicht sonderlich begeistert sind, versuchen Sie es einfach weiter – an irgendeiner Bewegungsform werden sie ganz bestimmt Gefallen finden.

Was Sie beim Kauf »kinderfreundlicher« Lebensmittel beachten sollten

Für das Mittagessen in der Schule und die kleinen Snacks am Nachmittag ist es praktisch, stets verpackte Lebensmittel im Haus zu haben. Wenn Ihr Kind einen Lieblingssnack hat, muss es nicht unbedingt ganz darauf verzichten – bieten Sie ihm einfach an den meisten Tagen gesündere Alternativen an! Dann kann es sich die Bonbons, den Donut oder das zuckerhaltige Müsli (oder irgendeinen anderen Fertigsnack, den es besonders gerne mag) am Samstag gönnen.

Um Lebensmittel für Kinder, die als kalorienarm angepriesen werden, sollten Sie einen großen Bogen machen. Denn durch die Reduktion der Kalorienzahl sind diese Produkte zwangsläufig auch geschmacksärmer, und das versucht der Hersteller dann meistens durch künstliche Aromastoffe wettzumachen. Und achten Sie bitte auch nicht so sehr auf die Werbeaussagen auf der Vorderseite der Verpackung, sondern mehr auf die Nährwertangaben und die Zutatenliste auf der Rückseite! Denn die Werbeversprechen können verwirrend sein und zielen eher darauf ab, den Verbraucher zum Kauf zu bewegen, als etwas für seine Gesundheit zu tun. Als Kristin vor Kurzem mit ihrem Sohn in einem Supermarkt war, sah er eine Packung Saft, auf der »Jetzt mit 25 Prozent weniger Zucker als Limonade!« stand. Ganz aufgeregt fragte er seine Mutter: »Können wir die kaufen? Können wir die kaufen?« Aber der Saft enthielt leider immer noch viel zu viel Zucker! (Ungefähr 30 Gramm pro Portion.) Deshalb ist es für Eltern oft besser, allein in den Supermarkt zu gehen (obwohl man Kindern durchaus ein Mitspracherecht bei der Auswahl ihrer Lebensmittel einräumen sollte). Die Lebensmittelhersteller geben nämlich viel Geld aus, um ihre Produkte im Supermarkt auf Augenhöhe der Kinder zu platzieren. Und Ihre Kinder wissen nicht so gut wie Sie, was wirklich gesund ist oder vielleicht nur gesund klingt.

Wenn Sie Ihre Kinder zum Einkaufen mitnehmen wollen oder müssen, dann gehen Sie mit ihnen zuallererst in die Obst- und Gemüseabteilung. Fordern Sie sie auf, sich Lebensmittel in fünf verschiedenen Farben auszusuchen, und erklären Sie ihnen, dass Sie sich im inneren Bereich des Supermarkts genau daran halten werden, was auf Ihrer Einkaufsliste steht.

Wie bringt man Kinder dazu, neue Lebensmittel auszuprobieren?

Vielleicht haben Sie die besten Absichten, etwas an der Ernährung Ihrer Familie zu ändern, aber Ihr Kind will nichts davon wissen. Mäkelige Esser gibt es tatsächlich, und oft ist es gar nicht so einfach, Kinder zu einer Erweiterung ihres gewohnten Essensrepertoires zu überreden.

Grundsätzlich gilt: Je stärker Sie Ihre Kinder in den Prozess der Lebensmittelauswahl einbinden, umso mehr fühlen sie sich dafür verantwortlich und umso eher werden sie dann auch bereit sein, etwas Neues auszuprobieren. Hier finden Sie ein paar Ideen, wie Sie Ihre Kinder dazu bringen können, ihr Lebensmittelrepertoire zu erweitern:

- Zeigen Sie ihnen drei verschiedene Rezepte. Fordern Sie sie auf, das Gericht auszuwählen, das sie am liebsten essen möchten (und es dann auch zu probieren).
- Bitten Sie sie, Ihnen beim Kochen zu helfen (natürlich auf altersgerechte Weise).
- Schauen Sie sich gemeinsam Kochsendungen an und sprechen Sie über die Rezepte und Zutaten.
- Bieten Sie Ihrem Kind an, ein Video zu drehen, in dem es etwas kocht (entweder nach einem Rezept oder indem Sie ihm ein paar Zutaten geben und es auffordern, ein Gericht daraus zu zaubern).
- Belohnen Sie Ihr Kind, wenn es neue Lebensmittel ausprobiert. Kristin hat ein sehr hübsches Spielzeug gefunden, das ein bisschen wie ein Adventskalender in Kombination mit einem Jahrmarktspiel aussieht: näm-

lich ein Rad, das in kleine Fächer unterteilt ist. Jedes Mal, wenn ihre Jungs ein neues Lebensmittel probieren, sollen sie das Rad drehen und am Ende – ähnlich wie bei einem Lotteriespiel – ein Fach öffnen. In jedem Fach liegt eine kleine Leckerei oder irgendetwas anderes Schönes – zum Beispiel ein paar Schokoladendrops oder ein Zettel, auf dem steht, dass sie die nächste Fernsehsendung auswählen dürfen, die die Familie sich gemeinsam anschauen wird. »Ich weiß, dass die Kinder eines Tages aus diesem Spiel herauswachsen werden – und zwar wahrscheinlich eher, als mir lieb ist«, sagt Kristin. »Aber zurzeit motiviert es sie dazu, Lebensmittel auszuprobieren, über die sie sonst vielleicht nur die Nase rümpfen würden.« Und dazu braucht man nicht unbedingt ein Spielzeug: Sie können auch ein paar Belohnungen auf Zettel schreiben, diese in ein Glas legen und Ihr Kind jedes Mal einen davon herausfischen lassen, wenn es ein neues Gericht ausprobiert.
- Wenn Sie etwas Neues auf den Tisch bringen, dann zwingen Sie Ihr Kind nicht dazu, alles aufzuessen, sondern bitten Sie es einfach nur, etwas davon zu probieren. Vielleicht müssen Sie ihm ein neues Gericht mindestens dreimal vorsetzen, bevor es mehr als nur einen Bissen davon isst, also geben Sie nicht zu schnell auf!
- Wenn eine komplette Umstellung auf etwas Neues, Gesünderes bei Ihren Kindern nicht so gut ankommt, versuchen Sie die neuen Lebensmittel einfach unter ihr gewohntes Essen zu mischen. Zum Beispiel:
  - Setzen Sie ihnen eine Mischung aus halb weißem und halb braunem Reis vor (oder versuchen Sie es mit einem Mix aus 50 Prozent Blumenkohlreis und 50 Prozent weißem Reis).
  - Vermischen Sie Vollkorn- oder Bohnennudeln mit normalen Nudeln.
  - Kombinieren Sie etwas Supergesundes (beispielsweise Zucchininudeln mit Tomatensauce) mit etwas Leckerem und Vertrautem, zum Beispiel Vollkorn-Knoblauchbrot.

Sie sollen Ihr Kind aber nicht überlisten (zum Beispiel, indem Sie die gesünderen Lebensmittel irgendwo in seinem Essen verstecken) – es sei denn, Sie wissen, dass Sie das Kind nur auf diese Weise dazu bringen können, sie zu essen. Aber es ist besser, wenn das Kind freiwillig mitmacht.

Nährstoffreiche Desserts

Es gibt in unserem Ernährungsprogramm zwar kein Lebensmittel, das (im wörtlichen ebenso wie im übertragenen Sinn) für immer und ewig »vom Tisch« ist, aber bestimmte Lebensmittel sollte man tatsächlich nur hin und wieder essen. In Ibrahims Praxis rät das Kinderärzteteam den Eltern, ihren Kindern nur ein- bis zweimal pro Woche ein klassisches Dessert, beispielsweise Kekse oder Eis, zu erlauben.

Wenn die Familie einmal ein solches herkömmliches Dessert essen möchte, sollten Sie dafür sorgen, dass alle Familienmitglieder sich entweder an diesem Tag oder am nächsten Morgen ein bisschen zusätzliche Bewegung verschaffen. An anderen Tagen können Sie folgende nährstoffdichte Desserts ausprobieren, falls Sie nach dem Abendessen Appetit auf etwas Süßes haben sollten:

- Beeren mit Schlagsahne
- Ein-Zutaten-Sorbet (pürieren Sie zwei gefrorene Bananen oder 300 Gramm halb aufgetaute gefrorene Blaubeeren zu einer glatten Mischung)
- Geschmolzene dunkle Schokolade mit Erdbeeren
- Ein Stück Obst (zum Beispiel einen Apfel oder eine Birne, Clementine oder Kiwi)
- Obstspieße
- Wassermelonenstücke (die Sie beispielsweise mit Limettensaft und gehackter Minze vermischen können)
- Ein oder zwei Stückchen dunkle Schokolade

Oder probieren Sie einmal unsere folgenden Rezepte für süße Leckereien aus:

- Erdnussbutter-Schoko-Käsewaffeln (Seite 318)
- Erdnussbutter-Mousse (Seite 396)
- Apfel-Crumble (Seite 391)
- Eiweißreiche Kekscreme (Seite 392)
- Kohlenhydratarme Erdnussbuttertörtchen (Seite 393)
- Köstliche Kekse mit Schokostückchen (Seite 394)
- Unsere verschiedenen Chiasamenpudding-Rezepte (ab Seite 397)

Vorschläge für Mahlzeiten und Snacks

Ab Seite 306 finden Sie eine Liste mit Mahlzeiten- und Snackvorschlägen für den Familien-Ernährungsplan. Zusätzlich können Sie auch Gerichte aus der modifizierten Mittelmeerdiät oder dem Ernährungsplan mit moderatem Kohlenhydratkonsum wählen, doch bei der Auswahl von Mahlzeiten und Snacks aus der Liste des Low-Carb-Ernährungsplans sollten Sie lieber vorsichtig sein. Kinder müssen zum Beispiel keine Brötchen auf der Basis von Blumenkohl essen, und sie brauchen viele Kohlenhydrate. Wenn Sie also Speisen aus der Low-Carb-Liste auswählen, dann achten Sie darauf, dass diese aus vollwertigen Lebensmitteln bestehen, und konzentrieren Sie sich bei der Auswahl von Gerichten für die ganze Familie ansonsten lieber auf die modifizierte Mittelmeerdiät und den Ernährungsplan mit moderatem Kohlenhydratkonsum.

Denken Sie über Ihre Fortschritte nach

Wenn Sie sich immer wieder Gedanken darüber machen, wie Sie bei Ihren Bemühungen um einen gesünderen Lebensstil vorwärtskommen, wird es Ihnen leichter fallen, auf dem richtigen Weg zu bleiben. Außerdem wird Ihnen dadurch klar, auf welche Punkte Sie vielleicht noch ein bisschen mehr achten müssen. Und nicht zuletzt wird es Ihnen auch guttun, Ihre Erfolge zu feiern.

Beantworten Sie bitte jede Woche, in der Sie den Familien-Ernährungsplan befolgen, die folgenden Fragen. Sie können sogar ein wöchentliches Familienritual einführen, bei dem Sie alle zusammen über Ihre Bemühungen um eine gesündere Ernährung sprechen. Schreiben Sie Ihre Antworten auf die Fragen in dieses Buch oder in ein Notizbuch – oder vielleicht sind Sie ein Fan von Tabellen und möchten Ihre Daten lieber auf dem Handy erfassen. Egal welche Methode Sie wählen – wenn Sie sich diese regelmäßigen Phasen der Selbstreflexion und -beurteilung zur Gewohnheit machen, wird es Ihnen leichter fallen, langfristig an der Umsetzung Ihrer Ziele festzuhalten.

1. Welches neue nährstoffdichte Lebensmittel hat jedes Mitglied Ihrer Familie in dieser Woche probiert? Hat es Ihnen geschmeckt? Sind Sie bereit, es noch einmal zu probieren, auch wenn es beim ersten Mal nicht unbedingt Ihr Favorit war?
2. Wie viele Portionen buntes Obst und Gemüse hat jedes Mitglied Ihrer Familie in dieser Woche an einem normalen Tag gegessen?
3. An wie vielen Tagen hat jedes Mitglied Ihrer Familie in dieser Woche Fast Food oder ein Gericht zum Mitnehmen gegessen?
4. An wie vielen Tagen hat jedes Mitglied Ihrer Familie in dieser Woche herkömmliche Süßigkeiten gegessen?
5. An wie vielen Tagen hat jedes Mitglied Ihrer Familie in dieser Woche frittierte Lebensmittel gegessen?
6. Wie oft haben Sie in dieser Woche Lachs, Austern oder andere fette Fische oder Walnüsse, Chia-, Hanf- oder Leinsamen gegessen?
7. Welche Vollkornprodukte oder intakte Getreidekörner hat jedes Mitglied Ihrer Familie in dieser Woche gegessen?
8. Wie viele gesüßte Getränke (Limonade, Saft) hat jedes Mitglied Ihrer Familie in dieser Woche getrunken?
9. Haben Sie alle in dieser Woche ein paar Minuten lang in sich hineingehört, um festzustellen, wie es allen in geistiger, emotionaler und körperlicher Hinsicht geht?
10. An wie vielen Tagen hat sich jedes Mitglied Ihrer Familie in dieser Woche mindestens 20 Minuten lang bewegt?
11. An wie vielen Tagen haben Sie in dieser Woche alle zusammen eine Mahlzeit eingenommen?

KAPITEL 11

LEBERGESUND EIN LEBEN LANG: ZWISCHEN DEN PLÄNEN WECHSELN

Wie bereits erwähnt, haben wir die Ernährungspläne in diesem Buch flexibel gestaltet. Sie können zum Beispiel mit dem Low-Carb-Plan beginnen und dann auf die modifizierte Mittelmeerdiät umsteigen, die auf lange Sicht vielleicht einfacher durchführbar ist. Oder Sie fangen mit der modifizierten Mittelmeerdiät an, um sich erst mal an eine neue Ernährungsweise zu gewöhnen, und steigen dann auf einen Plan mit moderatem Kohlenhydratkonsum oder einen Low-Carb-Plan um, um noch mehr Fortschritte zu machen. Oder Sie starten mit dem Familienplan, wechseln aber zwischendurch immer wieder zu einer Low-Carb-Ernährungsweise, wenn Ihre Kinder beim Vater oder im Ferienlager sind, gerade studieren oder Verwandte besuchen. Egal aus welchem Grund – Sie müssen sich nicht für immer und ewig an einen einzigen Plan halten. Amen.

Trotzdem sollten Sie sich über einige Punkte im Klaren sein, bevor Sie von einem Plan zum anderen wechseln. (Denken Sie ruhig über diese Fragen nach und machen Sie sich auch ein paar Notizen dazu in Ihrem Tagebuch.)

- **Warum wollen Sie etwas an Ihrer Ernährungsweise verändern?** Haben Sie das Gefühl, zu stark auf das Thema Essen fixiert zu sein, und möchten Sie es zur Abwechslung lieber mal ein bisschen lockerer angehen? Oder haben Sie im Gegenteil den Eindruck, dass Sie etwas mehr auf

Ihre Ernährung achtgeben sollten? Hat sich an Ihren Zielen oder Lebensumständen etwas verändert? Empfinden Sie Ihre jetzigen Mahlzeiten und Snacks als langweilig? Haben Ihre Leberwerte sich im Vergleich zu früheren Jahren verschlechtert, sodass eine andere Ernährungsweise für Sie jetzt vielleicht sinnvoller wäre?

- **Welche Bestandteile Ihres bisherigen Ernährungsplans möchten Sie beibehalten, weil sie bisher gut funktioniert haben?** Es ist immer wichtig, Erfolge zu feiern – denn dann wird es Ihnen leichter fallen, noch konsequenter an den Lebensgewohnheiten und Verhaltensweisen festzuhalten, die zu Ihren Fortschritten beigetragen haben. Und außerdem: Wenn etwas gut funktioniert, sollte man dabei bleiben. Wie das Sprichwort sagt: Was nicht kaputt ist, braucht nicht repariert zu werden! Vielleicht gab es bei Ihrem bisherigen Ernährungsplan Rezepte, die Sie sehr gerne mochten, oder irgendein Konzept, das Sie besonders angesprochen hat. Behalten Sie die positiven Bestandteile Ihres bisherigen Ernährungsplans auch dann bei, wenn Sie auf einen neuen Plan umsteigen!
- **Was hat nicht so gut funktioniert?** Auf dieses Thema wird Ihr Gehirn sich wahrscheinlich besonders stark fokussieren – im Vordergrund werden die Anteile Ihres früheren Ernährungsplans stehen, an die Sie sich nicht gehalten oder die Sie als schwierig empfunden haben. Vielleicht waren das ja auch die Aspekte, weswegen Sie die Freude an diesem Plan verloren haben – zum Beispiel, weil Sie Ihr Lieblings-Nudelgericht im Restaurant jetzt nicht mehr essen durften. Bei jedem Ernährungsplan gibt es Dinge, die wir nicht so gut gemacht haben, und Dinge, die wir vermissen. Wenn Sie sich diese Problembereiche eingestehen, können Sie herausfinden, was Sie an Ihrem neuen Ernährungsplan ändern müssen. Denn wenn Sie sich an einen Plan halten, der zwar Ihrer Leber guttut, sich aber negativ auf Ihre seelische Gesundheit auswirkt, dann ist das nicht der richtige Plan für Sie.

Wenn Sie all diese Punkte berücksichtigen, können Sie Ihren Ernährungsplan genau auf sich, Ihre Ziele und Ihre individuelle Situation abstimmen.

Erfolgreiche Umstellung auf den Erhaltungsmodus

Gesund zu werden ist etwas ganz anderes, als gesund zu bleiben. Höchstwahrscheinlich werden die positiven Auswirkungen Ihres neuen Ernährungs- und Lebensstilprogramms nicht langfristig bestehen bleiben: Studien zeigen, dass nur rund zehn Prozent aller Menschen, die abgenommen haben, in der Lage sind, ihr neues Gewicht länger als ein paar Jahre zu halten. (Das ist ein weiterer Grund dafür, warum man sich nicht auf das Abnehmen, sondern auf die Entwicklung gesunder Lebensgewohnheiten konzentrieren sollte.)

Und falls Sie jemals das Gefühl haben, dass Sie rückfällig geworden sind und dadurch all Ihre Erfolge zunichte gemacht haben, dann denken Sie daran, dass die gesundheitlichen Verbesserungen, die Sie während der Befolgung dieses Plans zur Regeneration Ihrer Leber erzielt haben, Ihnen trotzdem etwas gebracht haben: Sie haben Ihrer Leber damit zumindest eine kleine Erholungspause gegönnt. Selbst wenn Sie wieder in alte Lebensgewohnheiten zurückfallen, machen Sie diese Vorteile dadurch nicht völlig zunichte. Denn die Tatsache, dass Sie Ihrer Leber eine Chance zur Regeneration gegeben haben, bleibt nach wie vor bestehen. Falls – oder besser gesagt, wenn – Sie rückfällig werden, fangen Sie eben einfach wieder von vorne an.

Das bedeutet natürlich nicht, dass Sie sich nicht die allergrößte Mühe geben sollten, bei Ihren gesunden Lebensgewohnheiten zu bleiben. Deshalb haben wir an dieser Stelle eine Liste von Strategien für Sie zusammengestellt, die den Patienten in unserer eigenen Praxis weitergeholfen haben und die wissenschaftlichen Untersuchungen zufolge sehr vielen Menschen zu einem dauerhaft gesünderen Stoffwechsel verhelfen.[131] Wir haben diese Strategien in zwei verschiedene Kategorien unterteilt:

- Praktiken (die praktischen Strategien, die Ihnen helfen, auf dem richtigen Weg zu bleiben)
- und innere Einstellung (die Gedanken und Überzeugungen, die Ihnen das Festhalten an diesen Gewohnheiten erleichtern oder erschweren können).

Praktiken

- **Dokumentieren Sie Ihre Nahrungsaufnahme.** Viele Menschen, denen es nach einer Umstellung ihrer Ernährung und Lebensweise gelingt, die gesundheitlichen Vorteile dieser Lebensstiländerung langfristig beizubehalten, führen ein Ernährungstagebuch.
- **Bewegen Sie sich.** Wenn Sie sich Ihren gesünderen Stoffwechsel bewahren möchten, ist ein regelmäßiges Trainingsprogramm das beste Erfolgsrezept. Und wenn Sie sich einer körperlichen Aktivität widmen, die Ihnen Spaß macht, wird diese Bewegung nicht einfach nur zu einer weiteren Pflicht, die Sie erfüllen müssen, sondern zu einem wichtigen und bereichernden Bestandteil Ihres Lebens. Gehen Sie allein spazieren oder schwimmen Sie Ihre Bahnen, wenn Sie Einsamkeit brauchen, und tun Sie sich mit Freunden zusammen, um Fußball zu spielen oder tanzen zu gehen, wenn Ihnen nach Gesellschaft zumute ist. Dabei geht es nicht darum, Kalorien zu verbrennen, sondern darum, Spaß zu haben und etwas für Ihre Gesundheit zu tun.
- **Kaufen Sie weiterhin strategisch klug ein und lagern Sie Ihre Lebensmittel dann auch dementsprechend.** Wir alle neigen dazu, das zu essen, was uns beim Öffnen unseres Kühlschranks zuallererst ins Auge springt. Also kaufen Sie weiterhin viel Obst und Gemüse ein und bewahren Sie es ganz vorne und in der Mitte Ihres Kühlschranks auf. Greifen Sie beim Einkaufen nach wie vor nicht zu den stark verarbeiteten, hyperschmackhaften Lebensmitteln, von denen man leicht zu viel isst. Und falls Sie doch einmal schwach geworden sein sollten, bewahren Sie diese Produkte relativ unzugänglich und außer Sichtweite auf. Wie das Sprichwort schon sagt: Das Auge isst mit. Machen Sie sich diese Erkenntnis zunutze und bewahren Sie gesunde Lebensmittel stets in Sichtweite auf.
- **Messen Sie Ihren Taillenumfang.** Auch wenn Sie nicht unbedingt jedes Mal ein Maßband zur Hand nehmen müssen, sollten Sie doch mindestens einmal pro Woche ein Kleidungsstück anprobieren, das an der Taille zugeknöpft wird. Auf diese Weise merken Sie es eher, wenn Sie ein bisschen mehr aufpassen müssen, weil Ihr Essverhalten anfängt, sich negativ auf Ihre Taille auszuwirken. Achtsamkeit ist ein wunderbares Werkzeug, das Ihnen verrät, was Sie jetzt gerade brauchen!

- **Wenn Sie Probleme haben, sprechen Sie mit jemandem darüber.** Falls es Ihnen schwerfällt, sich an Ihren Plan zu halten, erzählen Sie jemandem davon, der Ihr Bestes will und an Sie glaubt. Denn wenn Sie laut aussprechen, wie Ihnen zumute ist und womit Sie Schwierigkeiten haben, kann schon allein das eine beruhigende Wirkung haben, und Sie werden die Situation dann gleich viel klarer sehen.

Innere Einstellung

- **Lieben und akzeptieren Sie sich so, wie Sie jetzt sind!** Warten Sie nicht, bis Sie ein Ziel erreicht haben, um mit sich zufrieden zu sein. Glauben Sie von vornherein an Ihren eigenen Wert und gehen Sie mitfühlend mit sich selbst um. Oder wie Ibrahim immer sagt: »Was Ihnen im Kopf herumgeht, ist genauso wichtig wie das, was auf Ihrem Teller liegt.« Sich selbst negativ zu betrachten, bringt nichts, sondern demotiviert Sie nur. Wenn Sie sich gesünder ernähren und mehr bewegen, dann tun Sie das für sich selbst, und zwar einfach deshalb, weil Sie ein wertvoller Mensch sind und diese Selbstfürsorge verdient haben. Machen Sie Ihre Lebensstiländerung nicht zu einer Bestrafung, sondern zu etwas Positivem.
- **Vertrauen Sie darauf, dass Ihnen mit der Zeit alles leichter fallen wird.** Viele Menschen, die durch unser Programm gesünder geworden sind und denen es gelungen ist, diesen Zustand auch langfristig aufrechtzuerhalten, berichten, dass es ihnen im Lauf der Zeit (und mit etwas Übung) immer leichter fiel, Heißhungerattacken zu ignorieren und an ihren positiven Lebensgewohnheiten festzuhalten. Das heißt aber nicht, dass Sie sich gar keine Mühe mehr zu geben brauchen – es bedeutet nur, dass diese Veränderungen für Sie irgendwann zur Routine werden.
- **Und denken Sie immer daran, es nicht zu übertreiben!** Vielleicht haben Sie sich beim Essen zu stark eingeschränkt und rebellieren jetzt innerlich gegen diesen ständigen Zwang. Haben Sie ein bisschen mehr Nachsicht und gehen Sie nicht zu streng mit sich selbst um! Perfektionismus ist unrealistisch und kann alle Ihre Bemühungen zunichte machen. Menschen, denen es gelingt, langfristig an ihren positiven neuen Lebensgewohnheiten festzuhalten, wissen, dass einem dabei immer wieder mal ein Ausrutscher passieren kann. Aber sie wissen auch, wie sie wieder auf den richtigen Weg zurückkehren können, wenn sie zwischendurch einmal schwach geworden sind.

- **Halten Sie sich vor Augen, was Sie schon alles erreicht haben.** Leider konzentriert sich das menschliche Gehirn in erster Linie auf Dinge, die es als Misserfolg empfindet. Wir Menschen neigen nun mal zur sogenannten Negativitätsverzerrung – einer unrealistischen Wahrnehmung, bei der wir dem, was schiefgeht, mehr Beachtung schenken als dem, was gut läuft. Um dieser Tendenz entgegenzuwirken, sollten Sie sich Ihre bisherigen Fortschritte immer wieder vor Augen führen. Sie können sich zum Beispiel bestimmte Zahlen vergegenwärtigen: bessere Laborwerte, eine schmalere Taille oder die durchschnittliche Anzahl der Schritte, die Sie pro Tag gehen. Sie können sich aber auch subjektivere Erfolgserlebnisse vor Augen halten: zum Beispiel, wie Sie sich gefühlt haben, bevor Sie anfingen, besser auf Ihre Gesundheit zu achten, und wie es Ihnen jetzt geht (oder was Sie inzwischen aufgrund Ihres besseren Gesundheitszustands alles tun können und was Ihnen früher unmöglich gewesen wäre). Wissenschaftlichen Untersuchungen zufolge wirkt es oft motivierender, sich vor Augen zu führen, wie weit man inzwischen schon gekommen ist und warum man nicht wieder zu seinem Ausgangszustand zurückkehren möchte, als seine Erfolge zu visualisieren – zumindest dann, wenn man auf seinem Weg zu einer positiven Veränderung schon ein ganzes Stück vorwärtsgekommen ist. Die Visualisierung hat normalerweise eher zu Beginn des Veränderungsprozesses eine motivierendere Wirkung.[132]

Was Sie im Auge behalten sollten, wenn Sie sich im Erhaltungsmodus befinden

In dieser Phase sollten Sie auch weiterhin konsequent darauf achten, wie es Ihnen geht. Die meisten Menschen verlassen sich dabei vor allem auf zwei Kriterien: die Waage und ihre alljährliche ärztliche Vorsorgeuntersuchung. Wir versuchen nun leider schon viel zu lange, den Erfolg unserer Bemühungen um ein gesünderes Leben daran festzumachen, wie viel wir abgenommen haben. Doch inzwischen weiß man, dass die Leber durch eine Gewichtsabnahme nicht unbedingt gesünder wird. Und obwohl Vorsorgeuntersuchungen wichtig sind, um Probleme rechtzeitig zu erkennen, müssen Sie dazu nicht unbedingt auf Ihren jährlichen Untersuchungstermin warten. Denn es gibt ganz andere Kriterien, anhand derer Sie feststellen können, ob Ihr jetziger Ernährungsplan und Ihre derzeitigen Bewegungsgewohnheiten Sie gesund genug erhalten oder ob Sie lieber noch ein bisschen mehr für Ihre Gesundheit tun sollten:

- **Ergebnisse von Blutuntersuchungen:** Sie können die Entwicklung Ihrer Blutwerte anhand Ihrer jährlichen Untersuchung oder vielleicht auch bei einer halbjährlichen Kontrolle überprüfen (die der Arzt Ihnen wahrscheinlich empfehlen wird, wenn bei Ihnen bereits eine Fettleber festgestellt wurde). Folgende Werte sollten Sie im Auge behalten: Leberenzyme, Blutdruck, Nüchternblutzucker, HbA1c, Gesamtcholesterin, HDL-Cholesterin, LDL-Cholesterin und Triglyzeride.
- **Körperliche Fitness:** Sind Sie körperlich immer noch genauso leistungsfähig wie damals in der »Blüte Ihrer Jahre«? Oder fehlt Ihnen inzwischen die Energie für flotte Spaziergänge oder für Ihre körperliche Lieblingsaktivität?
- **Stimmung:** Ein Rückfall in frühere ungesunde Lebensgewohnheiten kann auch ein Anzeichen von Angstzuständen oder Depressionen sein. Wenn Sie in letzter Zeit öfters niedergeschlagen sind oder sich Sorgen machen, sollten Sie mit Ihrem Arzt oder Therapeuten darüber sprechen.
- **Taillenumfang:** Bekommen Sie Ihre Hose noch zu?
- **Energieniveau:** Gesündere Lebensgewohnheiten bringen Ihnen normalerweise mehr Energie, während Müdigkeit darauf hindeutet, dass Sie ein bisschen besser auf Ihre Gesundheit achten sollten.
- **Kühlschrank und Vorratskammer:** Zu Beginn eines neuen Ernährungsplans quillt Ihr Kühlschrank vor lauter pflanzlichen Lebensmitteln sicher buchstäblich über, und in Ihrer Vorratskammer stapeln sich Packungen mit Bohnen, Nüssen, Kernen und gesunden Nudelalternativen. Aber ist Ihr Kühlschrank jetzt immer noch voller bunter pflanzlicher Lebensmittel, oder liegt nur noch etwas verwelkter Grünkohl von vor zwei Wochen im Gemüsefach? Und was ist, wenn Sie Ihre Vorratskammer öffnen – sehen Sie dann hauptsächlich Chips und Kekse?
- **Wie oft gönnen Sie sich Lebensmittel, auf die Sie nicht verzichten möchten?** Jeder Mensch hängt so sehr an bestimmten Lebensmitteln, dass er beim besten Willen nicht sein Leben lang darauf verzichten möch-

te – Kristin bezeichnet diese Produkte im Gespräch mit ihren Klienten gern als »nicht verhandelbare Lebensmittel«. Sie brauchen zwar nicht immer einen großen Bogen um diese Produkte zu machen, aber Sie sollten schon darauf achten, dass sie nicht irgendwann heimlich, still und leise wieder zu einem festen Bestandteil Ihres Speiseplans werden. Also beantworten Sie sich einmal folgende Fragen: Wie oft gönnen Sie sich einen Nachtisch? Essen Sie oft auswärts oder lassen sich Gerichte nach Hause liefern? Wie häufig pro Woche essen Sie Junkfood oder kohlenhydratreiche Lebensmittel wie Brot?
- **Ihr Alkoholkonsum:** Hat Ihr Konsum an alkoholischen Getränken inzwischen wieder zugenommen?

Wenn Ihnen bei Ihrem Ess- und Bewegungsverhalten gewisse negative Tendenzen auffallen, wissen Sie, dass es an der Zeit ist, die Zügel fester anzuziehen: Halten Sie sich von jetzt an wieder strenger an einen der Pläne in diesem Buch und tun Sie alles, was getan werden muss, damit Ihre Waagschale sich wieder in Richtung eines besseren Gesundheitszustands neigt.

Rechnen Sie mit dem Unerwarteten!

Irgendwann gerät das Leben bei jedem Menschen ein bisschen aus den Fugen – vielleicht werden Sie krank, oder einer Ihrer Angehörigen wird krank und muss von Ihnen gepflegt werden, oder Sie ziehen um oder machen in Ihrem Berufsleben gerade eine besonders stressige Phase durch. Manchmal kann es sogar etwas Positives sein, das es Ihnen erschwert, sich um Ihre Gesundheit zu kümmern – zum Beispiel, wenn Sie in Urlaub fahren, heiraten, ein Baby bekommen oder Großeltern werden.

Die Frage ist nicht, **ob** etwas kommt, das Sie von Ihren gesunden Lebensgewohnheiten abbringen wird, sondern **wann**. Und das kann auch etwas ganz Banales sein – zum Beispiel die Tatsache, dass das Gemüse, das Sie diese Woche für Ihren Essensplan verwenden wollten, in Ihrem Supermarkt gerade nicht erhältlich ist.

Wenn irgendetwas Ihre Routine über den Haufen wirft, können Ihnen folgende Strategien weiterhelfen:

- **Machen Sie sich von vornherein klar, dass es hin und wieder Stolpersteine in Ihrem Leben geben wird.** Wissenschaftler von der Penn State University haben festgestellt, dass Menschen, die mit Rückschlägen konfrontiert werden, sich in solchen Situationen weniger stark für die Verfolgung eines Ziels engagieren. Doch zum Glück gibt es auch eine gute Nachricht: Wer solche Rückschläge in Gedanken vorwegnimmt, lässt sich dadurch nicht so leicht von seinem Ziel abbringen. Denn dadurch entfällt der Überraschungseffekt, sodass eine schwierige Situation weniger negative Emotionen hervorruft. Oder um bei dem obigen Beispiel zu bleiben: Wenn Sie auf Probleme wie das ausverkaufte Gemüse in Ihrem Supermarkt **vorbereitet sind**, versuchen Sie eben einen Ersatz für diese Lebensmittel zu finden, statt deshalb gleich das Handtuch zu werfen.[133]
- **Suchen Sie sich Unterstützung und nehmen Sie Hilfsangebote an.** Das kann zum Beispiel bedeuten, dass Sie sich Ihr Essen eine Zeitlang von einem Lieferservice nach Hause bringen oder sich von einem Nachbarn mit Mahlzeiten aushelfen lassen. Und wenn Ihnen jemand seine Hilfe anbietet, dann sagen Sie bitte nicht: »Nein danke, es geht schon«, sondern überlegen Sie, was der freundliche Helfer eventuell für Sie tun könnte.
- **Tun Sie, was Sie können, auch wenn Ihnen das nicht viel erscheint.** Wenn Sie gerade zu wenig Energie haben, um zu joggen oder lange Spaziergänge zu machen, dann gehen Sie stattdessen wenigstens einmal um den Häuserblock. Und wenn Sie sich eine Zeitlang von Tiefkühlkost ernähren müssen, dann denken Sie daran, auch Tiefkühlgemüse zu kaufen, das Sie zusammen mit dem tiefgekühlten Schnitzel oder Burger in den Backofen schieben können.
- **Seien Sie nicht zu streng mit sich selbst!** Man darf sich auch mal eine kleine Verschnaufpause gönnen. Wir alle werden hin und wieder mit unvorhergesehenen Situationen konfrontiert, und man kann nicht immer perfekt sein. Also haben Sie Nachsicht mit sich selbst und schieben Sie Ihre Scham- oder Schuldgefühle beiseite.
- **Machen Sie wieder mit Ihrer gewohnten Routine weiter, sobald Sie können.** Die meisten Störungen, die Ihr gewohntes Leben durcheinander-

bringen, sind nur von kurzer Dauer, sodass Sie wahrscheinlich schon nach ein paar Wochen oder Monaten wieder zu Ihrem vorherigen gesunden Lebensstil zurückkehren können. Erinnern Sie sich einfach immer wieder daran, dass das nur eine vorübergehende Unterbrechung ist. Vielleicht müssen Sie hinterher ganz langsam und schrittweise wieder dazu übergehen, Ihren Kohlenhydratkonsum einzuschränken, die Nährstoffdichte Ihrer Lebensmittel zu erhöhen und weniger Produkte mit Zuckerzusatz in Ihren Einkaufswagen zu legen, doch jeder Schritt zählt!

- **Besinnen Sie sich auf Ihr »Warum«.** Rufen Sie sich ins Gedächtnis, warum Sie diese Reise überhaupt antreten wollten. Das wird Ihnen helfen, Ihre Motivation wiederzufinden.

Auswahl von Essenslieferdiensten und Tiefkühlgerichten

Jeder Mensch erlebt hin und wieder Zeiten, in denen das Kochen einfach zu viel wird. In solchen Zeiten können Tiefkühlgerichte und Lieferdienste Ihnen helfen, Ihrem Ernährungsplan (meistens) treu zu bleiben.

Beim Kauf von Tiefkühlgerichten sollten Sie auf Folgendes achten:

- Weniger als 450 Milligramm Natrium
- Mindestens drei Gramm Ballaststoffe (oder besser noch mehr)
- Weniger als vier Gramm gesättigte Fette
- Sie sollten alle Zutaten kennen und aussprechen können

Wenn Sie sich für einen Essenslieferdienst entscheiden:

- Schauen Sie sich nach Möglichkeit erst einmal ein paar Wochen lang Beispielmenüs des betreffenden Lieferservices an. Achten Sie darauf, ob die Menüs Sie ansprechen und ob sie nährstoffdichte Zutaten enthalten.
- Bevor Sie sich bei dem Lieferdienst anmelden, werfen Sie einen Blick auf die Preise, um sicherzugehen, dass sie Ihrem Budget entsprechen.

- Lesen Sie ein paar Bewertungen, um herauszufinden, wie einfach die Mahlzeiten zuzubereiten sind: Muss man sie selbst kochen? Oder braucht man sie nur aufzuwärmen? Finden Sie ein Angebot, das zu Ihrem Zeitplan passt und Sie in dieser schwierigen Lebensphase nicht überfordert.
- Lesen Sie nach, was das Unternehmen über die Qualität seiner Zutaten schreibt: Verwendet es überwiegend oder ausschließlich Bio-Zutaten?
- Falls bei Ihnen irgendwelche diätetischen Einschränkungen vorliegen sollten (zum Beispiel, weil Sie sich glutenfrei, natriumarm, vegan oder vegetarisch ernähren), vergewissern Sie sich vorher, ob der von Ihnen gewählte Lieferservice diese Optionen anbietet.

Vorgekochte Mahlzeiten zum Mitnehmen

Egal ob Sie nur ein kleines Vesper fürs Büro oder ein vollwertiges Gericht brauchen, das Sie am Arbeitsplatz den ganzen Tag über satt hält – probieren Sie ein paar der im Folgenden beschriebenen Mahlzeiten aus! Damit wird es Ihnen garantiert nicht schwer fallen, auf Kurs zu bleiben. Sie brauchen sich dafür nur ein paar Utensilien anzuschaffen: eine in verschiedene Fächer unterteilte Lunchbox, ein großes, verschließbares Einmachglas und/oder eine gut isolierte Lunchbox.

Mittagessen für die Lunchbox

Achten Sie auf eine ausgewogene Ernährung und verwenden Sie Lebensmittel, die sich gut verpacken lassen, beispielsweise Obst, kleingeschnittenes Gemüse, Dips, Nüsse, Kerne, Wraps, Sandwiches, Salate und Sushi. Folgende Mahlzeiten eignen sich gut für eine Lunchbox mit Fächern:

- Taco-Salat
- Griechischer Salat mit hartgekochten Eiern
- Thunfischsalat-Sandwich und Melone
- Pinwheels (zu Schnecken gerollte Wraps) aus kohlenhydratarmen Wraps mit Gemüse und Dip
- Hühnchen, Wildreis, Gemüse und Salsa

Mahlzeiten für Einmachgläser

Die Zubereitung von Mahlzeiten in Einmachgläsern ist ganz einfach: Sie brauchen einfach nur Ihre Lieblingszutaten übereinanderzuschichten!

- Schicht 1: Salatdressing (ganz unten)
- Schicht 2: Bissfestes Gemüse (Karotten, Paprika, Staudensellerie)
- Schicht 3: Gekochter Fisch oder gekochtes Geflügel
- Schicht 4: Eier, Bohnen und/oder Käse
- Schicht 5: Weiches Gemüse (Gurken, geröstete rote Paprika) und Beeren
- Schicht 6: Grüner Salat und grünes Gemüse (Römersalat, Grünkohl, Spinat)
- Schicht 7: Nüsse, Kerne, Sprossen

Tipps für das Essen im Restaurant

Denken Sie daran: Eines unserer Hauptziele bei der Entwicklung dieser Ernährungspläne bestand darin, sie zu einem leicht durchführbaren und nachhaltigen Bestandteil Ihres täglichen Lebens zu machen. Sie können also auf jeden Fall im Restaurant essen oder Essen aus einem Imbiss mitnehmen und Ihrer Leber trotzdem etwas Gutes tun – egal an welchen Ernährungsplan Sie sich halten.

Normalerweise sollten Sie dabei folgende Grundregeln beachten:

- **Essen Sie hauptsächlich magere Eiweißquellen und Gemüse.** Gebratenes Hühnerfleisch mit Brokkoli, ein Stück Fisch mit Gemüse der Saison oder ein Salat mit gegrillten Jakobsmuscheln, Garnelen oder Lachs – all das sind gute Möglichkeiten, sich kohlenhydratarm zu ernähren und dabei einfach die Tatsache zu genießen, dass Sie ausnahmsweise einmal nicht selbst kochen müssen: Überlassen Sie diese Arbeit einfach dem Profi! Auf große Pasta-Portionen sollten Sie aber lieber verzichten. Heutzutage gibt es in fast allen Restaurants eine Möglichkeit, die angebotenen Mahlzeiten so abzuwandeln, dass sie gesünder sind – Sie können zum Beispiel nach einem Burger mit einer Portion Salat fragen.
- **Vorsicht bei den Saucen!** Verzichten Sie auf Gerichte, die mit Sauce übergossen serviert werden (beispielsweise das Orangenhühnchen in Ihrem

Lieblings-Chinarestaurant – diese Sauce strotzt nur so vor Zucker). Bitten Sie den Kellner einfach, Ihnen die Sauce in einem Extraschälchen zu servieren, damit Sie selbst entscheiden können, wie viel Sie davon essen möchten.

- **Und es gibt auch noch eine zweite »Sauce«, mit der Sie lieber sparsam umgehen sollten …** Wenn Sie vor dem Essen einen Cocktail oder Aperitif und zum Essen Wein trinken, nehmen Sie dadurch nicht nur mehr Kalorien zu sich, sondern der Alkohol beeinträchtigt Sie auch in Ihrer Fähigkeit, gesunde Entscheidungen zu treffen. Also ordern Sie lieber zuerst die Vorspeise oder den Hauptgang, bevor Sie etwas zu trinken bestellen. Auf diese Weise bekommen Sie schnell etwas in den Magen, das dem benebelnden Effekt des Alkohols entgegenwirkt. Die Kellner im Restaurant wollen Ihnen am liebsten so rasch wie möglich ein Getränk in die Hand drücken, weil sie wissen, dass Sie dann eher dazu neigen, noch weitere Getränke – und mehr Essen – zu bestellen.
- **Achten Sie nicht nur auf die Hauptzutat, sondern auch auf die Zubereitung!** Viele Restaurants bieten köstliche Rosenkohl- oder Blumenkohl-Appetithäppchen an. Aber wenn der Blumenkohl paniert, frittiert und mit einer klebrigen (also süßen) Sauce übergossen daherkommt, ist das nicht gut für Sie. Falls solche Vorspeisen für Sie ein ganz besonderer Leckerbissen sind, den Sie sich nur einmal pro Woche gönnen: Kein Problem – dann bestellen und genießen Sie sie. Aber wenn Sie auf der Suche nach einem Gericht sind, das zu Ihrem Ernährungsplan passt, sollten Sie sich stattdessen lieber für etwas Gebratenes, Sautiertes oder Gegrilltes entscheiden.
- **Wählen Sie Gerichte mit verschiedenfarbigen Zutaten.** Wenn Sie zum Beispiel mexikanisch essen gehen, dann bestellen Sie nicht zu viel Reis als Beilage, wählen Sie keinen Burrito, sondern lieber eine Burrito-Bowl und machen Sie besonders bunte Lebensmittel – beispielsweise Fajita-Gemüse, Guacamole, Salsa und schwarze Bohnen – zur Hauptspeise.
- **Bestellen Sie Gerichte von der Beilagenkarte.** In der Rubrik »Vorspeisen« oder »Beilagen« findet man oft sehr einfache, aber köstliche kleine Gerichte in überschaubaren Portionsgrößen. Sie können sich zum Beispiel eine Vorspeise aus Räucherlachs und dazu etwas Brokkoli als Beilage bestellen.
- **Essen Sie achtsam!** Nehmen Sie sich Zeit für Ihr Essen, kauen Sie es gründlich und genießen Sie es.

Wenn Sie nur ein- oder zweimal im Monat auswärts essen, dürfen Sie es sich dabei ruhig gut gehen lassen! Einen Abend im Restaurant werden Sie schon nicht mit einer Leberzirrhose büßen müssen. Ein Problem haben Sie erst dann, wenn ein einziger toller Abend im Restaurant mit der Zeit immer mehr zur Gewohnheit wird, bis Sie irgendwann vielleicht an den meisten Abenden essen gehen.

Ibrahims Tipp: Normalerweise gehe ich freitagabends essen, um das Ende der Arbeitswoche zu feiern. Da ich mich schließlich die ganze Woche über streng an die modifizierte Mittelmeerdiät halte, trinke ich im Restaurant Wein und gönne mir auch einen Nachtisch. Aber noch während ich am Tisch sitze, melde ich mich telefonisch für einen Trainingskurs am nächsten Tag an. (Allerdings warte ich damit, bis meine Freundin auf der Toilette ist – denn niemand isst gerne mit jemandem, der ständig an seinem Smartphone hängt!) Das ist eine gute Faustregel: Immer wenn Sie sich bewusst dafür entscheiden, von Ihrem Ernährungsplan abzuweichen, nehmen Sie sich zum Ausgleich für den nächsten Tag irgendeine außerplanmäßige körperliche Aktivität vor. Denn dann kann Ihre Leber die zusätzliche Glukose leichter verbrennen, statt sie als Fett zu speichern.

Leberfreundliche Gerichte in verschiedenen Restaurants

Italienisch

- Marsala-Hähnchen
- Hähnchen- oder Putenhackfleischbällchen mit Marinara-Sauce
- Rucolasalat mit einer gegrillten Eiweißquelle Ihrer Wahl

Japanisch

- Sushi-Rollen mit braunem Reis
- Sushi-Rollen ohne Reis
- Mit Gurke umwickelte Sushi-Rollen
- Sashimi

- Yakitori (japanische Hähnchenspieße)
- Miso-Suppe
- Algensalat

Mexikanisch

- Hähnchen-Fajitas
- Ceviche
- Guacamole
- Gegrilltes Hähnchen oder gegrillter Fisch oder Tofu mit Bohnen und Salsa

Chinesisch

- Pfannengerichte mit Gemüse, einer Eiweißquelle Ihrer Wahl und braunem Reis (achten Sie auf die Portionsgröße)
- Suppe (sauer-scharf, Wonton)

Thailändisch

- Pfannengerichte mit Gemüse, einer Eiweißquelle Ihrer Wahl und braunem Reis (achten Sie auf die Portionsgröße)
- Hähnchenspieße Satay
- Grüner Papayasalat
- Suppe (Tom Kha Gai)

Vietnamesisch

- Pfannengerichte mit Gemüse, einer Eiweißquelle Ihrer Wahl und braunem Reis (achten Sie auf die Portionsgröße)
- Suppe (Pho)

Jeden Monat eine neue Herausforderung!

Wir möchten zwar, dass Sie Ihr Leben lang gut für Ihre Leber sorgen – dass Sie sich langfristig neue Bewegungs- und Essgewohnheiten aneignen und sich regelmäßig Zeit zum Abschalten und Entspannen nehmen –, doch ein kurzfristiges Ziel kann auch sehr motivierend sein. Deshalb haben wir uns vom Wellness-Komitee der Klinik »Minnesota Gastroenterology«, wo Ibrahim arbeitet, inspirieren lassen und ein paar kleine Anregungen für Sie zusammengestellt. Bei diesen Herausforderungen geht es um zwölf verschiedene Aspekte eines gesunden Lebens, die für Ihre Leber besonders wichtig sind.

Vielleicht fällt es Ihnen leichter, sich neue leberfreundliche Verhaltensweisen anzugewöhnen, wenn Sie sich gemeinsam mit einem Freund (oder mehreren Freunden) jeweils einen Monat lang einer Herausforderung stellen und sich anschließend über Ihre Erfolge und die Erfahrungen austauschen, die Sie bei der Ausführung dieser kleinen Aufgaben gemacht haben. Oder vielleicht sind ja auch ein paar Kollegen, Nachbarn und Mitglieder Ihrer Kirchen- oder Gemeindegruppe daran interessiert, eine dieser Herausforderungen gemeinsam mit Ihnen zu meistern.

1. **Essen Sie einen Regenbogen!** Versuchen Sie jeden Tag – oder vielleicht sogar bei jeder Mahlzeit – möglichst viele verschiedenfarbige Obst- und Gemüsesorten zu essen.
2. **Schritte zählen:** Treten Sie mit ein paar anderen Leuten in einen freundschaftlichen Wettkampf, um zu sehen, wer innerhalb eines Monats die meisten Schritte schafft. Sie können mithilfe bestimmter Apps (Challenge-Apps) sehen, wie weit Sie Ihren Mitstreitern voraus oder hinterher sind.
3. **Keine Restaurantbesuche!** Schaffen Sie es, 30 Tage lang kein Restaurant zu besuchen und auch keine Gerichte vom Imbissstand mit nach Hause zu nehmen? Auf diese Weise sparen Sie nicht nur Geld, sondern ernähren sich gleichzeitig auch gesünder. Außerdem gewöhnen Sie sich dadurch an, auch dann zu Hause zu kochen, wenn Sie eigentlich keine Lust dazu haben.
4. **Ernähren Sie sich klimafreundlich!** Eine pflanzliche Ernährung ist grundsätzlich besser für unseren Planeten als der Verzehr von tierischen Lebensmitteln wie Fleisch oder Milchprodukten. Das gilt vor allem für Bohnen: Sie gehören zu den klimafreundlichsten, nährstoffdichtesten (und billigsten!) Lebensmitteln, die es gibt – dicht gefolgt von Wurzelgemüse (das lange haltbar ist und auf diese Weise das Risiko für Lebensmittelverschwendungen senkt), Vollkornprodukten und Nüssen und Kernen, beispielsweise Pistazien, Pekan- und Haselnüssen (die zum Wachsen nicht viel Wasser benötigen). Sie können sich beispielsweise vornehmen, einen

Monat lang auf Rind- und Lammfleisch zu verzichten, denn für die Aufzucht solcher Nutztiere braucht man viel Weideland. Wenn Sie Fleisch essen, dann halten Sie sich an Geflügel und Schalentiere, da diese einen geringeren CO_2-Fußabdruck haben als anderes tierisches Eiweiß. Bei Schokolade und Kaffee sollten Sie auf »Fair-Trade«-, Schattenanbau- oder »Rainforest Alliance«-Zertifizierungen achten.

5. **Verzichten Sie auf Alkohol.** Gönnen Sie Ihrer Leber eine kleine Erholungspause, indem Sie einen Monat lang auf Alkohol verzichten. Das kann zum Beispiel ein trockener Januar, ein alkoholfreier Juli, ein nüchterner Oktober oder irgendein anderer 30-tägiger Zeitraum sein, der gut in Ihren Zeitplan hineinpasst. (Das ist übrigens auch eine hervorragende Gelegenheit, neue Methoden zum Abschalten und Entspannen zu finden!)
6. **Achtsames Essen.** Nehmen Sie sich vor, bei mindestens einer Mahlzeit pro Tag die nötigen Voraussetzungen dafür zu schaffen, dass Sie die Erfahrung des Essens auch wirklich genießen können – setzen Sie sich an einen Tisch (nicht vor den Computer), schalten Sie den Fernseher aus, legen Sie Ihr Smartphone beiseite und legen Sie nach jedem Bissen die Gabel ab.
7. **Gönnen Sie sich mehr Schlaf!** Man kann sich zwar nicht dazu zwingen, mehr zu schlafen, aber Sie können auf jeden Fall mindestens sieben Stunden Schlaf pro Nacht **einplanen**, indem Sie früher zu Bett gehen. Schon allein, wenn Sie Ihre Zubettgehzeit um 20 Minuten vorverlegen, kann Ihre Schlafdauer sich dadurch erheblich verlängern.
8. **Entrümpeln Sie Ihre Küche.** Nehmen Sie sich jede Woche ein bisschen Zeit, um einen bestimmten Bereich Ihrer Küche auszumisten – die Speisekammer, den Kühlschrank, Ihre Schränke und alle Stellen, wo Sie Lebensmittel aufbewahren.
9. **Schränken Sie Ihre Bildschirmzeit ein.** Der durchschnittliche Mensch verbringt vier Stunden pro Tag an seinem Handy – das sind 60 Tage im Jahr! Je mehr Zeit wir mit dem Blick auf Telefone, Tablets und Computer verbringen, umso weniger Zeit haben wir, uns zu bewegen, mit anderen Menschen zu sprechen oder unserem Gehirn die Ruhe zu gönnen, die es so dringend braucht. Tipps und Anleitungen zur Durchführung einer kurzen Bildschirm-Auszeit finden Sie auf verschiedenen Seiten im Internet (*Screen-life-Balance* oder Stichwort »Bildschirmzeit reduzieren«).

10. **Keine Desserts!** Der Nachtisch nach dem Essen kann zur Gewohnheit werden, denn dadurch trainieren Sie Ihre Geschmacksknospen darauf, sich erst dann satt zu fühlen, wenn Sie etwas Süßes gegessen haben. Sie brauchen nicht unbedingt einen ganzen Monat lang auf alles Süße zu verzichten, aber gewöhnen Sie sich ab, Ihr Abendessen mit einem Dessert zu beenden. (Und wenn Sie wirklich etwas Süßes brauchen, dann essen Sie lieber ein paar Beeren!)
11. **Entspannung.** Natürlich klingt es ein bisschen paradox, dass man sich selbst dazu herausfordern soll, sich öfter einmal zu entspannen! Doch wenn Sie sich bewusst dazu zwingen, mehr Dinge zu tun, die Stress abbauen und entspannend wirken, bringt Ihnen das eindeutige Vorteile: Sie schlafen besser, Ihre Verdauung funktioniert reibungsloser, und Sie werden dann auch seltener zu Bewältigungsmechanismen wie Trostessen oder Alkoholkonsum greifen, um sich zu entspannen. Nehmen Sie sich vor, 30 Tage lang jeden Tag eine entspannungsfördernde Übung zu machen! Sie können zum Beispiel meditieren, Yogaübungen machen, Tagebuch schreiben oder einfach nur stillsitzen und gar nichts tun.
12. **Kluge Vorausplanung.** Ihre Mahlzeiten vorauszuplanen, kann zwar ein ziemlich anspruchsvolles Unterfangen sein, doch wenn Sie sich immer schon im Voraus überlegen, was Sie essen möchten, wird es Ihnen viel leichter fallen, sich an gesunde Essgewohnheiten zu halten. Also finden Sie in den nächsten 30 Tagen jede Woche 20 Minuten Zeit, um aufzuschreiben, was Sie in den nächsten sieben Tagen essen werden. Anschließend nehmen Sie sich ein bis zwei Stunden Zeit, um einen Teil dieser Mahlzeiten im Voraus zuzubereiten: Braten Sie ein paar Hähnchenbrüste an, kochen Sie einen Topf mit Quinoa oder Blumenkohlreis und bereiten Sie etwas Obst und Gemüse vor, an dem Sie zwischendurch naschen oder das Sie dünsten können, wenn Sie Hunger haben. Erleben Sie, wie es sich anfühlt, wenn die meisten Ihrer Mahlzeiten bereits vorgekocht sind, sodass Sie sich, wenn Ihr Magen knurrt, sofort etwas Leckeres zubereiten können! Das geht sehr viel schneller und ist auch einfacher, als Essen beim Lieferanten zu bestellen oder sich einen Imbiss nach Hause mitzunehmen.

Schlagen Sie den Prognosen der Experten ein Schnippchen!

Da wir uns nun allmählich dem Ende des Hauptteils unseres Buchs nähern, möchten wir noch einmal auf die besorgniserregenden Prognosen zurückkommen, über die wir in Kapitel 1 gesprochen haben. Wenn wir es (als Einzelpersonen und als Kollektiv) nicht schaffen, unsere Ernährungsgewohnheiten und unser Verhalten zu ändern, könnte die Fettlebererkrankung Hochrechnungen zufolge den Krebs als Todesursache Nummer eins in den USA überholen – und in anderen Ländern sieht es auch nicht viel besser aus.

Die moderne Medizin ist etwas Großartiges: Sie ermöglicht uns ein längeres Leben als je zuvor. Das Schlimme an dieser längeren Lebenserwartung ist jedoch, dass unser Körper inzwischen in der Lage ist, unsere Organe (das Herz, das Gehirn und – wie Ihnen inzwischen sicherlich klar geworden ist – auch die Leber) zu überleben.

Wenn Sie gut für Ihre Leber sorgen, werden Sie länger leben als jemand, der das nicht tut. Und Sie werden nicht nur länger leben, sondern auch besser. Schließlich möchten Sie auch im Alter immer noch ein lebenswertes Leben führen, ohne dass bei jedem Geburtstag neue Krankheiten, Behandlungen und Medikamente hinzukommen, die Ihre Lebensqualität beeinträchtigen – sei es Demenz, Dialyse oder ein Schlaganfall.

Jerry (ein Patient von Ibrahim) ist ein hervorragendes Beispiel dafür, dass es niemals zu spät ist, die Vorteile einer leberfreundlichen Lebensweise zu genießen. Mit 72 Jahren begann Jerry nach dem Essen leichte Schmerzen im rechten Oberbauch zu verspüren; außerdem war ihm auch manchmal übel. Obwohl das keine besonders auffälligen Symptome waren, wusste er, dass mit ihm etwas nicht stimmte; also ging er zu seinem Hausarzt, um sich untersuchen zu lassen.

Da Jerrys Leberwerte erhöht waren, führte der Arzt bei ihm eine Ultraschalluntersuchung und eine Computertomografie durch, die zeigten, dass er an einer Leberzirrhose und an Leberkrebs litt. Jerry, der noch nie viel Alkohol getrunken hatte, war schockiert. Da er (wie so viele Menschen) fortgeschrittene Lebererkrankungen mit Alkoholismus in Zusammenhang brachte, schämte er sich sogar, seiner Familie von seiner Krankheit zu erzählen.

Als Ibrahim Jerrys Krankenakte durchschaute, entdeckte er dort genau die Risikofaktoren, die wir in diesem Buch besprochen haben: Typ-2-Diabetes, zentrale Fettleibigkeit und Bluthochdruck. Und da Jerry jahrzehntelang nicht auf seine Ernährung geachtet und sich kaum bewegt hatte, war seine Fettleber stillschweigend bis zu ihrem schlimmsten Stadium fortgeschritten.

All das geschah zu einem Zeitpunkt, als Jerrys Tochter sein erstes Enkelkind erwartete. Der Wunsch, Großvater zu werden, motivierte Jerry dazu, von nun an gesünder zu leben – denn er wollte so lange wie möglich am Leben seines Enkelkindes teilhaben.

Glücklicherweise war Jerrys Leber zwar mit Narbengewebe durchsetzt, aber sie funktionierte noch. Wenn man die Leber mit einem Auto vergleicht, dann war Jerrys Leber zwar äußerlich zerkratzt und verbeult, aber der Motor lief noch; und deshalb fühlte er sich (abgesehen von den Schmerzen und der Übelkeit) eigentlich auch ganz wohl. Die zweite gute Nachricht war, dass der Tumor in Jerrys Leber bisher erst ganz klein war und noch nicht gestreut hatte.

Gegen seinen Leberkrebs konnte Jerry nicht viel tun – dazu war eine medizinische Intervention notwendig. Doch zum Glück gibt es eine sehr wirksame Behandlung für diese Art von Leberkrebs: Ibrahim konnte die Tumorzellen mithilfe einer lokalen Hyperthermie-Therapie abtöten. Hierbei werden elektromagnetische Wellen direkt in den betroffenen Bereich der Leber geleitet und sorgen dort für eine lokale Überwärmung; der Tumor wird auf diese Weise »verkocht«. (In Deutschland wird diese Methode zur Krebstherapie in der Regel nur zusätzlich zu anderen Verfahren angewendet, beispielsweise einer Chemotherapie.)

Aber es gab doch ein paar sehr wirksame Maßnahmen, die Jerry ergreifen konnte, um den Motor seiner Leber am Laufen zu halten: Er musste seine Ernährung umstellen und sich mehr bewegen. Vielleicht werden die Kratzer und Dellen im »Auto« seiner Leber dadurch nicht mehr verschwinden, aber das Auto wird ihm trotzdem weiterhin als Transportmittel dienen können. Und durch diese Veränderung seiner Lebensweise sinkt gleichzeitig auch sein Risiko, dass der Krebs zurückkehrt.

Jerry stellte sich auf eine Low-Carb-Ernährung um, begann regelmäßig spazieren zu gehen und beschränkte seine Mahlzeiten auf ein Zwölf-Stunden-Essensfenster (zwischen 8:00 und 20:00 Uhr). Außerdem gelang es ihm in Zusammenarbeit mit seinem Arzt, seinen Diabetes besser einzustellen.

Mit der Zeit bekam er auch seine anderen Stoffwechsel-Risikofaktoren gut in den Griff: Seine Taille wurde schmaler, Blutdruck und Blutzuckerspiegel sanken. Als Jerry zu einer Nachuntersuchung zu Ibrahim kam, sah er zehn Jahre jünger aus. Er berichtet, dass er und seine Frau sich mittlerweile einen Hund angeschafft hatten, der ihn zu regelmäßigen Spaziergängen motivierte. Und was am allerwichtigsten ist: Inzwischen hat er sogar schon genügend Energie, um mit seinem Enkelkind ein paarmal pro Woche ins Schwimmbad zu gehen.

Da Jerry in Minnesota lebt, fällt es ihm schwer, auch im Winter aktiv zu bleiben, denn dann ist es in dieser Region nicht besonders angenehm (oder manchmal sogar unmöglich), draußen spazieren zu gehen. Deshalb trainiert Jerry in der kälteren Jahreszeit auf seinem Heimfahrrad, gibt aber zu, dass er sich im Winter in erster Linie auf eine gesunde Ernährung konzentriert, weil er weiß, dass er dann nicht so viel Bewegung bekommt wie in den wärmeren Monaten des Jahres.

Wir haben Ihnen Jerrys Geschichte als Paradebeispiel dafür erzählt, dass es niemals zu spät für Sie ist, sich besser um Ihre Leber zu kümmern – und dass Ihr Gesundheitszustand sich dadurch in jeder Hinsicht verbessert. Obwohl Jerry bereits über 70 Jahre alt war, als bei ihm das fortgeschrittenste Stadium der Fettlebererkrankung diagnostiziert wurde, konnte er seinen Gesundheitszustand mithilfe einer ärztlichen Behandlung und eines konsequenten Ernährungs- und Bewegungsprogramms deutlich verbessern. Dadurch hat er seine Gesundheitsspanne (also die Anzahl der Lebensjahre, in denen er nicht durch eine Krankheit beeinträchtigt ist) und wahrscheinlich auch seine Lebensspanne (also die Anzahl der Jahre, die er noch zu leben hat) verlängert. Und genau dazu wird dieses Buch hoffentlich auch Ihnen verhelfen.

Denken Sie daran, dass die Fettleber zwar eine weit verbreitete, aber sehr langsam fortschreitende Erkrankung ist! Der Schlüssel zum Erfolg liegt also darin, dieser Krankheit von vornherein vorzubeugen oder ihr zumindest sofort entgegenzuwirken, sodass sie nicht mehr weiter fortschreiten kann.

Eine Fettleber ist heilbar. Ihre Leber ist wie Spider-Man; sie kann sich regenerieren. Aber dazu braucht sie einen guten Partner – und zwar Sie!

MAHLZEITENVORSCHLÄGE FÜR DIE ERNÄHRUNGSPLÄNE

Statt an dieser Stelle einen Kalender abzudrucken, in dem genau steht, welche Mahlzeit Sie wann essen sollen, haben wir Listen mit Mahlzeiten und Snacks zusammengestellt, die zu den verschiedenen Ernährungsplänen passen. Bei manchen dieser Gerichte handelt es sich um echte Rezepte (diese erscheinen in unseren Listen **fett gedruckt** und sind im Rezeptteil dieses Buchs enthalten), während man andere Speisen einfach zusammenstellen kann, ohne besondere Schritt-für-Schritt-Anleitungen dafür zu brauchen. Außerdem haben wir auch ein paar Fertigprodukte in unsere Listen aufgenommen, die wir für empfehlenswert halten.

Sie brauchen sich nicht unbedingt genau an die verschiedenen Mahlzeitenkategorien zu halten, sondern können ruhig aus einem Mittagessen ein Frühstück oder aus einem Frühstücksrezept ein Abendessen machen. Und wenn Sie von einer bestimmten Abendmahlzeit eine doppelte Portion zubereitet haben, können Sie sich die Reste am nächsten Tag zum Frühstück oder Mittagessen schmecken lassen.

Beim Durchgehen dieser Listen werden Sie feststellen, dass manche Mahlzeiten ziemlich klein sind, während andere eher die übliche Größe haben. Sie können Mahlzeiten unterschiedlicher Größe nach Belieben miteinander kombinieren. Unser Ziel besteht darin, diese Ernährungsweise für Sie möglichst einfach und bequem zu gestalten – mit viel Abwechslung und ohne komplizierte Zubereitung.

Ab Seite 311 finden Sie außerdem Snackvorschläge für unsere verschiedenen Ernährungspläne.

Mahlzeitenvorschläge für die modifizierte Mittelmeerdiät

Bei der modifizierten Mittelmeerdiät dürfen Sie ruhig auch Gerichte aus dem Ernährungsplan mit moderatem Kohlenhydratkonsum oder dem Low-Carb-Plan wählen, da diese ebenfalls Ihren Kohlenhydratvorgaben entsprechen.

(Bei unserem Familien-Ernährungsplan gibt es keine Einschränkungen für die Kohlenhydratzufuhr. Daher sollten Sie aus diesem Plan lieber keine Mahlzeiten oder Snacks wählen, wenn Sie sich an die modifizierte Mittelmeerdiät halten.)

Frühstück

1. Frühstückssandwich: 1 Vollkorn-Toastbrötchen mit 1 Scheibe Käse und 1 Spiegelei oder Rührei (auf Wunsch vielleicht auch noch mit 1 Putenwurst- oder Putenspeckscheibe) belegen.
2. Pfannkuchen: 2 Vollkorn- oder Buchweizenpfannkuchen mit 1 EL Ahornsirup beträufeln und mit einer Handvoll Beeren oder gehackten Äpfeln bestreuen.
3. Frühstücksburrito: 1–2 Rühreier oder in Scheiben geschnittene hartgekochte Eier mit Ihren Lieblingszutaten (wie Putenspeck, Avocado, Korianderkraut, Frühlingszwiebeln oder Salsa) vermischen und alles in eine Vollkorn-, Mandelmehl- oder Kichererbsenmehl-Tortilla einrollen.
4. Belegter Frühstückstoast: 1 Scheibe Toastbrot aus 100 Prozent Vollkorn oder gekeimtem Getreide (Ezekiel) mit Zutaten wie beispielsweise einer zerdrückten und mit Salz und Pfeffer gewürzten kleinen Avocado, etwas zerbröseltem Feta, Tomatenwürfeln und rohen Zwiebelwürfeln belegen und mit extra nativem Olivenöl und Balsamico-Essig beträufeln. Sie können den Toast auch mit Ricotta oder Hüttenkäse bestreichen, mit etwas Zimt bestreuen und mit einer Handvoll Beeren belegen. Oder Sie können ihn mit Ihrer Lieblingsnussbutter bestreichen und als Belag Bananenscheiben oder Beeren (statt Marmelade) wählen.
5. **Über Nacht eingeweichte Haferflocken** (Seite 319).

Mittagessen

1. Quesadilla: 1 Tortilla aus Vollkorn-, Mandel- oder Kichererbsenmehl mit etwa 60 g grob geriebenem Käse bestreuen und mit einer Eiweißquelle Ihrer Wahl (wie Putenspeck, übrig gebliebenem Hähnchenfleisch oder schwarzen Bohnen) belegen. Dazu je nach Geschmack Salsa, Sauerrahm, Avocado und scharfe Sauce reichen.
2. Maissalat: 1 Maiskolben grillen, die Körner abschneiden und mit folgenden Zutaten vermischen: 40 g Feta; eine Handvoll Rucola, gehackt; 6 Kirschtomaten, halbiert; ½ Avocado, gehackt; und 50 g gekochtem Vollkorn-Couscous. Den Salat mit extra nativem Olivenöl und Rotweinessig beträufeln.
3. Guacamole: 1 zerdrückte Avocado, etwa 75 g Tomatenwürfel und ein halbe mittelgroße gehackte Zwiebel miteinander vermischen und mit fein gehacktem Korianderkraut garnieren. Mit Maistortilla-Chips servieren.
4. **Feta-Gemüse-Couscous** (Seite 371).

Abendessen

1. **Hähnchen-Chili** (Seite 386). Mit etwa 28 g grob geriebenem Käse bestreuen und mit Maistortilla-Chips servieren.
2. **Weihnachtsravioli** (Seite 373) mit gedünstetem Brokkoli als Beilage.
3. Tacos: 120 g (pro Person) zerbröselten Tofu, Hähnchen- oder Putenhackfleisch mit Taco-Gewürz anbraten und zusammen mit Avocadoscheiben, grob geriebenem Käse, Tomatenwürfeln und Salsa oder scharfer Sauce in einer Vollkorn-, Mais-, Kichererbsen- oder Mandelmehltortilla servieren.
4. Burger: Die Fleischküchlein sollten höchstens 120 g pro Person wiegen und aus Bison-, Puten- oder Hähnchenfleisch oder Bohnen bestehen. Servieren Sie sie mit einer Scheibe Käse, grünem Salat, Zwiebeln und Tomate auf einem Brötchen aus Vollkornmehl oder gekeimtem Mehl (oder, falls Sie eine kohlenhydratärmere Variante bevorzugen, auf einem Blumenkohlmehl- oder Keto-Brötchen). Dazu eine Beilage aus gerösteten Süßkartoffel-Pommes reichen.

5. Pfannengericht: 275 g einer Gemüsemischung (wie Rosenkohl, Champignons, Zucchini und Brokkoli) in extra nativem Olivenöl anbraten und mit frischgepresstem Zitronensaft, scharfer Sauce, **Tahini-Sauce** (Seite 339) und/oder Sojasauce würzen. Eine Eiweißquelle Ihrer Wahl (gekochtes Hähnchenfleisch, Lachs oder Garnelen) hinzufügen und mit etwa 80 g gekochtem braunem Reis servieren.
6. Burrito-Bowl: 120 g einer Eiweißquelle Ihrer Wahl (gebratenes Puten- oder Hähnchenfleisch, gebratener Tofu oder gegrilltes Hähnchenfleisch), etwa 80 g gekochten braunen Reis und etwa 70 g gekochte schwarze oder Pinto-Bohnen in einer Schüssel miteinander vermischen und mit Salsa, Guacamole, grob geriebenem Käse, Sauerrahm und/oder scharfer Sauce servieren.

Mahlzeitenvorschläge für den Moderate-Kohlehydrate-Plan

Denken Sie daran, dass Sie im Rahmen dieses Plans auch alle Frühstücksgerichte, Mittag-/Abendessen und Snacks aus dem Low-Carb-Ernährungsplan essen dürfen. Nur die Mahlzeitenvorschläge für den Familienplan eignen sich nicht für Sie, da diese nicht auf eine niedrigere Kohlenhydratzufuhr ausgelegt sind.

Frühstück

1. Frühstücksburrito: 1–2 Rühreier oder in Scheiben geschnittene hartgekochte Eier mit einer nicht zu großen Menge Ihrer Lieblingszutaten (wie Truthahnspeck, grob geriebenem Käse, rohem oder angebratenem Blattspinat, Frischkäse, Avocado, Korianderkraut, Frühlingszwiebeln oder Salsa) vermischen und alles in eine kohlenhydratarme Tortilla einrollen.
2. Belegter Frühstückstoast: 1 Scheibe Toastbrot aus gekeimtem Getreide (wie Ezekiel) oder kohlenhydratarmes Toastbrot mit einer zerdrückten und mit Salz und Pfeffer gewürzten kleinen Avocado, etwas zerbröseltem Feta, Tomatenwürfeln und rohen Zwiebelwürfeln belegen und mit extra nativem Olivenöl und Balsamico-Essig beträufeln. Sie können den Toast auch mit Ricotta oder Hüttenkäse bestreichen, mit etwas Zimt bestreu-

en und mit einer Handvoll Beeren belegen oder ihn mit Ihrer Lieblingsnussbutter bestreichen und als Belag Bananenscheiben oder Beeren (statt Marmelade) wählen.

3. Süßkartoffelrösti: Eine kleine Süßkartoffel kochen, pürieren und etwas anbraten und mit 1 Rührei und etwa 28 g grob geriebenen Käse vermischen.
4. Früchte mit Molkenprotein: 120 g Hüttenkäse mit 1 kleinen Mandarine (geschält und in Scheiben zerteilt), 1 kleinen Apfel (in kleine Stücke geschnitten) oder einer Handvoll Beeren und etwas Zimt oder Muskat vermischen. In einer Schüssel servieren.
5. Knuspermüsli mit Beeren: 1 Portion (siehe Packungsanleitung) zuckerarme, ballaststoffreiche Knuspermüslimischung mit etwa 70 g gemischten Beeren und 240 ml ungesüßtem pflanzlichen Nussdrink oder fettarmer Kuhmilch vermischen.
6. Intakte Haferflocken: 80 g stahlgeschnittenen Hafer kochen, mit etwa 110 g frisch geschnittenen Apfelstücken oder etwa 70 g gemischten Beeren und 1 TL Zimt vermischen und mit kohlenhydratarmem Ahornsirup süßen.
7. Matcha-Smoothie-Schale: 2 TL Matcha-Pulver (gibt es in den meisten Lebensmittelgeschäften in der Teeabteilung) mit einer Handvoll Grünkohl, einer Handvoll Blattspinat, 6 Minzblättern, einer Handvoll Eis und 240 ml ungesüßtem Mandeldrink vermischen und pürieren. Gießen Sie die Mischung in eine Schüssel und belegen Sie sie mit einer Handvoll Walnüsse, ½ in Scheiben geschnittenen Banane, einer Handvoll Brombeeren und 1 EL gemahlenen Leinsamen.

Mittagessen

1. **Herzgesunder Hummus** (Seite 330). Servieren Sie dazu **Vollkornpita-Fenchelchips** (Seite 338), Babykarotten und Staudensellerie (auch Stangensellerie genannt).
2. Quesadilla: 1 kohlenhydratarme Tortilla mit etwa 60 g grob geriebenem Käse bestreuen und mit einer Eiweißquelle Ihrer Wahl (wie Truthahnspeck, übrig gebliebenem Hähnchenfleisch, Pinto- oder schwarzen Bohnen) belegen. Dazu je nach Geschmack Salsa, Sauerrahm, Avocado und scharfe Sauce reichen.

3. Maissalat: 1 Maiskolben grillen und die Körner abschneiden (oder ½ Dose Mais verwenden) und mit folgenden Zutaten vermischen: 40 g Feta; eine Handvoll Rucola, gehackt; eine Handvoll Kirschtomaten, halbiert; ½ Avocado, gehackt; und 50 g gekochte Quinoa. Den Salat mit extra nativem Olivenöl und Rotweinessig beträufeln.
4. Superschnelle Suppe: 1 Portion (siehe Packungsanleitung) Linsen- oder Erbsensuppe aus der Dose zubereiten, mit extra nativem Olivenöl beträufeln und dazu **Keto-freundliche Cracker** (Seite 335) oder Ihre kohlenhydratarmen Lieblings-Cracker reichen.
5. Kichererbsensalat: 1 Portion **Knusprige Kichererbsen** (Seite 323) mit 40 g gehacktem Römersalat und 20 g grob geriebenem Parmesan vermischen. Mit extra nativem Olivenöl und Balsamico-Essig beträufeln und mit Salz und Pfeffer abschmecken. Dazu Mandelmehl-Cracker, kohlenhydratarme Cracker oder **Keto-freundliche Cracker** (Seite 335) reichen.
6. Caprese-Salat: In einer Schüssel folgende Zutaten miteinander vermischen: 8 halbierte Kirschtomaten; 4 halbierte Mozzarella-Perlen; 4 in schmale Streifen geschnittene frische Basilikumblätter; ½ gewürfelte Gurke und 2 fein gehackte Schalotten. Den Salat mit Balsamico-Essig und extra nativem Olivenöl beträufeln und mit Salz und Pfeffer abschmecken. Dazu Mandelmehl-Cracker, kohlenhydratarme Cracker oder **Keto-freundliche Cracker** (Seite 335) reichen.
7. Grünkohlsalat: 3 Handvoll gehackten Grünkohl mit 1 EL extra nativem Olivenöl und dem Saft von ¼ Zitrone massieren. Mit etwa 110 g vorgekochten Linsen, 2 fein gehackten Schalotten und 2 EL fein gemahlenem Parmesan vermischen.
8. Grünkohl-Süßkartoffel-Salat: ½ geröstete Süßkartoffel aus der Schale herauslöffeln. Mit 3 Handvoll Baby-Grünkohlblättern und einer Handvoll gehackten Pekannüssen vermischen und je nach Geschmack mit etwas extra nativem Olivenöl und Balsamico-Essig beträufeln.
9. **Hähnchendip mit scharfer Cayennepfeffersauce** (Seite 333), ½–1 Portion mit Karotten- und Staudenselleriesticks oder einer Handvoll Maistortilla-Chips servieren.

10. Guacamole: 1 zerdrückte Avocado, etwa 75 g Tomatenwürfel und eine halbe mittelgroße gehackte rote Zwiebel miteinander vermischen und mit fein gehacktem Korianderkraut garnieren. Die Guacamole mit Yambohnen-Sticks und/oder einer Handvoll Maistortilla-Chips zum Dippen servieren.

Abendessen

1. **Hähnchen-Chili** (Seite 386) mit etwa 28 g grob geriebenem Käse und kohlenhydratarmen Maistortilla-Chips servieren.
2. **Butternusskürbissuppe** (Seite 358) mit **Keto-freundlichen Crackern** (Seite 335) servieren.
3. **Gefüllte gebackene Süßkartoffeln** (Seite 364) mit **Würzigem Pulled Chicken** (Seite 384) als Beilage servieren.
4. **Fettarme grüne Pasta mit Fleischbällchen** (Seite 378).
5. Burger: Die Fleischküchlein sollten höchstens 120 g pro Person wiegen und aus Bison-, Puten- oder Hähnchenfleisch oder Bohnen bestehen. Servieren Sie sie mit einer Scheibe Käse, grünem Salat, Zwiebeln und Tomate auf einem Blumenkohlmehl- oder Keto-Brötchen. Reichen Sie dazu einen mit extra nativem Olivenöl und Ihrem Lieblingsessig oder Zitronensaft beträufelten grünen Salat.
6. Pfannengericht: Etwa 275 g einer Gemüsemischung (wie Rosenkohl, Champignons, Zucchini und Brokkoli) in extra nativem Olivenöl anbraten und mit frischgepresstem Zitronensaft, scharfer Sauce, **Tahini-Sauce** (Seite 339) und/oder Sojasauce würzen. Eine Eiweißquelle Ihrer Wahl (gekochtes Hähnchenfleisch, Lachs oder Garnelen) hinzufügen und auf einem Bett aus etwa 110 g vorgekochten Linsen und 80 g Quinoa oder Blumenkohlreis servieren.
7. Burrito-Bowl: 125 g einer Eiweißquelle Ihrer Wahl (gebratenes Puten- oder Hähnchenfleisch, gebratener Tofu oder gegrilltes Hähnchenfleisch), 80 g Blumenkohlreis oder Quinoa und etwa 70 g gekochte schwarze oder Pinto-Bohnen in einer Schüssel miteinander vermischen und mit Salsa, Guacamole, grob geriebenem Käse, Sauerrahm und/oder scharfer Sauce servieren.

8. Tacos: 120 g (pro Person) zerbröselten Tofu, Hühner- oder Putenhackfleisch mit Taco-Gewürz anbraten und zusammen mit Avocadoscheiben, grob geriebenem Käse und Tomatenwürfeln in einer Mandelmehl- oder kohlenhydratarmen Tortilla servieren.
9. **Gegrillte Hähnchenbrust, Gebackene Hähnchenbrust, Gegrillten** oder **Gebackenen Lachs** (Seite 353–357) mit Ihrer Lieblingsmarinade – wie kohlenhydratarmer Teriyaki-Sauce, kohlenhydratarmer BBQ-Sauce, Pesto, Zatar oder jamaikanischem Jerk-Gewürz – würzen und dazu geröstete Süßkartoffel, Quinoa oder Bohnennudeln servieren.
10. Hähnchen-Fajitas: 120 g Hähnchenstücke zusammen mit einer halben mittelgroßen gehackten Zwiebel und 60 g in Scheiben geschnittener Paprika anbraten. Dazu 50 g gekochte Quinoa oder gekochten Blumenkohlreis, etwa 70 g gekochte schwarze oder Pinto-Bohnen und nach Belieben Salsa und scharfe Sauce ohne Zuckerzusatz reichen.
11. Wassermelonen-Salat: 100 g Wassermelonenwürfel, 2 Handvoll Rucola und 40 g Feta oder Ziegenkäse miteinander vermischen. Den Salat nach Belieben mit Balsamicoessig und extra nativem Olivenöl beträufeln und mit 1 **Gegrillten Hähnchenbrust** (Seite 354) servieren.
12. No-cook-Bowl: Etwa 220 g vorgekochte Linsen mit etwa 175 g Brokkoliröschen (roh, gedünstet oder geröstet), 30 g gehackter Paprika (rot, grün, orange oder gelb) und 2 EL Feta vermischen; mit extra nativem Olivenöl und Rotweinessig beträufeln.
13. Einfaches Tikka Masala: Ein Backblech mit gehacktem Gemüse (Zucchini, Brokkoli, Paprika, Zwiebeln, Champignons) belegen, mit extra nativem Olivenöl beträufeln, salzen und pfeffern. Rösten Sie das Gemüse circa 20–25 Minuten lang bei 200°C, bis es anfängt, braun zu werden. Servieren Sie etwa 275 g von dem Gemüse mit 50 g gekochter Quinoa und mischen Sie dann 4 EL Tikka-Masala-Sauce aus dem Glas darunter. (Fügen Sie als zusätzliche Eiweißquelle 1 Dose abgetropfte und abgespülte Kichererbsen oder 450 g gekochte Hähnchenstücke hinzu).
14. Gebratene Garnelen: 120 g frische oder aufgetaute, geschälte und entdarmte Garnelen zusammen mit 2 fein gehackten Knoblauchzehen in extra nativem Olivenöl anbraten und das Gericht mit einem Spritzer Zitronensaft und der Schale von ½ Zitrone verfeinern. Auf einem Bett aus 80 g Bohnennudeln oder 50 g gekochter Quinoa anrichten. (Um ge-

frorene Garnelen aufzutauen, geben Sie sie direkt aus dem Gefrierbeutel für 10–20 Minuten in eine Schüssel mit kaltem Wasser; dann lassen Sie sie gründlich abtropfen und tupfen sie vor dem Anbraten mit Papiertüchern trocken).

15. Gefüllte Pilze: 5 Zuchtchampignons entstielen und mit einer Mischung aus gehackter Paprika, fein geschnittenem Mozzarella und Zwiebeln füllen. Die Pilze 25–30 Minuten lang bei 180°C backen und mit Bohnennudeln oder Quinoa servieren.
16. Pesto-Gnocchi: ½ Packung Blumenkohl- oder Grünkohlgnocchi nach Packungsanleitung kochen und mit 1–2 EL **Drei-Kräuter-Pesto** (Seite 345) oder **Roter Sauce** (Seite 340) servieren.

Mahlzeitenvorschläge für den Low-Carb-Plan

Frühstück

1. **Erdnussbutter-Schoko-Käsewaffeln** (Seite 318).
2. Kohlenhydratarmer oder keto-freundlicher Eiweißshake.
3. Zwei keto-freundliche Waffeln mit 1 EL Ahornsirup.
4. Ein keto-freundlicher Bagel oder Keks (oder ein keto-freundliches Brötchen) mit 1 EL ungesalzener Butter bestreichen, mit 1 Scheibe Käse und 1 Rührei belegen und zum Schluss die beiden Hälften zuklappen.
5. 30 g keto-freundliche Cornflakes mit 120 ml pflanzlichem Nussdrink ohne Zuckerzusatz.
6. 1 Puten- oder Hähnchenwurstscheibe mit 1 Spiegelei und ½ in Scheiben geschnittenen großen Avocado belegen.
7. Etwa 240 g fettarmen Hüttenkäse mit etwa 70 g gemischten Beeren und einer Handvoll gehackter Walnüsse vermischen.
8. **Erdbeer-Chiasamenpudding** (Seite 397).
9. Avocado mit gebackenem Ei: 1 Avocado halbieren und entkernen. 1 Ei in das Loch schlagen, das der Kern in den beiden Avocadohälften hinterlassen hat, und bei 180°C 15 Minuten backen. Nach Belieben mit gehacktem Korianderkraut garnieren und mit scharfer Sauce würzen.

10. Griechischer Hüttenkäse: Etwa 240 g fettarmen Hüttenkäse mit folgenden Zutaten vermischen: 1 TL gehackter frischer oder getrockneter Dill; 1 Mini-Gurke, in 0,5 cm dicke Scheiben geschnitten; und eine Handvoll halbierte Kirschtomaten.
11. Pikante gefüllte Eier: 2 hartgekochte Eier halbieren. Die Eigelbe in eine Schüssel geben, zusammen mit ½ Avocado und 1 Klecks Sauerrahm zerdrücken und mit Salz, Pfeffer und Cayennepfeffer abschmecken. Die Eiweißhälften mit der Eigelbmischung füllen.
12. **Schoko-Chiasamenpudding** (Seite 398).
13. 4 **Parmesan-Chips** (Seite 322) mit je ½ EL Frischkäse, 1 Avocadoscheibe und ½ Kirschtomate belegen.
14. Einfaches Parfait: 240 g fettarmen griechischen Naturjoghurt mit etwa 70 g gemischten Beeren, einer Handvoll Mandeln oder Walnüssen und 1 EL Mandelbutter vermischen und mit 2 EL ungesüßten Kokosraspeln garnieren.
15. Eier auf 100 Arten: 1–2 Eier (oder vielleicht auch nur 1 ganzes Ei und 1 Eiweiß, um den Gehalt an gesättigten Fetten zu reduzieren) zu Rührei oder Spiegelei verarbeiten, pochieren oder hart kochen und mit folgenden Zutaten servieren: ½ Avocado, in Scheiben geschnitten; eine Handvoll Kirschtomaten, in Scheiben geschnitten; 1–2 Stücken Räucherlachs, gewürfelt; eine Handvoll Blattspinat, kurz angebraten; 150 g gekochte Gemüsereste jeglicher Art; 40 g gerösteter roter Paprika, gewürfelt; 2 EL Käse jeglicher Art und/oder Salsa; mit etwas Sriracha-Sauce oder Pesto und/oder 1 in Scheiben geschnittenen Frühlingszwiebel oder 1 EL gehacktem Korianderkraut garnieren. (Wenn Sie zu Ihrem Ei gern ein bisschen Speck oder Frühstückswurst essen möchten, dann wählen Sie Putenspeck oder Hähnchenwurst, aber essen Sie so etwas lieber nicht jeden Tag, da die Nitrate in Putenspeck und -wurst eben leider doch bedenklich sind. Natürlich können Sie auch die »echten« Versionen von Speck und Wurst essen, aber betrachten Sie diese – genau wie beispielsweise einen Eisbecher – als besonderen Leckerbissen.)

Mittagessen

1. **Spinat-Artischocken-Dip** (Seite 332) mit **keto-freundlichen Crackern** (Seite 335).
2. **Warmer Ricotta-Dip** (ohne das Himbeerpüree) (Seite 328) mit **keto-freundlichen Crackern** (Seite 335).
3. Ricotta-Caprese-»Salat«: In einer Schüssel etwa 120 g Ricotta, eine Handvoll halbierte Kirschtomaten und ein paar in schmale Streifen geschnittene Basilikumblätter miteinander vermischen. Mit Olivenöl beträufeln und mit Salz und Pfeffer abschmecken. Dazu **keto-freundliche Cracker** (Seite 335) oder Leinsamen-Cracker reichen.
4. Buffalo-Blumenkohl: Etwa 350 g Blumenkohlröschen in etwa 60 ml Buffalo-Sauce schwenken und 30 Minuten lang bei 180°C backen.
5. Jalapeño-Poppers ohne Panade: Den oberen Teil und die Kerne von 3 Jalapeños entfernen. Die Jalapeños mit Käse Ihrer Wahl füllen und jeweils mit 1 Stück Putenspeck umwickeln. 30 Minuten lang (oder bis der Putenspeck kross ist) bei 180°C backen.
6. Quesadilla: 1 Keto-Tortilla mit knapp 60 g grob geriebenem Käse bestreuen und mit einer Eiweißquelle Ihrer Wahl (wie 3 Scheiben Putenspeck oder 60 g übrig gebliebenem Hähnchenfleisch) belegen. Dazu je nach Geschmack Salsa, Sauerrahm, Avocado und scharfe Sauce reichen.
7. Hähnchensalat: ½ Portion **Gebackene Hähnchenbrust** (Seite 353), gehackt, mit folgenden Zutaten vermischen: 1 Stange gewürfelter Staudensellerie; eine halbe mittelgroße gewürfelte rote Zwiebel; 1–2 EL Mayonnaise auf Olivenölbasis; 1 TL Dijon-Senf; 1 TL frischem oder getrocknetem Dill; und Salz und Pfeffer nach Geschmack. Servieren Sie den Salat auf Staudensellerie, mit **keto-freundlichen Crackern** (Seite 335) oder Leinsamen-Crackern oder ganz ohne Zutaten in einer Schüssel.
8. Gebratener Blumenkohlreis: Einen Beutel Tiefkühl-Blumenkohlreis nach Packungsanleitung in der Mikrowelle auftauen (oder aus geraspeltem Blumenkohl selbst zubereiten), überschüssige Flüssigkeit abtropfen lassen und den Reis dann in einer Pfanne bei mittlerer Hitze zusammen mit etwa 90 g in Scheiben geschnittenen Pilzen und 40 g enthülsten Edamame-Bohnen in extra nativem Olivenöl anbraten. Mit Sojasauce, Salz, Pfeffer und Sriracha-Sauce abschmecken.
9. **Krissys Keto-Brokkoli-Käseauflauf** (Seite 370).

10. Thunfischsalat: 1 Dose Thunfisch mit 1–2 EL Mayonnaise auf Oliven- oder Avocadoölbasis vermischen und auf 2 Stangen Staudensellerie servieren.
11. Paprika-Sandwich: 1 Paprika entkernen, entstielen und halbieren; eine Hälfte der Paprika mit 2 Scheiben Putenbrust, ein paar Spinatblättern, 1 Scheibe Käse und 1 Tomatenscheibe füllen. Dann mit der anderen Paprikahälfte zuklappen.
12. Salatwickel: 125 g Hähnchenhackfleisch zusammen mit 1 EL geschältem und gehacktem frischem Ingwer und 1 EL Sojasauce anbraten. In grüne Salatblätter einwickeln und servieren.
13. Kohlenhydratarmer Wrap: 60 g geräucherten Wildlachs mit 2 EL Frischkäse bestreichen, mit Kräutern würzen und zusammenrollen.
14. Eiersalat: 2 hart gekochte, geschälte und gehackte Eier, etwa 20 g gehackten Blattspinat und 1–2 EL Mayonnaise auf Oliven- oder Avocadoölbasis miteinander vermischen. Mit frischem gehacktem Dill oder Korianderkraut garnieren.
15. Gurkensalat: In einer Schüssel folgende Zutaten miteinander vermischen: 2 Mini-Gurken, der Länge nach halbiert und dann in 0,5 cm dicke Scheiben geschnitten; eine Handvoll halbierte Kirschtomaten; eine halbe mittelgroße, in Scheiben geschnittene Zwiebel; und ½ Avocado, in Stücke geschnitten. Mit Salz und Pfeffer bestreuen und mit extra nativem Olivenöl beträufeln. Dazu **keto-freundliche Cracker** (Seite 335) oder Leinsamen-Cracker reichen.
16. **Hähnchendip mit scharfer Cayennepfeffersauce** (Seite 333) (½–1 Portion) mit Staudensellerie und/oder kohlenhydratarmen Crackern servieren.
17. Puten-Pinwheels: 2 Scheiben frische Putenbrust mit je 1 Scheibe Käse und ein paar Babyspinatblättern belegen, aufrollen und in runde Scheiben schneiden (»Pinwheel«).
18. Würzige gebratene Garnelen: 4 Jumbo-Garnelen kurz anbraten oder grillen, mit Sriracha-Sauce beträufeln und auf 160 g nach Packungsanleitung zubereitetem Blumenkohlreis servieren.
19. Rucola-Salat: 50 g Baby-Rucola mit etwa 70 g gemischten Beeren und etwa 60 g fettarmem Hüttenkäse vermischen und mit extra nativem Olivenöl beträufeln.

Abendessen

1. **Einfacher afrikanischer Erdnusseintopf** (Seite 368).
2. **Würziges Pulled Chicken** (Seite 384) (entweder in einer Schüssel oder mit einer Keto-Tortilla serviert) mit Salsa ohne Zuckerzusatz, Sauerrahm, grob geriebenem Käse, in Scheiben geschnittenen schwarzen Oliven und Avocadowürfeln.
3. **Hähnchen-Chili** (Seite 386) mit grob geriebenem Käse, Sauerrahm, Zwiebelwürfeln und kohlenhydratarmen Tortilla-Chips.
4. **Gebackener Lachs mit Blumenkohlreis** (Seite 390).
5. **Gebratene Garnelen auf Curry-Spaghettikürbis** (Seite 382) mit gedünsteten Brokkoliröschen.
6. **Vegetarische Lasagne** (Seite 380).
7. Kohlenhydratfreie Pizza **(»Das Freitagabend-Special«)** (Seite 376).
8. **Krissys Keto-Brokkoli-Käseauflauf** (Seite 370).
9. **Pilzsuppe mit geröstetem Blumenkohl** (Seite 361) und **keto-freundlichen Crackern** (Seite 335).
10. Gefüllter Pilz: 1 großen (oder mehrere kleine), entstielten Zuchtchampignon mit folgenden Zutaten füllen: 30 g Paprikawürfel; eine halbe mittelgroße gewürfelte Zwiebel; 1 Knoblauchzehe, fein gehackt. Den gefüllten Pilz mit 2 EL grob geriebenem Käse bestreuen, 30 Minuten lang bei 180 °C backen und mit frischer, gehackter Petersilie garnieren.
11. Kohlenhydratarme Pasta-Bowl: Zoodles (Zucchininudeln, häufig im Kühlfach der Gemüseabteilung erhältlich), nach Packungsanleitung gekocht; oder ½ Spaghettikürbis, längs halbiert, entkernt und dann mit der Schnittfläche nach unten bei 200 °C auf einem Backblech im Ofen geröstet, bis er weich ist (30–40 Minuten). Mit Parmesan und etwas extra nativem Olivenöl, Ihrem Lieblingspesto oder **Roter Sauce** (Seite 340) servieren und nach Belieben Hähnchenfleisch oder Lachs (gegrillt oder gebacken) hinzufügen.
12. Tacos: Zerbröselten Tofu, Hähnchen- oder Putenhackfleisch mit Taco-Gewürz anbraten und zusammen mit Avocadoscheiben, grob geriebenem Käse, Tomatenwürfeln und Salsa oder scharfer Sauce in einer Vollkorn-, Mais-, Kichererbsen- oder Mandelmehltortilla servieren.

13. Burger: Die Fleischküchlein sollten höchstens 120 g pro Person wiegen und aus Bison-, Puten- oder Hähnchenfleisch oder Bohnen bestehen. Servieren Sie sie mit einer Scheibe Käse, grünem Salat, Zwiebeln und Tomate auf einem Blumenkohlmehl- oder Keto-Brötchen. Reichen Sie dazu einen mit extra nativem Olivenöl und Ihrem Lieblingsessig oder Zitronensaft beträufelten grünen Salat.
14. Pfannengericht: Etwa 275 g einer Gemüsemischung (wie Rosenkohl, Champignons, Zucchini und Brokkoli) in extra nativem Olivenöl anbraten und mit frischgepresstem Zitronensaft, scharfer Sauce, **Tahini-Sauce** (Seite 339) und/oder Sojasauce würzen. Eine Eiweißquelle Ihrer Wahl (gekochtes Hähnchenfleisch, Lachs oder Garnelen) hinzufügen und mit 80 g Blumenkohlreis servieren.
15. Burrito-Bowl: 125 g einer Eiweißquelle Ihrer Wahl (gebratenes Puten- oder Hähnchenfleisch, gebratener Tofu oder gegrilltes Hähnchenfleisch), 150 g Blumenkohlreis (gekocht) und etwa 35 g schwarze oder Pinto-Bohnen (gekocht) in einer Schüssel miteinander vermischen und mit Salsa, Guacamole, grob geriebenem Käse, Sauerrahm und/oder scharfer Sauce servieren.
16. **Gegrillte Hähnchenbrust, Gebackene Hähnchenbrust, Gegrillten** oder **Gebackenen Lachs** (Seite 353–357) mit Ihrer Lieblingsmarinade – kohlenhydratarmer Teriyaki-Sauce, kohlenhydratarmer BBQ-Sauce, Pesto oder jamaikanischem Jerk-Gewürz – würzen und dazu gerösteten Rosen- oder Blumenkohl, gebratene Paprika mit Zwiebeln oder gedünstete grüne Bohnen servieren.
17. Spaghettifreie Spaghetti: ½ Spaghettikürbis (entkernt) 1 Stunde lang bei 230°C backen, dann etwa 60 g Ricotta, 60 ml **Rote Sauce** (Seite 340) und knapp 20 g fein geriebenen Parmesan und grob geriebenen Mozarella darüber geben.
18. Kohlenhydratfreies überbackenes Hähnchen: 1 Hähnchenbrust in einer Auflaufform zusammen mit 4 EL **Roter Sauce** (Seite 340) 25 Minuten lang bei 230°C backen. Die Hähnchenbrust aus dem Backofen nehmen, mit 1 Scheibe frischem Mozzarella belegen, noch einmal in den Ofen zurückschieben und weitere 5–10 Minuten garen.

19. **Gebackene Aubergine** (Seite 372).
20. Buffalo-Zucchini: 1 Zucchini in 0,5-cm-Scheiben schneiden und auf einem gefetteten Backblech 25 Minuten lang bei 180°C backen. ½ Portion **Hähnchendip mit scharfer Cayennepfeffersauce** (Seite 333) darüber geben.
21. Hähnchen-Rucola-Salat: Etwa 50g Baby-Rucola-Blätter mit 60g gehackter **Gegrillter oder Gebackener Hähnchenbrust** (Seite 353/354), 25g gerösteten Pinienkernen und etwa 20g fein geriebenem Parmesan vermischen; den Salat mit extra nativem Olivenöl und Balsamico-Essig beträufeln.
22. Gefüllte Paprika: Das obere Ende und das Kerngehäuse der Paprikaschote entfernen. Füllen Sie sie mit 90g vorgegartem Putenhackfleisch, 60ml **Roter Sauce** (Seite 340) und 1EL italienischem Gewürz und backen Sie sie 20 Minuten lang bei 180°C. Mit etwa 35g fein geschnittenem Mozzarella-Käse bestreuen und weiterbacken, bis der Käse geschmolzen ist.

Mahlzeitenvorschläge für den Familien-Ernährungsplan

Diese Mahlzeitenvorschläge eignen sich für Sie, wenn Sie mit Kindern und/oder in einem größeren Familienkreis zusammenleben und zu jeder Mahlzeit nur ein einziges Gericht zubereiten möchten, das erstens von allen Familienmitgliedern gegessen wird und zweitens nährstoffdichter ist als die typische westliche Familienkost. Allerdings haben wir die Kohlenhydratzufuhr bei diesen Mahlzeiten nicht eingeschränkt. Wenn Sie sich also an einen der anderen Ernährungspläne mit niedrigerem Gesamtkohlenhydratgehalt halten möchten, dann beschränken Sie sich am besten auf unsere Mahlzeitenvorschläge für den betreffenden Plan. Andererseits sind alle Essensvorschläge für die anderen Ernährungspläne auch im Rahmen des Familienplans erlaubt (denn Ihre Kinder sollen sich zwar nicht bei **jeder** Mahlzeit kohlenhydratarm ernähren, aber es ist durchaus in Ordnung, wenn sie hin und wieder ein Low-Carb-Gericht zu sich nehmen).

Hinweis: Wie bei allen anderen Ernährungsplänen in diesem Buch sind die Mahlzeitenvorschläge jeweils für eine Person (= eine Portion) gedacht. Da es sich hierbei um einen Familienplan handelt, müssen Sie die Zutaten also möglicherweise verdoppeln, verdreifachen oder vervierfachen, um die für Ihre Familie richtige Menge zu erhalten.

Frühstück

1. Fruchtmix: In einer Schüssel folgende Zutaten miteinander vermischen: ½ Grapefruit, geschält und in Scheiben zerteilt; 1 kleine Banane, in Scheiben geschnitten; 1 Kiwi, in Scheiben geschnitten; 6 Weintrauben, halbiert. Pressen Sie den restlichen Saft aus der leeren Grapefruitschale darüber.
2. Bagel-Sandwich mit Mandelbutter und Banane: 1 Vollkornbagel halbieren und toasten, bis er leicht gebräunt ist, und jede Hälfte gleichmäßig mit 1 EL Mandelbutter bestreichen. Die eine Bagelhälfte mit 1 kleinen, in Scheiben geschnittenen Banane belegen; die andere Hälfte gleichmäßig mit 1 EL gemahlenen Leinsamen bestreuen und die beiden Bagelhälften dann zusammenklappen.
3. Sättigendes Frühstücksporridge: 240 ml gekochten Haferflockenbrei mit ½ in Scheiben geschnittener Banane, etwa 30 g Blaubeeren und 1 EL Mandelbutter vermischen und mit 1 EL Honig beträufeln.
4. **Über Nacht eingeweichte Haferflocken** (Zubereitung siehe Seite 319) mit etwa 70 g Beeren (Erdbeeren, Blaubeeren, Brombeeren, Himbeeren) und 1 EL dunklen Schokoladendrops vermischen.
5. Gesundes Frühstücksmüsli: Eine Portion (laut Nährwertangaben) ballaststoffreiches, zuckerarmes Müsli mit 240 ml ungesüßtem pflanzlichem Nussdrink oder fettarmer Kuhmilch vermischen.
6. Pfannkuchen-Sandwich: 2 (tiefgekühlte) Protein-Pfannkuchen oder -Waffeln nach Packungsanleitung zubereiten. Einen der beiden Pfannkuchen mit 1 EL Ahornsirup beträufeln und 1 Putenwurstscheibe zwischen die zwei Pfannkuchen legen.
7. Eier-Muffins: 6 Eier in einer Schüssel miteinander verrühren und etwa 28 g grob geriebenen Käse plus 40 g fein gehackten Putenspeck daruntermischen. Die Muffinmasse in eine gefettete Muffinform mit sechs Fächern füllen und 20 Minuten lang bei 180 °C backen.

8. Einen Apfel in Scheiben schneiden und diese in eine Mischung aus 2 EL Erdnuss- oder anderer Nussbutter ohne Zuckerzusatz und 2 EL ungekochten Haferflocken tauchen. Mit etwas Honig beträufeln und mit Zimt oder Muskat bestäuben.
9. Protein-Toast: 1 Stück Toast aus 100 Prozent Vollkorn mit etwa 120 g Hüttenkäse belegen, mit Zimt bestäuben und mit Honig beträufeln.
10. Putenwurst-Pfannkuchensticks: Eine Protein-Pfannkuchenmischung nach Packungsanleitung zubereiten und den Teig in eine mittelgroße Auflaufform füllen. Auf dem Herd 1 Packung Putenwürstchen vorgaren. Möglichst viele kleine Putenwürstchen senkrecht in die Auflaufform mit der Pfannkuchenmischung eintauchen (in 2 Reihen). Den Auflauf 10–15 Minuten lang bei 200°C backen. In Sticks schneiden und servieren.

Mittagessen

1. Suppe und mit Käse überbackenes Brot: 2 Scheiben Käse zwischen 2 Scheiben 100-prozentiges Vollkornbrot legen. Toasten, bis der Käse geschmolzen ist, und dazu 1 Portion Tomatensuppe oder Suppe aus gerösteter roter Paprika aus der Dose oder Packung nach Anleitung zubereiten und servieren.
2. Ballaststoffreiches Sushi: Sushi-Rolle aus braunem Reis mit natriumarmer Sojasauce.
3. Pesto-Puten-Panini: Ein Sandwich aus 2 Scheiben 100-prozentigem Vollkornbrot, 1 EL Ihres Lieblingspestos, 1–2 Scheiben Putenbrust, 1 Tomatenscheibe und 2 Scheiben Mozzarella zubereiten und pro Seite 1–2 Minuten lang bei mittlerer bis niedriger Hitze in der Pfanne garen. (Das Sandwich dabei mit einem Pfannenwender nach unten drücken.)
4. Linsennudel-Salat: Folgende Zutaten miteinander vermischen: 80 g Nudeln aus roten Linsen, gekocht und abgetropft; 1 Stange gewürfelter Staudensellerie; etwa 75 g Tomatenwürfel und 30 g gewürfelte Paprika. Den Salat mit extra nativem Olivenöl beträufeln, 1 EL italienische Gewürzmischung hinzufügen und mit Salz und Pfeffer abschmecken.

5. Hähnchen-Pita: Die Hälfte eines 100-prozentigen Vollkorn-Pita-Brots mit 2 Scheiben Brathähnchen, 1 Scheibe mildem Cheddarkäse und 2 EL Hummus füllen. Dazu Karottenstifte reichen.
6. Truthahn-Mozzarella-Sticks: ein längliches Stück Mozzarella mit 1 Putenscheibe umwickeln und in ein Römersalatblatt einrollen. Zum Mittagessen 2 von diesen Sticks servieren.
7. Klassisches Nussbutter-Sandwich: 2 Scheiben 100-prozentiges Vollkornbrot mit 2 EL Nussbutter bestreichen. (Alternative: ½ kleine Banane in Scheiben schneiden und das Brot zusätzlich damit belegen.)

Abendessen

1. Tacos für unterwegs (für Abende, an denen Sie nicht zu Hause essen können): Zu einer Portion Tortilla-Chips 110 g angebratenes Taco-Fleisch Ihrer Wahl (Pute, Hähnchen, Rind, Fleischersatz, Tofu), eine kleine Handvoll in Streifen geschnittenen grünen Salat, 2 EL Salsa ohne Zuckerzusatz, 2 EL grob geriebenen Käse und 1 EL Guacamole geben.
2. Pizza: Wählen Sie eine Pizza mit dünnem Teigboden oder Teig aus beispielsweise Blumenkohl, lassen Sie die Salami und andere Wurst weg (reichlich Gemüse ist als Belag aber erlaubt) und essen Sie nur 2 Pizzastücke. Reichen Sie dazu Ihren mit extra nativem Olivenöl und Zitronensaft beträufelten grünen Lieblingssalat.
3. Hähnchen mit Reis: Gegrillte Hähnchenstreifen mit einer Beilage aus braunem Reis und Babykarotten (mit Ranch-Dressing zum Dippen).
4. Ballaststoffreiche Pizza: Vollkornpizzaboden, mit fein geschnittenem Mozzarella, Sauce, roten Paprikastreifen und Putenwurst belegt.
5. Gesunde Nudeln mit Fleischbällchen: Hähnchen- oder Putenfleischbällchen (beispielsweise aus der Tiefkühlabteilung des Lebensmittelgeschäfts) nach Packungsanleitung zubereiten und mit **Roter Sauce** (Seite 340), Vollkorn-Penne, Parmesan und einem Spritzer extra nativem Olivenöl servieren.

SNACKVORSCHLÄGE FÜR DIE ERNÄHRUNGSPLÄNE

Snacks für die modifizierte Mittelmeerdiät

Im Rahmen dieses Ernährungsplans dürfen Sie auch alle Snacks essen, die zum Ernährungsplan mit moderatem Kohlenhydratkonsum und zum Low-Carb-Plan gehören.

1. Käserolle: Mit geschmolzenem Käse gefüllte Vollkorntortilla (dazu Salsa zum Dippen reichen).
2. **Herzgesunder Hummus** (Seite 330) oder **Baba Ganoush** (Seite 334) mit **Vollkorn-Pita-Brot** (Seite 336).
3. 1 mittelgroße Banane mit 2 EL Nussbutter.
4. Guacamole mit Tomatenwürfeln, Zwiebeln, Korianderkraut und einem Spritzer frischer Limette. Mit Maistortilla-Chips servieren.
5. 2–3 entsteinte Datteln mit einem Klecks Ziegenkäse oder Ihrer Lieblingsnussbutter und einer Prise Meersalz.
6. 1 Scheibe Vollkorntoast mit Ricotta und Tomatenscheiben belegen und mit Salz und Pfeffer würzen; den Toast mit extra nativem Olivenöl und einem Spritzer Balsamico-Essig beträufeln.

Snacks für den Moderate-Kohlehydrate-Plan

Im Rahmen dieses Ernährungsplans dürfen Sie auch die weiter unten aufgeführten Snacks für den Low-Carb-Ernährungsplan essen!

1. **Knusprige Kichererbsen** (Seite 323).
2. **Geröstete Kichererbsen für die Feiertage** (Seite 324).
3. **Edamame-Partydip** (Seite 329) mit **keto-freundlichen Crackern** (Seite 335) oder Ihren kohlenhydratarmen Lieblings-Crackern.
4. Snacks aus gebackenen Erbsen
5. Pinto-Bohnenmus (»Refried Beans«) mit geschmolzenem Käse und kohlenhydratarmen Crackern.
6. Ungesüßtes Apfelmus mit Zimt.
7. Leckere Sellerie-Sticks: Einige Stangen Staudensellerie mit Mandelbutter bestreichen und mit Rosinen oder getrockneten Cranberries bestreuen.
8. Hüttenkäse mit Cantaloupe-Melonenstücken.
9. Tortilla mit Käse: Tortilla aus Mandel- oder Kichererbsenmehl, mit geschmolzenem Käse gefüllt und aufgerollt (wenn Sie einen pflanzlichen Käse verwenden, können Sie eine milchfreie Variante daraus machen).
10. **Vollkorn-Pita-Brot** (Seite 336) oder **Vollkornpita-Fenchelchips** (Seite 338) mit einem **Dip aus gerösteter roter Paprika** (Seite 331).
11. **Vollkornpita-Fenchelchips** (Seite 338).
12. Guacamole mit Tomatenwürfeln, Zwiebeln, Korianderkraut und einem Spritzer frischer Limette. Mit Yambohnen-Sticks servieren.
13. **Taboulé** (Seite 360).
14. Zwei kleine Feigen etwas einschneiden (ohne sie ganz durchzuschneiden) und mit einer Walnuss und etwas Feta oder Ziegenkäse füllen.
15. **Käse-Feigen-Häppchen** (Seite 326).
16. **Avocado-Melonen-Smoothie** (Seite 317).
17. Ein Apfel, in Scheiben geschnitten und mit 2 EL Nussbutter serviert.

Snacks für den Low-Carb-Plan

Alle unten aufgeführten Snacks entsprechen der Definition von »low-carb« oder »kohlenhydratarm« – das heißt, sie enthalten höchstens 26 Prozent Kohlenhydrate. (Alle Snacks, die Sie im Supermarkt finden und bei denen »keto« auf der Verpackung steht, entsprechen ebenfalls den Vorgaben unseres Low-Carb-Ernährungsplans.)

Zu den in dieser Rubrik empfohlenen Dips sollten Sie Gemüsesticks (Paprika, Staudensellerie, Zuckererbsen, Gurken, Radieschen oder Karotten) servieren. Mit Karotten sollten Sie jedoch lieber ein bisschen vorsichtig sein, da diese Ihre Kohlenhydratzufuhr stark erhöhen können, wenn Sie zu viel davon essen.

1. **Pikante Rosmarin-Cashews** (Seite 325).
2. Zwei Scheiben Räucherlachs mit Frischkäse bestreichen, mit einer Kräutergewürzmischung bestreuen und zusammenrollen.
3. **Spinat-Artischocken-Dip** (Seite 332).
4. **Hähnchendip mit scharfer Cayennepfeffersauce** (Seite 333).
5. **Warmer Ricotta-Dip mit Himbeerpüree** (Seite 328).
6. Karotten-, Staudensellerie- oder Paprikasticks mit einem Dressing auf Joghurtbasis zum Dippen.
7. Einige Stangen Staudensellerie mit Mandelbutter oder Frischkäse bestreichen und mit Blaubeeren bestreuen.
8. **Knusprige Rosenkohlchips** (Seite 321).
9. Zucchini-Chips, mit Käse überbacken: 1 kleine Zucchini in Scheiben schneiden, flach auf ein Backblech legen, mit extra nativem Olivenöl beträufeln und mit Salz und Pfeffer würzen. Backen Sie die Zucchini 15 Minuten lang bei 180°C. Dann den Backofen öffnen, die Scheiben gleichmäßig mit einer großzügigen Menge Parmesan bestreuen und noch 15 Minuten weiterbacken.
10. Eine Handvoll Oliven.
11. Hüttenkäse mit **keto-freundlichen Crackern** (Seite 335) oder Leinsamen-Crackern.
12. Keto-Tortilla mit einer Füllung aus geschmolzenem Käse.
13. Nüsse: Eine Handvoll Walnüsse, Pistazien, Mandeln, Cashews, Macadamianüsse oder Pinienkerne.

14. Kerne: Eine Handvoll Kürbis- oder Sonnenblumenkerne.
15. Beeren: Eine Handvoll Erdbeeren, Brombeeren, Himbeeren oder Blaubeeren (nach Belieben mit einem Klecks Ricotta garniert).
16. Gefüllte Oliven: 3 große, entsteinte grüne Oliven mit Feta, Mozzarella oder Ricotta füllen.
17. Guacamole mit Gemüsesticks, Keto- oder Leinsamen-Crackern.
18. **Parmesan-Chips** (Seite 322).
19. **Eiweißreiche Kekscreme** (Seite 392).
20. **Kohlenhydratarme Erdnussbuttertörtchen** (Seite 393).
21. **Keto-freundliche Cracker** (Seite 335).
22. Gurkenscheiben mit Hüttenkäse bestrichen und einer Gewürzmischung (etwa aus Sesam, Zwiebeln, Salz und Knoblauch) bestreut.
23. Mandelmehl-Cracker mit Hüttenkäse.
24. Ein paar Stangen Staudensellerie mit Frischkäse und einer Gewürzmischung (etwa aus Sesam, Zwiebeln, Salz und Knoblauch).
25. Fettarmer Naturjoghurt mit einer Handvoll Keto-Knuspermüslimischung und einer Handvoll frischer Beeren (Himbeeren, Heidelbeeren und Brombeeren).
26. Hart gekochte Eier.
27. Gefüllte Eier: 2 hartgekochte Eier halbieren. Die Eigelbe in eine Schüssel geben, zusammen mit ½ Avocado und 1 Klecks Sauerrahm zerdrücken und mit Salz und Pfeffer (und Cayennepfeffer, falls Sie es gerne scharf mögen) abschmecken. Die Eiweißhälften mit der Eigelbmischung füllen.

Snacks für den Familien-Ernährungsplan

Alle Snacks, die wir in unseren verschiedenen Ernährungsplänen aufgelistet haben, eignen sich auch für den Familienplan. Vergessen Sie nicht, dass Kinder Kinder sein wollen! Man sollte ihnen ihre Lieblings-Leckerbissen nicht ganz verbieten – egal ob es sich dabei um Chips, Kekse oder Eis handelt. Aber versuchen Sie sie wenigstens zu ein paar gesünderen Snacks zu überreden, so wie wir sie für die anderen Ernährungspläne aufgelistet haben, damit ihre »ungesunden« Favoriten nicht jeden Tag auf ihrem Teller landen.

REZEPTE

FRÜHSTÜCK

SNACKS UND BEILAGEN

SAUCEN

GRUNDREZEPTE FÜR GERICHTE MIT TIERISCHEM EIWEISS

HAUPTGERICHTE VON LEICHT BIS HERZHAFT

DESSERTS

Abkürzungen

MM: Modifizierte Mittelmeerdiät
MK: Ernährungsplan mit moderatem Kohlenhydratkonsum
LC: Low-Carb-Ernährungsplan
KF: Keto-freundlich
GF: Glutenfrei
V: Vegan
VGT: Vegetarisch

FRÜHSTÜCKSGERICHTE

Zusätzlich zu den Frühstücksideen, die Sie in diesem Buch bereits kennengelernt haben, finden Sie hier noch ein paar weitere Rezepte, die Sie vielleicht gerne essen werden.

AVOCADO-MELONEN-SMOOTHIE

MM, GF, VGT

Kristin wurde schon von vielen Patienten um Variationsmöglichkeiten für Smoothies gebeten. Denn irgendwann hatten die Patienten genug von gemischten Beeren und Joghurt und wünschten sich eine leberfreundliche Alternative dazu. Dieser leckere Smoothie mit Avocado und Melonen eignet sich hervorragend als Erfrischung an einem heißen Sommertag. Um Smoothies leberfreundlich zu gestalten, sollten Sie grundsätzlich auf Früchte mit hoher glykämischer Last, wie Bananen und Mangos, verzichten und stattdessen lieber Beeren, Äpfel oder Melonen in kleinen Mengen verwenden, um Ihrem Smoothie ein süßes Aroma zu verleihen. Sie können auch grünes Gemüse wie Grünkohl oder Blattspinat hinzufügen, um den Nährstoffgehalt zu erhöhen. Außerdem sollten Sie darauf achten, als Flüssigkeit für Ihre Smoothies pflanzliche Nuss- oder Samendrinks ohne Zuckerzusatz, Wasser oder fettarme Kuhmilch zu verwenden.

Zubereitungszeit: 5 Minuten | Gesamtzeit: 5 Minuten

Zutaten für 1 Portion

- 1 reife Avocado, entkernt
- 50 g Cantaloupe-Melone
- 50 g Honigmelone
- 1 EL griechischer Naturjoghurt
- Ein paar Eiswürfel
- Etwas Honig

1. Alle Zutaten in den Mixer geben.
2. Zu einer glatten Mischung pürieren.

ERDNUSSBUTTER-SCHOKO-KÄSEWAFFELN

MM, MK, LC, GF, VGT

Kristin wollte ein Rezept für kohlenhydratarme Waffeln entwickeln, die sättigen und den Blutzuckerspiegel nicht in die Höhe schießen lassen. Ein Mini-Waffeleisen und etliche Waffeln später war dieses süße Käsewaffel-Rezept geboren. Der Käse und das Ei ergeben zusammen einen einfachen Waffelteig; Erdnussbutter und Schokolade bereichern das herzhafte Aroma durch eine leicht süßliche Note.

Zubereitungszeit: 5 Minuten | Backzeit: 8–16 Minuten | Gesamtzeit: 13–21 Minuten

Zutaten für 2 Portionen

- 1 ganzes Ei
- 1 Eiweiß
- 70 g Mozzarella
- 2 EL Frischkäse oder Ricotta
- 2 EL Kakaopulver
- 2 EL Erdnussbutterpulver
- 2 EL Mandel- oder Kokosmehl
- 50 g Zuckeralternative
- Avocadoöl-Spray
- 2 EL reine Erdnussbutter

1. Das Mini-Waffeleisen vorheizen. Währenddessen mit einem Mixer Ei, Eiweiß, Mozzarella und Frischkäse oder Ricotta zu einer glatten Masse pürieren.
2. Kakao- und Erdnussbutterpulver, Mandel- oder Kokosmehl und Zuckeralternative zu der Käse-Eier-Mischung hinzufügen. Die Mischung erneut mixen, bis eine glatte homogene Massen entsteht.
3. Das Waffeleisen mit Avocadoöl einsprühen oder einpinseln. ¼ von der Waffelmischung hineingeben, den Deckel schließen und die Waffeln 2–4 Minuten backen. Insgesamt 4 Waffeln ausbacken.
4. 2 Waffeln mit der Erdnussbutter bestreichen und mit den beiden anderen Waffeln bedecken, sodass 2 Sandwiches entstehen.

HAFERFLOCKEN-CHAMPION

Haferbrei aus der Mikrowelle: Etwa 50 g Hafer (vorzugsweise stahlgeschnittener Hafer oder übliche Haferflocken) mit 240 ml Flüssigkeit (einer Mischung aus Wasser, Milch oder ungesüßtem Pflanzendrink) und einer Prise Salz vermischen und für 2–3 Minuten in die Mikrowelle stellen, wobei Sie nach ungefähr anderthalb Minuten darauf achten sollten, dass der Haferflockenbrei nicht überkocht. Die Haferflocken aus der Mikrowelle nehmen und ein paar Minuten lang quellen lassen, damit sie noch mehr Flüssigkeit aufnehmen. Dann bestreuen Sie den Brei mit Zutaten Ihrer Wahl – zum Beispiel einer Handvoll Blaubeeren und einem Esslöffel gemahlener Leinsamen.

Über Nacht eingeweichte Haferflocken: Für diese Haferflocken brauchen Sie morgens noch weniger Zeit als für Haferbrei aus der Mikrowelle – weil Sie sie schon am Vorabend zubereitet haben! Etwa 50 g Ihrer Lieblingshaferflocken und 120 ml Ihrer Lieblingsmilch in einem Einmachglas vermischen. Falls Sie Ihr Frühstücksmüsli mit zusätzlichen Ballaststoffen und gesunden Fetten anreichern möchten, geben Sie auch noch 1 EL gemahlene Leinsamen dazu. Das Glas verschließen und über Nacht in den Kühlschrank stellen. Am nächsten Morgen können Sie noch weitere Zutaten (beispielsweise Zimt, Beeren oder Walnüsse) hinzufügen.

In der Pfanne gekochter stahlgeschnittener Hafer: 1 l Flüssigkeit (750 ml Wasser und 250 ml Ihrer Lieblingsmilch) mit etwa 100 g Haferflocken vermischen. Um Ihrem Müsli etwas mehr Aroma zu verleihen, schmelzen Sie zuerst ½ EL Butter oder Kokosöl in der Pfanne und rösten die Haferflocken dann bei mittlerer Hitze darin, bis sie einen leichten Duft entfalten. Dann die Flüssigkeit und eine Prise Salz hinzufügen, die Hitze auf mittlere bis hohe Stufe drehen, die Haferflocken zum Kochen bringen und unter gelegentlichem Umrühren köcheln lassen, bis sie die gewünschte Konsistenz erreicht haben. (Das dauert normalerweise circa 15–25 Minuten.)

Im Instant Pot gekochter stahlgeschnittener Hafer: Im Instant Pot oder einem anderen Schnellkochtopf können Sie gleich Ihr Frühstück für die ganze Woche vorbereiten. Vermischen Sie die Flocken im Verhältnis von etwa 200 g Haferflocken zu 1200 ml Flüssigkeit (einer Mischung aus Wasser und Ihrer Lieblingsmilch; Sie können aber auch einfach nur Wasser verwenden). Stellen Sie den Instant Pot auf 4 Minuten Kochzeit ein und lassen Sie den Druck dann auf natürliche Weise entweichen. Insgesamt dauert der Kochvorgang ungefähr 20 Minuten – widerstehen Sie der Versuchung, den Dampf schneller abzulassen, da die Haferflocken Zeit brauchen, um die Flüssigkeit aufzunehmen.

Haferflocken zum Mitnehmen: Etwa 50 g Haferflocken in einen isolierten 250-ml-Behälter geben. Eine Handvoll gerösteter Pekannüsse und Ihrer Lieblingsbeeren sowie ½ TL Süßungsmittel (siehe Liste ab Seite 183) hinzufügen und den Behälter fast bis zum Rand mit heißem Wasser füllen. In einer Stunde ist das Müsli verzehrfertig – egal ob Sie im Büro, beim Fußballspiel Ihres Kindes oder auf dem Weg zur Arbeit sind.

SNACKS UND BEILAGEN

KNUSPRIGE ROSENKOHLCHIPS

MM, MK, LC, GF, KF, VGT

Kristin liebt Rosenkohl – eine Begeisterung, die ihre Kinder leider nicht immer teilen. »Als mein Sechsjähriger mir erklärte, in Form von Chips würde er den Rosenkohl essen, habe ich meine Praktikantin Olivia Dottore gefragt, ob sie ein solches Gericht erfinden könnte«, erzählte Kristin. »Und sie hat es tatsächlich geschafft! Inzwischen stürzt sich meine ganze Familie auf diese Chips und kann gar nicht genug davon bekommen.«

Zubereitungszeit: 10 Minuten | Backzeit: 30 Minuten | Gesamtzeit: 40 Minuten

Zutaten für 2 Portionen

- 450 g Rosenkohl
- Schale von 1 Zitrone
- 70–140 g geriebener Parmesan
- Extra natives Olivenöl oder Avocadoöl
- Salz

1. Den Backofen auf 220°C vorheizen.
2. So viele Blätter von den Rosenkohlköpfchen abzupfen, dass Sie ein Backblech damit auslegen können.
3. Die Blätter gleichmäßig mit Zitronenschale, Parmesan und Salz bestreuen und mit dem Öl beträufeln.
4. Circa 30 Minuten knusprig backen.

PARMESAN-CHIPS

MM, MK, LC, GF, KF, VGT

Diese Chips eignen sich hervorragend für den Low-Carb-Ernährungsplan. Sie sind ein wunderbarer Ersatz für die herkömmlichen Cracker, die normalerweise eine Menge Kohlenhydrate enthalten, und schmecken auch sehr lecker.

Zubereitungszeit: 2 Minuten | Backzeit: 10 Minuten | Gesamtzeit: 12 Minuten

Zutaten für 4 Portionen

- 240–300 g frischer Parmesan
- Öl Ihrer Wahl (etwa extra natives Olivenöl oder Avocadoöl)

1. Den Parmesan auf der mittleren Schneide einer Kastenreibe raspeln.
2. Eine Sauteuse mit etwas Öl beträufeln und das Öl mit einem Küchentuch gleichmäßig darin verteilen.
3. Kleine Kreise aus dem geraspelten Käse in einer Pfanne ausstreuen.
4. Die Käsekreise bei mittlerer Hitze circa 5 Minuten backen, bis sie am Pfannenboden festzukleben scheinen.
5. Wenden und noch 5 Minuten weiterbacken, bis sie knusprig sind.
6. Die Käsechips aus der Pfanne nehmen und zum Trocknen auf ein Papiertuch legen.

KNUSPRIGE KICHERERBSEN

MM, MK, GF, V, VGT

Das Rezept mit den gerösteten Kichererbsen aus unserem ersten Buch war so beliebt, und Kichererbsen sind so hervorragende Eiweiß- und Ballaststofflieferanten, dass wir dieses Gericht (mit ein paar anderen Kräutern und Gewürzen abgewandelt) auch wieder in unser neues Buch aufgenommen haben. Das Paprikapulver verleiht ihm ein apartes rauchiges Aroma. Die Flüssigkeit von mindestens einer Dose Kichererbsen können Sie aufbewahren und für die Zubereitung der Erdnussbutter-Mousse (eines unserer Frühstücksrezepte) verwenden. Luftdicht in einem Glas verschlossen, hält sich die Flüssigkeit im Kühlschrank zwei bis drei Tage.

Zubereitungszeit: 5 Minuten | Backzeit: 30 Minuten | Gesamtzeit: 35 Minuten

Zutaten für 10 Portionen

- 2 465-g-Dosen ungesalzene Kichererbsen
- 3 EL extra natives Olivenöl oder Avocadoöl
- 1 TL Knoblauchpulver
- ½ TL Salz
- ½ TL Kreuzkümmel
- 1 ½ TL geräuchertes Paprikapulver
- 1 TL Zwiebelpulver

1. Den Backofen auf 220°C vorheizen.
2. Die Kichererbsen aus der Dose in ein Sieb gießen und abtropfen lassen, dann auf eine flache Unterlage legen und gründlich mit einem Papiertuch abtrocknen.
3. In eine mittelgroße Schüssel geben und die übrigen Zutaten untermischen.
4. Die gewürzten Kichererbsen auf ein mit Backpapier ausgelegtes Backblech legen.
5. Circa 30 Minuten lang im Backofen backen und dabei alle 10 Minuten durchmischen. Beim Herausnehmen sollte der Großteil der Kichererbsen knusprig sein.

GERÖSTETE KICHERERBSEN FÜR DIE FEIERTAGE

MM, MK, GF, V, VGT

Wir lieben Kekse zu Weihnachten oder an anderen Festtagen genauso wie alle anderen Menschen, aber nicht jeder Feiertagsgenuss muss unbedingt ein Dessert sein. Diese gerösteten Kichererbsen sind (in ein Einmachglas gefüllt und mit einer hübschen Schleife versehen) ein wunderbares Geschenk für Freunde oder ein gesunder Snack, den Sie in der oft etwas hektischen Weihnachtszeit am besten immer auf der Küchentheke stehen haben sollten. Sie können sie sogar als kleine Leckerei für den Weihnachtsmann draußen liegen lassen, falls das in Ihrer Familie Tradition ist!

Zubereitungszeit: 5 Minuten | Backzeit: 30 Minuten | Gesamtzeit: 35 Minuten

Zutaten für 4 Portionen

- 1 465-g-Dose Kichererbsen
- Extra natives Olivenöl
- 1 ½ TL Ingwerpulver
- 1 EL Zimt
- 1 EL Muskat

1. Den Backofen auf 220°C vorheizen.
2. Die Kichererbsen aus der Dose in ein Sieb gießen und so lange wie möglich abtropfen lassen. Falls Sie keine Zeit dazu haben, tupfen Sie sie mit einem Geschirrtuch trocken.
3. Die Kichererbsen in eine saubere Schüssel schütten und in Olivenöl tränken.
4. Ingwerpulver, Zimt und Muskat hinzufügen und das Ganze miteinander vermischen, bis alle Kichererbsen sich vollständig mit dem Öl und den Gewürzen überzogen haben. (Die Mengenangaben sind lediglich Vorschläge; Sie können dieses Rezept gerne auch mit mehr oder weniger Gewürz gestalten.)
5. Die Kichererbsen auf einem Backblech verteilen und für circa 30 Minuten in den Ofen schieben, bis sie knusprig gebräunt sind.

PIKANTE ROSMARIN-CASHEWS

MM, MK, LC, GF, VGT

Das Schöne an diesem Rezept sind seine vielen Variationsmöglichkeiten. Statt der Cashews können Sie zum Beispiel auch Mandeln oder Pekannüsse verwenden oder die würzigen Zutaten durch etwas Süßeres (beispielsweise Zimt anstelle von Rosmarin) ersetzen. Sie sollten nur das Fett und die Backzeit beziehungsweise Backtemperatur beibehalten; alles andere bleibt Ihrer Fantasie überlassen.

Zubereitungszeit: 5 Minuten | Backzeit: 8 Minuten | Gesamtzeit: 13 Minuten

Zutaten für 10 Portionen

- 400 g Cashews
- 2 EL geschmolzene Butter oder extra natives Olivenöl
- 3 EL frischer oder getrockneter Rosmarin
- 1 TL Cayennepfeffer
- ¼ TL Kreuzkümmel
- ¼ TL Meersalz

1. Den Backofen auf 180°C vorheizen.
2. Cashews und geschmolzene Butter oder Olivenöl in einer Schüssel miteinander vermischen.
3. Die übrigen Zutaten hinzufügen und nochmals alles gründlich miteinander vermengen.
4. Die Cashews 8 Minuten lang im Backofen rösten und dabei darauf achten, dass sie nicht anbrennen.

KÄSE-FEIGEN-HÄPPCHEN

MM, MK, GF, VGT

Möchten Sie eine Party feiern? Dann ist das hier das ideale Rezept, um Ihre Gäste mit leckeren Häppchen zu verwöhnen – und zwar ohne die vielen Zusatzstoffe, die in gekauftem Blätterteiggebäck enthalten sind. Sie können den Teig in diesem Rezept mit Ihren Lieblingszutaten kombinieren – zum Beispiel mit gerösteten Pilzen und Ziegenkäse oder mit Pesto und Kirschtomaten. Viel Spaß beim Experimentieren!

Zubereitungszeit: 20 Minuten | Garzeit: 30 Minuten | Gesamtzeit: 50 Minuten

Zutaten für 14 Portionen

- Extra natives Olivenöl oder Avocadoöl-Spray
- 200 g Mandelmehl
- 1 TL Salz
- 120 g kalte ungesalzene Butter, in kleine Würfel geschnitten
- 120 ml kaltes Wasser
- 14 Mini-Babybel
- 4 ½ EL Feigenaufstrich

1. Den Backofen auf 200°C vorheizen.
2. Eine Mini-Muffinform mit Olivenöl oder Avocadoöl-Spray einfetten und beiseite stellen.
3. Zubereitung des Blätterteigs: In der Schüssel einer Küchenmaschine Mandelmehl, Salz und kalte Butter miteinander vermengen. Ein paarmal die Pulse-Taste drücken, bis die Butter sich gleichmäßig mit den anderen Zutaten vermischt hat. Das kalte Wasser hinzufügen und noch ein paarmal »pulsen«, bis ein grober Teig entsteht.
4. Den Teig auf einer bemehlten Arbeitsfläche zu einem ungefähr 30 × 45 cm großen Rechteck ausrollen. (Verwenden Sie dafür etwas zusätzliches Mandelmehl, damit der Teig nicht an der Arbeitsfläche kleben bleibt.) Den Teig zweimal hintereinander in der Mitte falten, sodass vier übereinandergestapelte Teigschichten entstehen, und dann noch einmal ausrollen, sodass er wieder ungefähr 30 × 45 cm groß ist. (Verwenden Sie dazu wieder etwas mehr Mandelmehl, damit der Teig nicht an Ihrer Teigrolle oder an der Arbeitsfläche kleben bleibt.)
5. 1 Babybel mit einem etwa 7,5 × 7,5 cm großen Stück Blätterteig umwickeln, wobei an der Oberseite ein Stück von dem Käselaib frei bleiben sollte. Bestreichen Sie diese unbedeckte Stelle mit 1 TL Feigenaufstrich.
6. Wiederholen Sie diesen Vorgang so lange, bis alle Babybels mit Teig umhüllt und mit Feigenaufstrich versehen sind.
7. Auf ein gefettetes Backblech legen und 30 Minuten backen, bis die Häppchen gebräunt sind.

WARMER RICOTTA-DIP MIT HIMBEERPÜREE

MM, MK, GF, VGT

Wir lieben Dips, weil sie so vielseitig verwendbar sind – man kann daraus zum Beispiel auch einen Aufstrich machen oder sie in leicht abgewandelter Form sogar als Sauce verwenden. Dieser würzige Dip mit seinem leicht süßlichen Aroma ist dank des Ricottas ein guter Eiweißlieferant. Servieren Sie dazu keto-freundliche Cracker, Vollkornpitabrot oder Ihren kohlenhydratarmen Lieblings-Cracker.

Zubereitungszeit: 5 Minuten | Garzeit: 10–20 Minuten | Gesamtzeit: 15–25 Minuten

Zutaten für 4 Portionen

- 240 g Ricotta
- Schale von 1 Zitrone
- 2 EL frische Minze, gehackt
- Extra natives Olivenöl
- Honig (wahlweise)
- 180 g frische Himbeeren

1. Den Backofen auf 200°C vorheizen.
2. Ricotta, die Hälfte der Zitronenschale, die Hälfte der Minze, etwas Olivenöl und Honig (wahlweise) in einer Schüssel miteinander vermischen und in eine ofenfeste Form geben. Schieben Sie die Form für 10–20 Minuten in den Backofen, bis die Mischung sich erwärmt hat.
3. Währenddessen zerdrücken Sie die vorsichtig gewaschenen Himbeeren zu einem glatten Püree.
4. Die Ricotta-Mischung aus dem Ofen nehmen und das Himbeerpüree darüber geben.
5. Das Himbeerpüree mit einer Gabel leicht in dem Dip verrühren.
6. Mit der restlichen Zitronenschale und Minze garnieren.

EDAMAME-PARTYDIP

MM, MK, GF, V, VGT

Diesen Dip verwendet Kristin bei sich zu Hause für alle möglichen Gelegenheiten – als leichten Appetithappen für das gemütliche Beisammensein mit Freunden, als Beilage oder als Sauce für gebratenes oder gegrilltes Gemüse. Und mit seinem kräftigen Aroma und seinem hohen Eiweiß- und Ballaststoffgehalt hat dieser Dip auch wirklich eine Menge zu bieten. Reste bewahrt Kristin in einem luftdichten Behälter im Kühlschrank auf und verwendet sie dann statt Mayonnaise als Brotaufstrich.

Zubereitungszeit: 10 Minuten | Gesamtzeit: 10 Minuten

Zutaten für 12 Portionen

- 350 g tiefgekühlte enthülste Edamame, aufgetaut
- ½ TL Salz
- ½ TL Sojasauce
- Saft von 1 mittelgroßen Zitrone
- 4 EL Tahini
- 1 Knoblauchzehe, geschält
- 4 EL extra natives Olivenöl (½ EL zum Beträufeln zurückbehalten)
- ½ TL Kreuzkümmel

1. Alle Zutaten so lange in einer Küchenmaschine verarbeiten, bis sie sich gründlich miteinander vermischt haben.
2. Dabei esslöffelweise Wasser hinzufügen, bis der Dip die gewünschte Konsistenz erreicht hat.

HERZGESUNDER HUMMUS

MM, MK, GF, V, VGT

Hummus ist das »kleine Schwarze« der Hobbyköche und Gastgeber: Er passt einfach zu allem! Zum Beispiel ist Hummus eine tolle Ergänzung für jeden Vorspeisenteller, kann (mit etwas Vollkornpita und Karotten- und/oder Staudenselleriesticks) aber auch ein vollwertiges Mittagessen sein. Und als Snack hält er Sie dank seines hohen Ballaststoffgehalts garantiert bis zur nächsten Mahlzeit satt. Außerdem bietet dieses Kichererbsenpüree noch einen weiteren Vorteil: Es ist wirklich superleicht zuzubereiten!

Zubereitungszeit: 5 Minuten | Gesamtzeit: 5 Minuten

Zutaten für 5 Portionen

- 2 465-g-Dosen ungesalzene Kichererbsen
- 3 Knoblauchzehen, geschält
- Saft von 1 Zitrone
- 4 EL Tahini
- 6 EL extra natives Olivenöl
- 1 TL Koriander
- 2 TL Kreuzkümmel
- 1 TL Salz

Alle Zutaten in einen Mixer oder eine Küchenmaschine geben und so lange pürieren, bis der Hummus die gewünschte Konsistenz erreicht hat. Falls er weicher werden soll, fügen Sie portionsweise noch etwas Wasser hinzu.

DIP AUS GERÖSTETER ROTER PAPRIKA

MM, MK, LC, GF, VGT

Cremig, nussig, würzig mit einem leicht süßlichen Beigeschmack – dieser Dip aus gerösteter roter Paprika wird als Snack, Vorspeise oder Sauce garantiert bald Ihr neuer Favorit sein!

Zubereitungszeit: 5 Minuten | Gesamtzeit: 5 Minuten

Zutaten für 6 Portionen

- 360 g geröstete rote Paprikaschoten aus dem Glas, abgetropft
- 8 EL extra natives Olivenöl
- 30 g Walnüsse
- 30 g Mandeln
- 3 Knoblauchzehen, geschält
- Salz zum Abschmecken
- Schale von 1 Zitrone
- 2 EL italienisches Gewürz
- 2 EL Sahne mit hohem Fettgehalt (»Konditorsahne«) (wahlweise)

1. Alle Zutaten in den Mixer (oder in eine Schüssel, falls Sie einen Stabmixer verwenden möchten) geben und Sahne hinzufügen, damit der Dip cremiger wird.
2. Glatt pürieren.
3. Warm oder kalt genießen.

SPINAT-ARTISCHOCKEN-DIP

MM, MK, LC, GF, VGT

Ab und zu haben Sie vielleicht auch mal Appetit auf ein richtiges »Wohlfühlessen«. Da dieser Dip einen so hohen Fettgehalt hat, braucht man nicht viel davon – schon eine kleine Menge ist sehr ergiebig. Statt Cracker in den Dip zu tauchen, servieren Sie ihn lieber mit rohen Paprikastreifen. Sie können ihn aber auch als Aufstrich für ein Truthahnsandwich verwenden oder einen Löffel davon in eine Schüssel mit warmen Bohnennudeln geben.

Zubereitungszeit: 10 Minuten | Garzeit: 60 Minuten |
Gesamtzeit: 1 Stunde und 10 Minuten

Zutaten für 10 Portionen

- 600 g gefrorener gehackter Blattspinat, aufgetaut
- 155 g Boursin-Käse (mit Knoblauch-Kräuter-Geschmack)
- 240 g Frischkäse
- 220 g grob geriebener weißer Cheddarkäse
- 70 g fein geschnittener Mozzarella
- 540 g Artischockenherzen, abgetropft aus dem Glas oder der Dose
- 1 TL Knoblauchpulver oder 2 frische Knoblauchzehen, fein gehackt
- Salz und Pfeffer zum Abschmecken

1. Den Backofen auf 180°C vorheizen.
2. Überschüssiges Wasser aus dem Spinat pressen und zusammen mit dem Käse und den Artischockenherzen in eine Schüssel geben und gründlich miteinander vermischen.
3. Nach Belieben Knoblauch, Salz und Pfeffer hinzufügen.
4. Die Mischung in eine ofenfeste Form füllen und 1 Stunde backen, bis sie warm und der Käse vollständig geschmolzen ist. Noch einmal umrühren und servieren!

HÄHNCHENDIP MIT SCHARFER CAYENNEPFEFFERSAUCE

MM, MK, LC, GF

Eine der größten Hürden für Kristins und Ibrahims Patienten, die sich kohlenhydratarm zu ernähren versuchen, sind Partys. Doch mit diesem Dip brauchen Sie vor solchen sozialen Anlässen in Zukunft keine Angst mehr zu haben! Servieren Sie ihn mit Maistortilla-Chips, wenn Sie sich an die modifizierte Mittelmeerdiät oder den Familien-Plan halten, und/oder mit Gemüsesticks oder keto-freundlichen Crackern, falls Sie dem Ernährungsplan mit moderatem Kohlenhydratkonsum oder dem Low-Carb-Plan folgen. Egal welchen Ernährungsplan Sie befolgen – mit diesem Dip können Sie Ihre Party ohne schlechtes Gewissen genießen. Ein kleiner Warnhinweis ist allerdings angebracht: Dank der Cayennepfeffer-Sauce wird dieser Dip ganz schön scharf! Falls Sie ein milderes Aroma bevorzugen, verwenden Sie lieber weniger davon.

Zubereitungszeit: 10 Minuten | Garzeit: 20 Minuten | Gesamtzeit: 30 Minuten

Zutaten für 8 Portionen

- 1 Brathähnchen ohne Haut und Knochen, fein gehackt
- 240 g Frischkäse (Zimmertemperatur)
- 240 g geriebener mexikanischer Mischkäse
- 420 ml Salatdressing auf Joghurtbasis aus der Flasche
- 360 ml scharfe Pfeffersoße aus der Flasche

1. Den Backofen auf 180°C vorheizen.
2. Alle Zutaten in einer großen Rührschüssel gründlich miteinander vermischen und anschließend in einer ofenfesten Form 20 Minuten lang backen, bis der Käse geschmolzen und der Dip durchgewärmt ist.

BABA GANOUSH

MM, MK, LC, GF, VGT

Baba Ganoush ist Ibrahims Lieblingsvorspeise aus der Levante. »Baba« ist arabisch, bedeutet »Vater« und ist gleichzeitig auch ein Kosename. »Ganoush« heißt »verwöhnt«; unter der Wortverbindung »Baba Ganoush« kann man sich also einen »verwöhnten Papa« vorstellen. Und dieser Name passt, wie Ibrahim versichert, genau zum Charakter dieses köstlichen, aromatischen Auberginen-Dips, der den Gaumen sanft umschmeichelt.

Zubereitungszeit: 10 Minuten | Garzeit: 20 Minuten | Gesamtzeit: 30 Minuten (plus 10 Minuten Abkühlzeit)

Zutaten für 4 Portionen

- 3 mittelgroße Auberginen
- 2–3 Knoblauchzehen fein gehackt
- 3 EL Tahini
- 8 EL frisch gepresster Zitronensaft
- 1 TL Salz
- Extra natives Olivenöl
- 1–2 EL frische Granatapfelkerne zum Garnieren

1. Den Backofen auf 180°C vorheizen und ein Backblech mit Backpapier auslegen. Die Auberginen längs in Scheiben schneiden, mit der Schnittfläche nach unten auf das Backblech legen und 20 Minuten im Ofen rösten, bis sie weich sind. Die Auberginenscheiben dann auf der Arbeitsplatte etwa 10 Minuten lang so weit abkühlen lassen, dass man sie anfassen kann.
2. Die Auberginen schälen und das Auberginenfleisch pürieren.
3. Knoblauch, Tahini, Zitronensaft und Salz hinzufügen und alles gründlich miteinander vermischen.
4. Den Dip mit Olivenöl beträufeln und mit ein paar frischen Granatapfelkernen bestreut servieren.

KETO-FREUNDLICHE CRACKER

MM, MK, LC, GF, VGT

Diese Cracker schmecken auch dann hervorragend, wenn Sie nicht auf eine kohlenhydratarme Ernährung zu achten brauchen! Wenn Kristin sie ihren Gästen bei Partys serviert, fragt jeder sie nach dem Rezept. Man kann die Cracker mit verschiedenen Gewürzen aufpeppen: Mit Zimt schmecken sie süß, mit Kreuzkümmel oder Kurkuma verleiht man ihnen einen exotischen Touch, und mit etwas Salz und Pfeffer gewürzt werden ganz normale, klassische Cracker daraus.

Zubereitungszeit: 5 Minuten | Garzeit: 30–35 Minuten | Gesamtzeit: 35–40 Minuten (plus 10 Minuten Abkühlzeit)

Zutaten für 4 Portionen

- 280 g Käse, der leicht schmilzt (wie Cheddar oder Mozzarella)
- 200 g Mandelmehl
- 2 EL Oregano oder italienisches Gewürz
- Salz zum Abschmecken

1. Den Backofen auf 190°C vorheizen.
2. Den Käse reiben oder fein schneiden, in eine mikrowellengeeignete Schüssel geben und circa 60 Sekunden lang in der Mikrowelle zum Schmelzen bringen. Dabei alle 15–20 Sekunden überprüfen, ob er nicht anbrennt.
3. Mandelmehl, Gewürze und Salz hinzufügen. Die Mischung kneten, bis sie eine glatte Konsistenz hat.
4. Den Teig ungefähr 3 mm dick ausrollen und in Dreiecke schneiden.
5. Auf ein Backblech legen und ungefähr 15 Minuten lang backen, bis sie auf der nach oben zeigenden Seite knusprig sind.
6. Dann umdrehen und weitere 15–20 Minuten backen, bis sie auch auf der anderen Seite schön braun und knusprig sind.
7. Das Backblech auf ein Drahtgitter stellen und die Cracker 10 Minuten lang abkühlen lassen.

VOLLKORN-PITA-BROT

MM, V, VGT

Ursprünglich hat Kristin dieses Rezept in einer Zeitung entdeckt; doch im Laufe der Jahre hat sie es so abgewandelt, dass es inzwischen zu ihrer eigenen Kreation geworden ist. Machen Sie sich keine Sorgen wegen des Zuckers – den braucht man, um die Hefe zu aktivieren, aber die Menge ist so gering, dass sie keinen Einfluss auf den Gesamtkohlenhydratgehalt der Pita hat. Kristin reicht dieses Brot als Vollkornbeilage zu verschiedenen Gerichten oder zum Dippen für Hummus & Co.

Zubereitungszeit: 90 Minuten |
Backzeit: 18–35 Minuten |
Gesamtzeit: circa 2–3 Stunden

Zutaten für 2–4 Portionen

- 240 ml lauwarmes Wasser
- ½ TL Kristallzucker
- 2 TL aktive Trockenhefe
- 150 g Weizenvollkornmehl
- 125 g Weizenmehl (405)
- 1 TL Salz
- 2 EL extra natives Olivenöl

1. Wasser, Zucker und Hefe in einer großen Rührschüssel miteinander vermischen, bis alle Zutaten sich aufgelöst haben. Dann 25 g Weizenvollkornmehl und 25 g übliches Weizenmehl hinzufügen und alles miteinander verrühren oder kneten. Den Teig 15 Minuten lang abgedeckt beiseite stellen, bis die Hefe Blasen wirft.
2. Den Backofen auf 250°C vorheizen und ein Backblech in den Ofen schieben.
3. Salz, Olivenöl und den Rest Mehl (100 g Weizenmehl und 125 g Weizenvollkornmehl) hinzufügen und gründlich miteinander vermischen. Den Teig in einem normalen Mixer mit Knetaufsatz oder mit den Händen circa 1 Minute lang kneten, bis er keine trockenen Stücke mehr enthält.
4. Weiterkneten, bis der Teig glatt ist. Die Schüssel abdecken, den Teig 10 Minuten lang ruhen lassen und dann noch einmal 2–3 Minuten kneten.
5. Die Schüssel so luftdicht wie möglich mit Plastikfolie abdecken und den Teig gehen lassen, bis sein ursprüngliches Volumen sich verdoppelt hat. Das dauert normalerweise ungefähr 1 Stunde.
6. Den Teig abschlagen und 12–15 Teigkugeln mit 7,5 cm Durchmesser daraus formen. Die Kugeln auf ein anderes (zimmerwarmes) Backblech legen und für 10 Minuten mit einem feuchten Handtuch abdecken.
7. 2 Teigkugeln herausnehmen, die übrigen Kugeln aber noch abgedeckt lassen. Jede der beiden Teigkugeln zu einer Scheibe formen und auf das heiße Backblech in den Ofen legen. Sobald der Teig aufgegangen ist (das dauert circa 2–3 Minuten), die Teigscheiben wenden und weitere 1–2 Minuten backen. Dann legen Sie sie auf einen Servierteller auf Ihrer Arbeitsplatte und decken sie mit einem Geschirrtuch ab, damit sie warm bleiben, während Sie die anderen Pitas backen.
8. Wiederholen Sie diesen Vorgang mit den restlichen Teigkugeln.

VOLLKORNPITA-FENCHELCHIPS

MM, V, VGT

Viele von Kristins Patienten haben schon mal etwas von Fenchel gehört, ihn aber noch nie in einem Rezept verwendet. Mit dem nun folgenden Rezept hat sie es geschafft, ihren Patienten diese Pflanze, die viele wertvolle Ballaststoffe, Vitamine und Mineralstoffe liefert, schmackhaft zu machen.

Zubereitungszeit: 10 Minuten | Backzeit: 15–20 Minuten | Gesamtzeit: 25–30 Minuten

Zutaten für 6–8 Portionen

- 2 EL Knoblauch, fein gehackt
- 4 EL extra natives Olivenöl
- 1 Packung Vollkornpitas (oder 4 selbstgemachte Pitas)
- Gemahlene Fenchelsamen nach Geschmack
- Salz zum Abschmecken

1. Den Backofen auf 180°C vorheizen.
2. Knoblauch und Öl miteinander vermischen.
3. Die Pitas in Dreiecke schneiden, aufklappen und auf ein Backblech legen.
4. Die Dreiecke mit der Olivenöl-Knoblauch-Mischung bestreichen und gleichmäßig mit Fenchelsamen und Salz bestreuen.
5. 15–20 Minuten backen, bis sie knusprig oder gebräunt sind.

SAUCEN

TAHINI-SAUCE

MM, MK, LC, GF, V, VGT

Dieses Gericht – eine glatte Paste aus gemahlenen Sesamsamen – stammt aus Arabien. Und da Sesamsamen viel Kalzium enthalten, ist Tahini eine hervorragende Möglichkeit, den Mineralstoffgehalt Ihrer Mahlzeiten zu erhöhen und ihnen gleichzeitig eine ganz besondere, würzige Geschmacksnote zu verleihen. (Wussten Sie übrigens, dass das Wort »Tahini« im Deutschen genauso ausgesprochen wird wie im Arabischen und Hebräischen?)

Zubereitungszeit: 3 Minuten | Gesamtzeit: 3 Minuten

Zutaten für 2–4 Portionen

- 165 g Tahini (pures Sesammus aus dem Glas)
- 2 EL extra natives Olivenöl
- Prise Salz
- 3 Knoblauchzehen, geschält
- Saft von ½ Zitrone

1. Die Zutaten in den Mixer geben (oder in eine Schüssel, falls Sie einen Stabmixer verwenden).
2. Pürieren und dabei langsam Wasser hinzufügen, bis die Sesampaste die gewünschte Konsistenz erreicht hat.

ROTE SAUCE

MM, MK, GF, V, VGT

Das ist Kristins Lieblingsrezept für die italienisch-amerikanische rote Sauce, wobei sie der Einfachheit halber gewürfelte Tomaten aus der Dose verwendet. Diese Sauce schmeckt hervorragend zu Pasta aus Bohnen, aber auch als Zutat zu vegetarischer Lasagne und kohlenhydratfreier Pizza (ihrem »Freitagabend-Special«, Seite 376).

Zubereitungszeit: 15 Minuten | Garzeit: 2–3 Stunden |
Gesamtzeit: circa 2–3 Stunden

Zutaten für 10–12 Portionen

- 1 große Küchenzwiebel, gewürfelt
- 4 Knoblauchzehen, fein gehackt
- 840 g passierte Tomaten aus der Dose
- 840 g Tomatenmark
- 840 g gewürfelte Tomaten aus der Dose
- 2 EL Knoblauchpulver
- 2 EL italienisches Gewürz
- 2 EL getrockneter Oregano
- 1 EL getrocknetes Basilikum
- Kristallzucker nach Geschmack

1. Die Zwiebelwürfel bei mittlerer Hitze ungefähr 8 Minuten lang anbraten, bis sie glasig sind. Den gehackten Knoblauch hinzufügen und noch circa 1 Minute mitgaren, bis er zu duften beginnt.
2. Sämtliche Tomaten (passierte, gewürfelte und Mark) hinzufügen und 2 Dosen Wasser aus der leeren Tomatendose (etwa 1,5 l) dazugeben. Umrühren, zum Kochen bringen und anschließend köcheln lassen.
3. Die Gewürze (Knoblauchpulver, italienisches Gewürz, getrockneten Oregano und getrocknetes Basilikum) hinzufügen. Das Ganze ungefähr 2–3 Stunden weiterköcheln lassen und dabei etwa alle 5 Minuten umrühren, bis die Aromen sich vermischen und die Sauce eine glatte Konsistenz annimmt.
4. Die Sauce abschmecken, um festzustellen, ob noch Zucker fehlt. Falls ja, schrittweise bis zu 1 EL Zucker hinzufügen und die Sauce danach jedes Mal probieren, damit sie genau den richtigen Grad an Süße erhält.

TRADITIONELLES BASILIKUM-PESTO

MM, MK, LC, GF, VGT

Dieses Original-Pesto ist perfekt, denn es passt zu allem! Dass Pesto sich gut als Zutat zu Pasta eignet, wissen Sie ja bereits; aber man kann damit auch Rührei verfeinern, es (zusammen mit einem Spritzer Zitronensaft oder einem Schuss Essig) als Marinade für Hühnchen verwenden und Quinoa oder gekochte Linsen damit würzen. Wenn Sie das Pesto mit ein bisschen mehr Olivenöl und einem Spritzer Ihres Lieblingsessigs verdünnen, können Sie sogar eine köstliche Vinaigrette daraus zaubern! Und wenn Sie ein paar Portionen davon als Eiswürfel einfrieren, haben Sie immer eine einfache Möglichkeit, einer schnellen Mahlzeit oder einem Snack ein frisches Aroma zu verleihen und Ihr Essen mit ein paar zusätzlichen wertvollen Inhaltsstoffen anzureichern.

Zubereitungszeit: 5 Minuten | Gesamtzeit: 5 Minuten

Zutaten für 6 Portionen

- 40 g frische Basilikumblätter
- 2 EL Pinienkerne oder Walnüsse
- 2 große Knoblauchzehen
- 8 EL extra natives Olivenöl
- 40 g fein geriebener Parmesan
- Salz zum Abschmecken

1. Basilikum, Nüsse und Knoblauch in einer Küchenmaschine zerkleinern.
2. Die Küchenmaschine auf niedriger Stufe weiterlaufen lassen und langsam das Olivenöl hinzufügen, bis eine glatte Mischung entsteht.
3. Die Küchenmaschine anhalten, die Hälfte des Käses und das Salz dazugeben und ein paarmal pulsieren, bis sich alles miteinander vermischt hat.
4. Zum Schluss den restlichen Käse dazugeben und nochmal kurz pürieren, bis das Pesto eine glatte Konsistenz hat.

Hinweis: Übrig gebliebenes Pesto hält sich in einem fest verschlossenen Glas im Kühlschrank bis zu einer Woche. Kristin bedeckt die Mischung mit einer dünnen Schicht extra nativem Olivenöl, damit das Basilikum schön grün bleibt. Sie können die Mischung aber auch in Eiswürfelbehälter füllen, ins Gefrierfach stellen und diese »Pesto-Eiswürfel« in einen luftdicht verschlossenen Gefrierbeutel umfüllen. Im Gefrierfach oder Gefrierschrank halten sich die Würfel bis zu drei Monate.

PESTO: EINE SCHNELLE UND KREATIVE METHODE, IHRE MAHLZEITEN ABWECHSLUNGS- UND NÄHRSTOFFREICHER ZU GESTALTEN

Echtes Pesto stammt aus Ligurien, einer Region im Nordwesten Italiens. Dabei handelt es sich um eine frische, duftende, salzige Sauce, die traditionell aus Pinienkernen, Meersalz, Knoblauch, Parmigiano-Reggiano-Käse, Pecorino, frischem Basilikum und extra nativem Olivenöl hergestellt wird und mit der sich die verschiedensten Gerichte verfeinern lassen. Man kann Pesto zum Beispiel als Pastasauce oder als Dressing für gegrilltes Gemüse verwenden, aber auch als Würzsauce in eine Suppe einrühren. Mittlerweile hat Pesto sich über die Grenzen Italiens hinaus zu einer der beliebtesten Saucen der Welt entwickelt. Und auf seinem Eroberungszug durch die Welt hat sich diese leckere Sauce verändert und Einflüsse vieler verschiedener Kulturen, Geschmäcker und Gerichte in sich aufgenommen.

Pesto gehört zu unserer Liste besonders leberfreundlicher Lebensmittel, weil es dem Körper viele gesunde Nährstoffe liefert:

- polyphenolreiches extra natives Olivenöl (ein Grundnahrungsmittel der Mittelmeerkost)
- die vielen verschiedenen Nährstoffe, die frische Kräuter naturgemäß enthalten
- Vitamin B12 aus Käse
- antibakterielle Substanzen aus Knoblauch und
- Eiweiß und Mineralstoffe aus Nüssen.

Und zusätzlich zu all diesen Vorzügen hat Pesto auch noch ein köstliches Aroma, mit dem man selbst die einfachsten Gerichte in atemberaubende Köstlichkeiten verwandeln kann.

Wenn Sie das Pesto-Grundrezept abwandeln und andere Zutaten wie Kerne, Nährhefe (falls Sie veganes Pesto bevorzugen) und Tofu hinzufügen, verändert sich dadurch nicht nur das Aroma, sondern es kommen auch noch weitere wertvolle Nährstoffe hinzu.

Falls Sie ein bisschen mehr Liebe – und Muskelkraft – in Ihr Pesto hineinstecken möchten, können Sie die Zutaten in einem Mörser selbst zerstoßen. Doch wenn Ihnen das zu viel Aufwand ist, erledigt eine Küchenmaschine oder ein Hochleistungsmixer diese Aufgabe im Handumdrehen für Sie.

DREI-KRÄUTER-PESTO

MM, MK, LC, GF, VGT

Die drei Kräuter, denen dieses Pesto seinen Namen verdankt, sind Basilikum, Korianderkraut und Minze. Diese Mischung verleiht dem Pesto ein herrlich leichtes Aroma, das zu gegrilltem Hähnchen und Gemüse, zu einer Scheibe Vollkorntoast mit einem Klecks Ricotta und sogar zu Rührei passt.

Zubereitungszeit: 2 Minuten | Gesamtzeit: 2 Minuten

Zutaten für 6 Portionen

- 40 g frisches Basilikum
- 10 g Minze
- 10 g Korianderkraut
- 4 Knoblauchzehen, geschält
- 1 ½ EL Schalottenwürfel
- 100 g Pinienkerne
- 40 g fein geriebener Parmesan
- 12 EL extra natives Olivenöl
- Salz zum Abschmecken

1. Alle Zutaten (außer dem Salz) im Mixer zu einer glatten Mischung pürieren.
2. Mit Salz abschmecken.

NUSSIGES VEGANES PESTO

MM, MK, LC, GF, VGT

Laut Bericht der Vereinten Nationen zum Klimawandel 2022 bietet die Umstellung der Ernährung von tierischen auf pflanzliche Lebensmittel ein hohes Potenzial für die Reduktion der Kohlenstoffemissionen und die Abschwächung des Klimawandels; und gleichzeitig tut man dadurch auch noch etwas für seine Gesundheit.[134] *Dieses leckere, milchfreie Pesto, das anstelle von Käse mit Macadamianüssen zubereitet wird, hat ein volles, cremiges Aroma und ist außerdem sehr gesund.*

Zubereitungszeit: 5 Minuten | Gesamtzeit: 5 Minuten

Zutaten für 6 Portionen

- 60 ml extra natives Knoblauch-Olivenöl
- 30 g Walnüsse
- 28 g Macadamianüsse
- 25 g Pekannüsse
- 1 TL Meersalz
- 90 g frisches Basilikum

1. Alle Zutaten in eine Küchenmaschine oder einen Mixer geben.
2. Pürieren, bis das Pesto die gewünschte Konsistenz hat.

WÜRZIGES VEGANES KORIANDERKRAUT-PESTO

MM, MK, LC, GF, VGT

Parmesan ist zwar das Markenzeichen von Pesto, aber man kann auch ohne diesen Käse eine köstliche, würzige Sauce zubereiten, indem man ihn gegen Hefeflocken austauscht. Hefeflocken sind eine gute Vitamin-B12-Quelle mit einem käsigen, nussigen Aroma, das an Parmesan erinnert. Korianderkraut und Jalapeño geben dieser Sauce einen Kick, der die typische Schärfe von rohem Knoblauch noch ein bisschen verstärkt, während der Tofu das Aroma abmildert und gleichzeitig eine Menge pflanzliches Eiweiß liefert. Probieren Sie einen Esslöffel davon zu Ihren abgetropften und abgespülten Lieblingsbohnen aus der Dose (Adzukibohnen, schwarze Bohnen und Pintobohnen passen gut dazu), die Sie in eine kohlenhydratarme Tortilla einwickeln oder auf einem Bett aus Ihrem grünen Lieblingssalat servieren können.

Zubereitungszeit: 5 Minuten | Gesamtzeit: 5 Minuten

Zutaten für 6 Portionen

- 50 g Korianderblätter
- 30 g Sonnenblumenkerne, geröstet, ungesalzen und geschält
- 1 Jalapeño-Schote, entstielt, entkernt und grob gehackt
- 4 Knoblauchzehen, geschält
- 1 EL Limettensaft (von 1 Limette, falls Sie frischen Saft verwenden)
- 240 g fester Tofu, abgetropft
- 4 EL extra natives Olivenöl
- 25 g Hefeflocken (wahlweise)
- Salz zum Abschmecken

1. Alle Zutaten in eine Küchenmaschine oder einen Mixer geben.
2. Pürieren, bis eine glatte, cremige Mischung entsteht.

CASHEW-SPINAT-PESTO

MM, MK, LC, GF, V (BEI VERWENDUNG VON HEFEFLOCKEN), VGT

Sie werden staunen, wie cremig diese Sauce durch die eingeweichten Cashews wird! Sie können damit zum Beispiel gegrillte oder geröstete Auberginen- oder Zucchinischeiben bestreichen. Oder rühren Sie sie unter warme Nudeln – sie wird schmelzen und Ihre Nudeln mit ihrem milden Aroma sanft einhüllen, wobei der Zitronensaft ihr aber trotzdem immer noch einen gewissen Pep verleiht.

Zubereitungszeit: 5 Minuten (plus 30 Minuten Einweichzeit) | Gesamtzeit: 35 Minuten

Zutaten für 6 Portionen

- 30 g Cashews
- 80 g frischer Blattspinat
- 20 g frisches Basilikum
- 2–3 EL fein geriebener Parmesan oder Hefeflocken
- 2 Knoblauchzehen, geschält
- 4 EL natriumarme Gemüsebrühe
- 2 EL Zitronensaft (von circa 1 großen Zitrone, falls Sie frischen Saft verwenden)
- Salz zum Abschmecken

1. Die Cashews in einer Schüssel mit kochendem Wasser bedecken. 30 Minuten lang in dem Wasser einweichen und dann abtropfen lassen.
2. Alle Zutaten im Hochleistungsmixer oder in der Küchenmaschine glatt pürieren.

Hinweis: Übrig gebliebenes Pesto hält sich in einem dicht verschlossenen Glas im Kühlschrank bis zu zwei Tage.

KÜRBISKERN-PESTO MIT PETERSILIE

MM, MK, LC, GF, V (WENN SIE DEN PARMESAN WEGLASSEN), VGT

Dieses Pesto ist eine hervorragende Möglichkeit, übrig gebliebene Kräuter zu verwerten. Mit seinem – dank der Kürbiskerne – herzhaften Aroma macht es eine normale gebratene Hähnchenbrust zu einem ganz besonderen Leckerbissen. Es eignet sich aber auch hervorragend als Dip zu Vollkornpita-Chips oder keto-freundlichen Crackern (oder Ihren nährstoffreichen Lieblings-Crackern). Da die Kürbiskerne viele Ballast- und Mineralstoffe enthalten, können Sie Ihrer Mahlzeit oder Ihrem Snack mit diesem Pesto nicht nur ein köstliches Aroma verleihen, sondern es liefert Ihnen gleichzeitig auch viele gesunde Nährstoffe.

Zubereitungszeit: 5 Minuten | Gesamtzeit: 5 Minuten

Zutaten für 6 Portionen

- 40 g Kürbiskerne, geschält
- 2 Knoblauchzehen, geschält
- 2 EL fein gemahlener Parmesan (wahlweise)
- 15 g frische Petersilienblätter
- 15 g frische Basilikumblätter
- 2 EL frisch gepresster Zitronensaft
- 8 EL extra natives Olivenöl
- Salz zum Abschmecken

1. Kürbiskerne, Knoblauch und Parmesan (falls verwendet) im Mixer 20 Sekunden lang pulsieren, bis Kürbiskerne und Knoblauchzehen zermahlen sind.
2. Petersilie, Basilikum, Zitronensaft und Öl hinzufügen und nochmals 40 Sekunden lang mixen, bis eine dickflüssige Sauce entsteht.

Hinweis: Übrig gebliebenes Pesto hält sich in einem dicht verschlossenen Glas im Kühlschrank bis zu zwei Tage.

DILL-ZITRONEN-PESTO

MM, MK, LC, GF, V,VGT

Diese Sauce schmeckt ganz einfach nach Frühling und passt hervorragend zu gegrilltem oder gebratenem Lachs oder Gemüse (vor allem Spargel). Sie können sie aber auch als Dressing für einen schnellen Kichererbsensalat verwenden. (Kichererbsen aus der Dose mit 100 g halbierten Kirschtomaten vermischen und eine beliebige Menge von diesem Pesto in den Salat hineinrühren.)

Zubereitungszeit: 5 Minuten | Gesamtzeit: 5 Minuten

Zutaten für 6 Portionen

- 5 EL Walnüsse
- 5 Knoblauchzehen, geschält
- Schale von 1 großen Zitrone
- 180 g frischer Dill
- Salz zum Abschmecken
- 180–240 ml extra natives Olivenöl

1. Walnüsse und Knoblauch in der Küchenmaschine zerkleinern.
2. Zitronenschale, Dill und Salz hinzufügen und alle Zutaten zu einer Paste verarbeiten.
3. Die Küchenmaschine weiterlaufen lassen und langsam das Olivenöl dazugießen, bis eine dickflüssige Sauce entsteht.

Hinweis: Übrig gebliebenes Pesto hält sich in einem dicht verschlossenen Glas im Kühlschrank bis zu zwei Tage.

EIWEISSREICHES GRÜNES ERBSENPESTO

MM, MK, LC, GF, V (WENN SIE DEN PARMESAN WEGLASSEN), VGT

Diese herzhafte Sauce ist fast schon eine Mahlzeit für sich – eine Art Kreuzung aus Pesto und Hummus. Genießen Sie das Pesto auf einer Scheibe Vollkorntoast oder in einer kohlenhydratarmen Tortilla und geben Sie noch ein paar Avocadoscheiben dazu, um eine vollwertigere Mahlzeit daraus zu machen. Sie können dieses Pesto aber auch als Dip zu roten Paprikastreifen oder Gurkensticks reichen; das ergibt einen sehr nährstoffreichen Snack.

Zubereitungszeit: 5 Minuten | Gesamtzeit: 5 Minuten

Zutaten für 6 Portionen

- 150 g tiefgekühlte Erbsen, aufgetaut
- 15–20 g Basilikumblätter
- 2 Knoblauchzehen, geschält
- 20 g grob geriebener Parmesan (wahlweise)
- 55 g Tahini
- 5 EL extra natives Olivenöl
- Frisch gemahlener schwarzer Pfeffer und Salz zum Abschmecken

1. Erbsen, Basilikum, Knoblauch und Käse (falls verwendet) im Mixer pulsieren, bis sie fein zerkleinert sind.
2. Den Mixer auf niedriger Stufe weiterlaufen lassen und zuerst das Tahini und dann esslöffelweise das Olivenöl hinzufügen, bis alle Zutaten sich gründlich miteinander vermischt haben. Mit Salz und Pfeffer abschmecken.

Hinweis: Übrig gebliebenes Pesto hält sich in einem dicht verschlossenen Behälter im Kühlschrank bis zu zwei Tage.

GRUNDREZEPTE FÜR GERICHTE MIT TIERISCHEM EIWEISS

Wenn Sie ein paar Grundrezepte für unsere beiden tierischen Lieblings-Eiweißlieferanten kennen, können Sie diese Gerichte auf vielfältige Weise variieren. (Einige dieser Variationsmöglichkeiten finden Sie in den Mahlzeitenvorschlägen für unsere Ernährungspläne.) Mithilfe dieser Grundrezepte können Sie immer schon am Sonntagabend ein paar Hähnchenbrüste oder Lachsfilets vorbereiten und haben dann in der kommenden Woche einen Grundstock für mehrere Mahlzeiten.

Reste halten sich im Kühlschrank drei Tage oder im Gefrierschrank bis zu vier Monate. Zum Einfrieren wickeln Sie die Reste in Wachspapier und bewahren sie dann in einem Gefrierbeutel auf, den Sie vorher beschriften und mit Datum versehen sollten, damit Sie nicht vergessen, was er enthält. Zum Auftauen legen Sie den Gefrierbeutel mit dem ausgewählten Inhalt über Nacht in den Kühlschrank. Sie können das Fleisch oder den Fisch in der Mikrowelle, im Tischbackofen oder in einer Pfanne auf dem Herd zusammen mit den anderen Zutaten für das Gericht aufwärmen, das Sie zubereiten möchten.

GEBACKENE HÄHNCHENBRUST

MM, MK, LC, GF

Gebackene Hähnchenbrust passt zu den verschiedensten Saucen, Beilagen und Geschmacksrichtungen; deshalb haben wir sie in so viele unserer Mahlzeitenvorschläge eingebaut. Wenn Sie nur für sich selbst kochen, können Sie natürlich einfach nur eine einzelne halbierte Hähnchenbrust backen; doch wenn Sie mehrere Hähnchenbrüste auf einmal zubereiten, sparen Sie sich die Garzeit für ein späteres Gericht.

Zubereitungszeit: 5 Minuten | Garzeit: 40–45 Minuten | Gesamtzeit: 45–50 Minuten

Zutaten für 4 Portionen

- 4 halbierte Hähnchenbrüste ohne Knochen und ohne Haut
- Extra natives Olivenöl nach Geschmack
- Salz und Pfeffer nach Geschmack

1. Den Backofen auf 190°C vorheizen.
2. Die Hähnchenbrüste in eine 23 × 30 cm große Glas- oder Keramikauflaufform legen. (Damit sich die Form später leichter reinigen lässt, legen Sie sie vorher mit Alufolie aus.)
3. Die Hähnchenbrust auf beiden Seiten mit extra nativem Olivenöl beträufeln und mit etwas Salz und Pfeffer bestreuen.
4. Auf der mittleren Schiene in den Ofen schieben und ungefähr 40–45 Minuten backen, bis ein Fleischthermometer (wir sind besonders begeistert vom Thermapen) an der dicksten Stelle der Hähnchenbrust 70°C anzeigt. (Prüfen Sie die Temperatur lieber schon nach 35 Minuten, da übergarte Hähnchenbrust sehr leicht trocken wird.)
5. Das Hähnchen entweder sofort servieren oder circa 15 Minuten lang bis auf Zimmertemperatur abkühlen lassen und dann in den Kühlschrank stellen oder einfrieren.

GEGRILLTE HÄHNCHENBRUST

MM, MK, LC, GF

Gegrillte Hähnchenbrust ist sogar noch aromatischer als gebackene – vor allem, wenn Sie Zeit haben, das Fleisch vor dem Grillen zu marinieren, obwohl es auch sehr gut schmeckt, wenn man es einfach nur mit Olivenöl beträufelt und mit Salz und Pfeffer würzt, bevor man es auf den Grill legt. Hähnchenbrust schmeckt sehr gut auf einem Salatbett oder mit Ihrem Lieblingsgemüse (wie gedünsteten grünen Bohnen, geröstetem Brokkoli, angebratenem Blattspinat oder gebackenen Süßkartoffeln). Falls Sie sie noch ein bisschen aufpeppen möchten, verfeinern Sie sie mit 1–2 EL Ihres Lieblingspestos. Wenn Sie die Hähnchenbrust vor dem Grillen klopfen, wird sie zarter und gart gleichmäßiger. Sie können sie auch in gleich große Streifen schneiden; dann wird sie noch schneller gar.

Zubereitungszeit: 10 Minuten | Garzeit: 12 Minuten | Gesamtzeit: 22 Minuten (plus 1 Stunde Marinierzeit)

Zutaten für 4 Portionen

- 4 halbierte Hähnchenbrüste ohne Knochen und ohne Haut
- 8 EL Ihrer Lieblingsmarinade (wie zuckerarme Teriyaki- oder BBQ-Sauce oder italienisches Dressing) oder ein Spritzer extra natives Olivenöl
- Salz und Pfeffer zum Abschmecken

1. Die Hähnchenbrüste auf ein Schneidebrett legen, das Sie nur für Geflügel verwenden, und mit dem Fleischklopfer auf eine Dicke von einem guten Zentimeter klopfen.
2. Wenn Sie die Hähnchenbrüste vorher marinieren möchten, geben Sie sie in eine Schüssel und bedecken Sie sie mit der Marinade Ihrer Wahl. Die Hähnchenbrüste wenden, die Schüssel mit Plastikfolie abdecken und mindestens 1 Stunde (bis zu 12 Stunden) im Kühlschrank ziehen lassen. Wenn Sie die Hähnchenbrüste nicht vorher marinieren möchten, geben Sie sie in eine Schüssel und beträufeln sie mit extra nativem Olivenöl. Salzen, pfeffern und schwenken Sie sie in dem Öl, damit sie sich auf allen Seiten damit überziehen.
3. Den Grill auf mittlere bis hohe Temperatur (circa 200°C) vorheizen. Sobald der Grill heiß ist, legen Sie die Hähnchenbrüste darauf und garen sie circa 6 Minuten pro Seite, bis das Fleischthermometer 70°C anzeigt.
4. Die Hähnchenbrüste entweder sofort servieren oder ungefähr 15 Minuten lang auf Zimmertemperatur abkühlen lassen und dann in den Kühlschrank stellen oder einfrieren.

IM OFEN GEBACKENER LACHS

MM, MK, LC, GF

Die Zubereitung ist wirklich kinderleicht. Geben Sie den Filets mit Ihren Lieblingsgewürzen noch ein bisschen mehr Pfiff und experimentieren Sie ruhig ein bisschen, um herauszufinden, mit wie vielen verschiedenen Beilagen Sie sie kombinieren können. Halten Sie beim Kauf Ausschau nach wild gefangenem Lachs oder Atlantiklachs aus nachhaltiger Zucht.

Zubereitungszeit: 5 Minuten |
Garzeit: 7–9 Minuten (plus 5 Minuten Ruhezeit) |
Gesamtzeit: 17–19 Minuten

Zutaten für 3 Portionen

- 450 g Lachsfilets
- Gewürze Ihrer Wahl (etwa Zitronenpfeffer, Old-Bay-Gewürz, getrockneter Dill, Salz und Pfeffer)
- Extra natives Olivenöl zum Beträufeln
- Frische Zitronenspalten zum Servieren (wahlweise)

1. Den obersten Rost ungefähr 15 cm vom oberen Heizelement des Backofens entfernt einschieben und die Grillfunktion auf hoher Stufe einschalten.
2. Die Lachsstücke mit der Hautseite nach unten auf ein mit Alufolie ausgelegtes Backblech legen, mit Olivenöl beträufeln und mit Salz, Pfeffer und den Gewürzen bestreuen.
3. Den Lachs etwa 7–9 Minuten garen, bis seine Innentemperatur mindestens 57°C (für medium) oder 60°C (für well-done) beträgt und er sich mit der Gabel zerteilen lässt.
4. Den Lachs vor dem Servieren 5 Minuten lang ruhen lassen und anschließend mit dem Saft der Zitronenscheiben beträufeln.

GEGRILLTER LACHS

MM, MK, LC, GF

Gegrillter Lachs ist ein Leckerbissen wie aus dem Restaurant, den man problemlos auch zu Hause zubereiten kann. Und er passt zu so vielem – mit Sojasauce und etwas geröstetem Sesamöl beträufelt, auf einem Bett aus braunem Reis, Quinoa oder Blumenkohlreis, mit einer Beilage aus gegrilltem Spargel oder als leckere Krönung Ihres Lieblingssalats. Ebenso wie beim vorigen Rezept sollten Sie sich auch hier wieder für Lachs aus Wildfang oder aus nachhaltiger Zucht entscheiden.

Zubereitungszeit: 5 Minuten | Garzeit: 12–16 Minuten | Gesamtzeit: 17–21 Minuten

Zutaten für 3 Portionen

- 450 g Lachsfilet
- Gewürze Ihrer Wahl (etwa Zitronenpfeffer, Old-Bay-Gewürz, getrockneter Dill, Salz und Pfeffer)
- Extra natives Olivenöl zum Beträufeln und zum Einölen der Grillroste
- Frische Zitronenspalten (wahlweise)

1. Den Lachs mit Salz, Pfeffer und den Gewürzen Ihrer Wahl bestreuen.
2. Überprüfen Sie vor dem Einschalten des Grills, ob die Grillroste sauber sind, und heizen Sie den Grill dann auf mittlere Temperatur vor.
3. Ölen Sie die Grillroste mit einer Zange und einem Küchentuch gründlich ein, damit der Lachs nicht daran kleben bleibt.
4. Die Lachsstücke mit der Hautseite nach unten direkt auf die Grillroste legen und 6–8 Minuten pro Seite garen, bis er sich mit der Gabel zerteilen lässt.
5. Die Lachsstücke mit dem Saft der Zitronenscheiben (falls verwendet) beträufeln.

HAUPTGERICHTE VON LEICHT BIS HERZHAFT

BUTTERNUSSKÜRBISSUPPE

MM, MK, GF, V, VGT

Kristin verdankt ihre erste Erfahrung mit Butternusskürbissuppe dem Küchenchef der Cleveland Clinic, der ihr beibrachte, was man beim Kauf eines Butternusskürbisses beachten sollte und wie man daraus eine Suppe zubereitet, die eigentlich eine vollwertige Hauptmahlzeit ist. Kristin fügte diesem Rezept noch ein paar Zwiebeln und etwas Knoblauch hinzu. Es wurde zum Lieblingsessen ihrer Familie, das sie an Freitagabenden im Herbst immer wieder gern auf den Tisch bringt.

Zubereitungszeit: 20 Minuten | Garzeit: 70 Minuten | Gesamtzeit: 90 Minuten

Zutaten für 6–8 Portionen

- 1 ½ bis 2 mittelgroße Butternusskürbisse
- Extra natives Olivenöl
- Salz und Pfeffer zum Abschmecken
- 80 g rohe Kürbiskerne (wahlweise)
- 1–2 EL Paprikapulver (wahlweise)
- 4 EL ungesalzene Butter
- 2 gehackte Küchenzwiebeln
- 2 Stangen Staudensellerie, gehackt
- 3 große Karotten, gehackt
- 5–7 Knoblauchzehen, fein gehackt
- 4–8 Thymianzweige
- 1 l Hühner- oder Gemüsebrühe (ohne Salzzusatz oder natriumarm)
- 1 TL Chiliflocken
- 1 Becher Sahne mit hohem Fettgehalt (»Konditorsahne«)

1. Den Backofen auf 180°C vorheizen. Ein großes Backblech mit Backpapier auslegen, damit es sich später leichter reinigen lässt.
2. Beide Butternusskürbisse halbieren und mit der Schnittfläche nach oben auf ein Blech legen. Mit reichlich Olivenöl beträufeln und mit etwas Salz und Pfeffer bestreuen. Den Kürbis ungefähr 1 Stunde lang im Ofen backen, bis er so weich ist, dass Sie sein Fleisch leicht mit dem Löffel herausheben können.
3. (Wahlweise:) Die Kürbiskerne auf einem anderen Backblech verteilen, mit Olivenöl tränken und mit Paprikapulver bestäuben. Ungefähr 15–20 Minuten lang im Backofen rösten und dann beiseite stellen.
4. In einem großen Suppentopf oder Feuertopf die Butter zum Schmelzen bringen und Zwiebeln, Sellerie, Karotten, Knoblauch und Thymian hinzufügen. Bei mittlerer Hitze circa 8 Minuten anbraten, bis die Zwiebeln glasig sind.
5. Die Hühnerbrühe (oder Gemüsebrühe) und die Chiliflocken in den Topf geben und die Hitze auf mittlere bis niedrige Stufe zurückschalten. Lassen Sie die Mischung so lange kochen, bis die Karotten weich sind.
6. Sobald die Karotten weich sind, nehmen Sie die Thymianzweige aus dem Topf und geben den gerösteten Butternusskürbis hinein.
7. Die Zutaten im Topf mit einem Stabmixer (oder normalen Mixer) glatt pürieren. Hinweis: Wenn Sie einen herkömmlichen Mixer verwenden, pürieren Sie die Mischung in kleinen Mengen und stellen Sie den Mixer zunächst auf eine niedrige Stufe ein, bevor Sie die Geschwindigkeit erhöhen. (Heiße Flüssigkeiten erzeugen Dampf und dehnen sich aus, wenn sie in einem herkömmlichen Mixer verarbeitet werden, was zu einer Explosion führen kann.)
8. Die Sahne zur Suppe geben und erneut pürieren (oder mixen), bis sich alles gut vermischt hat. Mit Salz und Pfeffer abschmecken.
9. In Suppenschüsseln servieren und (falls gewünscht) mit geröstetem Paprikapulver und gerösteten Kürbiskernen garnieren.

Hinweise: Falls Sie eine vegetarische Suppe bevorzugen, verwenden Sie als Basis dafür Gemüsebrühe statt Hühnerbrühe. Ein veganes Gericht erhalten Sie, indem Sie ebenfalls Gemüsebrühe verwenden, die Butter durch Olivenöl ersetzen und die Sahne entweder weglassen oder stattdessen auf eine milchfreie Variante ausweichen.

TABOULÉ

MM, MK, LC, V, VGT

Dieses Rezept stammt aus der Küche von Ibrahims Mutter. Er kommt ursprünglich aus Syrien, und seine Mutter hat sein Leben in vielerlei Hinsicht beeinflusst – nicht nur mit ihrer Kochkunst, sondern auch mit der typisch orientalischen Sitte, sich um einen Tisch mit köstlichen, gesunden mediterranen Speisen zu versammeln. Mit frischem Gemüse und Bulgur schmeckt dieses Gericht nicht nur delikat, sondern ist auch reich an wertvollen Nährstoffen. »Wenn ich diesen Salat esse, spüre ich die Liebe!«, sagt Ibrahim. »Und ich hoffe, Ihnen geht es genauso.«

Zubereitungszeit: 15 Minuten |
Gesamtzeit: 15 Minuten (plus 10–15 Minuten Einweichzeit)

Zutaten für 2 Portionen

- 2 Bund frische glatte Petersilie, grob gehackt
- ½ Bund frische Minze, grob gehackt
- 1 Bund Frühlingszwiebeln, fein gehackt (nur die weißen und hellgrünen Teile verwenden)
- 1 EL Bulgurweizen, 10–15 Minuten lang in einer kleinen Schüssel mit Wasser eingeweicht, bis er weich ist
- 4–8 EL extra natives Olivenöl
- 4–8 EL frischer Zitronensaft (von 3–4 Zitronen)
- 1 TL Salz
- 1 mittelgroße Tomate, grob gehackt

Alle Zutaten in einer Schüssel miteinander vermischen und genießen.

PILZSUPPE MIT GERÖSTETEM BLUMENKOHL

MM, MK, LC, GF, V, VGT

Dieses Rezept stammt von Bill Althoff. Dieser private Chefkoch hat schon für viele Prominente gekocht, beispielsweise für Präsident Ronald Reagan, Präsident George H. W. Bush, König Hussein und Königin Noor von Jordanien. Bills jüngster Kunde hat unser erstes Buch Neustart für die Leber *gelesen und ihn daraufhin gebeten, ein paar seiner Rezepte leberfreundlicher zu gestalten. Kristin und Ibrahim freuen sich, Ihnen dieses Rezept (und übrigens auch Bills Rezepte für »Gebratene Garnelen auf Curry-Spaghettikürbis« und »In der Pfanne gebratenen Lachs mit Ingwer-Kurkuma-Sauce und Blumenkohlreis«) in diesem Buch vorstellen zu dürfen. Sie werden sicherlich gerne darauf zurückgreifen, wenn Sie mal wieder ein feines Essen genießen möchten, das zusätzlich auch noch kohlenhydratarm ist.*

Die Zubereitung dieser Suppe ist schon ziemlich zeitaufwendig. Aber sie schmeckt so lecker, umschmeichelt den Gaumen mit ihrer seidenweichen Konsistenz so sanft – und ist so gesund für Ihre Leber –, dass der Aufwand sich hundertprozentig lohnt. Außerdem ist die Suppe sehr ergiebig, sodass garantiert noch eine Menge davon für die kommende Woche übrig bleibt, wenn Sie sie an einem Sonntagnachmittag zubereiten. Natürlich können Sie die Reste auch in einen Gefrierbeutel geben und einfrieren, um eine Mahlzeit für einen anderen Tag parat zu haben. (Zum Auftauen stellen Sie die Suppe über Nacht in den Kühlschrank und erwärmen sie dann bei niedriger Hitze in einem Topf auf dem Herd.)

Zubereitungszeit: 15 Minuten | Garzeit: circa 2 Stunden | Gesamtzeit: 2 Stunden und 15 Minuten

Zutaten für 8 Portionen

- Knoblauchzehen von 4 Knollen, geschält
- 240 ml extra natives Olivenöl
- 900 g Blumenkohl (circa 2 kleine Köpfe), vom Strunk befreit und in 2,5-cm-Stücke geschnitten
- Grobes Meersalz und gemahlener schwarzer Pfeffer, nach Geschmack
- 360 g weiße Champignons, entstielt und in dünne Scheiben geschnitten
- 150 g braune Champignons, entstielt und in dünne Scheiben geschnitten
- 2 Schalotten, geschält und in dünne Scheiben geschnitten
- 2 l natriumarme Gemüsebrühe
- 2–3 frische Schnittlauchhalme, fein gehackt (wahlweise)

1. Den Backofen auf 180°C vorheizen.
2. Die geschälten Knoblauchzehen und das Olivenöl in einen kleinen Bräter mit hohem Rand oder eine andere geeignete Schale geben und für 25–30 Minuten in den Backofen schieben, bis die Knoblauchzehen leicht goldbraun sind.
3. Nehmen Sie die Mischung wieder aus dem Ofen und lassen Sie sie leicht abkühlen (15–20 Minuten lang). (Die Knoblauchzehen werden beim Abkühlen dunkler, was erwünscht ist.)
4. Die gerösteten Knoblauchzehen mit einem feinmaschigen Sieb oder Schaumlöffel aus dem Öl nehmen und Knoblauch und Öl beiseite stellen.
5. Während der Knoblauch abkühlt, schalten Sie die Backofentemperatur auf 230°C hoch.
6. Geben Sie die Blumenkohlstücke in eine Rührschüssel oder einen Kunststoffbehälter und träufeln Sie etwas von dem beiseite gestellten Knoblauchöl darüber, bis sie sich leicht mit dem Öl überzogen haben. Den Blumenkohl dann mit Salz und gemahlenem schwarzem Pfeffer würzen und alles gründlich miteinander vermischen.
7. Die Blumenkohlstücke gleichmäßig auf einem mit Backpapier ausgelegten Backblech verteilen. 40 Minuten rösten und nach circa 20 Minuten umrühren, damit sie gleichmäßig bräunen.

8. Aus dem Backofen nehmen und zum Abkühlen beiseite stellen.
9. Während der Blumenkohl röstet, erhitzen Sie einen großen Topf oder Feuertopf bei mittlerer bis hoher Temperatur.
10. Das restliche Knoblauchöl hineingeben, sodass der Boden des Topfs vollständig mit einer Ölschicht bedeckt ist. Falls das Knoblauchöl dafür nicht ausreicht, verwenden Sie bei Bedarf noch etwas mehr Olivenöl.
11. Sobald das Öl heiß ist, geben Sie alle in Scheiben geschnittenen Pilze hinein und rühren um, damit sie sich mit dem Öl überziehen.
12. Die Pilze bei mittlerer bis hoher Temperatur ohne Deckel in dem Öl garen, bis sie leicht goldbraun sind (circa 30 Minuten).
Hinweis: Die Pilze werden dabei zunächst ihre ganze Flüssigkeit verlieren und einkochen; sobald die Flüssigkeit verdampft ist, rühren Sie häufig um, damit sie gleichmäßig bräunen.
13. Sobald die Pilze gebräunt sind, schalten Sie die Herdplatte auf eine niedrige Stufe zurück und fügen die in Scheiben geschnittenen Schalotten und alle beiseite gestellten gerösteten Knoblauchzehen hinzu. Garen Sie die Mischung unter gelegentlichem Rühren circa 5 Minuten lang, bis die Schalotten leicht glasig sind.
14. Sobald die Schalotten glasig sind, die gerösteten Blumenkohlstücke und die gesamte Gemüsebrühe hinzufügen und umrühren.
15. Zum Köcheln bringen und circa 30 Minuten garen, bis der Blumenkohl anfängt, auseinanderzufallen.
16. Vom Herd nehmen und die Suppe mit einem Stabmixer oder in einem herkömmlichen Mixer pürieren, bis sie ganz glatt ist. Nach Belieben mit Salz und Pfeffer würzen. Hinweis: Wenn Sie einen herkömmlichen Mixer verwenden, pürieren Sie die Mischung in kleinen Mengen und stellen Sie den Mixer zunächst auf eine niedrige Stufe ein, bevor Sie die Geschwindigkeit erhöhen. (Heiße Flüssigkeiten erzeugen Dampf und dehnen sich aus, wenn sie in einem herkömmlichen Mixer verarbeitet werden, was zu einer Explosion führen kann.)
17. Die Suppe sofort mit fein gehacktem Schnittlauch servieren oder abkühlen lassen und für den späteren Gebrauch einfrieren.

GEFÜLLTE GEBACKENE SÜSSKARTOFFELN

MM, MK, GF, VGT

Wir können uns kein Gericht vorstellen, das besser für ein Familienessen geeignet wäre. Egal ob das Familientreffen einfach nur an einem ganz normalen Wochentag oder aus besonderem Anlass stattfindet – diese gebackenen Süßkartoffeln mit einer Füllung aus Grünkohl, Quinoa, Cranberries und frischem Mozzarella werden Sie und Ihre Angehörigen mit ihren ausgefallenen Aromen auf jeden Fall überraschen. Und sie schmecken nicht nur köstlich, sondern liefern auch eine Menge gesunder Nährstoffe!

Zubereitungszeit: 10 Minuten | Garzeit: 50 Minuten | Gesamtzeit: 60 Minuten

Zutaten für 4 Portionen

- 2 große Süßkartoffeln, halbiert
- Extra natives Olivenöl nach Geschmack
- Salz und Pfeffer
- 300 g frischer Grünkohl, gehackt
- 1–2 frische Knoblauchzehen, fein gehackt
- 170 g dreifarbige Quinoa, abgespült
- 1 Packung (250 g) frische Mozzarellaperlen, abgetropft
- 35 g getrocknete Cranberries
- Feigen-Balsamico-Essig zum Abschmecken
- Wahlweise Nüsse (Walnüsse, Pekannüsse) zum Bestreuen

1. Den Backofen auf 220°C vorheizen.
2. Ein Backblech mit Backpapier auslegen und die 4 Süßkartoffelhälften mit der Schnittfläche nach oben hineinlegen. Mit Olivenöl beträufeln und mit etwas Salz und Pfeffer bestreuen. Backen Sie die Süßkartoffelhälften circa 30 Minuten, bis sie weich sind.
3. Währenddessen braten Sie den Grünkohl und die Knoblauchzehen in einer großen Pfanne auf dem Herd bei mittlerer Hitze in Olivenöl an, bis der Grünkohl eine dunklere Farbe annimmt und leicht zusammenfällt.
4. Die Quinoa in einem mittelgroßen Topf circa 10 Minuten (oder wie auf der Packung angegeben) kochen.
5. In einer separaten Rührschüssel Quinoa, gebratenen Grünkohl, Mozzarellaperlen und Cranberries vermischen.
6. Sobald die Süßkartoffelhälften gar sind, kratzen Sie in der Mitte jeweils etwas Kartoffelfleisch heraus, sodass kleine Vertiefungen für die Füllung entstehen. Füllen Sie die Füllung aus Quinoa, Grünkohl, Mozzarella und Cranberries mit einem Löffel in die Kartoffelhälften hinein und würzen Sie das Ganze mit einem Spritzer Feigen-Balsamico-Essig.
7. Wahlweise: Die Süßkartoffelhälften mit Walnüssen, Pekannüssen oder anderen Nüssen Ihrer Wahl bestreuen.

SÜSSKARTOFFEL-FESTTAGSAUFLAUF

MM, MK, GF, VGT

»Als ich noch klein war, hat meine Mutter diesen Auflauf oft zubereitet, und ich nannte ihn wegen seiner leuchtenden orange Farbe immer ›Orangenauflauf‹«, erzählt Kristin. »Heute weiß ich, was diese Farbe bedeutet: Erstens, dass es heute einen leckeren Auflauf gibt, und zweitens, dass ich meinem Körper damit viele wichtige sekundäre Pflanzenstoffe zuführe!«

Zubereitungszeit: 10 Minuten | Garzeit: 2 Stunden | Gesamtzeit: 2 Stunden und 10 Minuten

Zutaten für 6–8 Portionen

- 5 mittelgroße Süßkartoffeln
- 150 g Erythritol-Kristallzuckerersatz
- 120 ml fettarme Milch oder Pflanzendrink Ihrer Wahl (ungesüßt/geschmacksneutral)
- 80 g geschmolzenes Ghee
- 2 TL Vanilleextrakt
- 2 Eier
- 100 g brauner Erythritol-Zuckerersatz
- 180 g gehackte Pekannüsse

1. Den Backofen auf 220°C vorheizen.
2. Mit einer Gabel Löcher in die Süßkartoffeln stechen und für 50–60 Minuten im Ofen backen, bis sie weich sind. Herausnehmen und die Temperatur auf 180°C herunterschalten.
3. Die Kartoffeln circa 15 Minuten lang abkühlen lassen und schälen.
4. Die Süßkartoffeln in einer großen Schüssel pürieren.
5. Erythritol-Kristallzuckerersatz, fettarme Milch oder Pflanzendrink, geschmolzenes Ghee, Vanilleextrakt und Eier zu dem Süßkartoffelpüree hinzufügen und alle Zutaten gründlich miteinander vermischen.
6. Den Inhalt der Schüssel in eine gläserne Auflaufform geben und gleichmäßig mit Pekannüssen und dem braunen Erythritol-Zuckerersatz bestreuen und bei 180°C 30–40 Minuten lang backen.

EINFACHER AFRIKANISCHER ERDNUSSEINTOPF

MM, MK, LC, GF, V, VGT

Ibrahim lernte dieses Rezept erstmals bei seiner Kilimandscharo-Besteigung kennen. »Es war das Lieblingsessen von Adam, dem Koch, der alle Touristen und Träger unserer Gruppe beköstigte«, erzählt er. »Als wir nach einem langen, anstrengenden Wandertag in großer Höhe alle unter der dünnen Luft litten, hat uns dieses Gericht wieder auf die Beine gebracht. Ich liebe es und hoffe, dass es bald auch zu Ihrem Lieblingsgericht wird!«

Zubereitungszeit: 15 Minuten | Garzeit: 25 Minuten | Gesamtzeit: 40 Minuten

Zutaten für 4 Portionen

- 1 Küchenzwiebel, gewürfelt
- 5–9 Knoblauchzehen, fein gehackt
- 2 Süßkartoffeln, geschält und in Würfel geschnitten
- 4 l Gemüsebrühe
- 220 g Erdnussbutter ohne Zuckerzusatz
- 2 ½ TL Ingwerpulver
- 1 TL Cayennepfeffer
- 2 TL Kreuzkümmel
- 1 TL Zwiebelpulver
- 1 ½ TL Salz
- ¼ TL Pfeffer
- 2 TL Currypulver
- 450 g passierte Tomaten
- Zum Garnieren: Korianderkraut, gehackt; trocken geröstete Erdnüsse oder »Knusprige Kichererbsen« (wahlweise; Seite 323)

1. Die Zwiebelwürfel circa 6 Minuten lang mit der Sautierfunktion im Schnellkochtopf garen.
2. Den gehackten Knoblauch zu den Zwiebeln geben und weitere 2 Minuten sautieren, bis er duftet.
3. Währenddessen die Süßkartoffeln schälen und würfeln.
4. Schalten Sie die Sautierfunktion des Schnellkochtopfs aus und geben Sie alle anderen Zutaten hinein.
5. Die Zutaten miteinander vermischen, den Topf dann verschließen und für 4 Minuten auf Hochdruck einstellen. Lassen Sie den Druck anschließend 10 Minuten lang auf natürliche Weise entweichen.
6. Den Korb aus dem Schnellkochtopf herausnehmen und die Zutaten mit einem Pürierstab zu einem dickflüssigen Eintopf verarbeiten.
7. Schöpfen Sie den Eintopf in Suppenschüsseln und garnieren Sie ihn. Ich füge gern ein paar Esslöffel gehacktes Korianderkraut und eine kleine Handvoll trocken gerösteter Erdnüsse oder »Knusprige Kichererbsen« hinzu (Seite 323), um den Geschmack noch ein bisschen mehr zu verfeinern.

KRISSYS KETO-BROKKOLI-KÄSEAUFLAUF

MM, MK, LC, GF, VGT

Dieser nussig schmeckende Käseauflauf wird in Ihrer Familie oder bei Freunden garantiert einschlagen wie eine Bombe. Und das Beste daran ist, dass man dieses köstliche Gericht in nur 25 Minuten auf den Tisch bringen kann!

Zubereitungszeit: 5 Minuten | Garzeit: 20 Minuten | Gesamtzeit: 25 Minuten

Zutaten für 6 Portionen

- 250 g Frischkäse
- 120 ml fettarme Kaffeesahne
- Etwa 160 g gemischter geriebener Käse (etwa eine Mischung aus Cheddar, Parmesan und Gruyère)
- 1 EL Knoblauchpulver
- 1 TL Salz
- 1 TL Pfeffer
- Etwa 900 g Brokkoliröschen, »al dente« gedünstet

1. Den Backofen auf 200°C vorheizen.
2. Alle Zutaten außer dem Brokkoli miteinander vermischen.
3. Die Brokkoliröschen zu der Käse-Gewürz-Mischung geben und so lange darin schwenken, bis sie sich ganz damit überzogen haben.
4. Den Auflauf 15 Minuten lang in einer ofenfesten Auflaufform backen, bis der Käse vollständig geschmolzen ist.
5. Anschließend noch 5 Minuten lang auf Grillfunktion umschalten, bis der Auflauf an der Oberseite knusprig ist.
6. Heiß servieren.

FETA-GEMÜSE-COUSCOUS

MM, MK, VGT

Ibrahim hat die nordafrikanische Pasta-Alternative Couscous in der schönen Stadt Casablanca in Marokko kennen gelernt. Couscous ist zwar schon für sich allein eine vollwertige Mahlzeit; aber Sie können ihn auch mit Garnelen (zusammen mit Knoblauch in Olivenöl angebraten) oder mit einem kleinen Stück im Ofen gebackenem Lachs genießen. Sich beim Essen den Film »Casablanca« anzuschauen, ist zwar ein optionales – aber durchaus empfehlenswertes – zusätzliches Vergnügen.

Zubereitungszeit: 10 Minuten | Garzeit: 18 Minuten | Gesamtzeit: 28 Minuten

Zutaten für 2 Portionen

- 240 ml Wasser
- Extra natives Olivenöl
- 170 g Vollkorn-Couscous
- 120 g mehrfarbige Paprika, fein gehackt
- 30 g rote oder schwarze Oliven, gehackt
- 1 EL Oregano
- 80 g Feta
- ½ Gurke, gewürfelt
- Schale von 1 Zitrone
- 45 g Pinienkerne
- Salz und Pfeffer zum Abschmecken

1. Das Wasser mit einem Spritzer Olivenöl auf dem Herd zum Kochen bringen.
2. Couscous ins Wasser geben, den Topf zudecken und vom Herd nehmen. Lassen Sie den Couscous 10–15 Minuten quellen.
3. Den Couscous mit der Gabel auflockern und in eine Servierschüssel geben.
4. Fügen Sie die restlichen Zutaten hinzu und vermischen Sie alles gründlich miteinander. Mit Salz und Pfeffer abschmecken.

GEBACKENE AUBERGINE

MM, MK, LC, GF, V, VGT

Dieses förmlich auf der Zunge zergehende Abendessen schmeckt sehr ähnlich wie Auberginen-Parmigiana – nur ohne die Kohlenhydrate (und es wird auch nicht frittiert). Zusammen mit Ihren Lieblings-Bohnennudeln (für die modifizierte Mittelmeerdiät, den Ernährungsplan mit moderatem Kohlenhydratkonsum und den Familienplan) oder mit Zoodles (für den Low-Carb-Ernährungsplan) ergibt diese gebackene Aubergine eine leckere fleischlose Mahlzeit.

Zubereitungszeit: 10 Minuten | Garzeit: 35–40 Minuten | Gesamtzeit: 45–50 Minuten

Zutaten für 3 Portionen

- 1 große oder 2 mittelgroße Auberginen
- 250 g frischer Mozzarella
- 2 EL extra natives Olivenöl
- 1–2 TL Salz
- 1–2 TL Pfeffer
- 2 EL italienisches Gewürz
- 750 ml zuckerarme Tomatensauce oder 750 ml Rote Sauce (Rezept Seite 340)

1. Den Backofen auf 200°C vorheizen.
2. Auberginen und Mozzarella in ½ cm dicke Scheiben schneiden.
3. Die Auberginenscheiben so auf ein großes Backblech legen, dass sie sich nicht berühren. Mit Olivenöl beträufeln und mit Salz, Pfeffer und italienischem Gewürz bestreuen.
4. Die Scheiben 30 Minuten lang backen und nach 15 Minuten wenden.
5. Das Backblech aus dem Ofen nehmen und jede Auberginenscheibe mit 1 Löffel Tomatensauce oder Roter Sauce und 1 Mozzarellascheibe belegen.
6. Die Auberginenscheiben noch für 5–10 Minuten in den Ofen zurückschieben, bis der Mozzarella geschmolzen und leicht gebräunt ist.

WEIHNACHTSRAVIOLI

MM, VGT (MIT FLEISCHERSATZ)

Diese Ravioli sind ein Gericht für besondere Anlässe – erstens, weil ihre Zubereitung schon ein bisschen zeitaufwendiger ist, und zweitens, weil man dafür Weißmehl verwendet. Doch dabei handelt es sich um ein Familienrezept, das Ibrahims gutem Freund Federico Rossi ganz besonders am Herzen liegt – und man möchte ja nicht so gern Rezepte verändern, die von Generation zu Generation weitergegeben wurden! In der Familie des in Mailand geborenen Dr. Rossi ist es Tradition, dass er zu Weihnachten Ravioli zubereitet. Er füllt die Ravioli mit Fleisch – mit Ausnahme einer einzigen Raviolitasche, die er leer lässt. Derjenige, der die leere Teigtasche bekommt, ist der glückliche Gastgeber des Weihnachtsessens im nächsten Jahr.

Zubereitungszeit: 60–75 Minuten | Garzeit: 12–18 Minuten | Gesamtzeit: 72–93 Minuten (plus 2–3 Stunden Trocknungszeit)

Zutaten für 5–6 Portionen (ergibt 100 Ravioli)

Füllung

- 1 EL kaltgepresstes Olivenöl
- Eine halbe mittelgroße Zwiebel, eine halbe Stange Staudensellerie und 1 mittelgroße Karotte, in kleine Würfel geschnitten (oft finden Sie diese Zutaten bereits fertig gewürfelt in der Kühltruhe der Gemüseabteilung)
- Salz und Pfeffer
- Evtl. etwas Wasser, Gemüsebrühe oder Wein
- 360 g Rinderhackfleisch oder pflanzliches Ersatzprodukt
- 2 Eier
- 25 g fein geriebener Parmesan
- 2 EL fein geriebener Pecorino

Ravioli

- 330 g Weißmehl
- 160 g Grieß
- 4 große Eier
- 240 ml Wasser
- 1 EL extra natives Olivenöl
- 1 EL Salz

Zubereitung der Füllung

1. Das Olivenöl in einer Sauteuse bei mittlerer Temperatur erhitzen. Sobald die Pfanne heiß ist, das Gemüse zusammen mit einer Prise Salz und Pfeffer 8–10 Minuten lang anbraten, bis es weich wird. Wenn die Mischung zu trocken wird, können Sie etwas Wein, Wasser oder Gemüsebrühe hinzufügen.
2. Das Rinderhackfleisch oder pflanzliche Ersatzprodukt in die Pfanne geben und unter häufigem Rühren 8–10 Minuten garen. Falls die Mischung zu trocken werden sollte, gießen Sie etwas Wein oder Wasser dazu.
3. Die Pfanne vom Herd nehmen und die gegarte Fleisch-Gemüse-Mischung auf Zimmertemperatur abkühlen lassen.
4. Die Eier und den gemahlenen Käse hinzufügen und alles gut durchmischen. Mit Salz und Pfeffer abschmecken und noch ein bisschen mehr gemahlenen Käse oder Wasser hinzufügen, bis die Mischung zusammenhält, wenn man etwas davon zwischen Daumen und Zeigefinger leicht zusammendrückt.

Zubereitung der Ravioli

1. Weißmehl und Grieß in eine große Schüssel geben und eine circa 5 cm tiefe und 7,5 cm breite Vertiefung in die Mitte drücken.
2. In einer separaten kleinen Schüssel Eier, Wasser und Öl miteinander verquirlen und diese Mischung dann in die Vertiefung gießen.
3. Das Mehl und die Eiermischung miteinander verrühren und zu einer Kugel formen. Den Teig auf eine bemehlte Fläche geben und so lange kneten, bis er glatt und elastisch ist (7–10 Minuten). Bei Bedarf noch etwas mehr Mehl hinzufügen, damit der Teig nicht klebt, oder Wasser dazugeben, damit er nicht austrocknet.
4. Den Pastateig in 10 gleich große Stücke schneiden. Die Stücke der Reihe nach zu 1,5 mm dicken, 7,5–10 cm breiten und 25–30 cm langen Teigblättern ausrollen. (Das geht am einfachsten mit einer Nudelmaschine.)

5. Jeweils 1 TL von der Füllung in Abständen von 2,5 cm auf die linke Seite des Nudelblatts setzen. Dann die rechte Hälfte des Nudelblatts über die linke Hälfte klappen und alle Blätter an den Außenrändern und zwischen den einzelnen Füllungshäufchen festdrücken, um die Ravioli zu verschließen.
6. Dann schneiden Sie die zusammengeklappten und gefüllten Nudelblätter mit einem Teigrädchen in Quadrate, sodass 10–12 einzelne Ravioli entstehen.
7. Die Ravioli vorsichtig auf ein bemehltes Blech legen und dazwischen jeweils so viel Abstand lassen, dass sie nicht aneinanderkleben.
8. Wiederholen Sie diesen Vorgang mit den restlichen Teigstücken. (Denken Sie daran, eine Teigtasche leer zu lassen!)
9. Die Ravioli 2–3 Stunden lang trocknen lassen.
10. Die Ravioli, die Sie nicht sofort kochen möchten, können Sie in einen Gefrierbeutel geben; im Gefrierfach halten sie sich bis zu 3 Monate.

Kochen und Servieren der Ravioli

1. Salzwasser in einem Topf zum Kochen bringen und die Ravioli (frisch oder gefroren) hineingeben. Das Wasser wieder sprudelnd aufkochen lassen, dann die Hitze herunterschalten, bis es nur noch leicht köchelt.
2. Die Ravioli so lange garen, bis sie zart sind und an der Oberfläche schwimmen (2–3 Minuten bei frischen und 6–8 Minuten bei gefrorenen Ravioli).
3. Lassen Sie die Ravioli abtropfen und schwenken Sie sie in geschmolzener Butter oder Olivenöl und gemahlenem Parmesan, Ihrem Lieblingspesto oder Roter Sauce.

KOHLENHYDRATFREIE PIZZA »DAS FREITAGABEND-SPECIAL«

MM, MK, LC, GF, VGT

Natürlich ist es ungeheuer verlockend, am Freitagabend eine Pizza zu bestellen – nicht nur, weil man dann nicht zu kochen braucht, sondern auch weil Pizza ein echtes »Wohlfühlessen« ist. Wenn Sie sich kohlenhydratarm zu ernähren versuchen, aber trotzdem hin und wieder ein herzhaftes Stück Pizza genießen möchten, dann probieren Sie doch einmal diese etwas unkonventionelle Pizza aus, die Kristin »Das Freitagabend-Special« nennt. Sie hat ein herrliches Pizza-Aroma – und das ganz ohne Kohlenhydrate. Allerdings enthält sie ziemlich viele gesättigte Fette, ist also ein Leckerbissen, den man sich nicht jeden Abend, sondern nur hin und wieder gönnen sollte.

Zubereitungszeit: 10 Minuten | Garzeit: 10–12 Minuten | Gesamtzeit: 20–22 Minuten

Zutaten für 1 Portion

- 2 Eier
- 2 EL fein geriebener Parmesan
- 1 EL italienisches Gewürz
- 35 g grob geschnittener Mozzarella (plus ein bisschen mehr zum Belegen)
- 1 EL extra natives Olivenöl
- 1–2 EL Tomatensauce ohne Zuckerzusatz oder Rote Sauce (Rezept Seite 340)
- Gemüse- oder Olivenscheiben nach Geschmack

1. Die Eier mit Parmesan, italienischem Gewürz und Mozzarella in einer Schüssel verquirlen.
2. Das Olivenöl bei mittlerer bis niedriger Temperatur in einer kleinen, ofenfesten Sauteuse erhitzen und die Käse-Eier-Mischung hineingeben. Braten Sie die Mischung circa 5 Minuten lang an, bis die Ränder fest werden und zu bräunen beginnen.
3. Die Mischung mit einem Spatel vorsichtig wenden und auf der anderen Seite noch 1–2 Minuten weiterbraten.
4. Belegen Sie die Pizza mit Roter Sauce oder Tomatensauce ohne Zuckerzusatz (und/oder Pesto), Ihrem Lieblingsgemüse (Kristin mag am liebsten in Scheiben geschnittene rote Paprika, gehackte sonnengetrocknete Tomaten und ein paar zerkleinerte frische Basilikumblätter) und so viel Mozzarella, dass die »Pizza« damit bedeckt ist.
5. Die Pfanne in den Backofen schieben und circa 2–3 Minuten bei Grillfunktion backen, bis der Käse geschmolzen ist und sprudelt. (Aber achten Sie darauf, dass er nicht anbrennt!)

FETTARME GRÜNE PASTA MIT FLEISCHBÄLLCHEN

MM, MK, GF

Das ist eines unserer beliebtesten Rezepte. Es ist ein einfaches, aber köstliches Wochenendgericht, das den Gaumen mit einer ungeheuren Vielfalt an Aromen verwöhnt. Wenn Sie dafür Pesto aus dem Glas verwenden, ist es einfach zuzubereiten, aber es passt auch gut zu unserem traditionellen Basilikum-Pesto, dem nussigen veganen Pesto oder dem Drei-Kräuter-Pesto, falls Sie noch Reste von einem dieser drei Pesto-Rezepte übrighaben sollten (Seite 342–346), die Sie aufbrauchen möchten.

Zubereitungszeit: 10 Minuten | Garzeit: 20–25 Minuten | Gesamtzeit: 30–35 Minuten

Zutaten für 4 Portionen

- 450 g Putenhackfleisch
- 2 EL extra natives Olivenöl
- 1 EL Worcestershire-Sauce
- 1 TL Knoblauchpulver
- 1 TL Salz
- 1 TL Pfeffer
- 1 großes Ei
- 25 g grob geriebener Parmesan
- 350 g Brokkoli (TK)
- 250 g Edamame-Nudeln
- 100–200 g Grünkohl-Pesto (selbstgemacht mit frischem Grünkohl, Sonnenblumenkernen oder Nüssen, Olivenöl und etwas Zitronensaft)

1. Den Backofen auf 180°C vorheizen und zwei Backbleche mit Backpapier auslegen oder mit Speiseöl bestreichen.
2. Putenhackfleisch, extra natives Olivenöl, Worcestershire-Sauce, Knoblauchpulver, Salz, Pfeffer, Ei und Parmesan in einer Rührschüssel gründlich miteinander vermischen.
3. Die Hackfleischmischung zu golfballgroßen Kugeln rollen und auf ein Backblech legen. Schieben Sie das Blech für 20–25 Minuten in den Ofen, bis die Hackfleischbällchen außen leicht gebräunt sind.
4. Den Brokkoli auf das zweite Backblech legen, mit Olivenöl beträufeln und ebenfalls in den Ofen schieben.
5. Während der Backzeit von Fleischbällchen und Brokkoli bringen Sie das Wasser für die Edamame-Nudeln in einem mittelgroßen Topf auf dem Herd zum Kochen. Die Nudeln weich kochen, abgießen und dann wieder in den Topf zurückgeben. Fügen Sie 100–200 g Grünkohl-Pesto hinzu und vermischen Sie es gründlich mit den Nudeln.
6. Fleischbällchen und Brokkoli auf einem Nudelbett servieren.

VEGETARISCHE LASAGNE

MM, MK, LC, GF, VGT

Dieses Rezept passt mit seinem pflanzlichen Eiweiß und moderaten Kohlenhydratgehalt sehr gut zur »Langlebigkeitsdiät«, die nachweislich die Lebenserwartung erhöht und Risikofaktoren für verschiedene Erkrankungen entgegenwirkt. Was könnte es Besseres geben als ein leckeres Gericht, das zusätzlich auch noch unser Leben verlängert?

Zubereitungszeit: 5 Minuten | Garzeit: 37–45 Minuten | Gesamtzeit: 42–50 Minuten

Zutaten für 6 Portionen

- 720 ml Tomatensauce ohne Zuckerzusatz oder 720 ml Rote Sauce (Rezept Seite 340)
- 2 Knoblauchzehen, gehackt
- 360 g veganes Hackfleisch
- Extra natives Olivenöl
- 1 Packung kohlenhydratarme Lasagne-Nudeln
- 450 g Ricotta
- 250 g Mozzarellaperlen, abgetropft
- 40 g fein geriebener Parmesan
- Frisches Basilikum

1. Den Backofen auf 180°C vorheizen.
2. Tomatensauce oder Rote Sauce in einer mittelgroßen Schüssel mit dem gehackten Knoblauch vermischen.
3. Den Fleischersatz bei mittlerer Hitze 7–10 Minuten lang in Olivenöl anbraten, bis er gebräunt ist.
4. Eine dünne Schicht der mit Knoblauch vermischten Sauce auf dem Boden einer 23 × 30 cm großen Auflaufform aus Glas oder Keramik verteilen und die Zutaten dann in folgender Reihenfolge übereinanderschichten: Lasagne-Blatt, Sauce, Fleischersatz, Ricotta. Wiederholen Sie diesen Vorgang so lange, bis Sie von jeder Zutat zwei Schichten haben.
5. Den Auflauf mit Mozzarella und Parmesan bestreuen und für 30–35 Minuten in den Backofen schieben, bis der Käse braun wird. Mit frischem Basilikum garnieren und servieren.

GEBRATENE GARNELEN AUF CURRY-SPAGHETTIKÜRBIS

MM, MK, LC

Dieses Rezept stammt ebenfalls von Chefkoch Bill. Der Spaghettikürbis ist eine schmackhafte, knusprige Nudel-Alternative. Das Currypulver sorgt für ein würziges Aroma und dank Kurkuma (die diesem Gericht seine gelbe Farbe verleiht) haben die gebratenen Garnelen in diesem Rezept außerdem eine entzündungshemmende Wirkung. Wenn Sie unter der Woche ein schnelles Abendessen brauchen, dann kochen Sie den Spaghettikürbis am besten vor – in einem luftdichten Glasbehälter hält er sich im Kühlschrank drei Tage lang. Sie können den Kürbis in der Mikrowelle oder in einer separaten Pfanne mit etwas Olivenöl bei mittlerer bis niedriger Hitze aufwärmen, bis er die gewünschte Temperatur erreicht hat (das dauert circa 5–10 Minuten).

Zubereitungszeit: 10 Minuten | Garzeit: 55 Minuten |
Gesamtzeit: 1 Stunde und 5 Minuten

Zutaten für 2 Portionen

- 1 mittelgroßer Spaghettikürbis
- etwas Öl
- Salz und Pfeffer nach Geschmack
- 1 EL Currypulver
- 450 g rohe rosa Jumbo-Garnelen, ohne Schale, Darm oder Schwänze
- 2 EL Avocadoöl, geteilt
- 2 TL übliches Weizenmehl
- 120 ml Weißwein
- 240 ml Gemüsebrühe

1. Für die Zubereitung des Spaghettikürbisses den Backofen auf 180°C vorheizen, den Kürbis vorsichtig der Länge nach halbieren und die Kerne entfernen. Ein Backblech mit Alufolie auslegen und die Innenseite des Kürbisses mit etwas Öl besprühen oder bestreichen. Mit Salz, Pfeffer und Currypulver bestreuen und mit dem Fruchtfleisch nach unten auf das Backblech legen. 45 Minuten lang backen, dann aus dem Ofen nehmen.
2. Abkühlen lassen, mit einer Gabel das Fleisch der beiden Kürbishälften aus der Schale kratzen und in eine Schüssel geben. Je nach Bedarf noch mit Salz, Pfeffer und Currypulver nachwürzen.
3. Die Garnelen bis zur Zubereitung im Kühlschrank aufbewahren. Sobald der Kürbis fertig gebacken und gewürzt ist, erhitzen Sie 1 EL Öl in Ihrer Lieblings-Sauteuse.
4. Die Garnelen direkt aus dem Kühlschrank in die Sauteuse geben und circa 3 Minuten lang anbraten, bis sie auf beiden Seiten hellrosa sind. Dann aus der Pfanne nehmen.
5. Für die Zubereitung der Sauce noch 1 EL Öl hinzufügen und das Mehl hineinstreuen, sobald das Öl heiß ist.
6. Sobald sich das Mehl mit dem Öl vermischt hat und die Mischung stark sprudelt (nach circa 1–2 Minuten), fügen Sie den Weißwein und die Hälfte der Gemüsebrühe hinzu. Noch etwa 3 Minuten lang unter Rühren weitergaren, bis die Sauce eindickt. Möglicherweise müssen Sie noch etwas mehr Gemüsebrühe hineingießen, bis die gewünschte Konsistenz erreicht ist.
7. Mit Salz und Pfeffer abschmecken.

WÜRZIGES PULLED CHICKEN

MM, MK, LC, GF

Dieses Hähnchen ist sehr leicht zuzubereiten, aber dank der Taco-Gewürze trotzdem eine echte Gaumenfreude – und das Fleisch ist so zart, dass es fast auseinanderfällt. Sie können dieses Hähnchen für viele der rezeptfreien Gerichte verwenden, die wir in den Mahlzeitenvorschlägen für unsere verschiedenen Ernährungspläne aufgeführt haben.

Zubereitungszeit: 5 Minuten | Garzeit: 30 Minuten | Gesamtzeit: 35 Minuten

Zutaten für 5 Portionen

- 720 ml ungesalzene Hühnerbrühe
- ½ TL Kurkuma
- 1 TL Cayennepfeffer
- 1 EL Kreuzkümmel
- 2 TL Knoblauchpulver
- 1 TL geräuchertes Paprikapulver
- 1 TL getrockneter Oregano
- 1 EL Chilipulver
- 1 EL Old-Bay-Gewürz (amerikanische Würzmischung)
- ½ TL Salz
- ½ TL Pfeffer
- 900–1300 g Hähnchen ohne Knochen (Hähnchenbrust und -schenkel)
- Salz und Pfeffer zum Würzen

1. Die Hühnerbrühe in einen Schnellkochtopf oder einen Topf auf dem Herd gießen. Alle Gewürze (einschließlich Salz und Pfeffer) hinzufügen und umrühren.
2. Das Hähnchenfleisch zusätzlich mit Salz und Pfeffer würzen und in den Schnellkochtopf oder Topf geben.
3. Den Deckel des Schnellkochtopfs verschließen und das Hähnchenfleisch 13–16 Minuten lang bei hohem Druck garen. Lassen Sie den Druck 10 Minuten lang auf natürliche Weise entweichen. (Wenn Sie einen normalen Topf verwenden, kochen Sie das Fleisch circa 10–12 Minuten lang in der Hühnerbrühe, bis es ganz durchgegart ist – das Fleischthermometer sollte 74°C anzeigen.)
4. Das Fleisch aus dem Schnellkochtopf (oder Topf) herausnehmen und circa 5 Minuten lang abkühlen lassen.
5. Dann zerteilen Sie das Hähnchenfleisch, indem Sie zwei Gabeln in entgegengesetzter Richtung durchziehen.

HÄHNCHEN-CHILI

MM, MK

Dieses Gericht ist fast schon gefährlich gut – würzig, rauchig und (dank der Gerste) auch sehr herzhaft. Wenn Sie es einmal zubereitet haben, werden Sie es garantiert in die Liste Ihrer regelmäßigen Abendmahlzeiten aufnehmen wollen. Mit den vielen Ballaststoffen aus Bohnen und Gerste und den sekundären Pflanzenstoffen aus den Paprikaschoten wird es Ihre Leber genauso glücklich machen wie Ihre Geschmacksknospen. (Falls Sie ein getreide- oder glutenfreies Gericht zubereiten möchten, lassen Sie die Gerste weg und servieren Sie das Hähnchen-Chili stattdessen mit braunem Reis oder Blumenkohlreis.)

Zubereitungszeit: 20 Minuten | Garzeit: 1 Stunde |
Gesamtzeit: 1 Stunde und 20 Minuten

Zutaten für 6 Portionen

- 2 geteilte Hähnchenbrüste
- Extra natives Olivenöl oder Avocadoöl
- 3 Knoblauchzehen, fein gehackt
- 1 Küchenzwiebel, gewürfelt
- 4 Paprikaschoten (beliebige Farbe), gewürfelt
- 840 ml Tomatenpüree
- 840 ml passierte Tomaten
- 450 g schwarze Bohnen, abgetropft
- 150 g Gersten
- 1 EL Knoblauchpulver
- 1 EL Kreuzkümmel
- 1 TL Cayennepfeffer
- 1 EL Chilipulver
- Salz zum Abschmecken
- Geriebener mexikanischer Mischkäse
- 1 Avocado, in Scheiben geschnitten
- Frisches Korianderkraut, gehackt

1. Den Backofen auf 200°C vorheizen.
2. Die Hähnchenbrüste trocken tupfen, mit Oliven- oder Avocadoöl beträufeln und in einer gläsernen Auflaufform goldbraun backen (30 Minuten).
3. Das Hähnchenfleisch aus dem Ofen nehmen und abkühlen lassen, während Sie die nächsten vier Schritte ausführen.
4. Während das Hähnchenfleisch abkühlt, braten Sie Knoblauchzehen und Zwiebelwürfel bei mittlerer Hitze in einem großen Topf oder Feuertopf circa 8 Minuten lang an, bis sie ihren Duft entfalten. Die Paprikaschoten hinzufügen und 5 Minuten lang mitbraten.
5. Tomatenpüree, passierte Tomaten, Bohnen, Gerste und Gewürze dazugeben. Das Ganze zum Kochen bringen und die Herdplatte dann auf niedrige Stufe zurückschalten.
6. Sobald die Hähnchenbrüste abgekühlt sind, entfernen Sie die Knochen, zerkleinern Sie das Fleisch in die gewünschte Größe und geben es in den Topf.
7. Den Topf zudecken und die Mischung circa 25–30 Minuten köcheln lassen, bis die Gerste gar ist. Dabei alle paar Minuten umrühren.
8. Mit Salz abschmecken und mit geriebenem Käse, Avocadoscheiben und Korianderkraut garnieren.

LACHS MIT INGWER-KURKUMA-SAUCE UND BLUMENKOHLREIS

MM, MK, LC, GF

Dieses Rezept stammt ebenfalls von Chefkoch Bill (der auch die Rezepte »Pilzsuppe mit geröstetem Blumenkohl« und »Gebratene Garnelen auf Curry-Spaghettikürbis« zu diesem Buch beigesteuert hat). Bill empfiehlt, dafür am besten Alaska-Wildlachs zu verwenden. Falls dieser nicht vorhanden oder zu teuer sein sollte, nehmen Sie Atlantischen Lachs, aber achten Sie darauf, dass er nicht künstlich gefärbt ist. Außerdem empfiehlt Bill, die Haut von dem Lachs abzuziehen, damit er möglichst gleichmäßig gart.

Zubereitungszeit: 10 Minuten | Garzeit: 20 Minuten | Gesamtzeit: 30 Minuten

Zutaten für 4 Portionen

- 1 EL Avocadoöl, geteilt
- 4 Lachsfilets à 180 g, ohne Haut
- Salz und Pfeffer nach Geschmack
- 1 EL süße Zwiebel, gewürfelt
- 1 EL frischer Ingwer, fein gehackt
- 2 TL Speisestärke
- 2 TL Wasser
- 240 ml Gemüsebrühe
- ½ TL gemahlene Kurkuma
- 2 EL natives Kokosöl
- 1 Fenchelknolle (harte äußere Blätter entfernen und die Knolle in Würfel schneiden)
- 2 EL Schalotte, fein gehackt
- 240 g Blumenkohl

1. Eine Sauteuse bei mittlerer Hitze vorheizen, bis sie warm ist, und dann das Avocadoöl hineingeben.
2. Die Lachsfilets mit Salz und Pfeffer würzen und mit der Oberseite nach unten in die heiße Pfanne legen. Braten Sie die Filets circa 6 Minuten lang an, bis sie hellbraun sind. Dann wenden und noch ein paar Minuten lang auf der anderen Seite braten, bis sie »durch« sind.
3. Den Lachs aus der Pfanne nehmen, in eine mit Antihaftspray besprühte gläserne Auflaufform legen und beiseite stellen.
4. Einen Spritzer Avocadoöl in die Sauteuse geben und die Temperatur auf mittlere Stufe herunterschalten. Ingwer und Zwiebeln hinzufügen und 2 Minuten lang anbraten.
5. In der Zwischenzeit die Speisestärke in das Wasser einrühren.
6. Die Gemüsebrühe in die Sauteuse geben und zum Kochen bringen. Sobald sie kocht, rühren Sie die Speisestärke circa 2 Minuten lang ein, bis die Brühe zu einer Sauce eingedickt ist.
7. Kurkuma hinzufügen und mit Salz und Pfeffer abschmecken.
8. Eine große Sauteuse bei mittlerer bis hoher Temperatur vorheizen. Sobald sie heiß ist, das Kokosöl hineingeben, Fenchel und Schalotte hinzufügen und alles 2 Minuten lang in dem Öl anbraten.
9. Geben Sie nun den gewaschenen, klein geraspelten Blumenkohl dazu und garen Sie ihn unter ständigem Umrühren circa 5 Minuten lang, bis er weich ist (Blumenkohlreis).
10. Mit Salz und Pfeffer abschmecken.
11. Auf jeden Teller ein Bett aus Blumenkohlreis geben, jeweils ein Lachsfilet darauf legen und nach Belieben mit ein paar Esslöffeln von der Sauce beträufeln.

GEBACKENER LACHS MIT BLUMENKOHLREIS

MM, MK, LC, GF

Dieses Rezept enthält wirklich alles, was Ihrer Leber guttut – Ballaststoffe, Omega-3-Fettsäuren und (dank des Knoblauchs) sogar Selen, einen Mineralstoff, der zur Reinigung der Leber beiträgt.

Zubereitungszeit: 10 Minuten | Garzeit: 15–20 Minuten | Gesamtzeit: 25–30 Minuten

Zutaten für 4 Portionen

- 4 Lachsfilets (jeweils 180–250 g)
- Extra natives Olivenöl
- Salz und Pfeffer nach Geschmack
- Saft und Schale von 1 Zitrone
- 2 Knoblauchzehen, fein gehackt
- 240 g Blumenkohl

1. Den Backofen auf 180°C vorheizen.
2. Die Lachsfilets auf ein Backblech legen und mit Olivenöl beträufeln. Mit Salz und Pfeffer würzen. Alle Filets gleichmäßig mit Zitronenschale und Knoblauch bestreuen.
3. Die Filets 15–20 Minuten backen, bis sie »durch« sind, und dann mit frischem Zitronensaft beträufeln.
4. Während der Garzeit des Lachses den Blumenkohlreis zubereiten: Blumenkohl waschen und Stiel entfernen, die Röschen raspeln und in einer Pfanne in etwas Öl kurz dünsten.
5. Den Lachs auf einem Blumenkohlreisbett servieren und die Filets nochmals mit frischem Zitronensaft beträufeln.

DESSERTS

APFEL-CRUMBLE

MM, VGT

Die Zubereitung dieses Gerichts macht Spaß und ist eine gute Möglichkeit für Kinder, sich an der Zubereitung von Mahlzeiten zu beteiligen. Unser Apfel-Crumble ist ein elegantes, aber gleichzeitig doch recht einfaches Gericht.

Zubereitungszeit: 15 Minuten | Backzeit: 35 Minuten | Gesamtzeit: 50 Minuten

Zutaten für 6 Portionen

- 60 g Butter
- 6–8 kleine Äpfel, geschält, entkernt und in Scheiben geschnitten
- 4 EL Ahornsirup (oder ähnlichen Sirup mit weniger Zucker)
- 25 g Weizenvollkornmehl oder Mandelmehl
- ¼ TL Backpulver
- ¼ TL Backnatron
- ½ TL Zimt
- 1 EL gesalzene Butter
- Rapsöl
- 50 g Haferflocken
- 1 EL brauner Zucker

1. Den Backofen auf 200°C vorheizen.
2. Die Butter zum Schmelzen bringen.
3. 1 TL der geschmolzenen Butter für den Belag aufbewahren. Alle Zutaten außer Haferflocken, braunem Zucker und Öl in einer mittelgroßen Schüssel gründlich miteinander vermischen.
4. Eine 23 × 23 cm große Auflaufform mit Rapsöl einpinseln und die Apfelmischung in die Form geben. Mit Haferflocken und braunem Zucker bestreuen und mit der restlichen Butter beträufeln.
5. Mindestens 30 Minuten lang backen, bis die Mischung Blasen wirft. Dann die Temperatur auf 220°C erhöhen und weitere 5 Minuten backen, bis der Apfel-Crumble braun wird.

EIWEISSREICHE KEKSCREME

MM, MK, LC, VGT

Dieses Rezept für selbstgemachte Kekscreme müssen Sie unbedingt probieren; denn darin steckt viel mehr, als man auf den ersten Blick vermuten würde! Besonders beliebt ist dieses köstliche Gericht bei kleinen Kindern; aber es eignet sich für Menschen jeden Alters. Kristin verwendet dafür gerne proteinreiche Kekse, weil sie viel Eiweiß, relativ wenig Kohlenhydrate und insgesamt meist gesunde Zutaten enthalten.

Zubereitungszeit: 5 Minuten | Gesamtzeit: 5 Minuten

Zutaten für 1 Portion

- 2 proteinreiche Schokokekse
- 500 ml Bio-Sahne mit hohem Fettgehalt (»Konditorsahne«)
- 1 EL reiner Vanilleextrakt
- 1–2 EL Erythritol-Puderzuckerersatz

1. Die Kekse in kleine Stückchen schneiden.
2. Die Sahne in einer Schüssel entweder mit einem Hand- oder Standmixer schlagen.
3. Sobald sich Spitzen bilden, fügen Sie Vanilleextrakt, Erythritol und die Hälfte der Keksstückchen hinzu. (Mit den restlichen Stücken wird die Kekscreme am Schluss bestreut.)
4. Mit dieser Creme können Sie so ziemlich alles verfeinern, was besonders gut schmecken soll – wir geben sie gern über Erdbeeren oder essen sie sogar direkt mit dem Löffel.

KOHLENHYDRATARME ERDNUSSBUTTERTÖRTCHEN

MM, MK, LC, GF, V, VGT

Ein tolles, schnelles und gleichzeitig auch noch gesundes Dessert. Diese Törtchen schmecken wirklich unvorstellbar gut!

Zubereitungszeit: 2 Minuten | Zeit zum Erhitzen: 35 Minuten | Gesamtzeit: 37 Minuten (plus 15 Minuten zum Aushärten)

Zutaten für 12 Portionen

- 175 g mit Stevia gesüßte Schokoladen-Drops
- 110 g zuckerfreie Erdnussbutter
- 2 EL Erythritol-Puderzuckerersatz
- Erdnüsse (wahlweise)

1. Die Hälfte der Schoko-Drops entweder in der Mikrowelle oder in einem Wasserbad zum Schmelzen bringen.
2. Sobald die Schokolade flüssig ist, verteilen Sie sie gleichmäßig auf dem Boden von 12 Muffinförmchen oder einer Silikonform für Erdnussbuttertörtchen und lassen Sie sie circa 10 Minuten zum Aushärten abkühlen.
3. Die Erdnussbutter in einer mikrowellengeeigneten Schüssel so weit erwärmen, dass sie sich leicht gießen lässt, und dann den Zuckerersatz einrühren.
4. Die gesüßte Erdnussbutter auf die Muffinförmchen oder die Silikonform verteilen.
5. Wiederholen Sie Schritt 1 mit den restlichen Schoko-Drops und bedecken Sie die Erdnussschicht vollständig.
6. Die Förmchen zum vollständigen Aushärten für circa 15 Minuten in den Kühlschrank stellen. Bestreuen Sie wahlweise die Törtchen mit gehackten Erdnüssen, bevor die obere Schicht aushärtet.

KÖSTLICHE KEKSE MIT SCHOKOSTÜCKCHEN

MM, MK, LC, GF, V, VGT

In diesem Rezept haben wir jedermanns Lieblingsplätzchen – Kekse mit Schokoladenstückchen – zu einem gesunden Leckerbissen umgestaltet. Kaum zu glauben, dass dieses Dessert zuckerfrei ist!

Zubereitungszeit: 10 Minuten | Backzeit: 10–15 Minuten | Gesamtzeit: 20–25 Minuten

Zutaten für 2 Portionen

- 300 g Mandelmehl
- 1 ½ TL Backpulver
- 1 TL Backnatron
- 1 TL Salz
- 2 TL Vanilleextrakt
- 200 g geschmolzenes Kokosöl
- 110 g Tahini
- 6 EL Wasser
- 150 g brauner Erythritol-Zuckerersatz
- 50 Erythritol-Kristallzuckerersatz
- 160 g mit Stevia gesüßte Schokoladendrops

1. Den Backofen auf 190°C vorheizen.
2. Mehl, Backpulver, Backnatron und Salz in einer Schüssel miteinander vermischen und beiseite stellen.
3. Vanille, Kokosöl, Tahini und Wasser im Mixer zu einer glatten Masse verarbeiten.
4. Den Zucker zu der feuchten Mischung hinzufügen und 2 Minuten lang weitermixen.
5. Die trockenen Zutaten zu der feuchten Mischung geben und noch 2 Minuten lang mixen, bis ein Teig entsteht.
6. Die Schokoladendrops mit einem Löffel oder Spatel unterheben.
7. Den Teig auf ein mit Backpapier ausgelegtes Backblech legen und 8 Minuten backen.
8. Mit einem flachen Spatel flachdrücken und 3–5 Minuten weiterbacken, bis die Ecken braun sind.

Hinweis: Reste halten sich in einem luftdichten Behälter bis zu einer Woche.

ERDNUSSBUTTER-MOUSSE

MM, MK, LC, GF, V, VGT

Wussten Sie, dass man die Flüssigkeit aus Kichererbsendosen aufbewahren und eine eiweißreiche Mousse daraus zaubern kann? Fügen Sie einfach etwas Kakaopulver, Beeren oder – so wie in diesem Rezept – Erdnussbutter (oder Ihre Lieblingsnuss- oder -samenbutter) hinzu und lernen Sie einen ganz neuen Mousse-Genuss kennen!

Zubereitungszeit: 2 Minuten | Gesamtzeit: 2 Minuten

Zutaten für 4 Portionen

- 60 ml abgetropfte Kichererbsenflüssigkeit (aus 1 Dose Kichererbsen)
- ½ TL Weinstein-Backpulver
- 2 EL naturbelassenes Erdnussbutterpulver
- 3 EL Puderzuckerersatz
- 1 EL Pistazien, zerstoßen

1. Das Aquafaba (Flüssigkeit aus einer Dose Kichererbsen) in eine Schüssel gießen und Weinstein-Pulver hinzufügen.
2. Mit einem Hand- oder Standmixer auf niedriger bis mittlerer Stufe circa 1 Minute lang schaumig mixen.
3. Die Mixgeschwindigkeit erhöhen, Erdnussbutterpulver und Zuckerersatz hinzufügen und circa 6–8 Minuten lang weitermixen, bis die Masse Spitzen bildet. (Aber mixen Sie nicht zu lange, sonst fällt die Mousse zusammen!)
4. Auf einen Teller geben und mit zerstoßenen Pistazien bestreuen.

ERDBEER-CHIASAMENPUDDING

MM, MK, LC, GF, V (BEI VERWENDUNG VON PFLANZENDRINKS), VGT

Wenn Sie Erdbeeren mögen, ist dieser Pudding genau das Richtige für Sie! Er steckt voller köstlicher Aromen.

Zubereitungszeit: 5 Minuten (plus 1 Stunde Wartezeit) | Gesamtzeit: 1 Stunde und 5 Minuten

Zutaten für 2 Portionen

- 40 g Chiasamen
- ½ TL reiner Vanilleextrakt
- 2 EL Ahornsirup (falls Sie den Low-Carb-Plan befolgen, verwenden Sie zuckerreduzierten Sirup)
- 240 ml fettarme Milch oder ungesüßter Mandel-, Hafer- oder Cashewdrink
- ½ TL gemahlener Zimt
- 140 g in Scheiben geschnittene frische Erdbeeren

1. Alle Zutaten außer den Erdbeeren 1 Minute lang in der Küchenmaschine oder dem Hochleistungsmixer pürieren.
2. Die Mischung in eine kleine Rührschüssel gießen, abdecken und für mindestens 1 Stunde oder sogar über Nacht in den Kühlschrank stellen. Die Puddingmischung vor dem Servieren umrühren und mit den Erdbeerscheiben garnieren.

SCHOKO-CHIASAMENPUDDING

MM, GF, V (BEI VERWENDUNG VON PFLANZENDRINKS), VGT

Das Lieblingsrezept von Ibrahims Großmutter. Dieser cremige, schokoladige Pudding enthält viele wertvolle Nährstoffe.

Zubereitungszeit: 5 Minuten (plus 1 Stunde Wartezeit) | Gesamtzeit: 1 Stunde und 5 Minuten

Zutaten für 2 Portionen

- 240 ml fettarme Milch oder ungesüßter Mandel-, Hafer- oder Cashewdrink
- 3 EL Chiasamen
- 60 g Datteln, entsteint
- ⅛ TL Salz
- ½ TL reiner Vanilleextrakt
- 1 ½ EL Kakaopulver
- 2–3 EL Kokosraspeln (wahlweise)
- 2 EL Mini-Schokoladenchips, normal oder milchfrei

1. Milch, Chiasamen, Datteln, Salz, Vanilleextrakt und Kakaopulver mindestens 1 Minute lang im Hochleistungsmixer pürieren, bis die Samen zerkleinert sind und alle Zutaten sich gründlich miteinander vermischt haben.
2. Die Mischung in eine Schüssel geben und Kokosraspeln und Mini-Schokoladenchips (wahlweise) unterrühren.
3. Decken Sie die Mischung ab und stellen Sie sie für mindestens 1 Stunde oder über Nacht in den Kühlschrank.
4. Wenn Sie möchten, können Sie den Pudding vor dem Servieren noch mit Kokosraspeln, Mini-Schokoladenchips und oder Beeren garnieren.

KÜRBISGEWÜRZ-CHIASAMENPUDDING

MM, GF, V (BEI VERWENDUNG VON PFLANZENDRINKS), VGT

Diese herzhafte herbstliche Leckerei wärmt von innen heraus und ist viel gesünder als eine traditionelle Kürbisgewürz-Latte, die normalerweise viel zu viel Zucker enthält.

Zubereitungszeit: 10 Minuten (plus 4 Stunden Wartezeit) | Gesamtzeit: 4 Stunden und 10 Minuten

Zutaten für 4 Portionen

- 40 g Chiasamen
- 480 ml fettarme Milch oder ungesüßten Mandel-, Hafer- oder Cashewdrink
- 1 TL Zimt
- ¼ TL Muskat
- ½ TL Ingwerpulver
- ¼ TL Nelkenpulver
- Prise schwarzer Pfeffer (wahlweise)
- Prise Chilipulver (wahlweise)
- 500 g Kürbispüree
- 2 EL Ahornsirup (falls Sie den Low-Carb-Plan befolgen, verwenden Sie zuckerarmen Sirup)
- 1 TL Vanilleextrakt

1. Chiasamen und Milch (oder Pflanzendrink) in einer Schüssel, einem Becher oder Glas miteinander vermischen und 5 Minuten lang quellen lassen.
2. Die Mischung schnell umrühren, abdecken und für mindestens 4 Stunden oder über Nacht in den Kühlschrank stellen.
3. Vor dem Servieren Zimt, Muskat, Ingwer- und Nelkenpulver und (wahlweise) schwarzen Pfeffer und Chilipulver in einer Schüssel miteinander verquirlen.
4. Die Chiasamen-Mischung aus dem Kühlschrank nehmen und Kürbispüree, Gewürzmischung, Ahornsirup und Vanilleextrakt unterrühren.

HÄUFIG GESTELLTE FRAGEN

Soll ich meine Ketonkörper oder meinen Blutzucker mit einem Messgerät überwachen?

Einigen unserer Patienten, die sich für eine Keto-Diät entscheiden, liefert die Verwendung eines Ketonmessgeräts wertvolle Erkenntnisse. Doch bei keinem unserer Ernährungspläne zur Regeneration Ihrer Leber handelt es sich um eine Keto-Diät (selbst bei unserem Low-Carb-Plan sind immer noch mehr Kohlenhydrate erlaubt als bei einer Keto-Diät). Ein Blutzuckermessgerät kann Ihnen hilfreiche Erkenntnisse darüber liefern, welche Lebensmittel Ihren Blutzucker in die Höhe treiben. Doch das ist schon eine ziemlich hohe Investition, und zwar nicht nur finanziell – es kostet auch Zeit und Energie, Ihre Blutzuckerwerte zu überwachen, und womöglich fangen Sie dann irgendwann an, sich zu viele Gedanken darüber zu machen. Wenn Sie Ihre Ketonkörper und Ihren Blutzucker trotzdem regelmäßig messen möchten, empfehlen wir Ihnen, sich dabei von einem Arzt beraten zu lassen, der Ihnen bei der Interpretation Ihrer Messergebnisse helfen kann.

Darf ich denn jetzt gar keine Getreideprodukte mehr essen?

Keiner unserer Ernährungspläne schreibt den Verzicht auf Getreide vor. Wir raten Ihnen lediglich zu einem moderaten Konsum von Getreideerzeugnissen. (Wie moderat der Konsum sein soll, hängt davon ab, welchen Plan Sie befolgen; auf Seite 168 ist genau aufgeschlüsselt, wie viele Kohlenhydrate – und somit auch Getreide – in den verschiedenen Plänen enthalten sind.) Außerdem sollten Sie beim Kauf darauf achten, dass Ihre Getreideprodukte möglichst aus intakten Körnern bestehen. (Nähere Informationen über intaktes Getreide finden Sie auf Seite 171.)

Kann ich einen bereits bestehenden Leberschaden durch eine gluten- oder milchfreie Ernährung heilen?

Wenn bei Ihnen eine Glutensensitivität festgestellt wurde – oder wenn Sie den begründeten Verdacht haben, dass Sie Gluten nicht vertragen, zum Beispiel, weil Sie nach dem Verzehr glutenhaltiger Lebensmittel unter Blähungen, Verstopfung oder Durchfall leiden –, dann kann es sein, dass Gluten bei Ihnen Entzündungen hervorruft, die Ihren ganzen Organismus (einschließlich der Leber) belasten. Eine Intoleranz gegenüber der in Milchprodukten enthaltenen Laktose hat jedoch nachweislich keine entzündungsfördernde Wirkung. Wenn Sie eine gluten- oder milchfreie Ernährung ausprobieren möchten, sollten Sie experimentierfreudig sein und genau darauf achten, wie Sie sich dabei fühlen. Wenn Sie auf Milchprodukte verzichten oder deren Verzehr deutlich einschränken, sollten Sie mehr Nüsse und Kerne zu sich nehmen, um das Kalzium zu ersetzen, das Ihnen durch den Verzicht auf Milchprodukte entgeht.

Soll ich lieber echte Burger essen oder mich für pflanzliche Burger entscheiden?

Das hängt davon ab, wie **oft** Sie Burger essen. Wenn das nur einmal im Monat der Fall ist, brauchen Sie sich keine großen Gedanken über die Qualität des Rindfleischs zu machen. Wenn Sie dagegen einmal pro Woche einen Burger essen, sollten Sie Rindfleisch aus Weidehaltung oder Bisonfleisch wählen. Wenn Sie sich an die modifizierte Mittelmeerdiät oder den Familien-Ernährungsplan halten, verwenden Sie für Ihre Burger Brötchen aus gekeimtem Mehl oder Vollkornmehl. Wenn Sie den Ernährungsplan mit moderatem Kohlenhydratkonsum befolgen, wählen Sie kohlenhydratarme Brötchen; und beim Low-Carb-Plan verwenden Sie ein Brokkoli- Blumenkohlbrötchen – oder lassen Sie die Brötchen einfach ganz weg.

Die pflanzlichen Burger-Alternativen enthalten immer noch eine Menge gesättigtes Fett und haben lange, komplexe Zutatenlisten. Außerdem enthalten sie mehr Kohlenhydrate als ein Fleischburger. Letztendlich gibt es pflanzliche Burger noch nicht besonders lange, und somit existieren auch noch keine Studien, die belegen, dass sie für Ihre Blutfettwerte gesünder sind als Burger aus Fleisch. Wenn Sie wirklich zweimal pro Woche Burger essen möchten, dann probieren Sie doch mal einen Veggie-Burger aus Bohnen und Quinoa

Ist Diät-Cola wirklich besser?

Man könnte zwar annehmen, dass künstliche Süßstoffe sich nicht auf den Stoffwechsel auswirken, weil sie kalorienfrei sind, doch Daten wissenschaftlicher Untersuchungen sprechen dagegen. Viele Patienten kommen zu Kristin in die Sprechstunde, weil sie süchtig nach Zucker sind. Sie lieben Zucker in allen Formen – auch wenn er noch so künstlich ist. Der Konsum von Diät-Cola wurde mit einem erhöhten Risiko für Herz-Kreislauf-Erkrankungen und für die Ansammlung von Bauchfett in Verbindung gebracht. Beides ist nicht gut. Doch der allerwichtigste Nachteil des Konsums solcher Süßstoffe besteht darin, dass der übermäßig süße Geschmack dann nach wie vor auf Ihre Geschmacksknospen einwirkt; und dadurch wird es Ihnen schwerer fallen, jemals wirklich vom Zucker loszukommen.

Wie bei allem anderen gilt auch hier: Wenn Sie sich ab und zu (sagen wir, höchstens einmal pro Woche) eine Diätlimonade gönnen, dürfen Sie das ruhig tun und jeden einzelnen Schluck genießen. Aber wenn Sie nach einer Dose Diätlimonade am liebsten sofort zur nächsten greifen würden oder sich angewöhnt haben, solche Limonaden jeden Tag (oder zumindest fast jeden Tag) zu trinken, dann sollten Sie eine andere Lösung finden. Es gibt mit Stevia oder anderen natürlichen Süßungsmitteln hergestellte Limonaden, die weder Zucker noch künstliche Süßstoffe enthalten und ziemlich gut schmecken. Diese Getränke unterscheiden sich zwar von den »echten« Limonaden und sind auch teurer als herkömmliche Erfrischungsgetränke (egal ob »Diät-« oder normal). Sie sind aber gesünder für Ihre Leber und für Ihren ganzen Körper.

Sind natürliche Zuckerarten, beispielsweise Agavendicksaft, Honig oder Ahornsirup, besser für mich als Haushaltszucker?

Auch natürliche Zucker haben immer noch starke Auswirkungen auf Ihren Insulin- und Blutzuckerspiegel. Daher sollten Sie sie – ähnlich wie Weißzucker oder braunen Zucker – lieber nur in Maßen genießen. Das heißt nicht, dass Sie solche natürlichen Zucker niemals zu sich nehmen dürfen; Sie sollten sie nur nicht jeden Tag konsumieren. Nähere Informationen dazu finden Sie in unserer Übersicht über alternative Süßungsmittel ab Seite 183.

Und was ist mit Süßigkeiten, die mit Stevia und/oder Zuckeralkoholen hergestellt werden?

Da Stevia und Zuckeralkohole wie beispielsweise Erythritol keinerlei Auswirkungen auf den Insulin- oder Blutzuckerspiegel haben, können solche Süßigkeiten ein guter Ersatz für zuckerhaltiges Naschwerk sein. Doch auch hier gilt: Alles in Maßen – auch wenn ein Produkt mit Zuckeralkohol gesüßt wurde, kann es (je nach Marke) trotzdem eine geringe Nährstoffdichte haben, und Sie sollten es daher nicht regelmäßig in größeren Mengen essen. Halten Sie Ausschau nach Marken, die nährstoffdichtere Produkte mit einem höheren Gehalt an Eiweiß und/oder Ballaststoffen anbieten.

Sind Sucralose und Aspartam wirklich so schädlich, wie man immer liest?

In kleinen Mengen konsumiert (zum Beispiel in der Diätlimonade, die Sie ein- oder zweimal pro Woche als Muntermacher trinken, oder in dem zuckerfreien Kaugummi oder den zuckerfreien Minzbonbons, die Sie ab und zu essen), ist gegen künstliche Süßstoffe nichts einzuwenden. (In den meisten Studien, die nachteilige Auswirkungen des Verzehrs künstlicher Süßstoffe gezeigt haben, wurden diese Süßstoffe in sehr großen Mengen konsumiert.) Wenn Sie jedoch eine oder mehrere Diätlimonaden pro Tag trinken oder mehrere Tassen Kaffee pro Tag mit Sucralose süßen, kann das durchaus zum Problem werden. Verwenden Sie stattdessen lieber ein alternatives Süßungsmittel wie Stevia (siehe unsere Liste der Zuckeralternativen ab Seite 183), das sich nicht negativ auf Ihren Blutzuckerspiegel, Ihr Mikrobiom oder Ihre Leber auswirkt.

Welche Medikamente darf ich gegen Schmerzen oder Kopfschmerzen einnehmen, wenn ich eine Fettleber habe?

Wahrscheinlich haben Sie irgendwo gehört oder gelesen, dass man kein Paracetamol einnehmen sollte, wenn man an einer Lebererkrankung leidet. Dabei stimmt das gar nicht! Ob Sie es glauben oder nicht: Paracetamol ist in Maßen eingenommen ungefährlich, sogar für Fettleberpatienten. Sie können bis zu zwei oder drei 500-mg-Tabletten oder -Kapseln Paracetamol pro Tag einnehmen. Allerdings droht ein akuter, möglicherweise lebensgefährlicher Leberschaden bei Überdosierung.

Eines sollte man dabei allerdings zusätzlich bedenken: Paracetamol hat eine synergistische Wirkung mit Alkohol. Also nehmen Sie an Tagen, an denen

Sie vorhaben, später noch Alkohol zu trinken (oder wenn Sie am Vorabend Alkohol getrunken haben), weniger Paracetamol ein.

Bei anderen Schmerzmitteln gilt: Weniger ist mehr. Nicht-steroidale Antirheumatika (NSAR), beispielsweise Ibuprofen, werden mit einem erhöhten Risiko für Magengeschwüre und Nierenschäden in der Allgemeinbevölkerung in Verbindung gebracht; und Fettleberpatienten stellen in dieser Hinsicht keine Ausnahme dar. In der Regel sollten Sie sich an Paracetamol halten; aber wenn Sie vor Kurzem etwas getrunken haben, nehmen Sie stattdessen lieber Ibuprofen ein.

Die Leber mag auch keine Betäubungsmittel (wie beispielsweise Tramadol, Codein oder Oxycodon), da sie diese nur schwer abbauen kann. Wenn Sie eine Lebererkrankung (egal in welchem Stadium) haben, werden Sie also wahrscheinlich stärker unter Nebenwirkungen dieser Medikamente (zum Beispiel Verwirrtheit oder Schläfrigkeit) leiden als die Allgemeinbevölkerung. Da Fettleberpatienten solche Medikamente oft schlechter ausscheiden können, sollten Sie mit Ihrem Arzt über die richtige Dosierung und den richtigen zeitlichen Abstand zwischen den Einnahmezeitpunkten sprechen.

Wenn Sie unter wiederkehrenden Schmerzen leiden, ist es wichtig, nach der Ursache zu suchen. Denn es ist zwar nichts dagegen einzuwenden, gelegentliche Schmerzen mit Medikamenten zu behandeln. Aber wenn Sie die Ursache für chronische Schmerzen nicht finden und beheben, werden diese Schmerzen wahrscheinlich immer wiederkehren, sobald die Wirkung des Medikaments abklingt.

Sollte ich Mariendistel-Präparate einnehmen?

Es vergeht kaum ein Tag, an dem Ibrahim nicht von irgendeinem Patienten nach der Mariendistel gefragt wird – einer Heilpflanze, die nachweislich Leberschäden infolge einer Pilzvergiftung rückgängig machen kann. (Es gibt nämlich eine giftige Pilzart, die Hobby-Pilzsammler manchmal mit essbaren Pilzen verwechseln und die schwere Leberschäden bis hin zum Leberversagen verursachen kann.) Deshalb gehen viele Menschen davon aus, dass die Mariendistel auch vor anderen Lebererkrankungen (zum Beispiel einer NAFLD) schützt und sich ganz allgemein positiv auf die Gesundheit der Leber auswirkt. Doch dafür gibt es leider keine wissenschaftlichen Beweise. Die Mariendistel schadet Ihrer Leber zwar nicht, bringt diesem Organ aber auch nicht sonderlich viel. Ibrahim sähe es viel lieber, wenn Sie das Geld, das Sie vielleicht jeden Monat für Ihr Mariendistelpräparat ausgeben, in leberfreundliche Lebensmittel investieren würden, für deren positive Wirkung es mehr Beweise gibt (beispielsweise verschiedenfarbige Gemüsesorten, Kaffee und grünen Tee).

Und was ist mit Kurkuma?

Dieses leuchtend gelbe Gewürz, das dem Currypulver seine charakteristische Farbe verleiht, ist ein sehr gutes Beispiel dafür, welchen Nutzen der Verzehr verschiedenfarbiger Obst-, Gemüse und Getreidesorten sowie Gewürze uns bringen kann. Sein wichtigster Inhaltsstoff (Curcumin) ist ein sehr wirksames Antioxidans, das Entzündungsprozesse eindämmen kann. Doch mit Kurkuma ist es genauso wie mit den meisten Dingen im Leben: Zu viel davon kann schädlich sein. Es gibt Einzelfallberichte über Menschen, bei denen es während der Einnahme von Kurkuma-Präparaten zu Leberschäden kam.[135]

Statt Kurkuma als Nahrungsergänzungsmittel einzunehmen, sollten Sie daher lieber Ihr Essen damit würzen. Sie können zum Beispiel einen Teelöffel Kurkuma in Hüttenkäse, in Rührei oder über Nüsse streuen, die Sie anschließend rösten, oder vielleicht sogar ein köstliches Getränk namens »goldene Milch« daraus zubereiten. Wenn Sie Kurkuma auf diese Weise zu sich nehmen, ist es ein Küchengewürz und somit garantiert für den Verzehr geeignet. Das ist viel besser, als ein womöglich verunreinigtes Nahrungsergänzungsmittel von fragwürdiger Qualität einzunehmen.

NETTO-KOHLENHYDRAT-GEHALT DER LEBENSMITTEL

An dieser Stelle haben wir für Sie eine Liste von Lebensmitteln erstellt, die nach Kategorien (und in aufsteigender Reihenfolge ihres Netto-Kohlenhydratgehalts) angeordnet sind. Wenn Sie den Ernährungsplan mit moderatem Kohlenhydratkonsum oder den Low-Carb-Plan befolgen, können Sie Ihre Obst-, Gemüse- und Nussorten anhand dieser Tabelle sorgfältig auswählen, damit Sie nicht aus Versehen mehr Kohlenhydrate zu sich nehmen, als Sie eigentlich vorhatten.

Lebensmittel	Portionsgröße	Netto-Kohlenhydratgehalt
Obst		
Brombeeren	110 g	6,2
Himbeeren	140 g	6,6
Pflaume	1 Pflaume	7,5
Kiwi	1 Kiwi	8,25
Wassermelone	220 g in Stücke geschnitten	11,1
Cantaloupe-Melone	220 g in Stücke geschnitten	11,4
Erdbeeren	140 g	11,5
Granny-Smith-Apfel	1 mittelgroßer Apfel	11,6
Red-Delicious-Apfel	1 mittelgroßer Apfel	12,8
Pfirsich	1 Pfirsich	13
Honeycrisp-Apfel	1 mittelgroßer Apfel	13
Orange	1 mittelgroße Orange	14,5
Ananas	150 g gewürfelt	19,7
Kirschen	150 g	21

Birne	1 Birne	22
Bananen	1 Banane	24,4
Weintrauben	160 g	26
Gemüse		
Grünkohl	100 g, geschnitten	0,1
Blattspinat	20 g	0,4
Frühlingszwiebel	1 mittelgroße Zwiebel	0,7
Römersalat	35 g gehackt	1
Spargel	75 g, geschnitten	1,2
Staudensellerie	2 mittelgroße Stangen	1,5
Eisbergsalat	30 g gehackt	1,6
Salatgurke	60 g in Scheiben geschnitten	1,6
Champignon	100 g in Scheiben geschnitten oder gehackt	1,6
Portobello-Pilz	1 ganzer Pilz	2,2
Shiitake-Pilz	3 Pilze	2,4
Grüne Paprika	1 Paprika	2,9
Avocado	1 Avocado	3
Blumenkohl	175 g	3,3
Brokkoli	175 g	3,6
Orange Paprika	1 Paprika	4
Rote Paprika	1 Paprika	4
Grüne Bohnen	72 g	4,3
Rosenkohl	100 g	4,6
Karotte	1 große Karotte	4,9
Tomate	300 g, in Stücke geschnitten	4,9
Gelbe Paprika	1 Paprika	5,4
Erbsen	80 g	6,3
Weiße Zwiebel	¼ Zwiebel	1,2
Küchenzwiebel	1 Zwiebel	2,4
Rote Zwiebel	¼ Zwiebel	2,9
Gelber Zuckermais	1 mittelgroßer Kolben	17
Süßkartoffel	1 mittelgroße Kartoffel	22
Weißer Zuckermais	1 großer Kolben	23

Nüsse		
Paranüsse	6 Nüsse	1,2
Pekannüsse	19 Pekannusshälften	1,2
Macadamianüsse	10–12 Nüsse	1,5
Haselnüsse	21 ganze Nüsse	2
Walnüsse	7 Walnüsse	2
Mandeln	23 Mandeln	2,6
Pinienkerne	167 Pinienkerne	2,7
Pistazien	49 Pistazien	4,7
Cashews	18 Cashews	7,6

EINSCHÄTZUNG IHRES GESUNDHEITSRISIKOS

Hier finden Sie nochmals den Selbsttest zur Einschätzung Ihres Lebergesundheitsrisikos aus Kapitel 1. Bewahren Sie eine Kopie davon auf Ihrem Rechner oder im »Neustart für Ihre Leber«-Tagebuch auf, damit Sie Ihre Fortschritte regelmäßig überprüfen können. Denken Sie daran: Je mehr Kreuze inzwischen in Spalte D hinübergewandert sind, umso mehr erfolgreiche Maßnahmen haben Sie ergriffen, um gut für Ihre Leber zu sorgen und wieder gesund zu werden!

Risikobewertung: Wie gesund ist Ihre Leber?				
	Spalte A	**Spalte B**	**Spalte C**	**Spalte D**
Ernährung				
Ich esse rotes Fleisch (Rind- oder Schweinefleisch) oder verarbeitetes rotes Fleisch (Würstchen, Hot Dogs, Peperoni usw.)	Fast jeden Tag	Ein paarmal pro Woche	Ungefähr einmal pro Woche	Selten
Ich nehme mehr als 25 g zugesetzten Zucker pro Tag zu mir (diese Menge ist in ½ Dose Limonade, 1–2 Kugeln Eiscreme, 2 Keksen oder einem Stück Kuchen enthalten)	Fast jeden Tag	Ein paarmal pro Woche	Ungefähr einmal pro Woche	Selten
Ich nehme mehr als 50 g ballaststoffarme Kohlenhydrate pro Tag (aus verschiedenen Lebensmitteln wie Brot aus Weißmehl, Wraps/Tortillas, Nudeln, weißem Reis, Crackern, Brezeln, normalen Frühstücksflocken) zu mir	Fast jeden Tag	Ein paarmal pro Woche	Ungefähr einmal pro Woche	Selten

	Spalte A	**Spalte B**	**Spalte C**	**Spalte D**
Ich esse Fast Food	Fast jeden Tag	Ein paarmal pro Woche	Ungefähr einmal pro Woche	Selten
Ich esse mindestens 3 Portionen Obst und Gemüse in verschiedenen Farben	Selten	Ungefähr einmal pro Woche	Ein paarmal pro Woche	Jeden Tag
Ich esse insgesamt mindestens 7 Portionen Obst und/oder Gemüse pro Tag (eine Portion entspricht einer großen Handvoll Obst und buntem Gemüse oder zwei Handvoll frischem, rohem grünem Salat)	Selten	Ungefähr einmal pro Woche	Ein paarmal pro Woche	Jeden Tag
Ich nehme pro Tag mindestens 20 g Ballaststoffe (z. B. aus Bohnen, Haferflocken, Gemüse, Nüssen, Kernen, Beeren, Avocados, Quinoa) zu mir	Selten	Ungefähr einmal pro Woche	Ein paarmal pro Woche	Jeden Tag
Bewegung				
Ich verbringe im Durchschnitt täglich so viele Stunden im Sitzen:	Mindestens 10	8–10	5–8	Weniger als 5
Ich treibe mindestens 30 Minuten lang leichten Sport (z. B. einen gemütlichen Spaziergang, leichtes Yoga oder irgendeine andere körperliche Aktivität, die mich nicht außer Atem kommen lässt)	Selten	Ungefähr einmal pro Woche	Ein paarmal pro Woche	An den meisten Tagen
Ich strenge mich beim Training so sehr an, dass ich meine Atemzüge spüre	Selten	Ungefähr einmal pro Woche	Ein paarmal pro Woche	An den meisten Tagen
Normalerweise verbringe ich so viel Zeit pro Tag entweder im Stehen oder in Bewegung (d. h. nicht im Sitzen):	Höchstens eine Stunde	1–2 Stunden	3–4 Stunden	Mindestens 4 Stunden
Alkohol				
Ich trinke Alkohol	An mindestens 5 Tagen pro Woche	An 3–4 Tagen pro Woche	An 1–2 Tagen pro Woche	Weniger als einmal pro Woche

	Spalte A	Spalte B	Spalte C	Spalte D
Wenn ich Alkohol trinke, konsumiere ich davon so viele Portionen (eine Portion entspricht einem alkoholischen Getränk = 150 ml Wein oder 30 ml hochprozentigem Alkohol für Frauen oder zwei alkoholischen Getränken für Männer):	Mindestens 4	3–4	2–3	1
Rauchen oder Vapen				
Ich habe folgende Rauch- oder Dampfgewohnheiten:	Ich rauche zurzeit mehrmals täglich Zigaretten oder dampfe	Ich rauche zurzeit 1- bis 2-mal pro Tag Zigaretten oder dampfe	Früher habe ich Zigaretten geraucht oder gedampft, habe aber vor weniger als 5 Jahren damit aufgehört	Früher habe ich Zigaretten geraucht oder gedampft, habe aber vor mehr als 5 Jahren damit aufgehört; oder ich habe noch nie geraucht oder gedampft
Kaffee				
Ich trinke ungesüßten Kaffee	Selten oder nie	1- bis 2-mal pro Woche	Mindestens 2 Tassen pro Tag	1–2 Tassen pro Tag
Schlaf				
Ich schlafe in den meisten Nächten:	Weniger als 5 Stunden	5–6 Stunden	6–7 Stunden	Mindestens 7 Stunden
Bei mir wurde eine Schlafapnoe diagnostiziert	Bei mir wurde eine Schlafapnoe festgestellt, und ich lasse sie unbehandelt	Ich weiß nicht, ob ich an einer Schlafapnoe leide, aber man hat mir gesagt, dass ich laut schnarche und zwischendurch Atemaussetzer habe	Ich leide an einer Schlafapnoe und behandle sie	Ich leide nicht an einer Schlafapnoe

	Spalte A	Spalte B	Spalte C	Spalte D
Stressbewältigung				
Ich tue etwas zum Stressabbau (z. B. Meditieren, Dehnübungen, Gartenarbeit, Tagebuchführen, Gespräche mit einem Berater oder Therapeuten, Yoga)	Selten	Ungefähr einmal pro Woche	Ein paarmal pro Woche	An den meisten Tagen
Taillenumfang				
Der Umfang meiner Taille beträgt (Anleitungen zur Messung siehe Seite 61):	102 cm (bei Männern) oder 88 cm (bei Frauen) oder mehr			Höchstens 99 cm (bei Männern) oder höchstens 86 cm (bei Frauen)
Typ-2-Diabetes	Bei mir wurde ein Typ-2-Diabetes festgestellt	Mein Arzt sagt, dass ich an Prädiabetes leide	Ich habe bisher noch mit keinem Arzt über meine Blutzuckerwerte gesprochen	Ich habe meine Blutzuckerwerte untersuchen lassen, und mein Arzt sagt, dass sie im gesunden Bereich liegen

WEITERFÜHRENDE INFORMATIONEN

Websites

LiverTox: Clinical and Research Information on Drug-Induced Liver Injury

Diese Website wird von den *National Institutes of Health* betrieben. Hier können Sie alle Medikamente (auch Heilpflanzen und Nahrungsergänzungsmittel) nachschlagen und finden Links zu sämtlichen klinischen Untersuchungen über Leberschäden, die durch deren Einnahme entstehen können (in englischer Sprache).

pubmed.ncbi.nlm.nih.gov/31643176

www.leberhilfe.org/wp-content/uploads/2018/12/Broschüre-Toxische-Leberschäden-2007.pdf

NASH Knowledge

Diese Website in englischer Sprache wurde von einer Familie ins Leben gerufen, bei deren Vater eines Tages eine nicht-alkoholbedingte Leberzirrhose diagnostiziert wurde, obwohl er sich zuvor regelmäßig jedes Jahr hatte untersuchen lassen. (Er erfuhr erst, dass er an einer Fettleber litt, als diese bereits in die »hässliche« Phase übergegangen war.) Auf dieser Website ist auch eine Selbsthilfegruppe für Patienten mit Lebererkrankungen vertreten; außerdem bietet sie einen Podcast mit dem Titel »Love Your Liver« und Informationen für Familien, die einer NAFLD vorzubeugen oder diese Erkrankung zu heilen versuchen.

www.nash-now.org

www.deutsche-leberstiftung.de/downloads/faltblaetter/dls_2021_kb_leber_und_fett_web

Medizinische Fachgesellschaften, die sich auf das Thema Lebererkrankungen spezialisiert haben

Es gibt mehrere Fachorganisationen, die es sich zur Aufgabe gemacht haben, über bewährte diagnostische und therapeutische Verfahren zu informieren und die neuesten Forschungsergebnisse zum Thema Fettleber aus der ganzen Welt zusammenzutragen und publik zu machen. Obwohl für Fachleute bestimmt, sind ihre Informationen auch in laienverständlicher Sprache abgefasst – und die internationalen Organisationen bieten ihr Infomaterial auch in mehreren Sprachen an.

American Association for the Study of Liver Diseases (AASLD)
www.aasld.org
European Association for the Study of the Liver (EASL)
easl.eu
The Asian Pacific Association for the Study of the Liver (APASL)
apasl.info
Deutsche Leberstiftung
www.deutsche-leberstiftung.de
Deutsche Leberhilfe
www.leberhilfe.org

Weitere Rezepte

Cleveland Clinic Health Library

Die Cleveland Clinic bietet auf ihrer Website ein umfangreiches Archiv mit Rezepten und Gesundheitsinformationen in englischer Sprache an. Kristin besucht diese Website häufig, um sich inspirieren zu lassen und weiterzubilden, und empfiehlt sie auch ihren Patienten, die dort zusätzliche Rezeptideen und Informationen über den Umgang mit ihren gesundheitlichen Problemen finden können.
my.clevelandclinic.org/health
my.clevelandclinic.org/departments/wellness/patient-resources/recipes

Weiterführende Unterstützungsangebote

The Academy of Nutrition and Dietetics

Möchten Sie sich bei der Umsetzung von Ernährungs- und Lebensstiländerungen, die genau auf Sie, Ihre Leber und Ihr Leben zugeschnitten sind, von einem Ernährungsberater helfen lassen? Dann finden Sie auf der Website der *Academy of Nutrition and Dietetics* eine Funktion, mit deren Hilfe Sie einen qualifizierten Ernährungsberater in der Nähe Ihres Wohnorts finden können.
www.eatright.org/find-a-nutrition-expert
In Deutschland ist die Anlaufstelle hierfür die Deutsche Gesellschaft für Ernährung (DGE), *www.dge.de/*

Tracking with Terah

Terah Becker arbeitet als staatlich geprüfte Krankenpflegerin in Ibrahims Praxis. Sie ist zertifizierter Coach für Makro-Tracking – eine Ernährung mit einem ganz bestimmten Verhältnis von Eiweißen, Fetten und Kohlenhydraten, die sich genau auf Sie und Ihre Gesundheitsziele zuschneiden lässt. Terah motiviert die Mitarbeiter in Ibrahims Praxis stets dazu, sich gesünder zu ernähren und mehr zu bewegen, und bietet sowohl Gruppenprogramme als auch Einzelcoachings in englischer Sprache an.
www.instagram.com/trackingwithterah

Nutrigenomik-Tests

Mithilfe von Nutrigenomik-Tests können Sie herausfinden, ob Sie bestimmte Lebensmittel nicht gut vertragen oder ein besonders hohes Risiko für bestimmte Nährstoffmängel haben. Außerdem erfahren Sie, wie viel und welche Art von körperlicher Aktivität Sie brauchen, um sich möglichst wohl zu fühlen. Kristin bietet diesen Service schon seit Jahren für ihre Patienten an. Wenn Sie daran interessiert sind, kontaktieren Sie sie über ihre Website:
www.kristinkirkpatrick.com

Bücher

Longo, Valter. (2018) *Iss dich jung: Wissenschaftlich erprobte Ernährung für ein gesundes und langes Leben – Die Longevità-Diät.* Goldmann, München.
Diese gründlich erforschte Methode zur Verlängerung der Gesundheitsspanne (also der Anzahl der Jahre, die Sie in gesundem Zustand erleben dürfen) und der Lebensdauer (der Gesamtzahl der Jahre, die Sie zu leben haben) passt sehr gut zu unseren Ernährungsplänen. Das Buch enthält auch eine Anleitung für eine fünftägige fastenähnliche Diät, bei der Sie in den Genuss der meisten Vorteile des Fastens kommen, aber trotzdem immer noch genügend sorgfältig ausgewählte Kalorien zu sich nehmen, sodass Sie nicht das Gefühl haben, zu fasten.

Roizen, Michael F. (2022) *The Great Age Reboot.* National Geographic.
Dr. Roizen ist *Chief Wellness Officer* an der Cleveland Clinic und einer von Kristins Mentoren. Sein Buch enthält die neuesten Forschungsergebnisse zu der Frage, wie wir es schaffen können, den chronischen Krankheiten, die während des Alterungsprozesses entstehen (zum Beispiel einer Fettlebererkrankung) vorzubeugen und dadurch in den Genuss eines sehr viel längeren Lebens zu kommen.

Kirkpatrick, Kristin; Hanouneh, Ibrahim. (2017) *Neustart für die Leber.* Goldmann, München.
Natürlich müssen wir an dieser Stelle auch unser erstes Buch empfehlen. Zwar hat unser Verständnis von einem gesunden Stoffwechsel sich seither weiterentwickelt, sodass wir inzwischen teilweise andere Ernährungsempfehlungen geben, aber das Buch bietet trotzdem immer noch einen großartigen Überblick zum Thema Lebergesundheit.

QUELLEN

1 Sarafrazi, Neda; Wambogo, Edwina A.; Shepherd, John A. (2021): »Osteoporosis or Low Bone Mass in Older Adults: United States, 2017–2018«. *NCHS Data Brief* (Hyattsville, MD), Nr. 405. S. 1–8; doi.org/10.15620/cdc:103477

2 Choi, Ji Min; Chung, Goh Eun; Kang, Seung Joo; Kwah, Min-Sun; Yang, Jong In; Park, Boram; Yim, Jeong Yoon (2021): »Association Between Anxiety and Depression and Nonalcoholic Fatty Liver Disease«. *Frontiers in Medicine*, 7: S. 585618; doi.org/10.3389/fmed.2020.585618

3 Patel, Samarth S.; Siddiqui, Mohammad S. (2019): »The Interplay Between Non-alcoholic Fatty Liver Disease and Atherosclerotic Heart Disease«. *Hepatology*, 69 (4). S. 1372–1374; doi.org/10.1002/hep.30410

4 Younossi, Zobair M; Stepanova, Maria; Afendy, Mariam; Younossi, Youssef; Mir, Hesham; Srishord, Manirath (2011): »Changes in the Prevalence of the Most Common Causes of Chronic Liver Diseases in the United States from 1988 to 2008«. *Clinical Gastroenterology and Hepatology*, 9 (6). S. 524–530. e1; quiz e60; doi.org/10.1016/j.cgh.2011.03.020

5 Harrison, Stephen A.; Gawrieh, Samer; Rober, Katharine; Fournier, Céline; Paredes, Angelo H.; Alkhouri, Naim (2021): »Prospective Evaluation of the Prevalence of Non-alcoholic Fatty Liver Disease and Steatohepatitis in a Large Middle-Aged US Cohort«. *Journal of Hepatology*, 75 (2). S. 284–291; doi.org/10.1016/j.jhep.2021.02.034

6 Williams, Christopher D.; Stengel, Joel; Asike, Michael I.; Torres, Dawn M.; Shaw, Janet; Contreras, Maricela; Landt, Cristy L.; Harrison, Stephen A. (2011): »Prevalence of Nonalcoholic Fatty Liver Disease and Nonalcoholic Steatohepatitis Among a Largely Middle-Aged Population Utilizing Ultrasound and Liver Biopsy: A Prospective Study«. *Gastroenterology*, 140 (1). S. 124–131; doi.org/10.1053/j.gastro.2010.09.038

7 Kabbany, Mohammad Nasser; Selvakumar, Praveen Kumar Conjeevaram; Watt, Kymberly; Lopez, Rocio; Akras, Zade; Zein, Nizar; Carey, William; Alkhouri, Naim (2017): »Prevalence of Nonalcoholic Steatohepatitis-Associated Cirrhosis in the United States: An Analysis of National Health and Nutrition Examination Survey Data«. *American Journal of Gastroenterology*, 112 (4). S. 581–587; doi.org/10.1038/ajg.2017.5

8 Goldberg, David; Ditah, Ivo C.; Saeian, Kia; Lalehzari, Mona; Aronsohn, Andrew; Gorospe Emmanuel C.; Charlton, Michael (2017): »Changes in the Prevalence of Hepatitis C Virus Infection, Nonalcoholic Steatohepatitis, and Alcoholic Liver Disease Among Patients with Cirrhosis or Liver Failure on the Waitlist for Liver Transplantation«. *Gastroenterology*, 152 (5). S. 1090–1099.e1; doi.org/10.1053/j.gastro.2017.01.003

9 Harrison, S. A., Gawrieh, S., Roberts, K., et al. (2021): »Prospective evaluation of the prevalence of non-alcoholic fatty liver disease and steatohepatitis in a large middle-aged US cohort«. *Journal of hepatology*, 75(2), S. 284–291. doi.org/10.1016/j.jhep.2021.02.034

10 Le, Michael H. et al. (2019): »Global NAFLD Prevalence: A Systematic Review and Meta-analysis«. *Clinical Gastroenterology and Hepatology*, 20 (12). S. 2809–2817.e28

11 Centers for Disease Control and Prevention: *A Snapshot: Diabetes in the United States*. CDC, zuletzt geprüft am 18. Februar 2020; www.cdc.gov/diabetes/library/socialmedia/infographics/diabetes.html

12 International Diabetes Foundation: *IDF Diabetes Atlas*. IDF, aufgerufen am 17. Februar 2022; diabetesatlas.org/

13 Centers for Disease Control and Prevention: »Nearly One in Five American Adults Who Have Had COVID-19 Still Have ›Long COVID‹«. *CDC National Center for Health Statistics*, zuletzt geändert am 22. Juni 2022; www.cdc.gov/nchs/pressroom/nchs_press_releases/2022/20220622.htm

14 Falck-Ytter, Yngve; Younossi, Zobair M.; Marchesini, Giulio; McCullough, Arthur J. (2001): »Clinical Features and Natural History of Nonalcoholic Steatosis Syndromes«. *Seminars in Liver Disease*, 21 (1). S. 17–26; doi.org/10.1055/s-2001-12926

15 Simon, Tracey G.; Roelstraete, Bjorn; Hartjes, Kayla; Khalili, Hamed; Arnell, Henrik; Ludvigsson, Jonas F. (2021): »Non-alcoholic Fatty Liver Disease in Children and Young Adults Is Associated with Increased Long-Term Mortality«. *Journal of Hepatology*, 75 (5). S. 1034–1041; doi.org/10.1016/j.jhep.2021.06.034

16 Roser, Max; Ritchie, Hannah; Rosado, Pablo. *Food Supply*. Our World in Data, aufgerufen am 5. Oktober 2022; ourworldindata.org/food-supply

17 Ferdman, Roberto A. *Where People Around the World Eat the Most Sugar and Fat*. Washington Post, 5. Februar 2015; www.washingtonpost.com/news/wonk/wp/2015/02/05/where-people-around-the-world-eat-the-most-sugar-and-fat/

18 Betley, J. Nicholas (2021): »Eliminating the ›Hanger‹ from Hunger«. *New England Journal of Medicine*, 385 (21). S. 2005–2007; doi.org/10.1056/NEJMcibr2111841

19 Juul, Filippa; Parekh, Niyati; Martinez-Steele, Euridice; Monteiro, Carlos Augusto; Chang, Virginia W. (2022): »Ultra-processed Food Consumption Among US Adults from 2001 to 2018«. *American Journal of Clinical Nutrition*, 11 (115[1]). S. 211–221; doi.org/10.1093/ajcn/nqab305

20 Wang, Lu; Martínez Steele, Euridice; Du, Mengzi; Pomeranc, Jennifer L.; O'Connor, Lauren E.; Herric, Kirsten A.; Luo, Hanqui; Zhang, Zuehong; Mozaffarian, Dariush; Zhang, Fang Fang (2021): »Trends in Consumption of Ultraprocessed Foods Among US Youths Aged 2–19 Years, 1999–2018«. *JAMA*, 326 (6). S. 519–530; doi.org/10.1001/jama.2021.10238

21 Hee Lee, Seung; Moore, Latetia V.; Park, Sohyun; Harris, Diane M.; Blanck, Heidi M. (2022): »Adults Meeting Fruit and Vegetable Intake Recommendations – United States, 2019«. *MMWR Morbidity and Mortality Weekly Report*, 71 (1). S. 1–9; doi.org/10.15585/mmwr.mm7101a1

22 Scribner, Kelly B.; Pawlak, Dorota B.; Ludwig, David S. (2007): »Hepatic Steatosis and Increased Adiposity in Mice Consuming Rapidly vs. Slowly Absorbed Carbohydrate«. *Obesity*, 15 (9). S. 2190–2199. Valtueña, Silvia; Pellegrini, Nicoletta; Ardigo, Diego; Del Rio, Daniele; Numeroso, Filippo; Scazzina, Francesca; Monti, Lucilla; Zavaroni, Ivana; Brighenti, Furio (2006): »Dietary Glycemic Index and Liver Steatosis«. *American Journal of Clinical Nutrition*, 84 (1). S. 136–142

23 Liu, Simin; Willett, Walter C.; Stampfer, Meir J.; Hu, Frank B.; Franz, Mary; Sampson, Laura; Hennekens, Charles H.; Manson, JoAnn E. (2000): »A Prospective Study of Dietary Glycemic Load, Carbohydrate Intake, and Risk of Coronary Heart Disease in US Women«. *American Journal of Clinical Nutrition*, 71 (6). S. 1455–1461

24 Aminian, Ali; Al-Kurd, Abbas; Wilson, Rickesha; Bena, James; Fayazzadeh, Hana; Singh, Tavankit; Albaugh, Vance L.; Shariff, Faiz U.; Rodrigues, Noe A.; Jin, Jian; Brethauer, Stacy A.; Dasarthy, Srinivasan; Alkhouri, Naim; Schauer, Philip R.; McCullough, Arthur J.; Nissen, Steven E. (2021): »Association of Bariatric Surgery with Major Adverse Liver and Cardiovascular Outcomes in Patients with Biopsy-Proven Nonalcoholic Steatohepatitis«. *JAMA*, 326 (20). S. 2031–2042; doi.org/10.1001/jama.2021.19569

25 Cerón-Solano, Giovanni; Zepeda, Rossana C.; Lozano, Jose Gilberto Romero; Roldán-Roldán, Gabriel; Morin, Jean-Pascal (2021): »Bariatric Surgery and Alcohol and Substance Abuse Disorder: A Systematic Review [Cirugía bariátrica y trastorno por abuso de alcohol y otras sustancias: una revisión sistemática]«. *Cirugia espanola*, 99 (9). S. 635–647. S0009-739X(21)00109-3, online vorab veröffentlicht; doi.org/10.1016/j.ciresp.2021.03.006

26 King, Wendy C.; Chen, Jia-Yuh; Courcoulas, Anita P.; Dakin, Gregory F.; Engel, Scott G.; Flum, David R.; Hinojosa, Marcelo W.; et al. (2017): »Alcohol and Other Substance Use After Bariatric Surgery: Prospective Evidence from a US Multicenter Cohort Study«. *Surgery for Obesity and Related Diseases: Official Journal of the American Society for Bariatric Surgery*, 13 (8). S. 1392–1402; doi.org/10.1016/j.soard.2017.03.021

27 Blum, Kenneth; Noble, Ernest P.; Sheridan, Peter J. (1990): »Allelic Association of Human Dopamine D2 Receptor Gene in Alcoholism«. *JAMA*, 263 (15). S. 2055–2060; doi.org/10.1001/jama.1990.03440150063027

28 American Society for Metabolic and Bariatric Surgery (2023): *Metabolic and Bariatric Surgery*, Juli 2021, aufgerufen am 25. Februar 2023; asmbs.org/resources/metabolic-and-bariatric-surgery

29 Vilar-Gomez, Eduardo; Martinez-Perez, Yadina; Calzadilla-Bertot, Luis; Torres-Gonzalez, Ana; Gra-Oramas, Bienvenido; Gonzalez-Fabian, Licet; Friedman, Scott L.; Diago, Moises; Romero-Gomez, Manuel (2015): »Weight Loss Through Lifestyle Modification Significantly Reduces Features of Nonalcoholic Steatohepatitis«. *Gastroenterology*, 149 (2). S. 367–378; doi.org/10.1053/j.gastro.2015.04.005

30 Araújo, Joana; Cai, Jianwen; Stevens, June (2019): »Prevalence of Optimal Metabolic Health in American Adults: National Health and Nutrition Examination Survey 2009–2016«. *Metabolic Syndrome and Related Disorders*, 17 (1). S. 46–52; doi.org/10.1089/met/2018/0105

31 April-Sander, Ayana K.; Rodriguez, Carlos J. (2021): »Metabolically Healthy Obesity Redefined«. *JAMA Network Open*, 4 (5). S. e218860 doi.org/10.1001/jamanetworkopen.2021.8860. Smith, Gordon I.; Mittendorfer, Bettina; Klein, Samuel (2019): »Metabolically Healthy Obesity: Facts and Fantasies«. *Journal of Clinical Investigation*, 129 (10). S. 3978–3989; doi.org/10.1172 /JCI129186

32 Stefan, Norbert; Schick, Fritz; Häring, Hans-Ulrich (2017): »Causes, Characteristics, and Consequences of Metabolically Unhealthy Normal Weight in Humans«. *Cell Metabolism*, 26 (2). S. 292–300; doi.org/10.1016/ j.cmet.2017.07.008

33 Stefan, Norbert et al.(2017): »Causes, Characteristics, and Consequences of Metabolically Unhealthy Normal Weight in Humans«. *Cell Metabolism*, 26 (2). S. 292–300

Araújo, Joana; Cai, Jianwen; Stevens, June (2019): »Prevalence of Optimal Metabolic Health in American Adults: National Health and Nutrition Examination Survey 2009–2016«. *Metabolic Syndrome and Related Disorders*, 17 (1). doi.org/10.1089/met.2018.0105

Smith, Gordon I.; Mittendorfer, Bettina; Klein, Samuel (2019): »Metabolically healthy obesity: facts and fantasies«. *The Journal of Clinical Investigation*, 129(10). S. 3978–3989. doi.org/10.1172/JCI129186

34 Schwimmer, Jeffrey B.; Celedon, Manuel A.; Lavine, Joel E.; Chavez, Alyssa; Middleton, Michael S.; Sirlin, Claude B. (2009): »Heritability of Nonalcoholic Fatty Liver Disease«. *Gastroenterology*, 136 (5). S. 1585–1592; doi.org/10.1053/j.gastro.2009.01.050

35 Romeo, Stefano; Kozlitina, Julia; Xing, Chao; Pertsemlidis, Alexander; Cox, David; Pennacchio, Len A.; Boerwinkle, Eric; Cohen, Jonathan C.; Hobbs, Helen H. (2008): »Genetic Variation in PNPLA3 Confers Susceptibility to Nonalcoholic Fatty Liver Disease«. *Nature Genetics*, 40, (12). S. 1461–1465; doi.org/10.1038/ng.257

36 Abul-Husn, Noura S.; Cheng, Xiping; Li, Alexander H.; Xin, Yurong; Schurmann, Claudia; Stevis, Panayiotiz; Liu, Yashi; et al. (2018): »A Protein-Truncating HSD17B13 Variant and Protection from Chronic Liver Disease«. *New England Journal of Medicine*, 378 (12). S. 1096–1106; doi.org/10.1056/NEJMoa1712191

37 Li, Bo-Tao; Sun, Ming; Li, Yun-Feng; Wang, Ju-Qiong; Zhao, Zi-Mu; Song, Bao-Liang; Luo, Jie (2020): »Disruption of the ERLIN-TM6SF2-APOB Complex Destabilizes APOB and Contributes to Non-alcoholic Fatty Liver Disease«. *PLoS Genetics*, 16 (8). S. e1008955; doi.org/10.1371/journal.pgen.1008955

38 Gao, Hui; Liu, Shouseng; Zhao, Zhenzhen; Yu, Xinjuan; Liu, Qun; Xin, Yongnin; Xuan, Shiying (2019): »Association of GCKR Gene Polymorphisms with the Risk of Nonalcoholic Fatty Liver Disease and Coronary Artery Disease in a Chinese Northern Han Population«. *Journal of Clinical and Translational Hepatology*, 7 (4). S. 297–303; doi.org/10.14218/JCTH.2019.00030

39 Zhang, Hai-bo; Su, Wen; Xu, Hu; Zhang, Xiao-yan; Guan, You-fei (2022): »HSD17B13: A Potential Therapeutic Target for NAFLD«. *Frontiers in Molecular Biosciences*, 8. S. 824776; doi.org/10.3389/fmolb.2021.824776

40 Eslam, Mohammed; George, Jacob (2020): »Genetic Contributions to NAFLD: Leveraging Shared Genetics to Uncover Systems Biology«. *Nature Reviews Gastroenterology and Hepatology*, 17. S. 40–52; doi.org/10.1038/s41575-019-0212-0

41 Martínez-Montoro, José Ignacio; Cornejo-Pareja, Isabel; Gómez-Pérez, Ana María; Tinahones, Francisco J. (2021): »Impact of Genetic Polymorphism on Response to Therapy in Non-Alcoholic Fatty Liver Disease«. *Nutrients*, 13 (11): S. 4077; doi.org/10.3390/nu13114077

42 Roerecke, Michael; Vafaei, Afshin; Hasan, Omer S. N.; Chrystoja, Bethany R.; Cruz, Marcus; Lee, Roy; Neuman, Manuela G.; Rehm, Jürgen (2019): »Alcohol Consumption and Risk of Liver Cirrhosis: A Systematic Review and Meta-Analysis«. *American Journal of Gastroenterology*, 114 (10). S. 1574–1586; doi.org/10.14309/ajg.0000000000000340

43 Shelmet, John J.; Reichard, George A.; Skutches, Charles L.; Hoeldtke, Robert D.; Owen, Oliver E.; Boden, Guenther (1988): »Ethanol Causes Acute Inhibition of Carbohydrate, Fat, and Protein Oxidation and Insulin Resistance«. *Journal of Clinical Investigation*, 81 (4). S. 1137–1145; doi.org/10.1172 /JCI113428

44 Boursier, Jérôme; Mueller, Olaf; Barret, Matthieu; Machado, Mariana; Fizanne, Lionel; Araujo-Perez, Felix; Guy Cynthia D.; et al. (2016): »The Severity of Nonalcoholic Fatty Liver Disease Is Associated with Gut Dysbiosis and Shift in the Metabolic Function of the Gut Microbiota«. *Hepatology*, 63 (3). S. 764–775; doi.org/10.1002/hep.28356. Caussy, Cyrielle; Tripathi, Anupriya; Humphrey, Greg; Bassirian, Shirin; Singh, Seema; Faulkner, Claire; Bettencourt, Ricki; et al. (2019): »A Gut Microbiome Signature for Cirrhosis Due to Nonalcoholic Fatty Liver Disease«. *Nature Communications*, 10 (1). S. 1406; doi.org/10.1038/s41467-019-09455-9

45 Zhao, Steven; Jang, Cholsoon; Liu, Joyce; Uehara, Kahealani; Gilbert, Michael; Izzo, Luke; Zeng, Xianfeng; et al. (2020): »Dietary Fructose Feeds Hepatic Lipogenesis via Microbiota-Derived Acetate«. *Nature*, Nr. 579. S. 586–591; doi.org/10.1038/s41586-020-2101-7

46 Zhu, Lixin; Baker, Susan S.; Gill, Chelsea; Liu, Wensheng; Alkhouri, Razan; Baker, Robert D.; Gill, Steven R. (2013): »Characterization of Gut Microbiomes in Nonalcoholic Steatohepatitis (NASH) Patients: A Connection Between Endogenous Alcohol and NASH«. *Hepatology*, 57 (2). S. 601–609; doi.org/10.1002/hep.26093

47 Loomba, Rohit; Seguritan, Victor; Li, Weizhong; Long, Tao; Klitgord, Niels; Bhatt, Archana; Dulai, Parambir Singh; et al. (2017): »Gut Microbiome-Based Metagenomic Signature for Non-invasive Detection of Advanced Fibrosis in Human Nonalcoholic Fatty Liver Disease«. *Cell Metabolism*, 25 (5). S. 1054–1062. e5; doi.org/ 10.1016/j.cmet.2017.04.001

48 Turnbaugh, Peter J.; Ley, Ruth E.; Mahowal, Michael A.; Magrini, Vincent; Mardis, Elaine R.; Gordon, Jeffrey I. (2006): »An Obesity-Associated Gut Microbiome with Increased Capacity for Energy Harvest«. *Nature*, Nr. 444. S. 1027–1031; doi.org/10.1038/nature05414

49 Witjes, Julia J.; Smits, Loek P.; Pekmez, Ceyda T.; Prodan, Andrei; Meijnikman, Abraham S.; Troelstra, Marian A.; Bouter, Kristien E. C.; et al. (2020): »Donor Fecal Microbiota Transplantation Alters Gut Microbiota and Metabolites in Obese Individuals with Steatohepatitis«. *Hepatology Communications*, 4 (11). S. 1578–1590; doi.org/10.1002/hep4.1601

50 Craven, Laura; Rahman, Adam; Parvathy, Seema Nair; Beaton, Melanie; Silverman, Justin; Qumosani, Karim; Hramiak, Irene; et al.: »Allogenic Fecal Microbiota Transplantation in Patients with Nonalcoholic Fatty Liver Disease Improves Abnormal Small Intestinal Permeability: A Randomized Control Trial«. *American Journal of Gastroenterology*, 115 (7). S. 1055–1065: doi.org/10.14309/ajg.0000000000000661

51 Yao, Mingfei; Qv, Lingling; Lu, Yanmeng; Wang, Baohong; Berglund, Björn; Li, Lanjuan (2021): »An Update on the Efficacy and Functionality of Probiotics for the Treatment of Non-alcoholic Fatty Liver Disease«. *Engineering*, 7 (5). S. 679–686; doi.org/10.1016/j.eng.2020.01.017

52 Corey, Kathleen E.; Misdraji, Joseph; Gelrud, Lou; King, Lindsay Y.; Zheng, Hui; Malhotra, Atul; Chung, Raymond T. (2015): »Obstructive Sleep Apnea Is Associated with Nonalcoholic Liver Disease and Advanced Liver Histology«. *Digestive Diseases and Sciences*, 60 (8). S. 2523–2528; doi.org/10.1007/s10620-015-3650-8. Chou, Tzu-Chieh; Liang, Wen-Miin; Wang, Chang-Bi; Wu, Trong-Neng; Hang, Liang-Wen (2015): »Obstructive Sleep Apnea Is Associated with Liver Disease: A Population-Based Cohort Study«. *Sleep Medicine*, 16 (8). S. 955–960; doi.org/10.1016/j.sleep.2015.02.542

53 Matheson, Eric M.; King, Dana E.; Everett, Charles J. (2012): »Healthy Lifestyle Habits and Mortality in Overweight and Obese Individuals«. *Journal of the American Board of Family Medicine: JABFM*, 25 (1). S. 9–15: doi.org/10.3122/jabfm.2012.01.110164

54 Imaizumi, Hiromichi; Takahashi, Atsushi; Tanji, Nobuo; Abe, Kazumichi; Sato, Yuji; Anzai, Yukio; Watanabe, Hiroshi; Ohira, Hiromasa (2015): »The Association Between Sleep Duration and Non-alcoholic Fatty Liver Disease Among Japanese Men and Women«. *Obesity Facts*, 8 (4). S. 234–242; doi.org/10.1159/000436997

55 Kim, Gi-Ae; Lee, Han Chu; Choe, Jaewon; Kim, Min-Ju; Lee, Min Jung; Chang, Hye-Sook; Bae, In Young; et al. (2018): »Association Between Non-alcoholic Fatty Liver Disease and Cancer Incidence Rate«. *Journal of Hepatology*, 68 (1). S. 140–146; doi.org/10.1016/j.jhep.2017.09.012

56 Simon, Tracey G.; Roelstraete, Bjorn; Hartjes, Kayla; Shah, Uzma; Khalili, Hamed; Arnell, Henrik; Ludvigsson, Jonas F. (2021): »Non-alcoholic Fatty Liver Disease in Children and Young Adults Is Associated with Increased Long-Term Mortality«. *Journal of Hepatology*, 75 (5). S. 1034–1041, doi.org/10.1016/j.jhep.2021.06.034

57 Carlson, Susan A.; Adams, E. Kathleen; Yang, Zhou; Fulton, Janet E. (2018) »Percentage of Deaths Associated with Inadequate Physical Activity in the United States«. *Preventing Chronic Disease*, 15. S. 170354; dx.doi.org/10.5888/pcd18.170354

58 Reynolds, Gretchen (2022): »Walking Just 10 Minutes a Day May Lead to a Longer Life«. *New York Times*, 26. Januar 2022; www.nytimes.com/2022/01/26/well/10-minutes-walking-exercise.html

59 Johnson, Nathan A.; George, Jacob (2010): »Fitness Versus Fatness: Moving Beyond Weight Loss in Nonalcoholic Fatty Liver Disease«. *Hepatology*, 52 (1). S. 370–381; doi.org/10.1002/hep.23711

60 Keating, Shelley E.; Hackett, Daniel A.; Parker, Helen M.; O'Connor, Helen T.; Gerofi, James A.; Sainsbury, Amanda; Baker, Michael K.; et al. (2015): »Effect of Aerobic Exercise Training Dose on Liver Fat and Visceral Adiposity«. *Journal of Hepatology*, 63 (1). S. 174–182; doi.org/10.1016/j.jhep.2015.02.022

61 Ekblom-Bak, Elin; Ekblom, Björn; Vikström, Max; de Faire, Ulf; Hellénius, Mai-Lis (2014): »The Importance of Non-exercise Physical Activity for Cardiovascular Health and Longevity«. *British Journal of Sports Medicine*, 48 (3). S. 233–238, doi.org/10.1136/bjsports-2012-092038

62 Depner, Christopher M.; Melanson, Edward L.; Eckel, Robert H.; Snell-Bergeon, Janet K.; Perreault, Leigh; Bergman, Bryan C.; Higgins, Janine A.; et al. (2019): »Ad Libitum Weekend Recovery Sleep Fails to Prevent Metabolic Dysregulation During a Repeating Pattern of Insufficient Sleep and Weekend Recovery Sleep«. *Current Biology*, 29 (6). S. 957–967.e4; doi.org/10.1016/j.cub.2019.01.069

63 Tasali, Esra; Wroblewski, Kristen; Kahn, Eva; Kilkus, Jennifer; Schoeller, Dale A. (2022): »Effect of Sleep Extension on Objectively Assessed Energy Intake Among Adults with Overweight in Real-Life Settings: A Randomized Clinical Trial«. *JAMA Internal Medicine*: e218098. Online vorab veröffentlicht; doi.org/10.1001/jamainternmed.2021.8098

64 Motivala, Sarosh J.; Tomiyama, A. Janet; Ziegler, Michael; Khandrika, Srikrishna; Irwin, Michael R. (2009): »Nocturnal Levels of Ghrelin and Leptin and Sleep in Chronic Insomnia«. *Psychoneuroendocrinology*, 34 (4). S. 540–545; doi.org/10.1016/j.psyneuen.2008.10.016

65 National Sleep Foundation (2021): *Sleep Statistics*. Aktualisiert am 21. November 2021; www.sleepfoundation.org/how-sleep-works/sleep-facts-statistics

66 Kang, Danbee; Zhao, Di; Ryu, Seungho; Guallar, Eliseo; Cho, Juhee; Lazo, Mariana; Shin, Hocheol; Chang, Yoosoo; Sung, Eunju (2020): »Perceived Stress and Non-alcoholic Fatty Liver Disease in Apparently Healthy Men and Women«. *Scientific Reports*, 10 (38). S. 21978; doi.org/10.1038/s41598-019-57036-z

67 Heckenberg, Rachael A.; Eddy, Pennie; Kent, Stephen; Wright, Bradley J. (2018): »Do Workplace-Based Mindfulness Meditation Programs Improve Physiological Indices of Stress? A Systematic Review and Meta-analysis«. *Journal of Psychosomatic Research*, 114. S. 62–71; doi.org/10.1016/j.jpsychores.2018.09.010

68 Seidelmann, Sara B.; Claggett, Brian; Cheng, Susan; Henglin, Mir; Shah, Amil; Steffen, Lyn M.; Folsom, Aaron R.; Rimm, Eric B., Willett, Walter C.; Solomon, Scott D. (2018): »Dietary Carbohydrate Intake and Mortality: A Prospective Cohort Study and Meta-analysis«. *Lancet Public Health*, 3 (9). S. e419–e428; doi.org/10.1016/S2468-2667(18)30135-X

69 Crosby, Lee; Davis, Brenda; Joshi, Shivam; Jardine, Meghan; Paul, Jennifer; Neola, Maggie; Barnard, Neal D. (2021): »Ketogenic Diets and Chronic Disease: Weighing the Benefits Against the Risks«. *Frontiers in Nutrition*, 8. S. 702802; doi.org/10.3389/fnut.2021.702802

70 Wang, Zeneng; Bergeron, Nathalie; Levison, Bruce S.; Li, Xinmin S.; Chiu, Sally; Jia, Xun; Koeth, Robert A.; et al. (2019): »Impact of Chronic Dietary Red Meat, White Meat, or Non-meat Protein on Trimethylamine N-oxide Metabolism and Renal Excretion in Healthy Men and Women«. *European Heart Journal*, 40 (7). S. 583–594; doi.org/10.1093/eurheartj/ehy799

71 Menon, Vikas; Kar, Sujita Kumar; Suthar, Navratan; Nebhinani, Naresh (2020): »Vitamin D and Depression: A Critical Appraisal of the Evidence and Future Directions«. *Indian Journal of Psychological Medicine*, 42 (1). S. 11–21; doi.org/10.4103/IJPSYM.IJPSYM_160_19

72 Spooner, Melinda H.; Jump, Donald B. (2019): »Omega-3 Fatty Acids and Nonalcoholic Fatty Liver Disease in Adults and Children: Where Do We Stand? Current Opinion«. *Clinical Nutrition and Metabolic Care,* 22 (2). S. 103–110; doi.org/10.1097/MCO.0000000000000539

73 Cabo, Rafael de; Mattson, Mark P. (2019): »Effects of Intermittent Fasting on Health, Aging, and Disease«. *New England Journal of Medicine,* 381 (26). S. 2541–2551; doi.org/10.1056/NEJMra1905136

74 Antoni, Rona; Robertson, Tracey; Robertson, M. D.; Johnston, Jonathan D. (2018) »A Pilot Feasibility Study Exploring the Effects of a Moderate Time-Restricted Feeding Intervention on Energy Intake, Adiposity, and Metabolic Physiology in Free-Living Human Subjects«. *Journal of Nutritional Science,* Nr. 7. S. E22; doi.org/10.1017/jns.2018.13

75 Gillen, Jenna B.; Martin, Brian J.; MacInnis, Martin J.; Skelly, Lauren E.; Tarnopolsky, Mark A.; Gibala, Martin J. (2016): »Twelve Weeks of Sprint Interval Training Improves Indices of Cardiometabolic Health Similar to Traditional Endurance Training Despite a Five-Fold Lower Exercise Volume and Time Commitment«. *PloS One,* 11 (4). S. e0154075; doi.org/10.1371/journal.pone.0154075

76 Hamada, Yuki; Hayashi, Naoyuki (2021): »Chewing Increases Postprandial Diet-Induced Thermogenesis«. *Scientific Reports,* 11 (1). S. 23714; doi.org/10.1038/s41598-021-03109-x

77 Lam, Lan (3. Dezember 2019): »Can Baking Soda Remove Pesticides from Produce?« *Cook's Illustrated;* www.americastestkitchen.com/cooksillustrated/articles/2075-can-baking-soda-remove-pesticides-from-produce

78 Ding, Ming; Satija, Ambika; Bhupathiraju, Shilpa N.; Hu, Yang; Sun, Qi; Han, Jiali; Lopez-Garcia, Esther; Willett, Walter; van Dam, Rob M.; Hu, Frank B. (2015): »Association of Coffee Consumption with Total and Cause-Specific Mortality in 3 Large Prospective Cohorts«. *Circulation,* 132 (24). S. 2305–2315, doi.org/10.1161/CIRCULATIONAHA.115.017341

79 Alferink, Louise J. M.; Fittipaldi, Juliana; Kiefte-deJong, Jessica C.; Janssen, Harry L. A.; Franco, Oscar H.; Murad, Sarwa Darwish (2017): »Coffee and Herbal Tea Consumption Is Associated with Lower Liver Stiffness in the General Population: The Rotterdam Study«. *Journal of Hepatology* 67 (2). S. 339–348; doi.org/ 10.1016/j.jhep.2017.03.013

80 Chen, Shaohua; Teoh, Narci C.; Chitturi, Shiv; Farrell, Geoffrey C. (2014): »Coffee and Non-alcoholic Fatty Liver Disease: Brewing Evidence for Hepatoprotection?« *Journal of Gastroenterology and Hepatology,* 29 (3). S. 435–441; doi.org/10.1111/jgh.12422

81 Xiao, Qian; Sinha, Rashmi; Graubard, Barry I.; Freedman, Neal D. (2014): »Inverse Associations of Total and Decaffeinated Coffee with Liver Enzyme Levels in National Health and Nutrition Examination Survey 1999–2010«. *Hepatology,* 60 (6). S. 2091–2098; doi.org/10.1002/hep.27367

82 Der Verzehr von mehr nährstoffdichten Lebensmitteln vermittelt Kindern ein echtes Sättigungsgefühl. Dagegen hat die Lebensmittelindustrie für die Junkfood-Fertigprodukte, nach denen viele Kinder total verrückt sind, so verführerische Aromen entwickelt, dass die Kinder die Sättigungssignale ihres Körpers gar nicht mehr wahrnehmen.

83 Chen, Xiao; Zhang, Zheng; Li, Huan; Zhao, Jiangtao; Wei, Xiao; Lin, Weishi; Zhao, Xiangnà; Jiang, Aimin; Yuan, Jing (2020): »Endogenous Ethanol Produced by Intestinal Bacteria Induces Mitochondrial Dysfunction in Non-alcoholic Fatty Liver Disease«. *Journal of Gastroenterology and Hepatology,* 35 (11). S. 2009–2019; doi.org/10.1111/jgh.15027

84 Assy, Nimer; Nasser, Gattas; Kamayse, Iad; Nseir, William; Beniashvili, Zaza; Djibre, Agness; Grosovski, Maria (2008): »Soft Drink Consumption Linked with Fatty Liver in the Absence of Traditional Risk Factors«. *Canadian Journal of Gastroenterology [Journal canadien de gastroenterologie],* 22 (10). S. 811–816; doi.org/10.1155/2008/810961

85 Jonscher, Karen R.; Stewart, Michael S.; Alfonso-Garcia, Alba; DeFelice, Brian C.; Wang, Xiaoxin X.; Luo, Yuhuan; Levi, Moshe; et al. (2017): »Early PQQ Supplementation Has Persistent Long-Term Protective Effects on Developmental Programming of Hepatic Lipotoxicity and Inflammation in Obese Mice«. *FASEB Journal,* 31 (4). S. 1434–1448; doi.org/10.1096/fj.201600906R

86 Zhang, Shunming; Kumari, Shubham; Gu, Yeqing; Wu, Xiaohui; Li, Xiaoyue; Meng, Ge; Zhang, Qing; et al. (2020): »Soy Food Intake Is Inversely Associated with Newly Diagnosed Nonalcoholic Fatty Liver Disease in the TCLSIH Cohort Study«. *Journal of Nutrition,* 150 (12). S. 3280–3287; doi.org/10.1093/jn/nxaa297

87 American Society for Biochemistry and Molecular Biology (22. April 2012): »Soy Protein Alleviates Symptoms of Fatty Liver Disease, Study Suggests«. *ScienceDaily*; www.sciencedaily.com/releases/2012/04/ 120422162417.htm

88 Sun, Mingyao; Gu, Yeyi; Gilsan, Shannon L.; Lambert, Joshua D. (2021): »Dietary Cocoa Ameliorates Non-alcoholic Fatty Liver Disease and Increases Markers of Antioxidant Response and Mitochondrial Biogenesis in High Fat-Fed Mice«. *Journal of Nutritional Biochemistry*, Nr. 92. S. 108618, doi.org/10.1016/j.jnutbio.2021.108618

89 Bahrami, Alireza; Teymoori, Farshad; Eslamparast, Tannaz; Sohrab, Golbon; Hejazi, Ehsan; Poustchi, Hossein; Hekmatdoost, Azita (2019): »Legume Intake and Risk of Nonalcoholic Fatty Liver Disease«. *Indian Journal of Gastroenterology: Official Journal of the Indian Society of Gastroenterology*, 38 (1). S. 55–60; doi.org/10.1007/s12664-019-00937-8

90 Yue, Fei; Li, Wenjiao; Zou, Jing; Jiang, Xianhan; Xu, Gulbin; Huang, Hai; Liu, Leyuan (2017): »Spermidine Prolongs Lifespan and Prevents Liver Fibrosis and Hepatocellular Carcinoma by Activating MAP1S-mediated Autophagy«. *Cancer Research*, 77 (11). S. 2938–2951; doi.org/10.1158/0008-5472.CAN-16-3462

91 Soleimani, Davood; Paknahad, Zamzam; Askari, Gholamreza; Iraj, Bijan; Feizi, Awat (2016): »Effect of Garlic Powder Consumption on Body Composition in Patients with Nonalcoholic Fatty Liver Disease: A Randomized, Double-Blind, Placebo-Controlled Trial«. *Advanced Biomedical Research*, 5 (2). S. 2; doi.org/10.4103/2277-9175.174962

92 Penn State (14. Februar 2020): »Green Tea Extract Combined with Exercise Reduces Fatty Liver Disease in Mice: Although Untested in Human Trials, Results Suggest a Potential Health Strategy«. *ScienceDaily*; www.sciencedaily.com/releases/2020/02/200214134655.htm. Khoo, Weslie Y.; Chrisfield, Benjamin J.; Sae-tan, Sudathip; Lambert, Joshua D. (2020): »Mitigation of Nonalcoholic Fatty Liver Disease in High-Fat-Fed Mice by the Combination of Decaffeinated Green Tea Extract and Voluntary Exercise«. *Journal of Nutritional Biochemistry*, Nr. 76. S. 108262; doi.org/10.1016/j.jnutbio.2019.108262

93 Hibi, Masanobu; Takase, Hideto; Iwasaki, Masaki; Osaki, Noriko; Katsuragi, Yoshihisa (2018): »Efficacy of Tea Catechin-Rich Beverages to Reduce Abdominal Adiposity and Metabolic Syndrome Risks in Obese and Overweight Subjects: A Pooled Analysis of 6 Human Trials«. *Nutrition Research*, Nr. 55. S. 1–10; doi.org/10.1016/ j.nutres.2018.03.012

94 Tsaban, Gal; Meir, Anat Yaskolka; Rinott, Ehud; Zelicha, Hila; Kaplan, Alon; Shalev, Aryeh; Katz, Amos; et al. (2021): »The Effect of Green Mediterranean Diet on Cardiometabolic Risk: A Randomised Controlled Trial«. *Heart*, 107 (13). S. 1054–1061; doi.org/10.1136/heartjnl-2020-317802

95 Guasch-Ferre, Marta; Li, Yanping; Willett, Walter; Sun, Qi; Sampson, Laura; Salas-Salvado, Jordi; Martinez-Gonzale, Miguel Ángel; Stampfer, Meir; Hu, Frank (2021): »Consumption of Total Olive Oil and Risk of Total and Cause-Specific Mortality in US Adults«. *Current Developments in Nutrition*, 5 (S2). S. 1036; doi.org/10.1093/cdn/nzab053_029

96 Assy, Nimer; Nassar, Faris; Nasser, Gattas; Grosovski, Maria (2009): »Olive Oil Consumption and Non-alcoholic Fatty Liver Disease«. *World Journal of Gastroenterology*, 15 (15). S. 1809–1815; doi.org/10.3748/wjg.15.1809

97 Hsu, Christine C.; Ness, Erik; Kowdley, Kris V. (2017): »Nutritional Approaches to Achieve Weight Loss in Nonalcoholic Fatty Liver Disease«. *Advances in Nutrition*, Nr. 8. S. 253–265; doi.org/10.3945/an.116.013730

98 Kosmas, Constantine E.; Martinez, Ian; Sourlas, Andreas; Bouza, Kyriaki V.; Campos, Frederick N.; Torres, Verenisse; Montan, Peter D.: Guman, Eliscer (2018): »High-Density Lipoprotein (HDL) Functionality and Its Relevance to Atherosclerotic Cardiovascular Disease«. *Drugs Context*, Nr. 7. S. 212525; doi.org/10.7573/dic.212525

99 George, Elena S.; Forsyth, Adrienne; Itsiopoulos, Catherine; Nicoll, Amanda J.; Ryan, Marno; Sood, Siddharth; Roberts, Stuart K.; Tierney, Audrey C. (2018): »Practical Dietary Recommendations for the Prevention and Management of Nonalcoholic Fatty Liver Disease in Adults«. *Advances in Nutrition*, 9 (1). S. 30–40; doi.org/10.1093/advances/nmx007

100 Nakbi, Amel; Tayeb, Wafa; Grissa, Abir; Issaoui, Manel; Dabbou, Samia; Chargui, Issam; Ellouz, Meriem; Miled, Abdelhedi; Hammami, Mohamed (2010): »Effects of Olive Oil and Its Fractions on Oxidative Stress and the Liver's Fatty Acid Composition in 2,4-Dichlorophenoxyacetic Acid-Treated Rats«. *Nutrition and Metabolism*, Nr. 7. S. 80

101 Ma, Linqiang; Li, Honggui; Hu, Jinbo; Zheng, Juan; Zhou, Jing; Botchlett, Rachel; Matthews, Destiny; et al. (2020): »Indole Alleviates Diet-Induced Hepatic Steatosis and Inflammation in a Manner Involving Myeloid Cell 6-Phosphofructo-2-Kinase/Fructose-2,6-Biphosphatase 3«. *Hepatology*, 72 (4). S. 1191–1203; doi.org/ 10.1002/hep.31115

102 Xu, Chenchen; Markova, Mariya; Seebeck, Nicole; Loft, Anne; Hornemann, Silke; Gantert, Thomas; Kabsich, Stefan; et al. (2020): »High-Protein Diet More Effectively Reduces Hepatic Fat than Low-Protein Diet Despite Lower Autophagy and FGF21 Levels«. *Liver International*, 40 (12). S. 2982–2997; doi.org/10.1111/liv.14596

103 Margina, Denisa; Ungurianu, Anca; Purdel, Carmen; Nitulescu, George Mihai; Tsoukalas, Dimitris; Sarandi, Evangelia; Thanasoula, Mari; et al. (2020): »Analysis of the Intricate Effects of Polyunsaturated Fatty Acids and Polyphenols on Inflammatory Pathways in Health and Disease«. *Food and Chemical Toxicology*, Nr. 143. S. 111558; doi.org/10.1016/j.fct.2020.111558. Cansanção, Kátia; Citelli, Marta; Leite, Nathalie Carvalho; López de Las Hazas, María-Carmen; Dávalos, Alberto; das Graças Tavares do Carmo, Maria; Peres, Wilza Arantes Ferreira (2020): »Impact of Long-Term Supplementation with Fish Oil in Individuals with Non-alcoholic Fatty Liver Disease: A Double Blind Randomized Placebo Controlled Clinical Trial«. *Nutrients*, 12 (11). S. 3372; doi.org/10.3390/nu12113372

104 Zhang, Shunming; Fu, Jingzhu; Zhang, Qing; Liu, Li; Meng, Ge; Yao, Zhankin; Wu, Hongmei; et al. (2019): »Association Between Nut Consumption and Non-alcoholic Fatty Liver Disease in Adults«. *Liver International: Official Journal of the International Association for the Study of the Liver*, 39 (9). S. 1732–1741; doi.org/10.1111/liv.14164

105 Katterman, Shawn N.; Kleinman, Brighid M.; Hood, Megan M.; Nackers, Lisa M.; Corsica, Joyce A. (2014): »Mindfulness Meditation as an Intervention for Binge Eating, Emotional Eating, and Weight Loss: A Systematic Review«. *Eating Behaviors*, 15 (2). S. 197–204; doi.org/10.1016/j.eatbeh.2014.01.005

106 Dunn, Carolyn; Haubenreiser, Megan; Johnson, Madison; Nordby, Kelly; Aggarwal, Surabhi; Myer, Sarah; Thomas, Cathy (2018): »Mindfulness Approaches and Weight Loss, Weight Maintenance, and Weight Regain«. *Current Obesity Reports*, 7 (1). S. 37–49; doi.org/10.1007/s13679-018-0299-6

107 Alberts, Hugo J.; Thewissen, Roy; Raes, L. (2012): »Dealing with Problematic Eating Behaviour: The Effects of a Mindfulness-Based Intervention on Eating Behaviour, Food Cravings, Dichotomous Thinking and Body Image Concern«. *Appetite*, 58 (3). S. 847–851; doi.org/10.1016/j.appet.2012.01.009

108 Margina, Denisa; Ungurianu, Anca; Purdel, Carmen; Nitulescu, George Mihai; Tsoukalas, Dimitris; Sarandia, Evangelia; Thanasoula, Maria; et al. (2020): »Analysis of the Intricate Effects of Polyunsaturated Fatty Acids and Polyphenols on Inflammatory Pathways in Health and Disease«. *Food and Chemical Toxicology*, Nr. 143. S. 111558; doi.org/10.1016/j.fct.2020.111558

109 Akhlaghi, Masoumeh; Ghasemi-Nasab, Maryam; Riasatian, Maryamsadat (2020): »Mediterranean Diet for Patients with Non-alcoholic Fatty Liver Disease, a Systematic Review and Meta-analysis of Observational and Clinical Investigations«. *Journal of Diabetes and Metabolic Disorders*, 19 (1). S. 575–584; doi.oeg/10.1007/s40200-019-00475-2

110 Gosal, Harpreet; Kaur, Harsimran; Ngassa, Hyginus Chakwop; Elmenawi, Khaled A.; Anil, Vishwanath; Mohammed, Lubna (2021): »The Significance of the Mediterranean Diet in the Management of Non-alcoholic Fatty Liver Disease: A Systematic Review«. *Cureus*, 13 (6). S. e15618; doi.org/10.7759/cureus.15618

111 Abenavoli, Ludovico; Boccuto, Luigi; Federico, Alessandro; Dallio, Marcello; Loguercio, Carmelina; Di Renzo, Laura; De Lorenzo, Antonino (2019): »Diet and Non-alcoholic Fatty Liver Disease: The Mediterranean Way«. *International Journal of Environmental Research and Public Health*, 16 (17). S. 3011; doi.org/10.3390/ijerph16173011

112 Seidelmann, Sara B.; Claggett, Brian; Cheng, Susan; Henglin, Mir; Shah, Amil; Steffen, Lyn M.; Folsom, Aaron R.; Rimm, Eric B.; Willett, Walter C.; Solomon, Scott D. (2018): »Dietary Carbohydrate Intake and Mortality: A Prospective Cohort Study and Meta-analysis«. *Lancet Public Health*, 3 (9). S. e419–e428; doi.org/10.1016/S2468-2667(18)30135-X

113 Mazidi, Mohsen; Katsiki, Niki; Mikhailidis, Dimitri P.; Sattar, Naveed; Banach, Maciej (2019): »Lower Carbohydrate Diets and All-Cause and Cause-Specific Mortality: A Population-Based Cohort Study and Pooling of Prospective Studies«. *European Heart Journal*, 40 (34). S. 2870–2879; doi.org/10.1093/eurheartj/ehz174. de Souza, Russell J.; Dehghan, Mahshid; Anand, Sonia S. (2019): »Low Carb or High Carb? Everything in Moderation ... Until Further Notice«. *European Heart Journal*, 40 (34). S. 2880–2882; doi.org/10.1093/eurheartj/ehz269

114 Gribbin, Sarah; Enticott, Joanne; Hodge, Allison M.; Moran, Lisa; Thong, Eleanor; Joham, Anju; Zaman, Sarah (2022): »Association of Carbohydrate and Saturated Fat Intake with Cardiovascular Disease and Mortality in Australian Women«. *Heart*, 108 (12). S. 932–939; doi.org/10.1136/heartjnl-2021-319654

115 Ha, Kyungho; Nam, Kisun; Song, YoonJu (2020): »A Moderate-Carbohydrate Diet with Plant Protein Is Inversely Associated with Cardiovascular Risk Factors: The Korea National Health and Nutrition Examination Survey 2013–2017«. *Nutrition Journal*, 19 (1). S. 84, doi.org/10.1186/s12937-020-00603-2

116 de Souza, Russell J; Dehghan, Mashid; Anand, Sonia S. (2019): »Low Carb or High Carb? Everything in Moderation ... Until Further Notice«. *European Heart Journal*, 40 (34). S. 2880–2882; doi.org/10.1093/eurheartj/ehz269

117 Naude, Celeste E.; Brand, Amanda; Schoonees, Anel; Nguyen, Kim A.; Chaplin, Marty; Volmink, Jimmy (2022): »Low-Carbohydrate Versus Balanced-Carbohydrate Diets for Reducing Weight and Cardiovascular Risk«. *Cochrane Database of Systematic Reviews*, 1 (1). S. CD013334; doi.org/10.1002/14651858.CD013334.pub2

118 de Souza, Russell J; Dehghan, Mashid; Anand, Sonia S. (2019): »Low Carb or High Carb? Everything in Moderation ... Until Further Notice«. *European Heart Journal*, 40 (34). S. 2880–2882; doi.org/10.1093/eurheartj/ehz269

119 Ebbeling, Cara B.; Knapp, Amy; Johnson, Ann; Wong, Julia M. W.; Greco, Kimberly F.; Ma, Clement; Mora, Samia; Ludwig, David S. (2022): »Effects of a Low-Carbohydrate on Insulin-Resistant Dyslipoproteinemia –a Randomized Controlled Feeding Trial«. *American Journal of Clinical Nutrition*, 115 (1). S. 154–162; doi.org/10.1093/ajcn/nqab287

120 Tay, Jeannie; Luscombe-Marsh, Natalie D.; Thompson, Campbell H.; Noakes, Manny; Buckley, Jonathan D.; Wittert, Gary A.; Yancy Jr., William S.; Brinkworth, Grant D. (2015): »Comparison of Low- and High-Carbohydrate Diets for Type 2 Diabetes Management: A Randomized Trial«. *American Journal of Clinical Nutrition*, 102 (4). S. 780–790; doi.org/10.3945/ajcn.115.112581

121 Tay, Jeannie; Luscombe-Marsh, Natalie D.; Thompson, Campbell H.; Noakes, Manny; Buckley, Jonathan D.; Wittert, Gary A.; Yancy Jr., William S.; Brinkworth, Grant D. (2015): »Comparison of Low- and High-Carbohydrate Diets for Type 2 Diabetes Management«. *American Journal of Clinical Nutrition*, 102 (4). S. 780–790; doi.org/10.3945/ajcn.115.112581

122 Ebbeling, Cara B.; Feldman, Henry A.; Klein, Gloria L.; Wong, Julia M. W.; Bielak, Lisa; Steltz, Sarah K.; Luoto, Patricia K.; Wolfe, Robert R.; Wong, William W.; Ludwig, David S. (2018): »Effects of a Low Carbohydrate Diet on Energy Expenditure During Weight Loss Maintenance: Randomized Trial«. *BMJ (Clinical Research Ed.)*, 363. S. k4583; doi.org/10.1136/bmj.k4583

123 Hallsworth, Kate; Adams, Leon A. (2019): »Lifestyle Modification in NAFLD/NASH: Facts and Figures«. *JHEP Reports: Innovation in Hepatology*, 1 (6). S. 468–479; doi.org/10.1016/j.jhepr.2019.10.008

124 Hernandez, Juan; Rhimi, Soufien; Kriaa, Aicha; Mariaule, Vincent; Boudaya, Houda; Drut, Amandine; Jablaoui, Amin; et al. (2022): »Domestic Environment and Gut Microbiota: Lessons from Pet Dogs«. *Microorganisms*, 10 (5). S. 949; doi.org/10.3390/microorganisms10050949

125 Østbye, Truls; Malhotra, Rahul; Stroo, Marissa; Lovelady, Cheryl; Brouwer, Rebecca; Zucker, Nancy; Fuemmeler, Bernard (2013): »The Effect of the Home Environment on Physical Activity and Dietary Intake in Preschool Children«. *International Journal of Obesity*, 37 (10). S. 1314–1321; doi.org/10.1038 /ijo.2013.76

126 Nyberg, Gisela; Norman, Åsa; Sundblom, Elinor; Zeebari, Zangin; Schäfer Elinder, Liselotte (2016): »Effectiveness of a Universal Parental Support Programme to Promote Health Behaviours and Prevent Overweight and Obesity in 6-Year-Old Children in Disadvantaged Areas, the Healthy School Start Study II, a Cluster-Randomised Controlled Trial«. *International Journal of Behavioral Nutrition and Physical Activity*, 13 (4); doi.org/10.1186/s12966-016-0327-4

127 Klein, Eric A.; Thompson Jr., Ian M.; Tangen, Catherine M.; Crowley, John J.; Lucia, M. Scott; Goodman, Phyllis J.; Minasian, Lori; et al. (2011): »Vitamin E and the Risk of Prostate Cancer: The Selenium and Vitamin E Cancer Prevention Trial (SELECT)«. *JAMA*, 306 (14). S. 1549–1556; doi.org/10.1001/jama.2011.1437

128 Hall, Kathryn T.; Buring, Julie E.; Mukamal, Kenneth J.; Moorthy, M. Vinayaga; Wayne, Peter M.; Kaptchuk, Ted J.; Battinelli, Elisabeth M.; et al. (2019): »COMT and Alpha-Tocopherol Effects in Cancer Prevention: Gene-Supplement Interactions in Two Randomized Clinical Trials«. *Journal of the National Cancer Institute*, 111 (7). S. 684–694; doi.org/10.1093/jnci/djy204

129 Harrison, Megan E.; Norris, Mark L.; Obeid, Nicole; Fu, Maeghan; Weinstangel, Hannah; Sampson, Margaret (2015): »Systematic Review of the Effects of Family Meal Frequency on Psychosocial Outcomes in Youth«. *Canadian Family Physician [Médecin de famille canadien]*, 61 (2). S. e96–e106

130 Pratt, Keeley J.; Skelton, Joseph A.; Lewis, Kristina H.; Taylor, Christopher A.; Spees, Colleen K.; Brown, Callie L. (2020): »Family Meal Practices and Weight Talk Between Adult Weight Management and Weight Loss Surgery Patients and Their Children«. *Journal of Nutrition Education and Behavior*, 52 (6). S. 579–587; doi.org/10.1016/ j.jneb.2020.04.001

131 Phelan, Suzanne; Halfman, Tate; Pinto, Angela Marinilli; Foster, Gary D. (2020): »Behavioral and Psychological Strategies of Long-Term Weight Loss Maintainers in a Widely Available Weight Management Program«. *Obesity*, 28 (2). S. 421–428; doi.org/10.1002/oby.22685. Phelan, Suzanne; Roake, James; Alarcon, Noemi; Ng, Sarah M.; Glanz, Hunter; Cardel, Michelle I.; Foster, Gary D. (2022): »In Their Own Words: Topic Analysis of the Motivations and Strategies of over 6,000 Long-Term Weight-Loss Maintainers«. *Obesity*, Nr. 30. S. 751–761; doi.org/10.1002/oby.23372

132 Bullard, Olya; Manchanda, Rajesh V. (2017): »How Goal Progress Influences Regulatory Focus in Goal Pursuit«. *Journal of Consumer Psychology*, 27 (3). S. 302–317; doi.org/10.1016/j.jcps.2017.01.003

133 Vann, Richard J.; Rosa, José Antonio; McCrea, Sean M. (2018): »When Consumers Struggle: Action Crisis and Its Effects on Problematic Goal Pursuit«. *Psychology and Marketing*, Nr. 35. S. 696–709; doi.org/10.1002/mar.21116

134 Shukla, Priyadarshi R.; Skea, Jim; Reisinger, Andy; Slade, Raphael; Fradera, Roger; Pathak, Minal; Khourdajie, Alaa Al; et al., ed. (2022): »Climate Change 2022: Mitigation of Climate Change«. *Intergovernmental Panel on Climate Change, Working Group III Contribution to the Sixth Assessment Report of the Intergovernmental Panel on Climate Change*; www.ipcc.ch/report/ar6/wg3/downloads/ report/IPCC_AR6_WGIII_FullReport.pdf

135 Halegoua-DeMarzio, Dina; Navarro, Victor; Ahmad, Jawad; Avula, Bharathi; Barnhart, Huiman; Barritt, A. Sidney; Bonkovsky, Herbert L.; et al. (2023): »Liver Injury Associated with Turmeric – A Growing Problem: Ten Cases from the Drug-Induced Liver Injury Network [DILIN]«. *American Journal of Medicine*, 136 (2). S. 200–206. Online vorab veröffentlicht, doi.org/10.1016/j.amjmed.2022.09.026

REGISTER

DANK

Ich wurde in Latakia, einer kleinen Stadt an der Mittelmeerküste, geboren. Mit knapp 18 Jahren bin ich als Einwanderer aus Syrien in die USA gekommen und werde diesem Land immer dankbar dafür sein, dass es mir und so vielen anderen Menschen eine neue Chance gegeben hat. Mit meiner jetzigen Arbeit versuche ich, mich meiner neuen Heimat gegenüber erkenntlich zu zeigen und einen Beitrag zum Wohl der Gesellschaft zu leisten, indem ich Pläne für eine gesunde Ernährungsweise propagiere, die für die Gesundheit und das Wohlergehen der Menschen in unserem Land so wichtig ist.

Meiner Freundin und Kollegin Kristin Kirkpatrick möchte ich meinen aufrichtigen Dank für ihre kontinuierliche Unterstützung und Motivation, ihren Enthusiasmus und ihr enormes Wissen aussprechen. Ich hätte mir keine bessere Teamkollegin für meine Arbeit vorstellen können.

Auch den vielen anderen Menschen, die an diesem Buchprojekt mitgewirkt haben, bin ich zu großem Dank verpflichtet. Mein besonderer Dank gilt unserer Autorin Kate Hanley für ihre Geduld und ihre permanente Unterstützung, aber auch unserer Redakteurin Renée Sedliar und unserer Literaturagentin Bonnie Solow für ihre Ermutigung, ihre einfühlsamen Kommentare und unsere anregenden Diskussionen. Ohne euch alle hätte dieses Buch niemals entstehen können.

Meinem Mentor Dr. Nizar Zein danke ich dafür, dass er mich dazu inspiriert hat, hart zu arbeiten und große Träume zu haben. Es ist wirklich ein besonderes Glück, einen so genialen Mentor wie dich zu haben.

Auch dir, meinem Onkel im Himmel, Dr. Hadi Hanouneh, werde ich für deine Liebe und Führung ewig dankbar sein.

Meinen fürsorglichen, liebevollen und hilfsbereiten Eltern, meinen Geschwistern Dima und Mo und meiner Lebensgefährtin Stephanie: Ganz herzlichen Dank für eure Liebe, eure Gebete und die Freude, die ihr in mein Leben gebracht habt!

Und schließlich und endlich möchte ich mich auch bei meinen Patienten bedanken, die mich jeden Tag aufs Neue daran erinnern, wie man das Leben und all seine Wohltaten in vollen Zügen genießt.

– Ibrahim

Den wichtigsten Menschen in meinem Leben möchte ich Folgendes sagen:

An meine beiden Söhne Jake und Boden: Ihr seid das Zentrum meines Universums, die Liebe meines Lebens und der Grund, warum ich auf dieser Welt bin. Ich bin wahnsinnig stolz auf euch. Ihr inspiriert mich jeden Tag aufs Neue.

An meinen Ehemann Andy: Ich danke dir dafür, dass du mein bester Freund bist und mich auf meiner Lebensreise begleitest. Ich würde diesen Weg mit niemand anderem gehen wollen als mit dir.

An meine Eltern Arlene Franco (Krankenpflegerin) und Dr. Irving Franco (Kardiologe an der Cleveland Clinic): Ihr habt mir von klein auf die Liebe zur Medizin und zum Gesundheitswesen eingeflößt. Und ihr habt mich nicht nur dabei unterstützt, meinen bestmöglichen Gesundheitszustand zu erlangen, sondern auch den Wunsch in mir geweckt, anderen Menschen zu helfen.

Außerdem möchte mich für die Beiträge, die Anleitung und Unterstützung unseres großartigen Leber-Teams bedanken.

An Dr. Ibrahim Hanouneh: Du bist nicht nur einer der besten Ärzte, die ich je kennengelernt habe, sondern auch einer der besten Menschen. Ich bewundere dich immer noch genauso wie eh und je, und es war mir eine Ehre, dieses Buch zusammen mit dir zu schreiben. Ohne dich wäre dieses Projekt nicht möglich gewesen. Danke dafür, dass du mein Ratgeber, mein medizinischer Sachverstand und vor allem mein lieber Freund bist.

An Kate Hanley: Du bist ein großartiger Mensch. Dir ist gelungen, was die meisten Menschen nicht schaffen: detaillierte medizinische Informationen so zu formulieren, dass jeder sie versteht und davon profitiert. Ich habe große Ehrfurcht vor deinem Talent.

An meine Agentin Bonnie Solow: Du hast mich unterstützt, beraten und geführt und mir stets das gesagt, was ich hören musste, um Erfolg zu haben. Und was am allerwichtigsten ist: Du hast mir bei jedem Schritt den Rücken gestärkt. Danke, dass du dich vor so vielen Jahren meiner angenommen und mir auch bei diesem Buchprojekt die Treue gehalten hast.

An meine Lektorin Renée Sedliar und das ganzen Team von Hachette: Danke, dass ihr alles, was wir an Inhalten sozusagen »hingeworfen« haben, in eine Form gebracht habt, durch die es noch besser geworden ist.

An Olivia Dottore: Deine Begeisterungsfähigkeit und dein Ernährungswissen kennen keine Grenzen. Ich danke dir für deine Hilfe bei der Umsetzung wissenschaftlicher Erkenntnisse in einfache, aber köstliche Rezepte. Du wirst auf dieser Welt stets glänzen, egal was du tust.

Ein Buch zu schreiben, erfordert Zeit und Geduld. Ich möchte allen, die mir das ermöglicht haben, meine aufrichtige Liebe und Wertschätzung ausdrücken. Meinen Geschwistern, Schwägerinnen und Schwagern Jeff, Brian, Courtney und Carter sowie meinen Paten Wanda und Sam Pluzaric bin ich dankbar dafür, dass sie zu meiner Familie gehören. Ein ganz besonderes Dankeschön geht an Jeff – ich habe ihn nie dazu »engagiert«, das Marketing für mich und mein Buch zu übernehmen, aber er tut es trotzdem.

An meine Kollegen von der Cleveland Clinic, Dr. Michael Roizen, Dr. Mladen Golubic und Dr. Richard Lang: Ihr bleibt meine wichtigsten Mentoren auf dem Gebiet der Medizin. Mary Pipino, Dr. Mehmet Oz, Dr. Joseph Antoun, Audrey Zona, Dr. Jonathan Clinthorne, Colette Heimowitz, Ashley Koff, Jennifer Livingston, Grace Niu, Alyssa Nimedez und Cynthia Sass: Vielen Dank dafür, dass ich zu euren großartigen Teams gehören darf!

An meine Kolleginnen und Kollegen von NBC und der *Today Show* (vor allem Susan Wagner und Margaret O'Malley): Ich danke euch dafür, dass ihr mir eine so fantastische Plattform dafür geboten habt, andere Menschen über das Thema Gesundheit aufzuklären.

An meine Freundinnen und Freunde, meine Kolleginnen und Kollegen bei *The Meadows*: Ihr habt mich verändert. Dank euch allen und der wichtigen Arbeit, die ihr leistet, sehe ich die Welt jetzt mit anderen Augen. Ich bin jedem Einzelnen von euch dankbar, vor allem Sean Walsh, Carrie Steffensen, Patty Evans, Scott Evans, Cindy Warren, Brandon Braley, Jim Corrington jr., Jean Collins-Stuckert, Josh Ulrich und Elizabeth Brown.

An meine Freundinnen und Freunde: Ihr seid die Familie, die ich mir ausgesucht habe, und mein Leben ist besser geworden, weil ihr dazugehört. An meine beste Freundin Mia: Ich liebe dich. Du bist meine Schwester. Ich stehe immer an deiner Seite – an guten wie an schlechten Tagen. An die Menschen, die zu einem Zuhause für mich geworden sind – vor allem Carlynn Schlissberg, Olivia Dottore, Joe und Toya Gorley, Lisa Fritz und Stephanie Olson: Ich danke euch – ebenso wie meinen Freundinnen und Freunden, die mich mit ihrer Liebe und Fröhlichkeit unterstützen: Lisa Dottore, Mark Dottore, Jen Young, Rylie Ward, Anne Maria Nuno, Rita Petti, Julia Zumpano, Faye Ambler, Danielle Riedel, Heidi Silk, Kirsten und Jarod Pate, Angie und Tim Lombardi und Lisa und Brian Thompson.

An den Chefkoch Bill Althoff: Vielen Dank dafür, dass Sie unsere leberfreundlichen Ernährungsprinzipien mit Ihren erlesenen Rezepten aufgewertet haben und dass wir ein paar davon auf diesen Seiten abdrucken durften! Und an die besten Köche der Welt, Charles Dottore und Jim Perko – ihr inspiriert mich stets dazu, noch besser kochen zu lernen.

An Kathy Kenny – meine erste Lehrerin, die mir beigebracht hat, wie man nicht nur gut, sondern auch grammatikalisch richtig schreibt: Ein ganz herzliches Dankeschön dafür!

Und nicht zuletzt möchte ich mich auch bei meinen Patientinnen und Patienten bedanken, die mich tagtäglich dazu herausfordern, immer besser zu werden.

– Kristin